Christoph T. Sliwowski
Implantologie Step by Step
Teil 1: Oberkiefer

Implantologie Step by Step

Teil 1: Oberkiefer

Christoph T. Sliwowski

Unter Mitarbeit von
Michael Weber
Christian F. J. Stappert

Quintessenz Verlags-GmbH
Berlin, Chicago, London, Kopenhagen, Paris, Mailand,
Barcelona, Istanbul, São Paulo, Tokio, Neu-Delhi,
Moskau, Prag und Warschau

Titel der polnischsprachigen Originalausgabe:
Implanty krok po kroku

Die Deutsche Bibliothek – CIP-Einheitsaufnahme

Bibliografische Information Der Deutschen Bibliothek
Die Deutsche Bibliothek verzeichnet diese Publikation in der Deutschen Nationalbibliografie; detaillierte bibliografische Daten sind im Internet über <http://dnb.ddb.de> abrufbar.

quintessenz bibliothek

Druck und Bindearbeiten: Poznańskie Zakłady Graficzne SA

ISBN 3-87652-489-X

Printed in Poland

Inhaltsverzeichnis

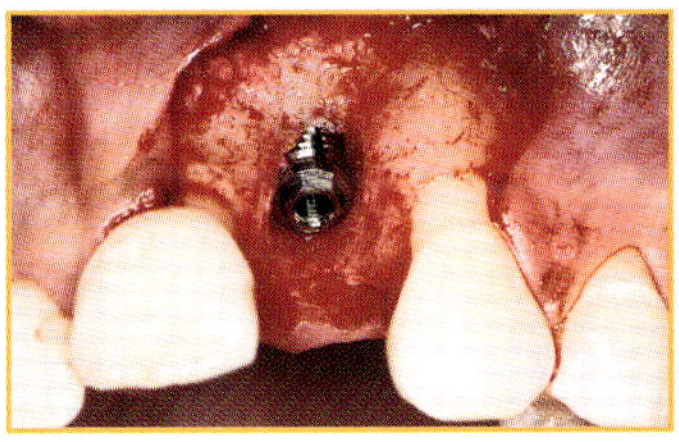

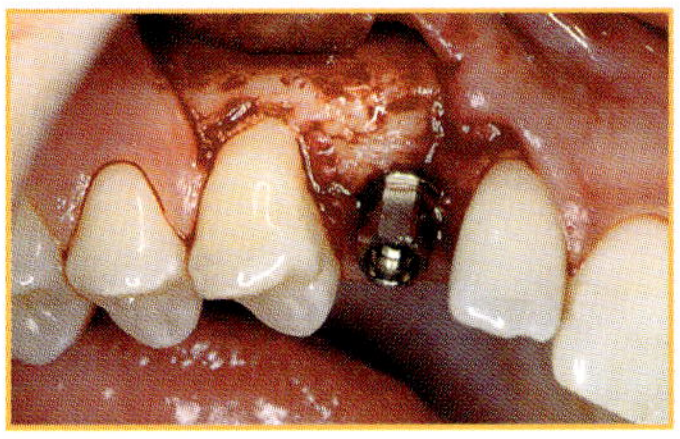

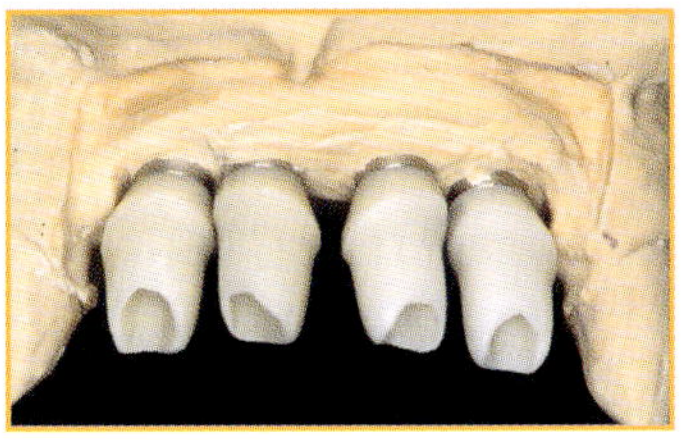

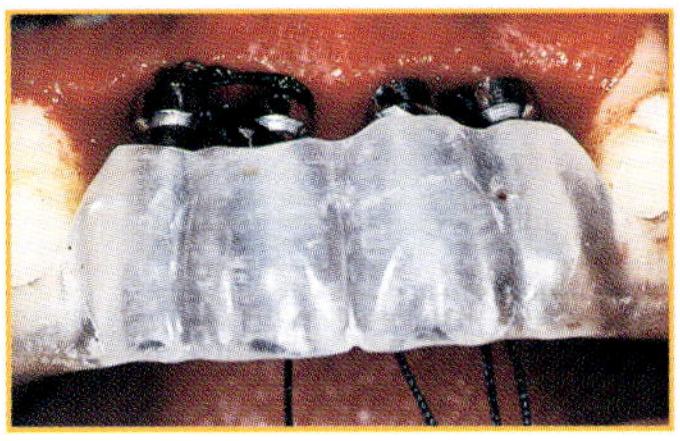

2 Seitenzahnbereich 83

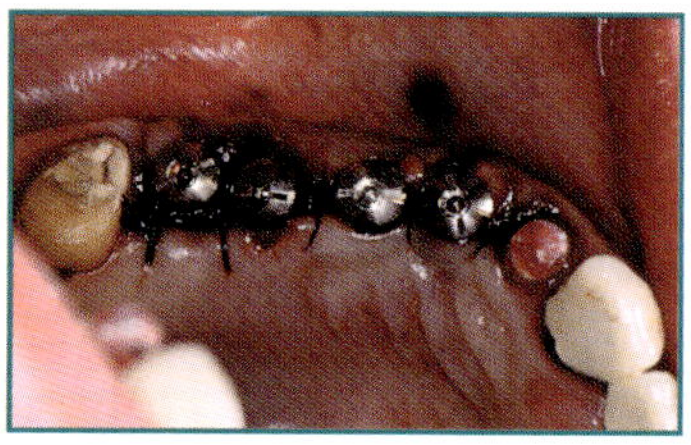

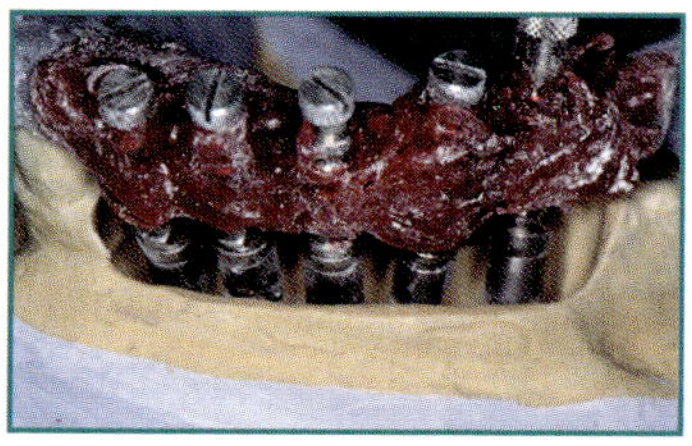

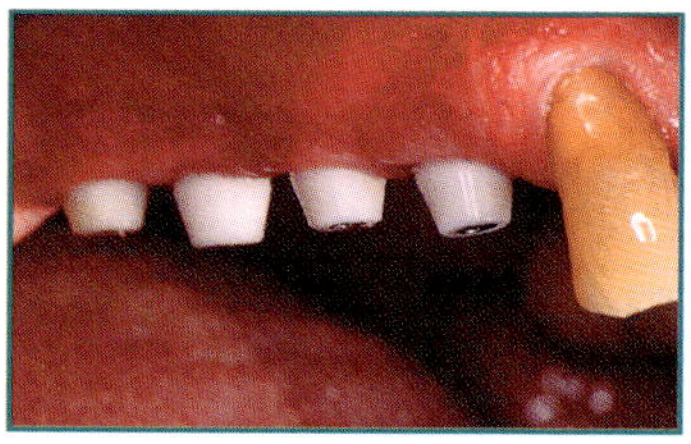

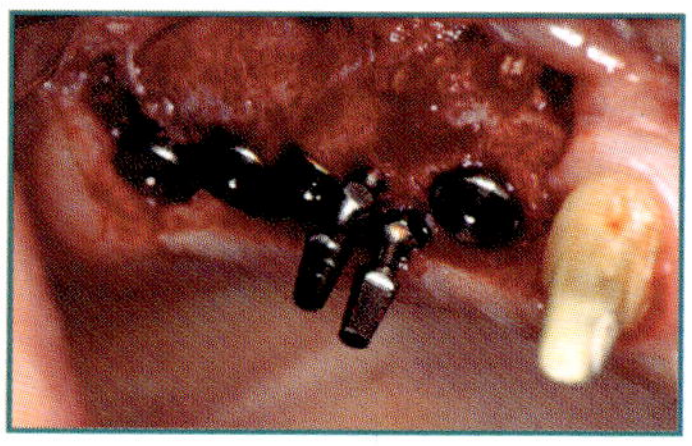

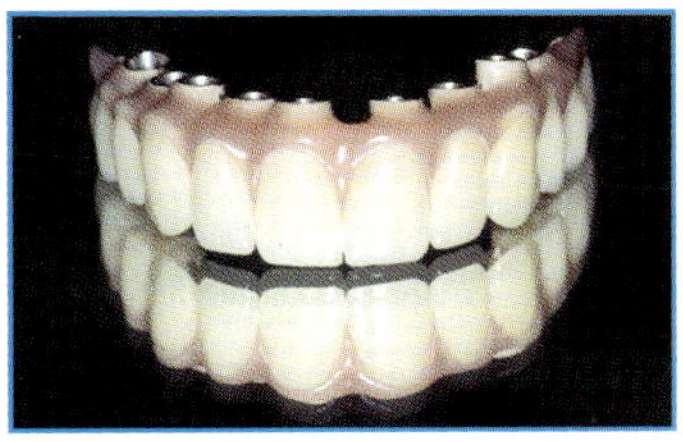

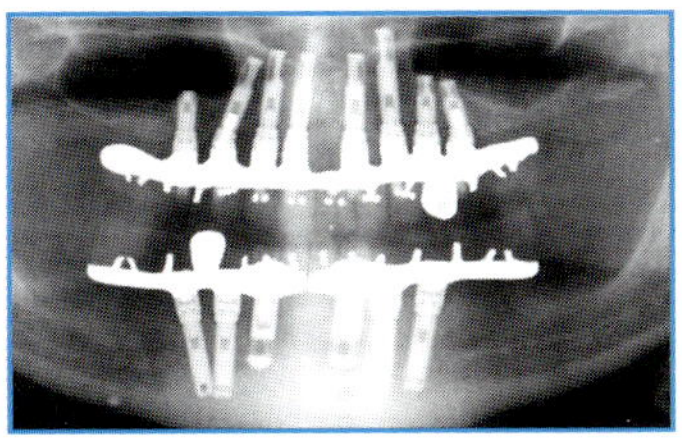

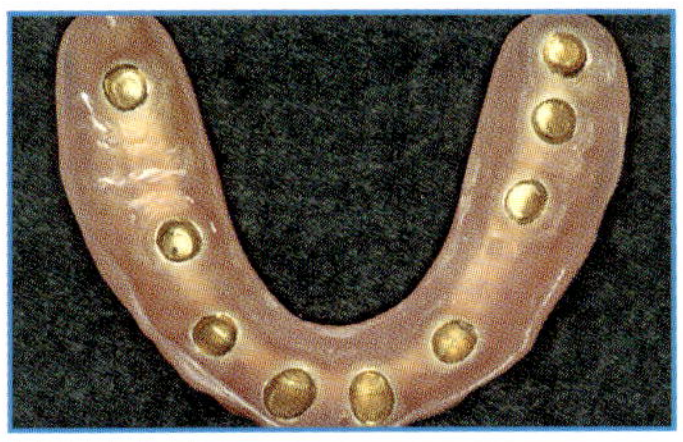

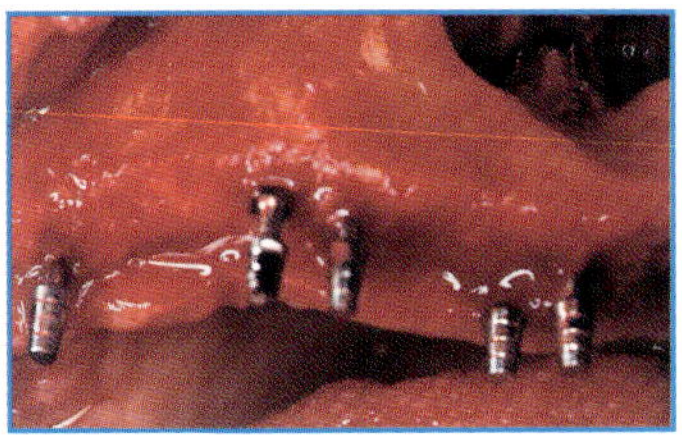

Who is who

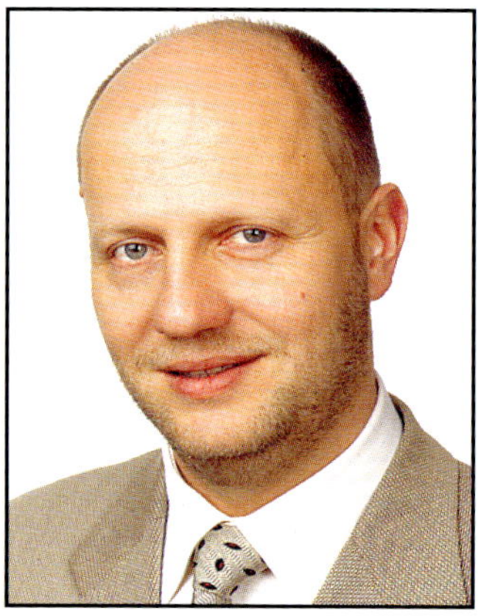

Dr. med. dent. Christoph T. Sliwowski

Absolvierte das Zahnmedizinstudium in Warschau. Seit 1987 praktizierend in Deutschland. Seine Schwerpunkttätigkeit ist seit 1989 Implantologie. Promovierte ebenfalls über Implantologie bei Prof. Dr. Dr. Hubertus Spiekermann in Aachen. Seit 1998 Leitung der „Zahnklinik Rhein-Ruhr" – Spezialklinik für zahnärztliche Implantologie und Ästhetik in Mülheim. Bezeichnung „Tätigkeitsschwerpunkt Implantologie" seit 1997. Mitglied implantologischer Gesellschaften: DGI, DZOI, BDIZ und OSIS (Polen), Active Member DGZI und Diplomate ICOI.

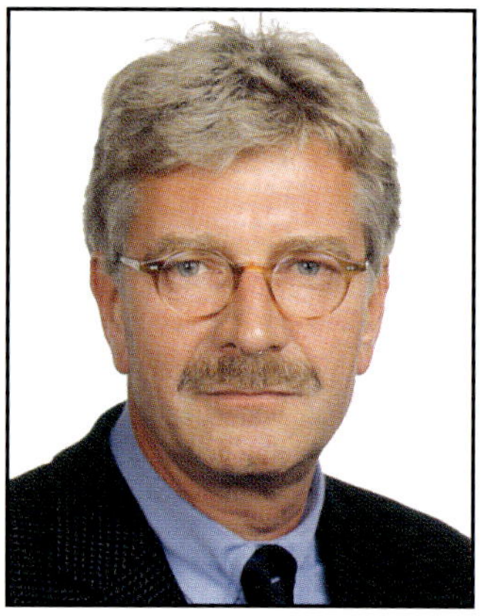

Dr. med. dent. Michael Weber

Absolvierte Zahnmedizin 1979 an der Universität Düsseldorf, wo er auch promovierte. Seit 1981 in Mülheim niedergelassen. 1986 Prüfung und Erhalt der Zusatzbezeichnung Naturheilkunde. Seit 1995 Leitung der „Zahnklinik Rhein-Ruhr" – Spezialklinik für zahnärztliche Implantologie und Ästhetik in Mülheim. Spezialisiert sich auf den Gebieten Implantatprothetik und Ästhetische Zahnheilkunde.

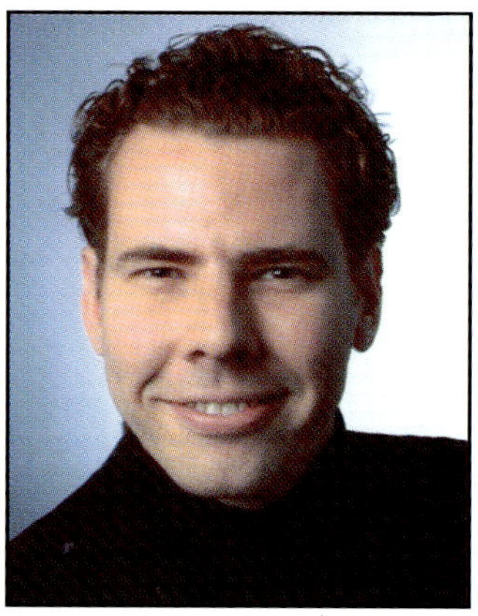

Dr. med. dent. Christian F. J. Stappert

Studium der Zahnheilkunde in Mainz bis 1993, Tätigkeit in freier Praxis. 1994 Fortbildungsaufenthalt Universität Stellenbosch / Südafrika. Promotion 1996. 1997 Prothetische Abteilung der RWTH Aachen / Prof. Dr. Dr. H. Spiekermann. Ende 1997 Abteilung Poliklinik für Zahnärztliche Prothetik der Albert-Ludwigs-Universität Freiburg / Prof. Dr. J. R. Strub. 2001 Berufung zum Oberarzt. 2001 „Spezialist für Prothetik" der DGZPW. 2002 Curriculum Implantologie der DGI. Mitglied der DGZMK, DGZPW, DGI und BDIZ.

Geleitwort

Die zahnärztliche Implantologie hat sich in den letzten 25 Jahren sehr stark weiterentwickelt. Waren es am Anfang vor allem niedergelassene Kollegen (Pioniere), die sich das erforderliche Wissen und Können durch „Learning by doing" angeeignet hatten, so sind es heute niedergelassene oder an Privat- oder Universitätskliniken tätige Spezialisten, die sich mit Forschung, Lehre und Krankenversorgung beschäftigen. Vieles, was früher Empirie war, ist heute wissenschaftlich untermauert.

Auf diesen Grundlagen aufbauend, hat Kollege Sliwowski unter Mitarbeit der Kollegen Weber und Stappert einen sehr schönen Bildatlas mit dem Titel „Implantologie Step by Step, Teil 1: Der Oberkiefer" vorgelegt. Den Autoren ist es vorzüglich gelungen, die Indikationen Einzelzahnersatz, teilbezahnter und zahnloser Patient abzudecken; das verwendete Bildmaterial ist gut, der Text verständlich geschrieben.

Die Autoren unterscheiden zwischen einfachen und komplexen Fällen; dies ist sicherlich sowohl für den Einsteiger als auch für den auf diesem Gebiet erfahrenen Arzt oder Zahnarzt eine große Hilfe.

Das Buch stellt die präimplantologische Diagnostik, die Röntgenbildanalyse, Hart- und Weichgewebsaufbautechniken inkl. Sinuselevation, verschiedene Implantationsverfahren und -zeitpunkte, die festsitzende provisorische Versorgung sowie unterschiedliche Lösungskonzepte vor. Wichtig ist, dass die Autoren auch nicht verheimlichen, dass es bei der Behandlung zu Schwierigkeiten und Komplikationen kommen kann; sehr hilfreich ist, dass sie dazu die Lösung in Bild und Text vorstellen.

Abgerundet wird das Werk durch ein zu jedem Kapitel erstelltes, übersichtliches Literaturverzeichnis und am Ende durch ein Materialien- und ein Sachregister.

Dieses Buch kann vorbehaltlos jedem Arzt resp. Zahnarzt empfohlen werden, der sich intensiv für Fragen der implantologischen Planung und der chirurgischen Durchführung interessiert. Ich hoffe, dass es in dieser aktuellen Form viele Interessenten findet.

Prof. Dr. J. R. Strub
Freiburg, Januar 2003

Vorwort

Leitgedanke dieses Buches ist es, implantologisch orientierte Zahnärztinnen und Zahnärzte beim praktischen Einstieg in das Gebiet zu unterstützen. Die Möglichkeiten der modernen Implantologie werden deshalb an klinischen Fallbeispielen beschrieben und anhand umfassender Fotodokumentationen veranschaulicht. Schritt für Schritt werden implantologische Behandlungsabläufe dargestellt und relevante diagnostische sowie präimplantologische Maßnahmen besprochen. Dabei finden nicht nur verschiedene Ausgangssituationen und Schwierigkeitsgrade Berücksichtigung, sondern es werden auch Komplikationen mit ihren Ursachen und Lösungen behandelt, so dass sich dem Leser umfassende Möglichkeiten bieten, Parallelen zu seinen eigenen Patientenfällen zu ziehen.

Bei der Konzeption dieses Buches stellte sich recht schnell heraus, dass die Gliederung der Gesamtthematik unter völlig neuen Gesichtspunkten erfolgen muss. Die Schaltlücke beispielweise erfordert im hoch belasteten Seitenzahnbereich aufgrund der oft schlechten Knochenqualität eine ganz andere Sicht als im Frontzahnbereich, wo die Ästhetik im Vordergrund steht. Es ist besonders wichtig, den Oberkiefer von dem Unterkiefer zu unterscheiden. Jeder Implantologe weiß, dass für Ober- und Unterkiefer sowohl bei der Diagnostik als auch bei der Planung und Durchführung einer implantologischen Versorgung völlig unterschiedliche Faktoren im Vordergrund stehen. Auch die Schwierigkeiten und Komplikationen, mit denen man unter Umständen rechnen muss, sind in beiden Kiefern unterschiedlich, so dass die Versorgungsmöglichkeiten getrennt behandelt werden.

Wahrscheinlich wird niemand dieses Buch von der ersten bis zur letzten Seite durchlesen, um es dann für ewig zu den vielen anderen ins Regal stellen. Dazu ist es auch gar nicht gedacht. Vielmehr soll es der Praktikerin und dem Praktiker als Nachschlagewerk dienen und ihnen helfen, konkrete Patientenfälle optimal zu planen und zu lösen. Es soll Ratgeber und Führer sein, aber auch Anregungen und Raum für eigene innovative Ideen geben.

Danksagung

An erster Stelle möchte ich Herrn Prof. Dr. Jörg Strub – Leiter der Abteilung Poliklinik für Zahnärztliche Prothetik an der Albert-Ludwigs-Universität in Freiburg, für sein Patronat zu diesem Buch und sein Verständnis für die intensive Mitarbeit von Herrn OA Dr. Christian F. J. Stappert meinen Dank aussprechen.

Ich möchte mich bei Frau Dr. Beata Sliwowska für mehrfache Ausarbeitung der Manuskriptkorrekturen herzlich bedanken. Ich danke sehr den Kollegen: Dr. Roland Althoff, Dr. Uwe Hildebrand, Dr. Gregor Cwajgart, Dr. Eberhard Helbig und Dr. Barbara Wonschik für die hervorragende prothetische Zusammenarbeit.

Ich möchte mich an dieser Stelle ebenfalls bei den Mitarbeiterinnen des Assistentinenteams „Zahnklinik Rhein-Ruhr": Andrea Graf, Dorothea Vogel, Sahra Osmani und Christel Kloster für ihr Engagement und die konstruktive Zusammenarbeit sehr herzlich bedanken. Dank gebührt auch dem Zahntechnikerteam unter der Leitung von Horst Mosch mit Fernando Abrantes, Ute Olbers, Ivonne Lewik, Angela Althoff und Toni Alves.

Last but not least sei dem Verleger Herrn Horst-Wolfgang Haase und seinem Team sowie dem Direktor der Quintessenz Polen, Herrn Ireneusz Czyżewski und seinem Team für das große Engagement bei dem Vorbereitungs- und Entstehungsprozess des Buches herzlich gedankt.

Christoph T. Sliwowski
Mülheim an der Ruhr, Januar 2003

Teil 1

Frontzahnbereich

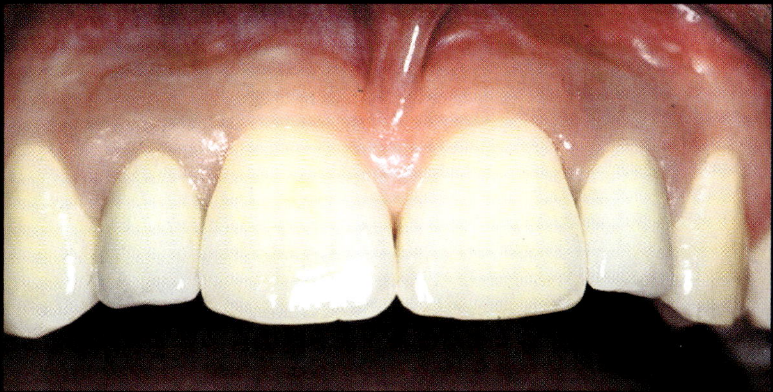

Frontzahnbereich

Die ästhetische Komponente spielt bei jeder prothetischen Zahnbehandlung eine wichtige Rolle. Im Frontzahnbereich des Oberkiefers kommt ihr jedoch die größte Bedeutung zu. Um ein optimales Endresultat zu erzielen, müssen ästhetische Gesichtspunkte bereits bei der Diagnostik berücksichtigt werden.

Standarddiagnostik

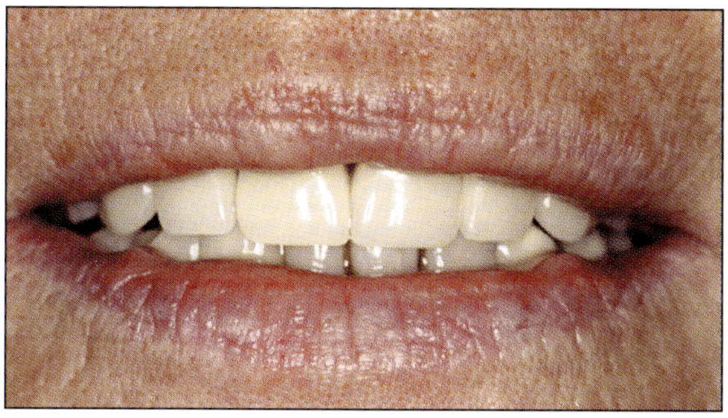

Abb. 1 Lange Oberlippe – normale Lachlinie.

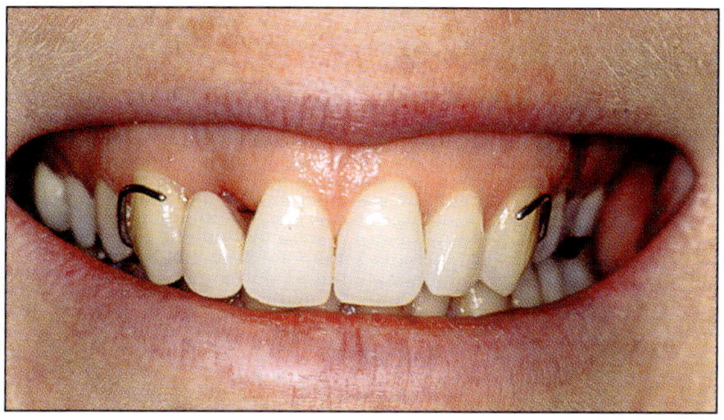

Abb. 2 Kurze Oberlippe – hohe Lachlinie.

Prinzipiell empfiehlt sich vor jeder Implantation eine ausführliche Diagnostik an Hand eines Wax-up/Set-up auf artikulierten Studienmodellen. Besonders bei einer hohen Lachlinie kommt der Diagnostik der weißen und roten Ästhetik eine große Bedeutung zu (Abb. 1 und 2).

Bereits kleinste Unregelmäßigkeiten können zu einem ästhetischen Misserfolg führen. Die Kenntnis der vorhandenen Platzverhältnisse der zu schließenden Lücke sowie der gewünschten Höhen- und Breitenrelation der späteren Krone sind entscheidend für das Endresultat.

Bei der zahntechnischen Planung des zu ersetzenden Zahnes liefert der Vergleich mit dem kontralateralen Zahn sehr wichtige Informationen für die spätere prothetische Versorgung. Die Höhe des Zahnes, die durch den Verlauf der Schmelz-Zement-Grenze des kontralateralen Zahnes und der Nachbarzähne vorgegeben wird, muss bei der Planung Berücksichtigung finden. Überschreitet das Ergebnis der vertikalen Messung von idealer Schneidekantenposition zu Kieferkamm die optimale Kronenhöhe, so müssen Hart- bzw. Weichgewebsaugmentationen in Betracht gezogen werden.

Auf dem Diagnostikmodell wird dies ersichtlich, wenn die idealisierte Position der Zahnkrone fixiert wurde und sich zervikal ein Spalt zum Kieferkamm darstellt (Abb. 3). Ist die bukkale Resorption nicht besonders stark ausgeprägt, so kann die Augmentation normalerweise mit der Implantation in einer Sitzung durchgeführt werden.
Die geplante Zahnform und die aus diesem diagnostischen Schritt gewonnenen Informationen sollten durch eine Bohrschablone in das Operationsfeld übertragen werden. Sie muss im Bereich der Lücke den Umfang des aufgestellten Zahnes vollständig wiedergeben (Abb. 4). Die Schablone wird aus transparentem Kunststoff hergestellt und auf den Schneidekanten der Nachbarzähne durch Kunststoffauflagen stabilisiert. Für eine bessere Orientierung wird die gewünschte Position des Implantates auf dem Modell markiert (Abb. 5). Am günstigsten ist es, wenn das Implantat zentral in der Mitte der Lücke und im Verlauf des Zahnbogens platziert werden kann. Aus zu weit nach palatinal positionierten Implantaten resultiert eine eventuell okklusionsstörende senkrechte oder nach vestibulär überlagernde Ausformung der Krone in Form eines „Balkons", was zu Schwierigkeiten bei der Reinigung führen kann. Eine zu weit vestibuläre Lage wirkt sich verdrängend auf das Weichgewebe aus. Das Resultat: Die Krone erscheint zu lang. Die Längsachse der Krone, die im Idealfall auch die Längsachse des Implantats bestimmt, wird durch eine Bohrung von 3 mm Durchmesser angelegt (Abb. 6). Der Bohrkanal in

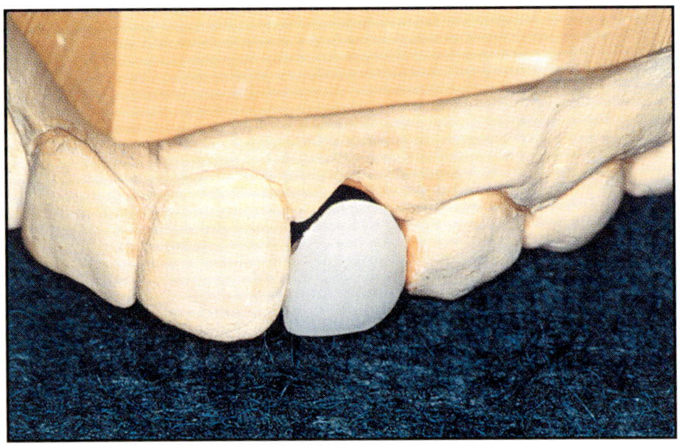

Abb. 3 Spalt zwischen dem Kronenrand und dem Kieferkamm.

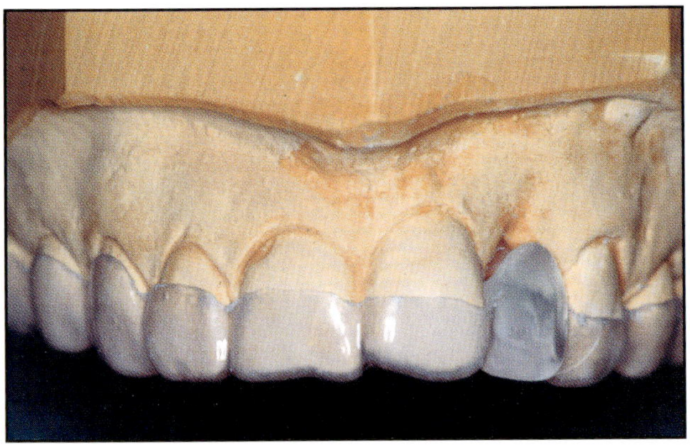

Abb. 4 Dublierter Zahn in der Schablone.

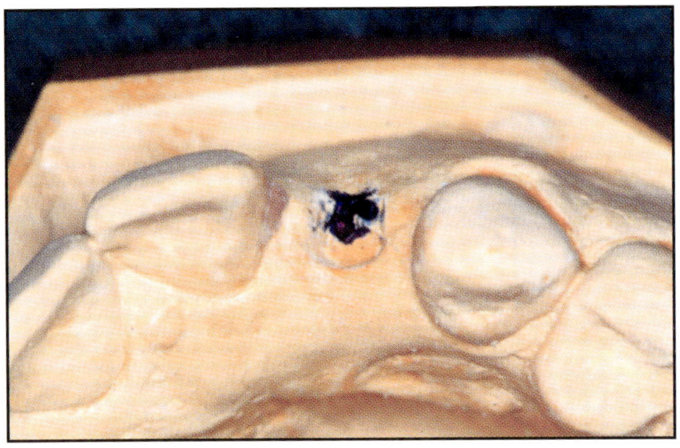

Abb. 5 Markierte Position des Implantates.

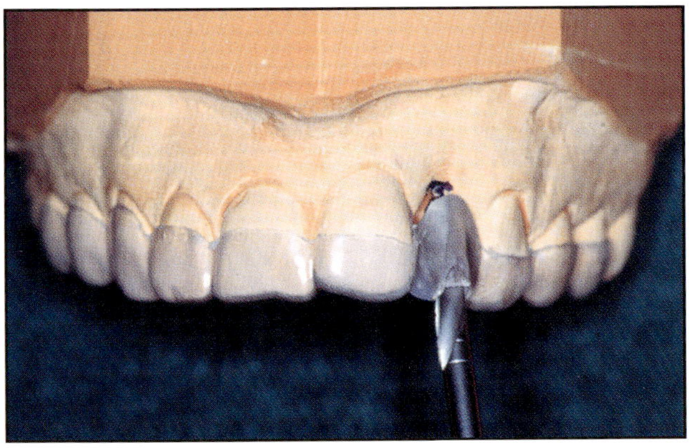

Abb. 6 Bohrung des Kanals in der Achse des Zahnes.

der Schablone kann für eine bessere Übersicht nach vestibulär freigeschliffen werden. Der zervikale Rand des aufgestellten Zahnes sollte dabei noch deutlich erkennbar bleiben (Abb. 7). Während des chirurgischen Eingriffs dient hierbei später ein Richtungsindikator zur Überprüfung der Zahn- bzw. Implantatachse.

Wenn der Patient eine Interimsprothese nutzt, kann sie auch bei der Diagnostik wichtige Informationen liefern. Die Kronenposition kann hierbei ebenso wie die statische und dynamische Okklusion erprobt werden. Besser eignet sich hierfür jedoch das spätere festsitzende Provisorium (z.B. Klebebrücke), wenn ein solches für die Einheilzeit geplant worden ist. Kieferkammdefekte lassen sich durch den rosa Kunststoffanteil der Prothese im Defektbereich sichtbar machen (Abb. 8).

Zur Diagnostik müssen ferner Röntgenaufnahmen (in der Regel OPG + Zahnfilme) vorliegen (Abb. 9). In schwierigeren Fällen kann eine CT Aufnahme erforderlich sein.

Auf der Röntgenaufnahme wird die geplante Länge des Implantates ermittelt. Eine Röntgenschablone mit integrierten Titanhülsen wird empfohlen um den Vergrößerungsfaktor der Aufnahme zu ermitteln. Im Gegensatz zum Seitenzahnbereich ist das Knochenangebot in der Oberkieferfront in der Regel ausreichend für eine Implantatlänge von 13–18 mm.

Sollte das „Simpler in Practice" Verfahren angewandt werden, empfiehlt sich die Herstellung einer stabilen Registrierschablone auf dem Diagnostikmodell (Abb. 10).

Achtung: Zahnfilme eignen sich besser zur detaillierten Bestimmung der Implantatachse in Bezug zu den Nachbarzahnwurzeln. Das OPG ist oftmals im Frontzahnbereich zu ungenau.

Das weitere Verfahren – Seite 18.

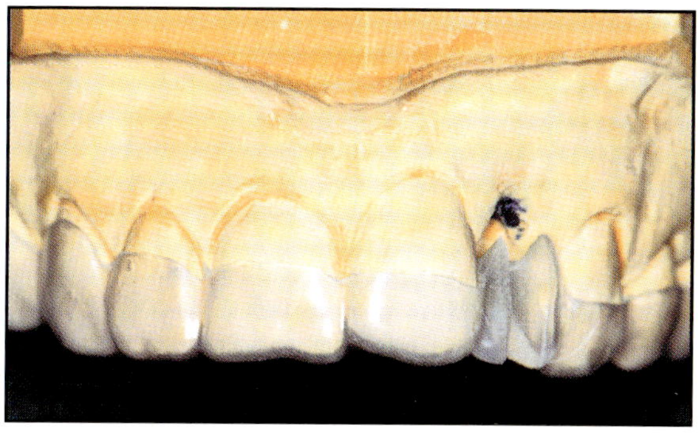

Abb. 7 Der Kanal ist verstibulär freigeschliffen.

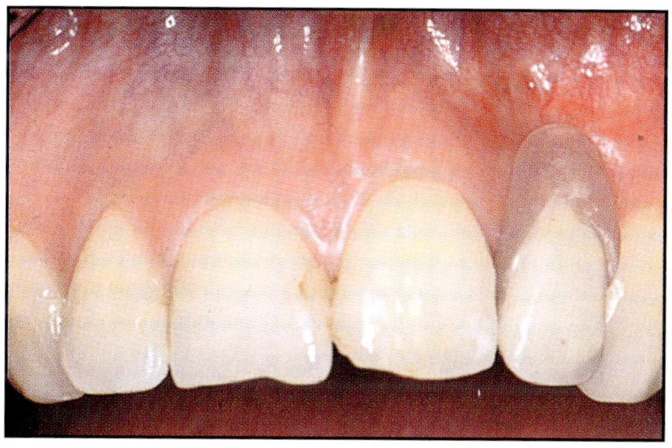

Abb. 8 Rosa Kunststoff zeigt den Umfang des Defektes.

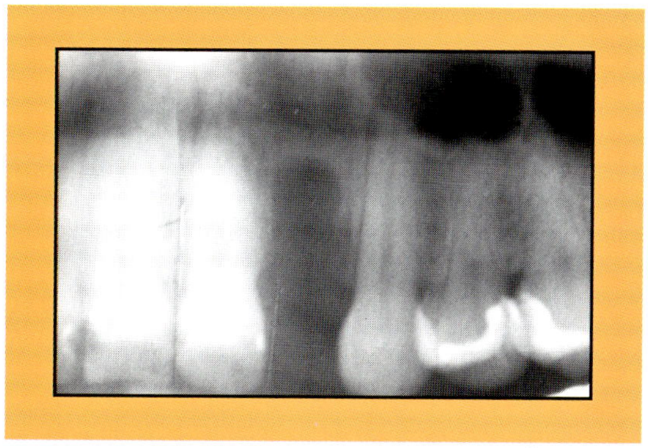

Abb. 9 Ausschnitt aus OPG.

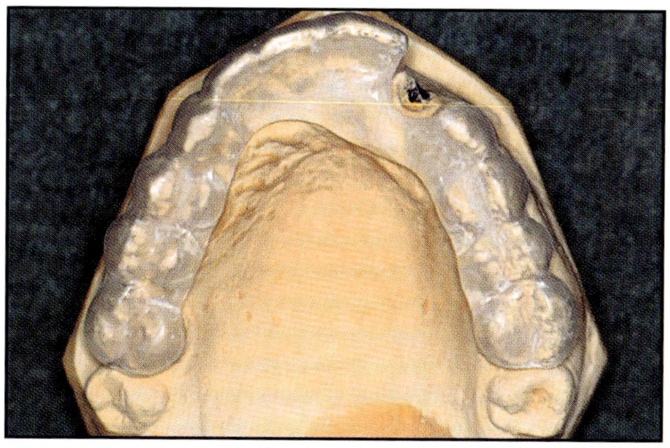

Abb. 10 Registrierschablone.

Einzelzahnversorgung

Bei Einzelzahnverlusten im Frontzahnbereich ist mit Implantaten eine besonders natürliche und schonende Versorgung möglich. Ästhetisch störende Klammerbefestigungen sind ebenso überflüssig wie das Beschleifen der oft völlig gesunden Nachbarzähne. Ein weiterer Vorteil der Einzelimplantate besteht darin, dass die Interdentalzwischenräume optimal gereinigt werden können.
Einmal abgesehen von den hohen ästhetischen Anforderungen im Frontzahnbereich, ist die Einzelzahnimplantation normalerweise unproblematisch. Knochendefekte und Papillenschwund sind meist weniger schwerwiegend als bei größeren Zahnlücken. Bei Geweberekonstruktionen lassen sich meist gute und vor allen Dingen vorhersehbare Resultate erzielen.

Typischer Behandlungsablauf

Nach einer durchschnittlich 6-monatigen Einheilphase des Implantates stellt sich die Frage, wie mit der Freilegung der Patient möglichst zeitnah ästhetisch zufriedenstellend versorgt werden kann. Das implantologische Protokoll sieht vor, dass während der Freilegungsoperation eine Heilungsdistanzhülse in entsprechender Länge eingegliedert wird. Sie soll mindestens 1–2 mm über das Zahnfleischniveau herausragen, um Überwuchern durch das Zahnfleisch zu verhindern. Im Frontzahnbereich kann aber ein herausstehender Titanpfeiler ästhetisch störend wirken. Zusätzlich kann die Eingliederung des bisher getragenen Provisoriums, besonders bei einer Modellgussprothese, in einigen Fällen wegen des Platzmangels problematisch sein. Die Heilungsdistanzhülse soll so lange in situ verbleiben, bis sich die Zahnfleischsituation stabilisiert hat.
Nach der Stabilisierung der Zahnfleischsituation wird die Heilungsdistanzhülse durch die endgültige Distanzhülse ersetzt. Nach der Eingliederung der endgültigen Distanzhülse (im Falle eines Einzelzahnimplantates z.B. CeraOne) wird ein Abdruck genommen und die prothetische Krone angefertigt. Die beschriebene Vorgehensweise ermöglicht es im Gegensatz zum Protokoll dem Patienten sofort eine ästhetisch ansprechende provisorische Versorgung anzubieten. Sie bietet weiterhin die Möglichkeit, die Kontur und den Verlauf des Zahnfleischsaumes um das Implantat zu formen, sowie durch entsprechende Gestaltung des Interdentalraumes die weitere Entwicklung der Papillen zu beeinflussen.

*Der Fall schließt nahtlos an die Standarddiagnostik.

AUSGANGSSITUATION

Die junge Patientin (30 Jahre) hatte aufgrund einer apikalen und parodontalen Entzündung Zahn 22 verloren. Sie wurde von ihrem Hauszahnarzt mit einem herausnehmbaren Provisorium versorgt (siehe Diagnostik Abb. 8). Der nach der Extraktion entstandene Kammdefekt (Abb. 1 und Diagnostik Abb. 9) hätte bei einer herkömmlichen prothetischen Versorgung ohne augmentative Maßnahmen erhebliche ästhetische sowie funktionelle Einschränkungen zur Folge gehabt. Zur Schonung der Nachbarzähne wurde daher einer implantologischen Lösung der Vorzug gegeben.

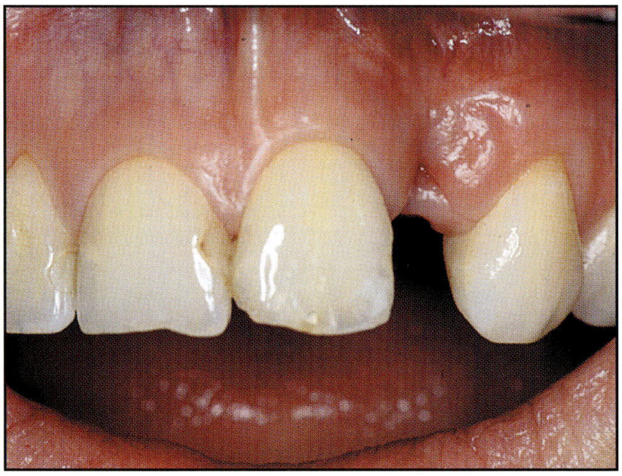

Abb. 1 Klinische Situation vor der Behandlung.

Implantation und Registrierung der Fixturenposition

Der Knochendefekt zwischen den Zähnen 21 und 23 wurde nach der Präparation des Mukoperiostlappens sichtbar. Es existierte nur eine dünne palatinale Knochenlammelle mit einer apikalen Fenestration (Abb. 2). Nach Setzen des Implantates (Abb. 3) wurde ein Abdruckpfosten aufgeschraubt und eine angefertigte Registrierschablone eingegliedert (Abb. 4 und Diagnostik Abb. 10). Der Abdruckpfosten wurde mit einem Autopolimerisat (Pattern Resin) in der Schablone fixiert (Abb. 5).

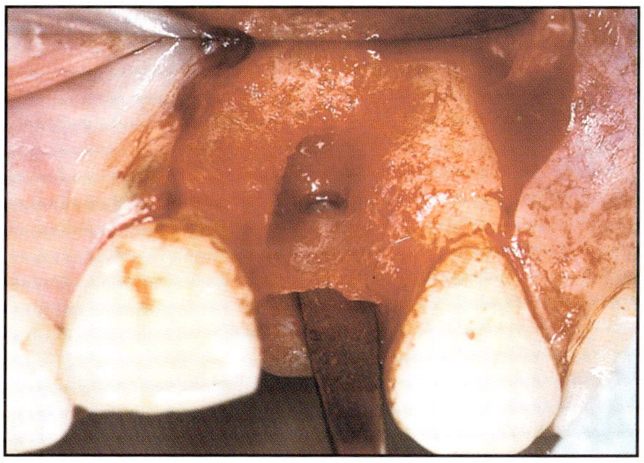

Abb. 2 Knochendefekt mit apikaler Fenestration.

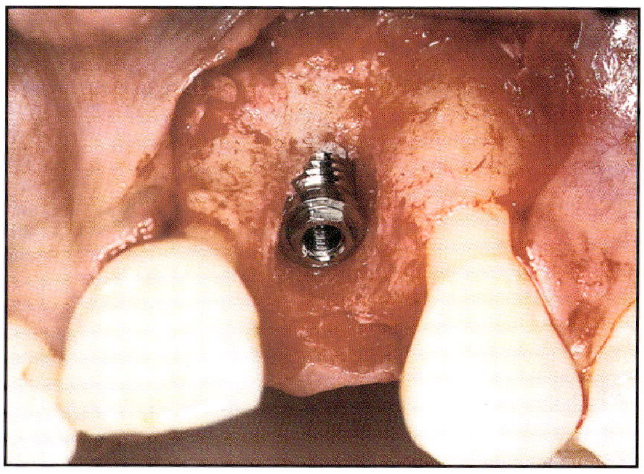

Abb. 3 Implantat in situ.

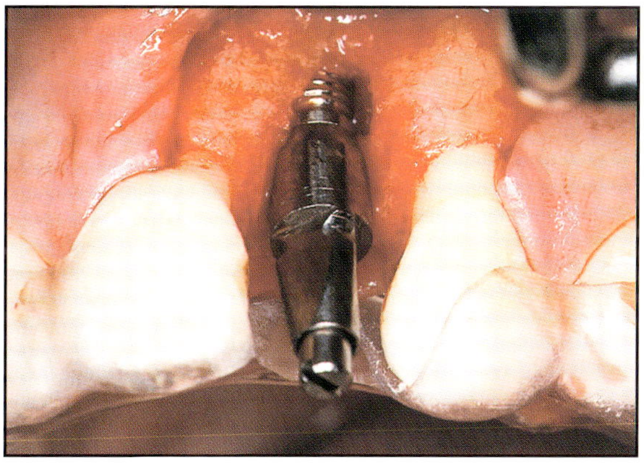

Abb. 4 Aufgeschraubter Abdruckpfosten auf dem Implantat und auf den Zähnen stabilisierte Registrierschablone.

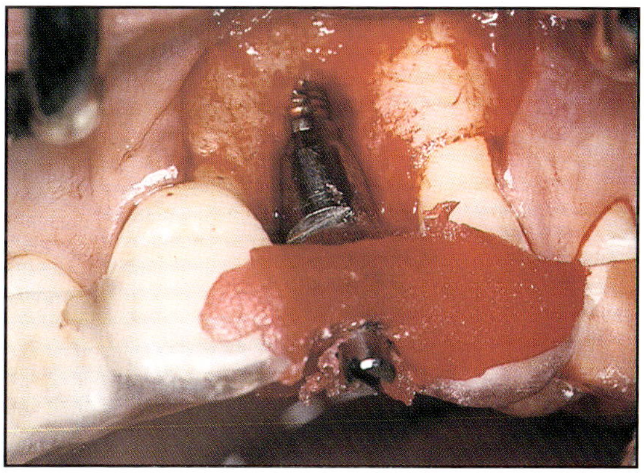

Abb. 5 Der Abdruckpfosten integriert in die Registrierschablone.

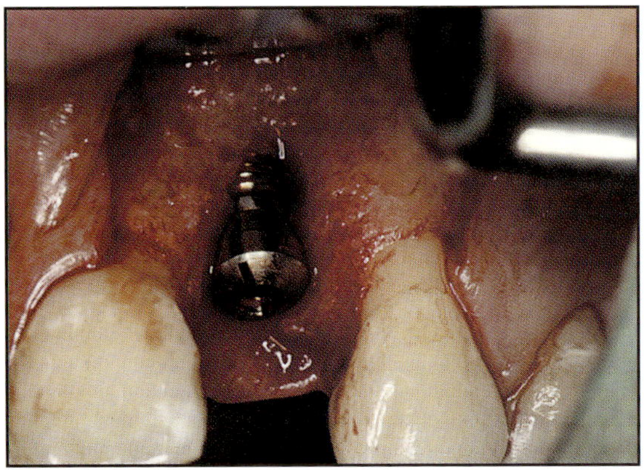

Abb. 6 Heilungsdistanzhülse als Platzhalter.

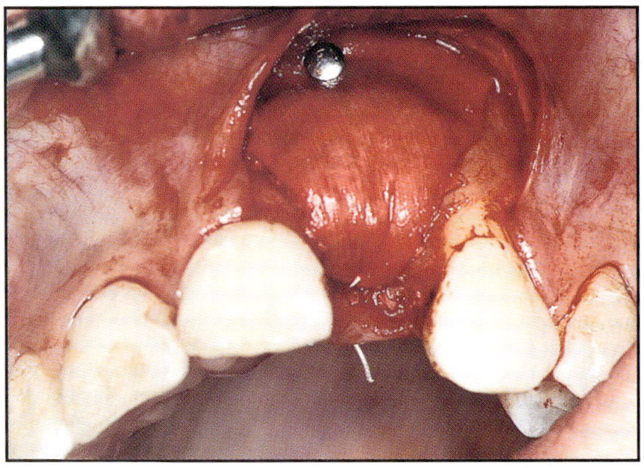

Abb. 7 Knochenaugmentation mit Bio-Oss und Bio-Gide.

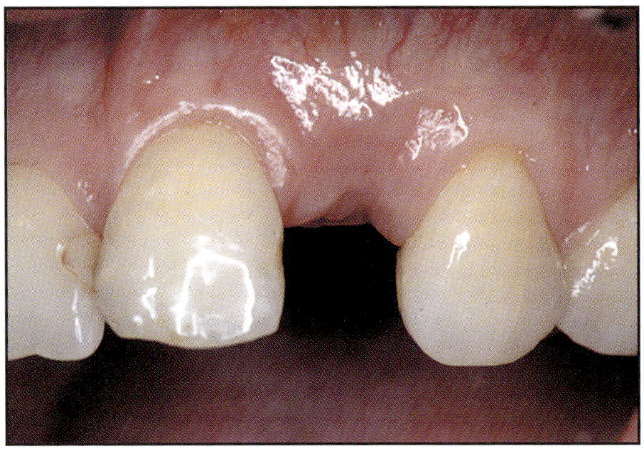

Abb. 8 Einheilungsphase.

Nach dem Aushärten des Autopolimerisats wurde die Verschraubung des Abdruckpfostens vom Implantat gelöst und der Abdruckpfosten-Schablonenkomplex entfernt.

Anschließend wurde eine Heilungsdistanzhülse als Platzhalter aufgeschraubt (Abb. 6) und eine Knochenaugmentation mit dem Knochenersatzmaterial Bio-Oss und der Bio-Gide Membran durchgeführt (Abb. 7). Die Membran musste stabil befestigt werden (z.B. vestibulär mit einem Titannagel, oder besser mit einem resorbierbaren Resor-Pin und palatinal mit einer Matratzennaht), damit das Aufbaumaterial auf dem Knochen fixiert verblieb. Der Mukoperiostlappen wurde nach einer Periostschlitzung reponiert, es folgte ein Nahtverschluss. Die siebenmonatige Einheilphase verlief komplikationsfrei (Abb. 8).

Anfertigung des Provisoriums – „Simpler in Practice"

Herstellung eines Meistermodells

Die Herstellung des Provisoriums kann ohne Zeitverzögerung auf dem Originalmodell, auf dem die Registrierschablone angefertigt worden ist, erfolgen. Es muss aber dabei berücksichtigt werden, dass die Position der Zähne oder die Zahnfleischsituation in der 7-monatigen Einheilungszeit sich verändert haben könnten. In diesem Fall würde die auf dem Ausgangsmodell vorbereitete provisorische Versorgung in der veränderten Situation im Mund nicht mehr passen. Wenn man sich aber entscheidet, das Provisorium auf einem zum Zeitpunkt der Implantateröffnung neu gewonnenen Modell herzustellen, kann es problematisch sein, die Registrierschablone auf diesem passgenau zu platzieren.

Die im Mund registrierte Implantatposition wurde mit Hilfe der vorhandenen Schablone auf ein Arbeitsmodell übertragen. Nach Ausfräsen des Gipsmodells im Implantatbereich wurde das Modellimplantat auf den fixierten Abdruckpfosten aufgeschraubt und die Schablone auf dem ausgefrästen Modell platziert (Abb. 9). Nachdem die korrekte Passung der Schablone auf dem Modell sichergestellt war, wurde das Modellimplantat mit Gips im Arbeitsmodell fixiert (Abb. 10).

Achtung: Das Modellimplantat darf beim Aufsetzen der Schablone das Gipsmodell nicht berühren.

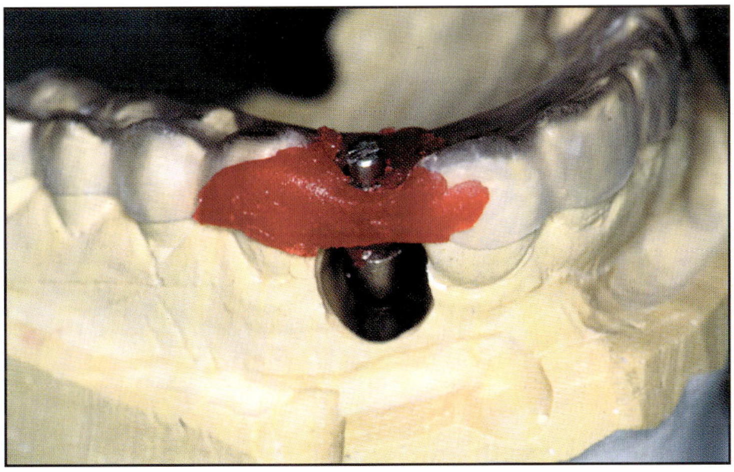

Abb. 9 Registrierschablone auf dem ausgefrästen Modell.

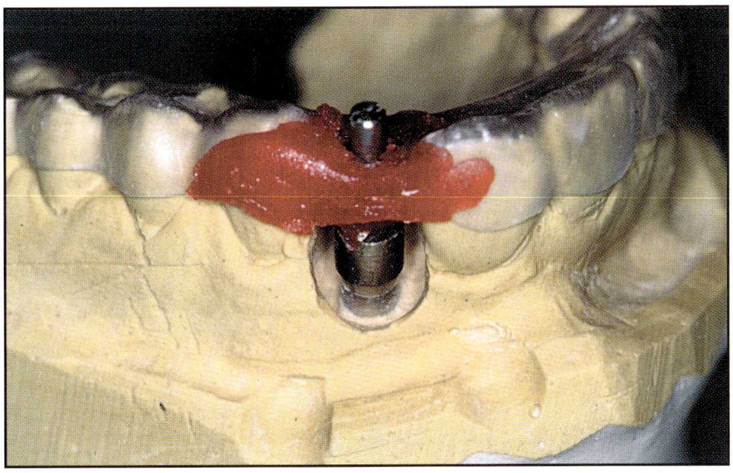

Abb. 10 Sekundär eingebautes Modellimplantat.

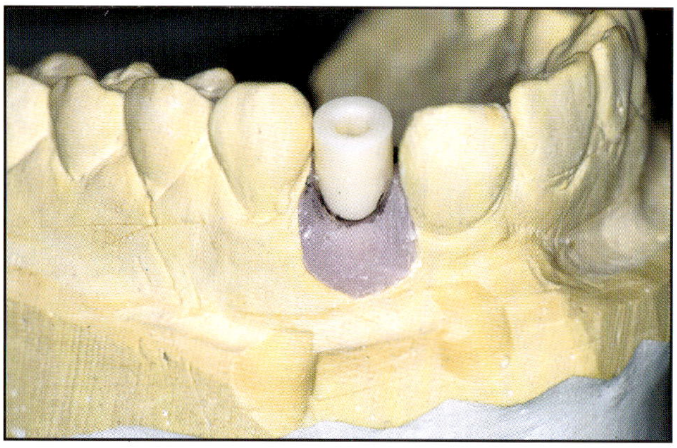

Abb. 11 CerAdapt Distanzhülse mit dem markierten Gingivaverlauf.

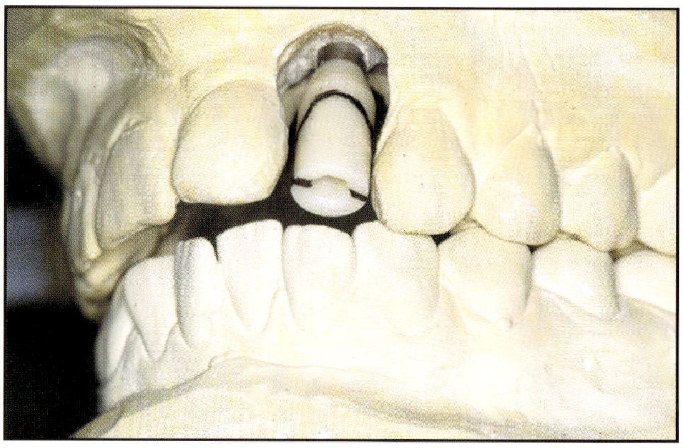

Abb. 12 Markierte Bissverhältnisse im Artikulator.

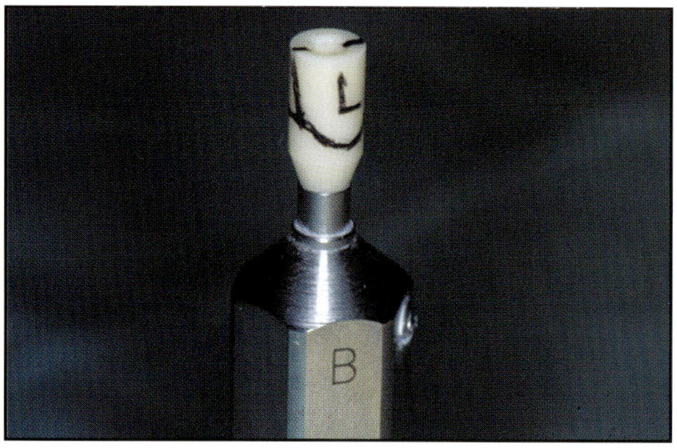

Abb. 13 CerAdapt auf dem Halter.

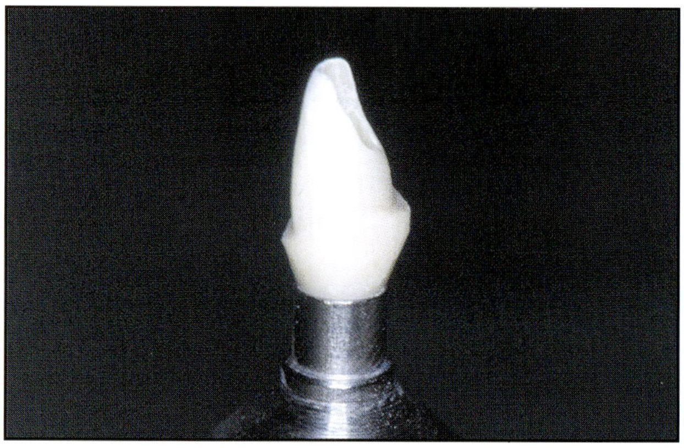

Abb. 14 Präparierte Distanzhülse.

Präparation der CerAdapt Distanzhülse

Zur Präparation der CerAdapt Distanzhülse diente zervikal der Gingivaverlauf als Referenz (Abb. 11). Die Kronenfluchten der angrenzenden Zähne und die Analyse der Platzverhältnisse bestimmten ferner die Distanzhülsenpräparation (Abb. 12). Zur besseren Aufnahme der Distanzhülse stand während des Beschleifens ein speziell dazu entwickelter Distanzhülsenhalter zur Verfügung.

Vor dem Beschleifen wurde der gewünschte Präparationsverlauf mit einem wasserfesten Stift markiert (Abb. 13). Die Präparation der CerAdapt Distanzhülse erfolgte mit einer wassergekühlten Turbine. Bei der Präparation sollte beachtet werden, dass in den Approximalbereichen genügend Platz für die Papillen erhalten bleibt. Die Präparationsgrenze sollte nicht mehr als 1,5 mm subgingival zu liegen kommen. Die von dem Produzenten empfohlenen Mindeststärken sind wegen möglicher Bruchgefahr dringend einzuhalten (siehe Seite 50) (Abb. 14).

Anfertigung von Transfer und provisorischer Krone

Die genaue Distanzhülsenposition auf dem Sechskantplateau des Modellimplantats wurde mit Hilfe eines Kunststofftransfers z.B. aus Pattern Resin festgehalten (Abb. 15). Die Funktion des Kunststofftransfers war ein torsionsfreies Übertragen der Cer-Adapt Distanzhülse vom Modell in den Mund des Patienten.

Nach der Herstellung des Transfers wurde auf der Distanzhülse eine provisorische Krone gefertigt. Im Allgemeinen gilt, dass im Idealfall die präparierte Distanzhülse mit der aufgesetzten provisorischen Krone dem Vorbild, dem ersetzten natürlichen Zahn, entspricht (Abb. 16). Die mesio-distale Position des Implantates bestimmt über die Platzverhältnisse der Approximalräume und die Ausformung der interdentalen Papillen. Am günstigsten ist es, wenn das Implantat in der Mitte der Lücke platziert wird. Die provisorische Krone sollte in statischer Okklusion in leichter Infraokklusion stehen. In der dynamischen Okklusion (Latero- und Protrusionsbewegungen) sollte auf Führungskontakte verzichtet werden.

Die Anfertigung des Provisoriums lieferte zahlreiche Informationen, die für das optimale Aussehen (Form und Farbe) der endgültigen metallfreien Keramikkrone von Bedeutung waren. Diese wurde einige Monate später nach Stabilisierung der Zahnfleischsituation hergestellt.

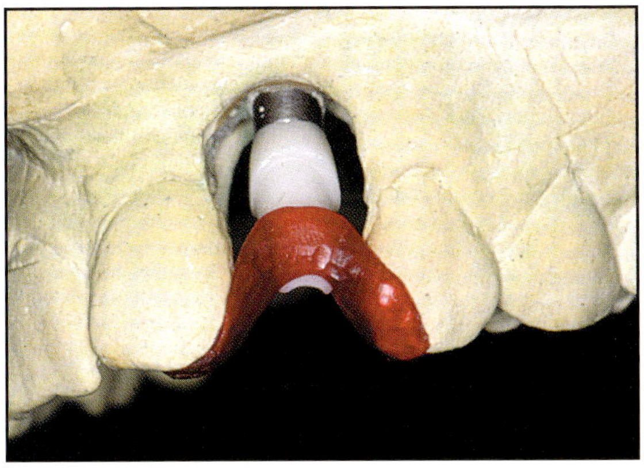

Abb. 15 Kunststofftransfer für die Übertragung der Distanzhülsenposition.

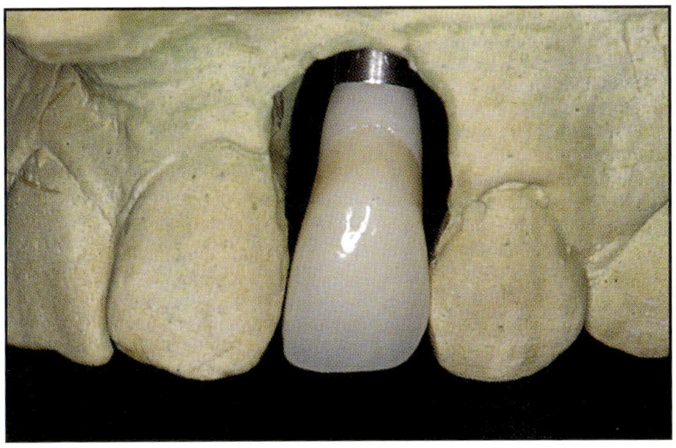

Abb. 16 Prothetischer Implantataufbau dem Zahn nachgeahmt (approximal Platz für die Papillen).

Freilegung und provisorische Versorgung

Nach der Einheilphase von 7 Monaten wurde das Implantat durch eine nach palatinal gelegten Schnittführung freigelegt und die Heilungsdistanzhülse abgeschraubt. Dabei zeigte sich eine gute Regeneration des Hartgewebes (Abb. 17). Eine knöcherne Unterstützung der Papillen war nun gegeben.

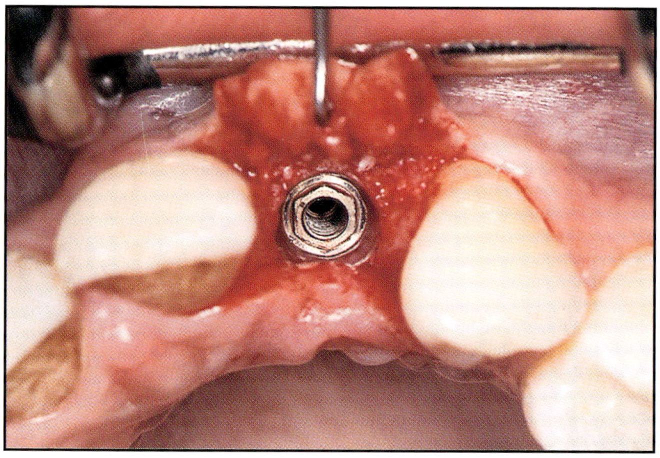

Abb. 17 Freilegung des Implantates.

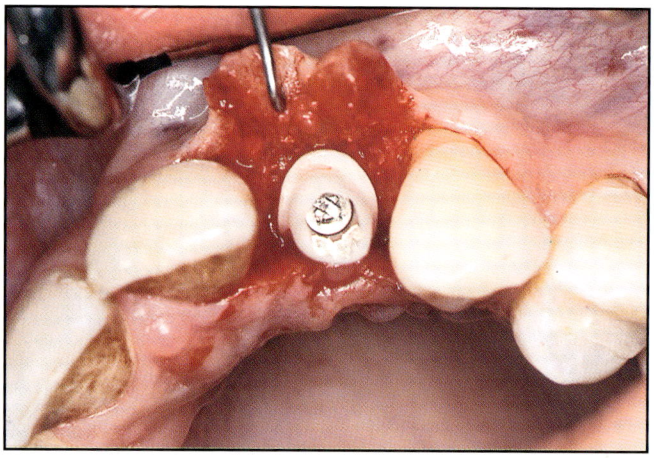

Abb. 18 Montierte CerAdapt Distanzhülse.

Die sterilisierte CerAdapt Distanzhülse wurde aufgeschraubt (Abb. 18) und die Befestigungsschraube mit Hilfe eines Torque Controllers (32 Ncm) angezogen. Die provisorische Krone wurde mit Temp-Bond zementiert. Anschließend erfolgten Zahnfleischadaptation und Nahtverschluss (Abb. 19).

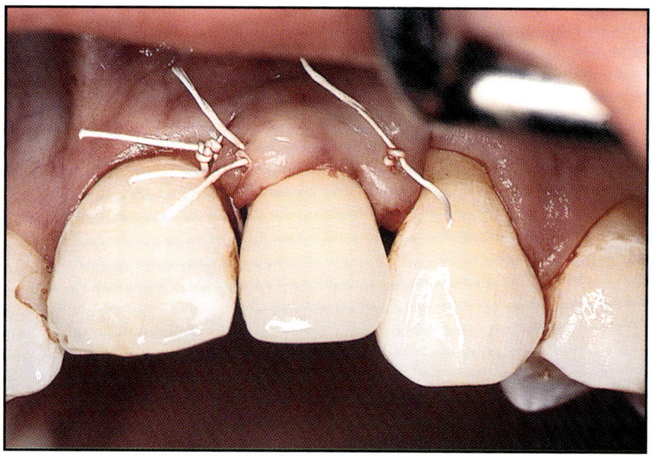

Abb. 19 Provisorische Krone.

Achtung: Im Verlauf der Freilegungsoperation kann sich herausstellen, dass der Knochenrand die Eingliederung der Distanzhülse erschwert oder verhindert. In diesem Fall muss der Umfang der Distanzhülse reduziert oder der Knochen ausgefräst werden.

Die postoperative Röntgenkontrolle sollte den optimalen Sitz der Implantatteile bestätigen. Ist dies nicht der Fall, muss die Passung der Distanzhülse korrigiert werden. Das Röntgenbild zeigt neben der erreichten Passung auch die gute Regeneration des einstigen Knochendefekts (Abb. 20; vergl. Diagnostik Abb. 9).

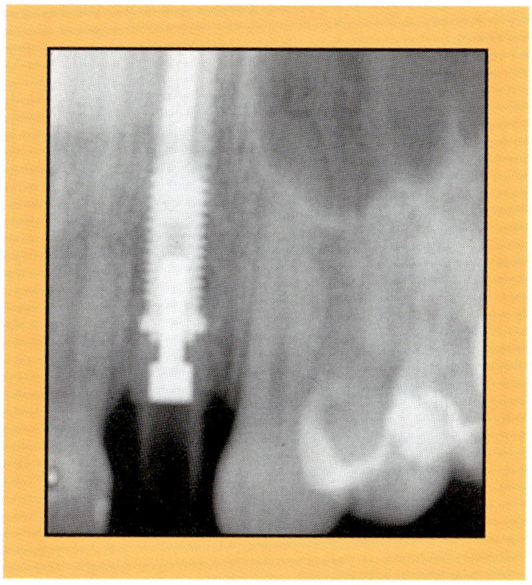

Abb. 20 Regeneration des Knochendefektes.

Einige Monate später, nach der Stabilisierung der Zahnfleischsituation, wurde die CerAdapt Distanzhülse intraoral nachpräpariert und somit dem endgültigen Weichgewebsverlauf angepasst. Nach erfolgter Abformung analog einem Zahnstumpf, konnte die vollkeramische Krone im Labor fertig gestellt werden. Abbildung 21 zeigt die adhäsiv befestigte Keramikkrone acht Monate nach der Implantatfreilegung.

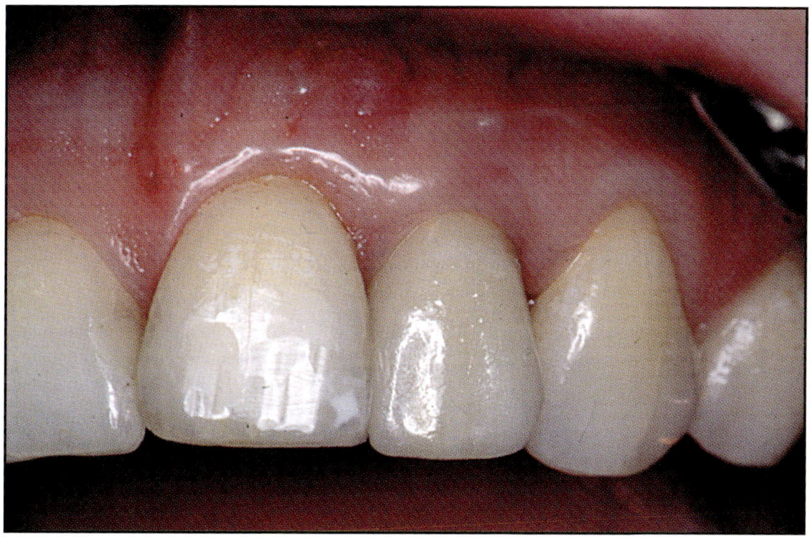

Abb. 21 Endgültige Keramikkrone.

Chirurgie und provisorische Versorgung:
Dr. Christoph T. Sliwowski

Keramikkrone:
Dr. Eberhard Helbig

Hinweis:

Simpler in practice

„Simpler in Practice" ist ein Verfahren zur Anfertigung einer provisorischen Versorgung auf Implantaten vor der Freilegung. Um mit dieser Technik ein Arbeitsmodell herstellen zu können, muss die Position der eingesetzten Implantate intraoperativ erfasst und auf ein Situationsmodell übertragen werden. Die Modellimplantate müssen sekundär in das Arbeitsmodell eingegliedert werden. Dies geschieht mit Hilfe einer präoperativ angefertigten Schablone, an welcher die Abdruckpfosten während der Implantation befestigt werden.

Die Vorteile des „Simpler in practice" Verfahrens

- Ein zufriedener Patient, der „endlich" auf eine ästhetisch und funktionell unbefriedigende Interimsprothese verzichten kann.
- Durch die sofortige Eingliederung der provisorischen Versorgung entfallen mehrere prothetische Behandlungstermine.
- Die Distanzhülse muss nicht mehr abgenommen werden – hierdurch werden weitere Röntgenkontrollen zur Passgenauigkeit unnötig.
- Die Gesamtdauer der Behandlung wird erheblich verkürzt.
- Über das Provisorium bleibt die Kontroll- und Korrekturmöglichkeit der Papillenentwicklung erhalten.
- Die provisorische Versorgung liefert genaue Informationen über Farbe und Form der endgültigen Krone.
- Für den rein prothetisch arbeitenden Zahnarzt entfällt die Notwendigkeit implantatprothetischer Anschaffungen. Die CerAdapt Diatanzhülse lässt sich wie ein Zahn nachpräparieren und abformen.
- Auf den Zwischenschritt einer Eingliederung einer Heilungsdistanzhülse kann verzichtet werden.

Atypischer Behandlungsablauf – schwierige Ausgangssituation

Bei Fehlbildungen – wie Nichtanlagen von Zähnen, insbesondere der seitlichen Schneidezähne – sind aufgrund der begleitenden Hypoplasie des Oberkiefers oft nur sehr schmale Lücken vorhanden. Implantate stellen deshalb heute – sowohl ästhetisch als auch funktionell – die beste dauerhafte Versorgung bei dieser Problematik dar. Bei der Versorgung mit Implantaten kann auf das Beschleifen gesunder Zähne verzichtet werden. Zudem lassen sich oft atrophierte Kieferkammabschnitte intraoperativ rekonstruieren. In einigen Fällen ist die Lücke zwischen mittlerem Schneidezahn und Eckzahn zu schmal, um ein Brånemark Standardimplantat (RP – regular platform, Ø 3,75 mm) zu inserieren. Für solche Fälle wurde ein Implantat mit reduziertem Durchmesser (NP – narrow platform, Ø 3,3 mm) entwickelt.

Dank dieses Implantattypes konnte im folgenden Fall eine Implantatversorgung durchgeführt werden.

Einzelzahnimplantate bei Platzmangel

Ausgangssituation

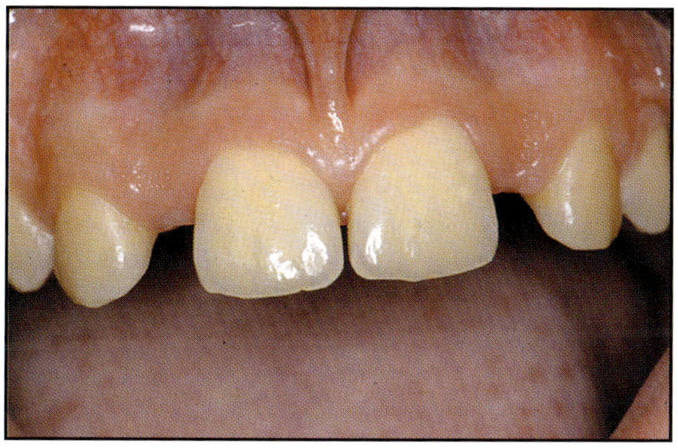

Abb. 1 Klinische Ausgangssituation.

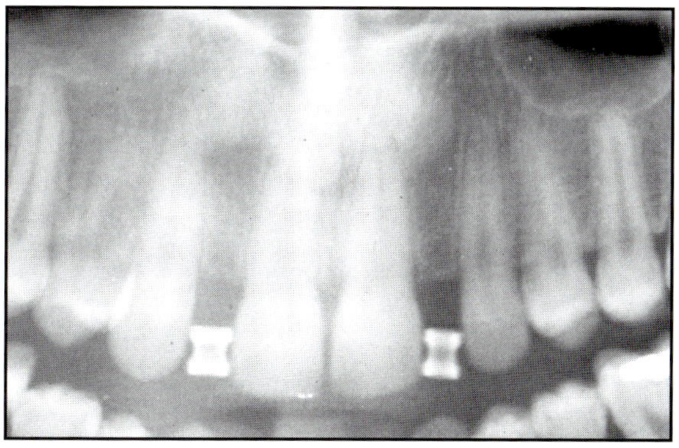

Abb. 2 OPG Messaufnahme mit der Schablone.

Bei einer 17-jährigen Patientin waren die Zähne 12 und 22 nicht angelegt. Die Zähne 13, 11, 21 und 23 waren kariesfrei (Abb. 1). Die Lücke Regio 12 war 4,5 mm breit. Die Lücke in Regio 22 war schmaler als 4 mm. Zur Insertion eines Standardimplantates sollten mindestens 6–7 mm Lückenbreiten zur Verfügung stehen.

Zur Versorgung der Lücken wurden daher zwei Narrow Plattform Implantate herangezogen (siehe Röntgenaufnahme mit Messschablone Abb. 2).

Implantation

Vor der Implantation wurden auf dem Situationsmodell die fehlenden Zähne aufgewachst. Nach entsprechender Diagnostik wurden zwei Narrow Plattform Implantate mit 15 mm Länge inseriert. Unmittelbar nach dem Einsetzen der Implantate wurde deren Position durch eine Befestigung von Abdruckpfosten an der Registrierschablone festgehalten (Abb. 3).

Zur Verbesserung der Ästhetik wurde während des gleichen Eingriffs der atrophierte Alveolarknochen mit dem Knochenersatzmaterial Bio-Oss und der GBR-Membrane Bio-Gide aufgebaut (Abb. 4, 5 und 6). Um eine reguläre Ausformung der Kieferkammkontur zu erreichen (Abb. 6), muss bei der Augmentation die Rückbildung des Aufbaumaterials um ca. 30% berücksichtigt werden. Das heißt, dass beim Aufbau des Alveolarfortsatzes eine Überkonturierung erfolgen muss (Abb. 5). Das kleine Diastema zwischen 11 und 21 hatte sich zu dem Zeitpunkt der Freilegung bereits spontan geschlossen (vergleiche Abb. 1 und 12). Wegen der veränderten Zahnposition wurden auf dem aktualisierten Situationsmodell die fehlenden Zähne erneut aufgewachst (Abb. 7). Um ein symmetrisches Zahnbild zu schaffen, musste Zahn 21 distal um ca. 0,2 mm durch „Strippen" verschmälert werden.

Im Labor wurden die Implantatpositionen von der Schablone auf das Modell übertragen (Abb. 8). Steht nur sehr wenig Platz zur Verfügung, bildet die STR-Distanzhülse mit ihren sehr geringen Wandstärken und minimalem Durchmesser das Abutment der Wahl.

In diesem Fall erfolgte die Auswahl der STR-Distanzhülsen in der Höhe von 2 mm (Abb. 9). Die Distanzhülsen wurden entsprechend gekürzt und für prothetische Zwecke präpariert (Abb. 10). Auf den Distanzhülsen wurden zunächst provisorische Kunststoffkronen angefertigt (Abb. 11).

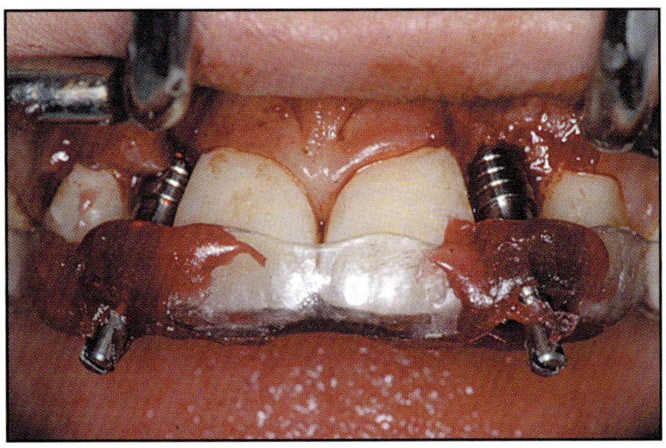

Abb. 3 Registrierung der Implantatposition.

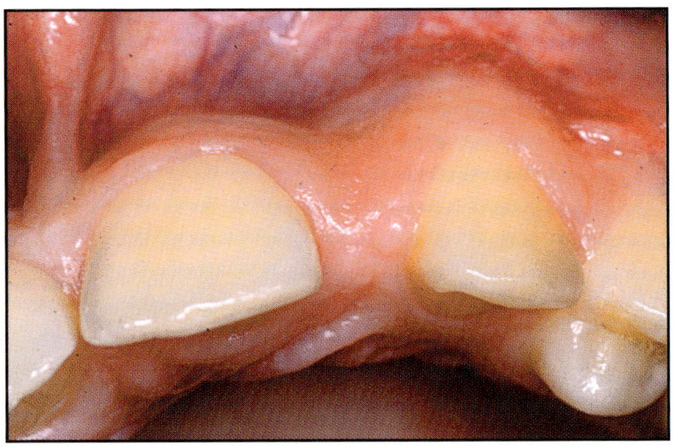

Abb. 4 Kieferkamm vor der Augmentation.

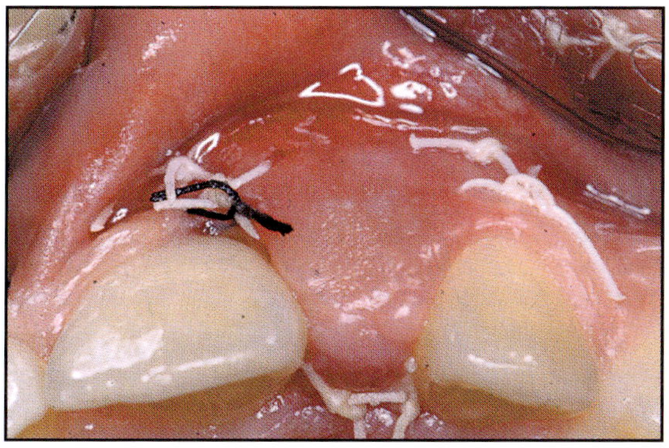

Abb. 5 Überkonturierung kurz nach der Augmentation.

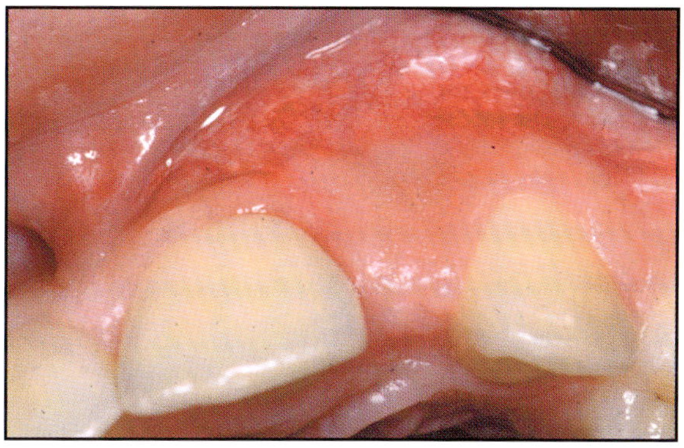

Abb. 6 Stabilisierung der Gingivasituation.

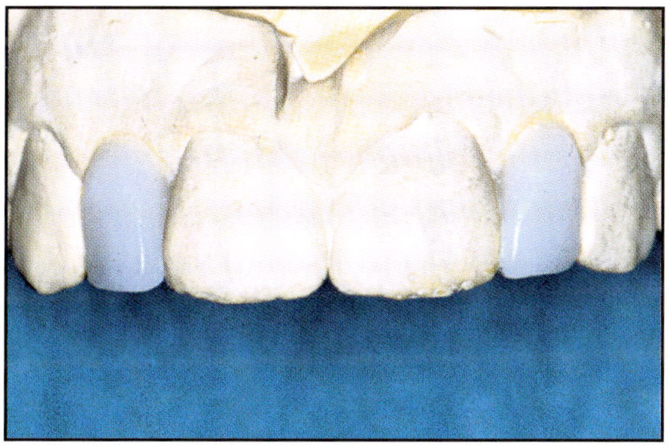

Abb. 7 Wax-Up.

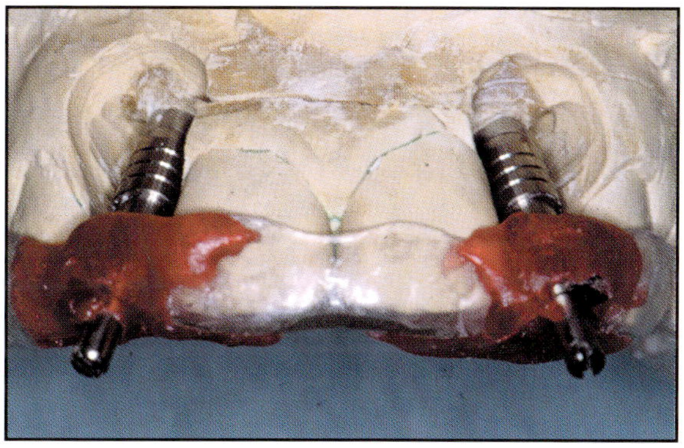

Abb. 8 Übertragung der Implantatposition auf das Modell.

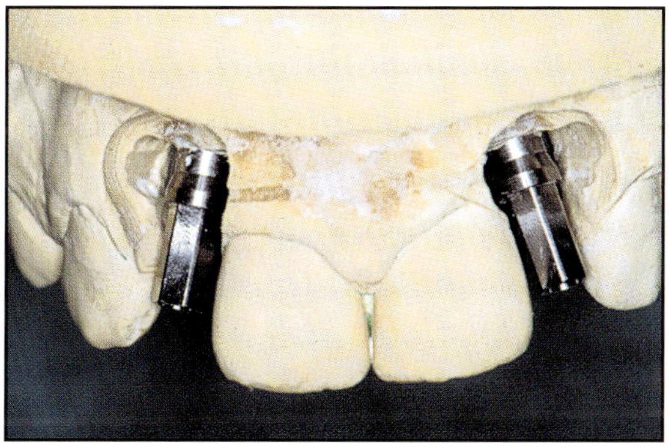

Abb. 9 Aufgeschraubte STR-Distanzhülsen.

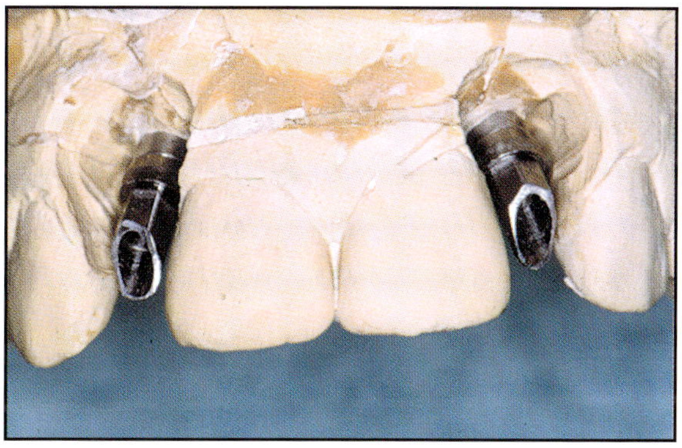

Abb. 10 Individualisierung der STR-Distanzhülsen.

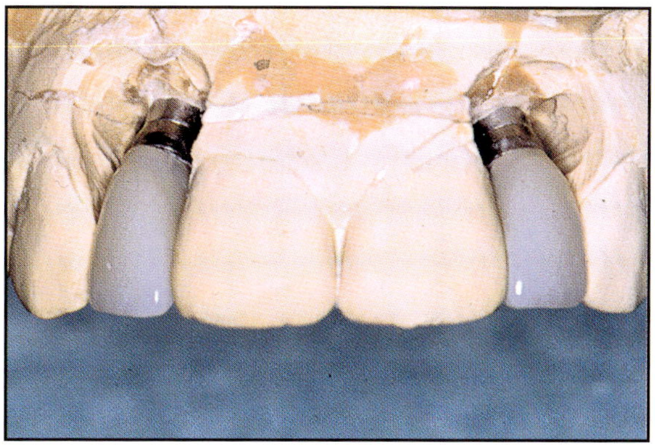

Abb. 11 Provisorische Kronen.

Freilegung

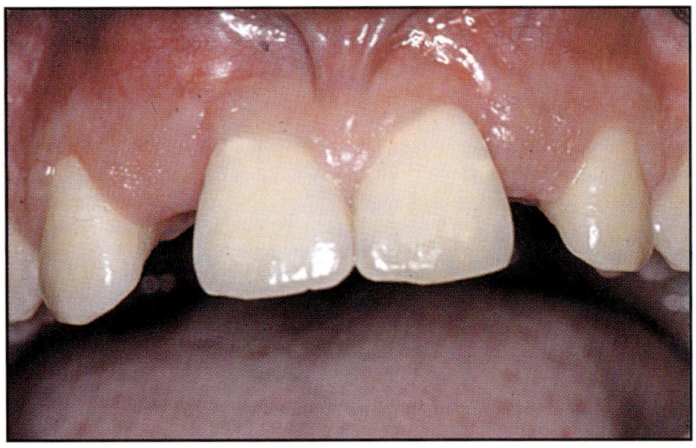

Abb. 12 Klinische Situation vor der Freilegung.

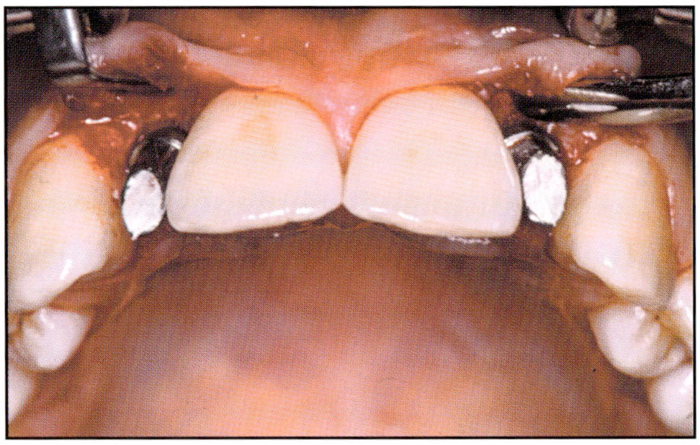

Abb. 13 Montierte STR-Distanzhülsen.

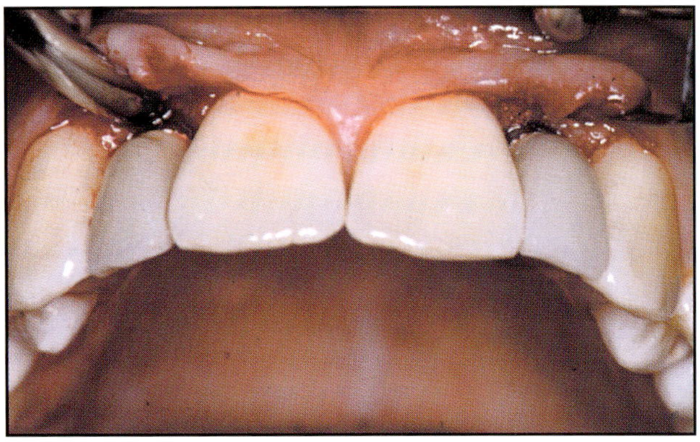

Abb. 14 Provisorische Kronen.

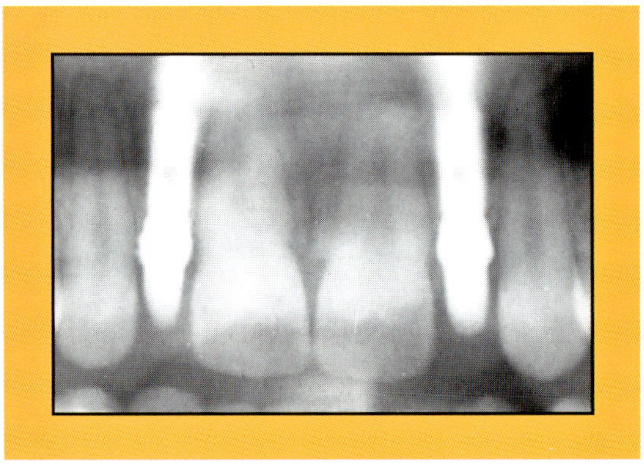

Abb. 15 OPG Kontrollaufnahme.

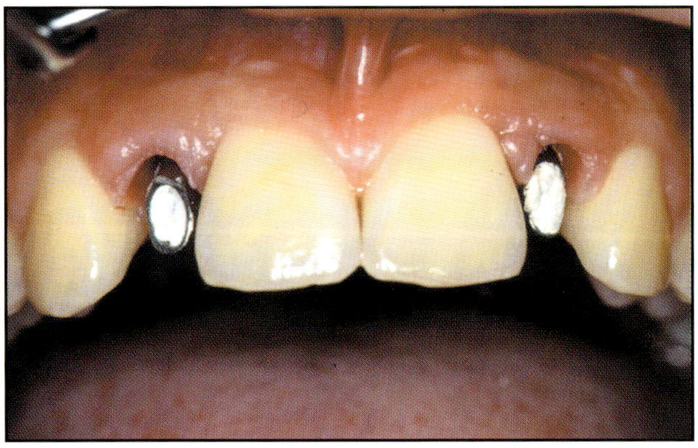

Abb. 16 Stabile Gingivasituation.

Die siebenmonatige Heilungsperiode verlief komplikationsfrei (Abb. 12). Die Schnittführung bei der Freilegung erfolgte leicht palatinal, um die Mukosa zum Erlangen einer besseren Ästhetik nach vestibulär zu verschieben. Es wurden 2 mm hohe STR-Distanzhülsen gesetzt und mit einem Torque Controller (20 Ncm) angezogen. Vor dem Nahtverschluss wurden nun die Schraubenzugänge mit Guttapercha geschlossen (Abb. 13) und die provisorischen Kronen mit TempBond eingesetzt (Abb. 14). Diese Reihenfolge ermöglicht die Entfernung der Zementüberschüsse unter der Sichtkontrolle. Die Röntgenkontrollaufnahme zeigte eine präzise Passung der Implantatteile (Abb. 15) bei geringen Approximalräumen zwischen Implantat und Nachbarzähnen. Zwei Monate nach der Freilegung war die Zahnfleischsituation weitgehend stabil (Abb. 16), so dass die endgültigen Keramikkronen hergestellt und ebenfalls mit provisorischem Zement befestigt werden konnten. Die Bilder sechs Jahre nach der Implantation zeigen eine stabile Zahnfleischsituation und das natürliche Erscheinungsbild des Frontzahnbereiches im Oberkiefer (Abb. 17 und 18).

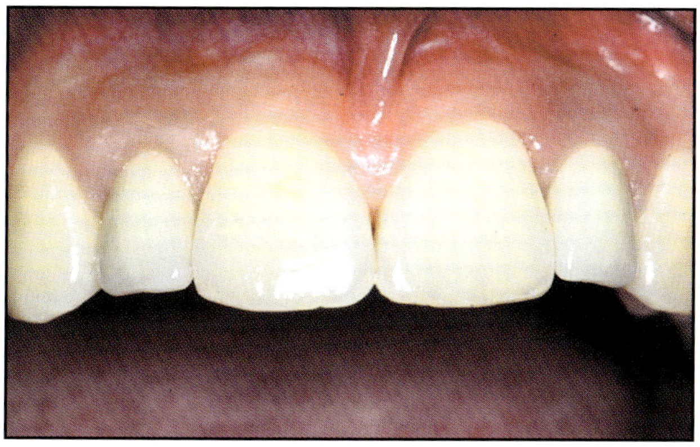

Abb. 17 Prothetische Versorgung nach sechs Jahren in Funktion.

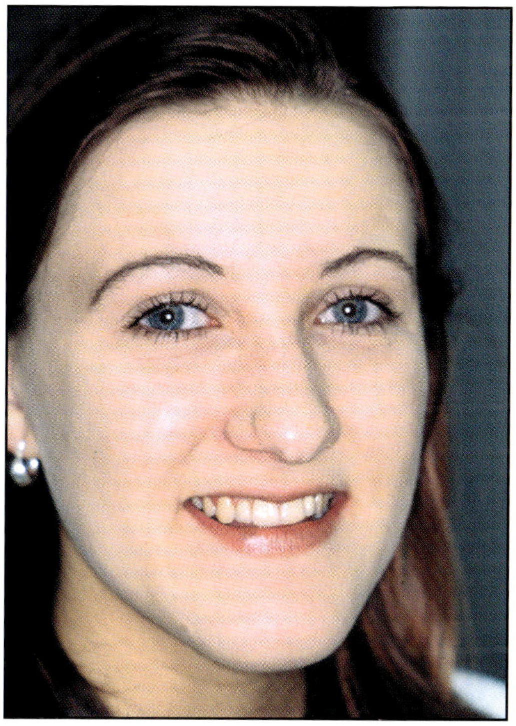

Abb. 18 Mit dem Behandlungsergebnis zufriedene Patientin.

Chirurgie und Prothetik:	Zahntechnik:
Dr. Christoph T. Sliwowski	**Horst Mosch**

Hinweis

Implantate bei Jugendlichen

Bei der Implantatversorgung jugendlicher Patienten ist prinzipiell, beispielsweise durch Handröntgenaufnahme, zu prüfen, ob das Knochenwachstum abgeschlossen ist. Eine zu frühzeitige Implantation kann das Wachstum des Oberkiefers lokal hemmen, so dass ästhetische und funktionelle Einbußen die Folge sein können. Bestehen trotz der ausführlichen Diagnostik, welche den Abschluss des Knochenwachstums bestätigt, dennoch Zweifel, so bietet die provisorische Befestigung der Implantatkronen die Möglichkeit einer späteren Korrektur.

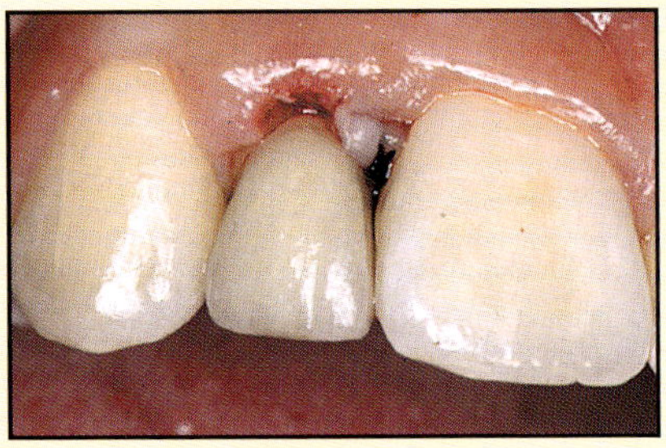

Im vorliegenden Fall sprachen sowohl die Handröntgenaufnahme als auch das Alter von 17 Jahren dafür, dass das Knochenwachstum schon in großem Maße abgeschlossen war. Erfahrungen mehrerer Autoren über die Behandlung von Jugendlichen, welche das Thema der Konsensuskonferenz in Jönköping in Schweden im November 1995 war, sowie die des Autors suggerieren, dass geringe Wachstumserscheinungen noch bis zum 23. Lebensjahr auftreten können, dass heißt noch lange nach dem statistischen Wachstumsabschluss.

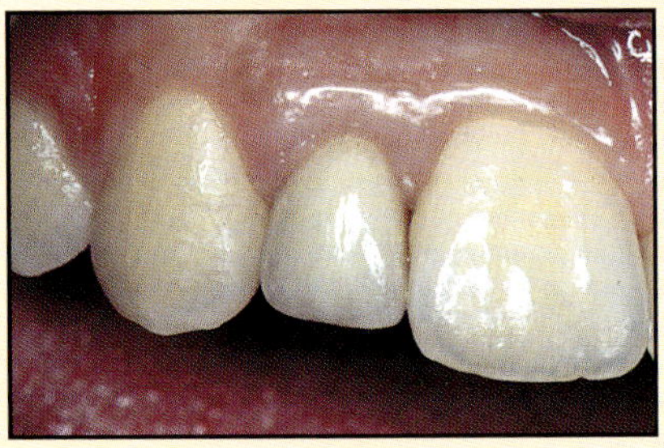

Auch in diesem Fall konnten noch Veränderungen in der Zahnlänge beobachtet werden. Abbildung 1, die während der chirurgischen Korrektur der mesialen Papille einige Wochen nach der Freilegung gemacht wurde, zeigt einen harmonischen Verlauf der Inzisalkante von Zahn 13, 12 und 11. Abbildung 2, die zwei Jahre später aufgenommen wurde, zeigt, dass die Zähne 13 und 11 weiter „gewachsen" sind (dem appositionellen Wachstum des Oberkiefers folgend), die Inzisalkante der Implantatkrone 12 ist den Nachbarzähnen jedoch nicht gefolgt. Da die Implantatkrone nur provisorisch zementiert wurde, konnte sie jederzeit ohne Beschädigung abgenommen und durch Aufbrennen von Keramik verlängert werden (Abb. 17, S. 31).

Ästhetische Erfordernisse wegen einer hohen Lachlinie

Bei einer kurzen Oberlippe oder hohen Lachlinie muss die Implantation besonders sorgfältig vorbereitet und durchgeführt werden. Die Frontzähne sind so exponiert, dass auch kleinste Unregelmäßigkeiten sofort ins Auge fallen.

Ausgangssituation

Die Patientin hatte aufgrund einer apikalen Entzündung den Zahn 12 verloren. Die Kieferkammatrophie war zwar nur mäßig fortgeschritten, jedoch wegen der kurzen Oberlippe war die Prognose einer konventionellen prothetischen Versorgung eher ungünstig (Abb. 1).

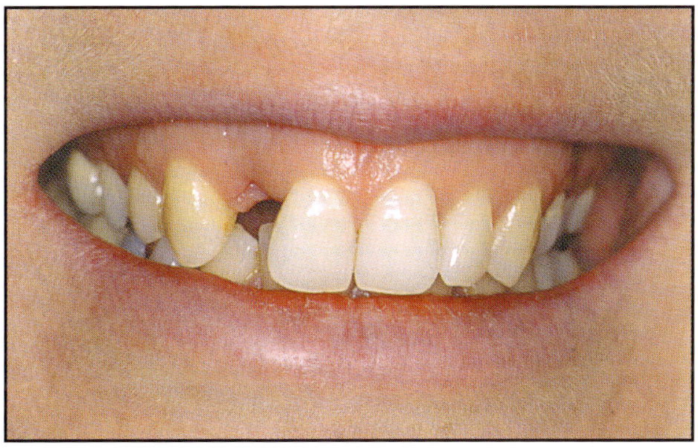

Abb. 1 Situation nach dem Verlust des Zahnes 12.

Implantation

Der Schnitt erfolgte im Sulkus entlang der Zähne 15 bis 21, um vertikale Entlastungsschnitte im Frontzahnbereich und die damit verbundene Narbenbildungsgefahr zu vermeiden. Der Mukoperiostlappen wurde samt Papillen vorsichtig abpräpariert und das 18 mm lange Implantat Typ MK II inseriert (Abb. 2). Die Registrierung der Implantatposition erfolgte durch Einpolymerisieren eines Kunststoffabdruckpfostens in die Registrierschablone mit Pattern Resin (Abb. 3). Dieser Abdruckpfosten (Typ „snap on") ist in der Handhabung gegenüber dem verschraubbaren Abdruckpfosten vereinfacht.

Die Papillen sollten bis zur schwarzen Markierung aufgebaut werden. Zu diesem Zweck wurde eine Heilungsdistanzhülse in entsprechender Höhe (3 mm) als Stützpfeiler genutzt (Abb. 4). Lappen und Papillen wurden nach Periostschlitzung spannungsfrei reponiert und durch Matratzennähte fixiert (Abb. 5). Bei Operationsabschluss konnte so die gewünschte Zahnfleischhöhe erreicht werden.

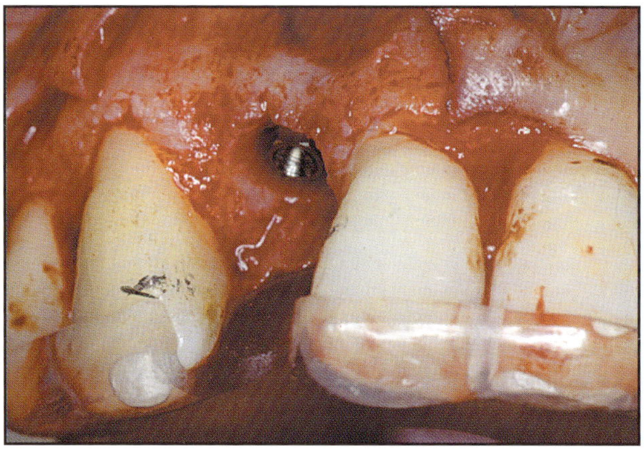

Abb. 2 Insertion des Implantates.

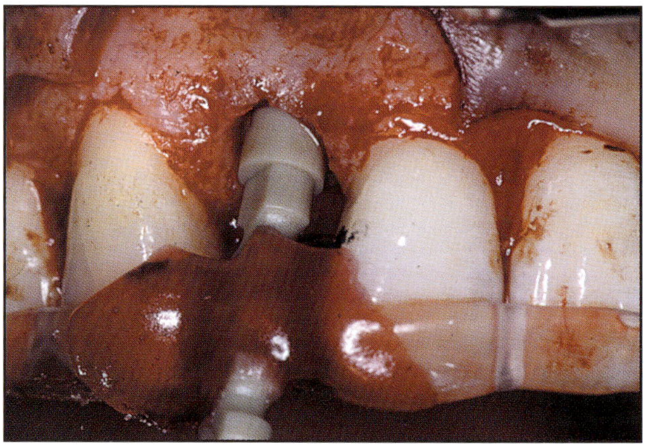

Abb. 3 Registrierung der Implantatposition.

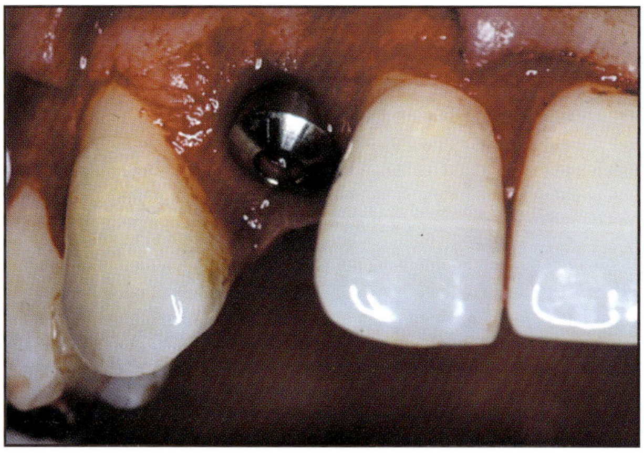

Abb. 4 Heilungsdistanzhülse als „Stützpfeiler" für das Zahnfleisch.

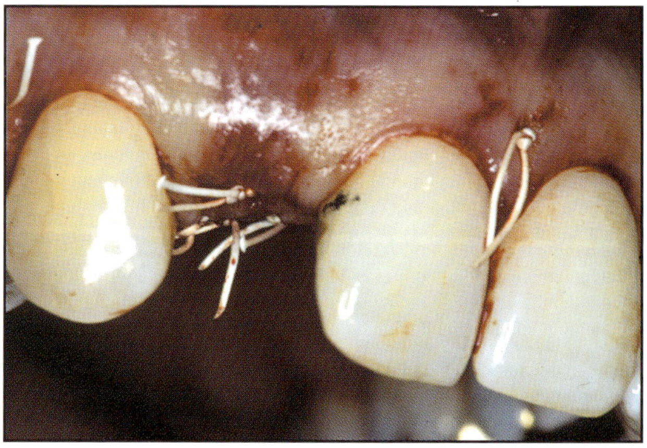

Abb. 5 Mobilisation des Lappens durch die Periostschlitzung.

Die Interimsversorgung wurde auf Basis einer Tiefziehschiene angefertigt (Abb. 6). Durch die ausschließliche Abstützung auf den Zähnen übte die Versorgung keinerlei Druck auf die Schleimhaut aus, so dass der Heilungsprozess nicht beeinträchtigt wurde.

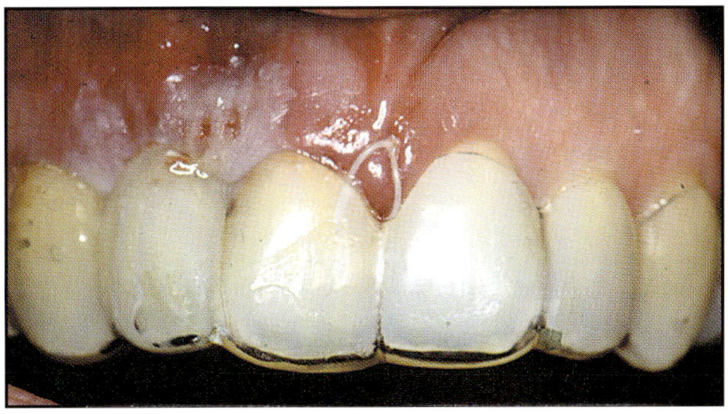

Abb. 6 Provisorische Versorgung auf der Tiefziehfoliebasis.

Laborverfahren

Die Wiedergabe der Implantatposition erfolgte gemäß der Registrierungsschablone (Abb.7). Für die erste provisorische Versorgung wurde ein provisorischer Zylinder gewählt, der den Platzverhältnissen entsprechend gekürzt werden musste. Zur Erhaltung und Ausformung der Weichgewebe in den Approximalräumen wurde, beginnend vom Implantatkopf, eine im Durchmesser reduzierte provisorische Krone auf den Kunststoffzylinder aufgeschichtet und fertig gestellt (Abb. 8).

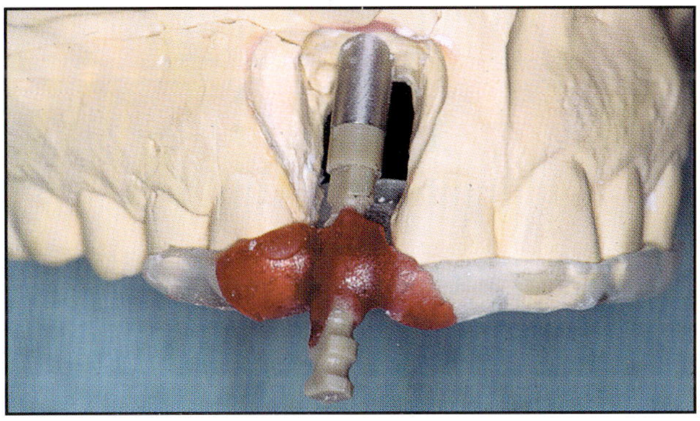

Abb. 7 Sekundäre Platzierung des Modellimplantates.

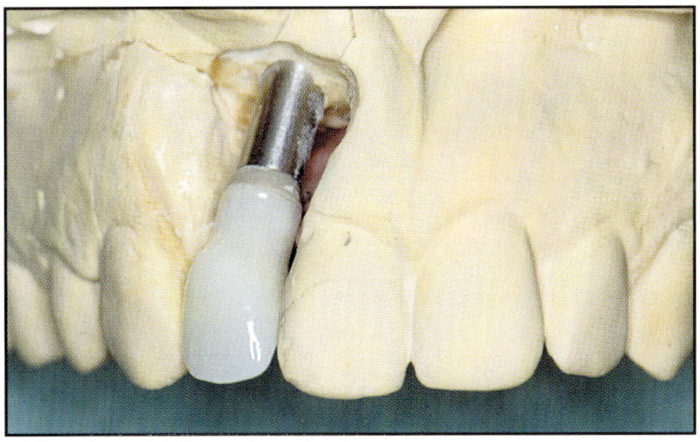

Abb. 8 Provisorische Krone auf dem Kunststoffzylinder.

Freilegung

Die sechsmonatige Einheilphase verlief komplikationsfrei, die Weichgewebshöhe blieb weitestgehend stabil. Da bei der Implantation, aufgrund der noch nicht gänzlich abgeheilten apikalen Entzündung, auf eine Knochenaugmentation verzichtet wurde, blieb die horizontale Ausformung des Kieferkamms unvollständig. Die fehlende knöcherne Unterstützung trug dazu bei, dass die metallfarbene Heilungsdistanzhülse durch die etwas zurückgebildete Schleimhaut hindurchschimmerte (Abb. 9).
Um die ästhetische Situation zu verbessern, wurde die knöcherne Augmentation bei der Freilegung durchgeführt.

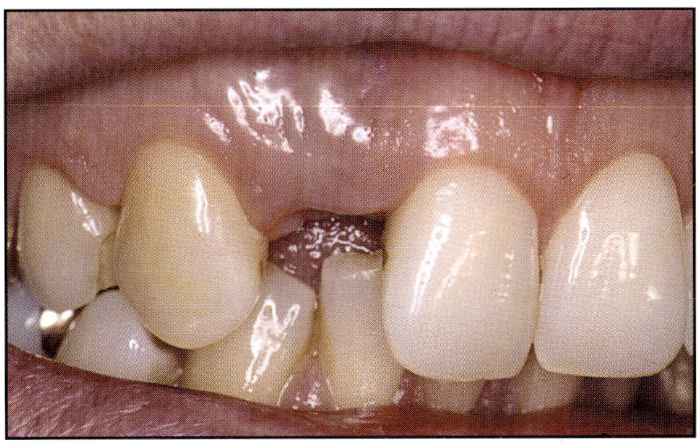

Abb. 9 Klinische Situation vor der Freilegung.

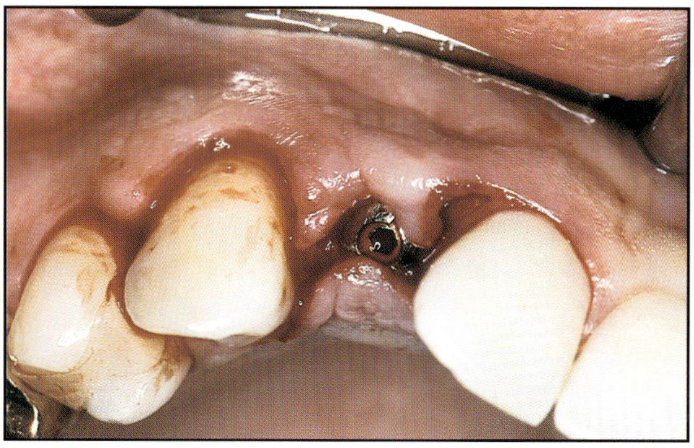

Abb. 10 Schnittführung.

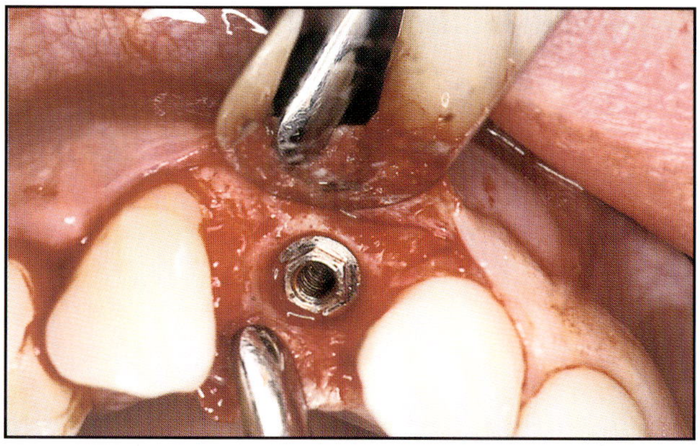

Abb. 11 Entfernung der Heilungsdistanzhülse.

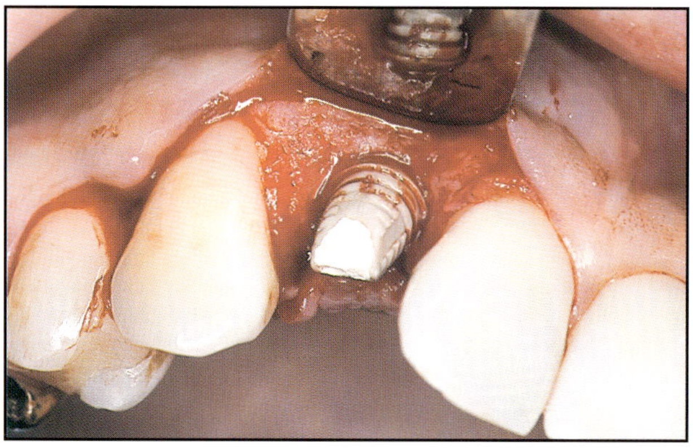

Abb. 12 Aufgeschraubter provisorischer Zylinder.

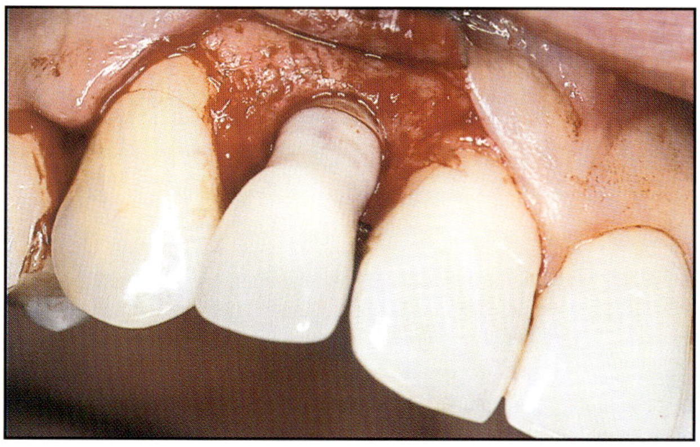

Abb. 13 Provisorische Krone – Platz für die Knochenaugmentation.

Der Schnitt erfolgte hierzu vestibulär im Sulkus der Zähne 14, 13 und 11 und im Bereich des Implantates leicht nach palatinal versetzt. Nur eine Papille zwischen 14 und 13 wurde angehoben (Abb. 10). Nach leichtem Anheben des Lappens war festzustellen, dass der Knochenabbau durch die Stützfunktion der Heilungsdistanzhülse moderat geblieben war. Nach Entfernung der Heilungsdistanzhülse (Abb. 11) wurde zunächst der vorbereitete provisorische Zylinder befestigt. Der Schraubenzugang wurde mit Guttapercha verschlossen (Abb. 12), die provisorische Krone mit TempBond eingesetzt, dessen Überschuss unter Sichtkontrolle entfernt werden konnte (Abb. 13).

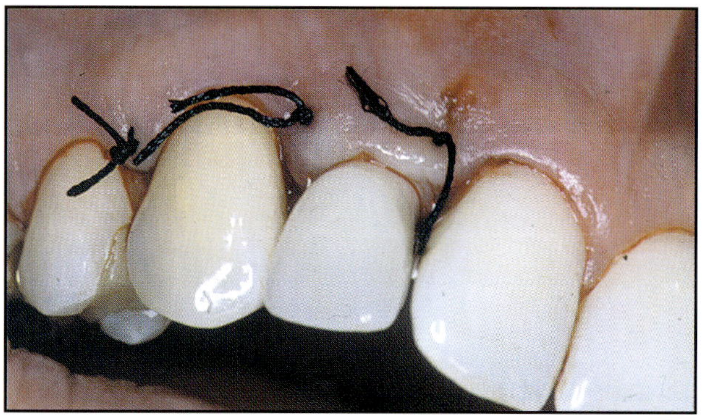

Abb. 14 Stabilisation des Lappens mit Matratzennähten.

Um für die Ausformung der Papillen gute Platzverhältnisse zu schaffen, wurden die Approximalräume zwischen Implantat und Nachbarzähnen möglichst frei gehalten. Um eine Knochenunterstützung der Papille, Voraussetzung ihrer Neubildung, zu gewährleisten, wurden die Zwischenräume und die dünne vestibuläre Knochenwand mit dem Knochenersatzmaterial Biogran, ohne Membran, augmentiert. Im Anschluss wurden der Lappen und die Papille 13–14 durch Matratzennähte fixiert (Abb. 14).

Prothetische Versorgung

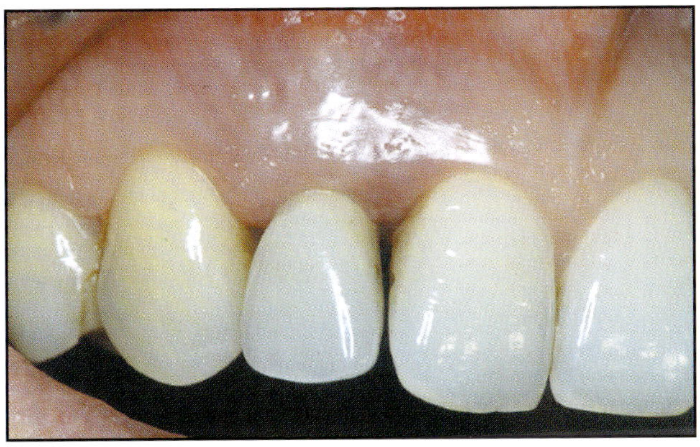

Abb. 15 Erste Phase der Heilung.

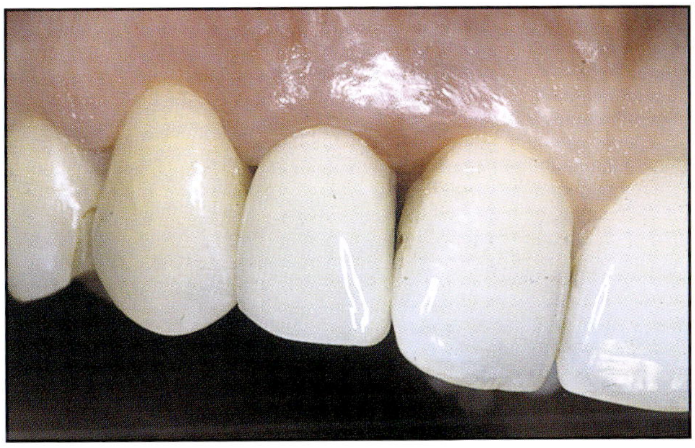

Abb. 16 Verbreiterung der provisorischen Krone.

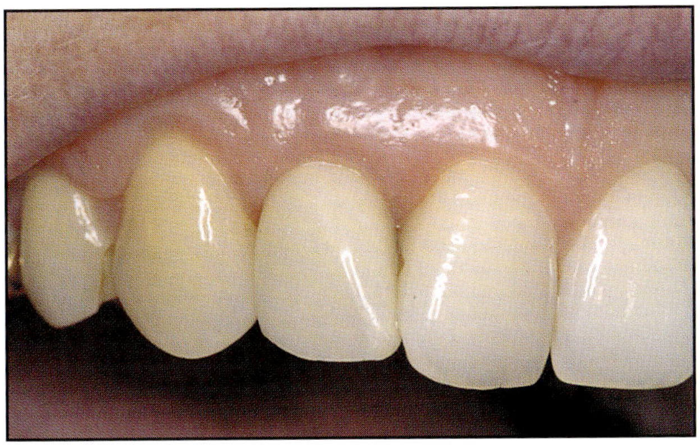

Abb. 17 Stabilisierung der Gingivasituation.

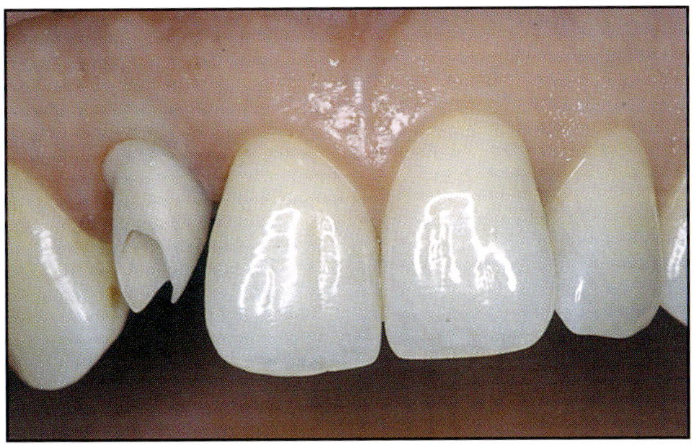

Abb. 18 Aufgeschraubte CerAdapt Distanzhülse.

Das erste Provisorium wurde in einer mehrmonatigen Regenerationsphase getragen (Abb. 15). Nach ca. 6 bis 8 Wochen konnte die vorhandene Kunststoffkrone im subgingivalen Bereich erstmals leicht erweitert werden und das Weichgewebe nach approximal-vestibular verdrängt, werden (Abb. 16). Diese Vorgang wurde wiederholt, bis ein befriedigendes Resultat nach 6 Monaten erreicht war (Abb. 17). Das Provisorium wurde durch eine anatomisch angepasste CerAdapt Distanzhülse ersetzt. Wirkt die Distanzhülse bei ähnlichen Situationen apikal zu schmal, so kann diese durch das Aufbrennen von Keramik verbreitet werden. Bei der Eingliederung einer im Durchmesser erweiterten Restauration kommt es aufgrund der Gewebedehnung zunächst zu einer anämischen Zahnfleischreaktion (Abb. 18). Diese darf jedoch nur wenige Minuten anhalten, da es ansonsten zur Schädigung der Gingiva kommt.

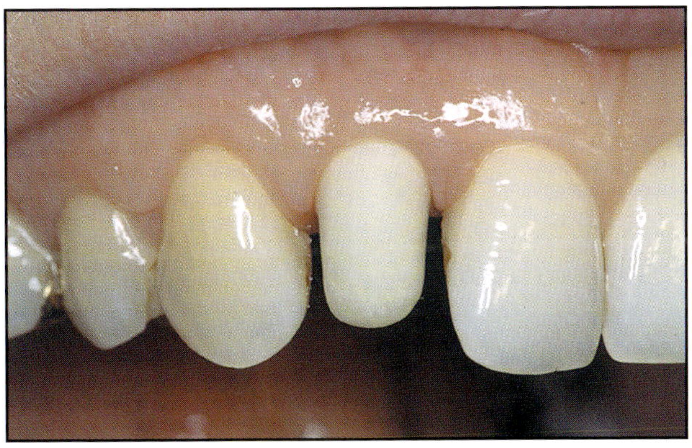

Abb. 19 Anprobe der Procera Kappe.

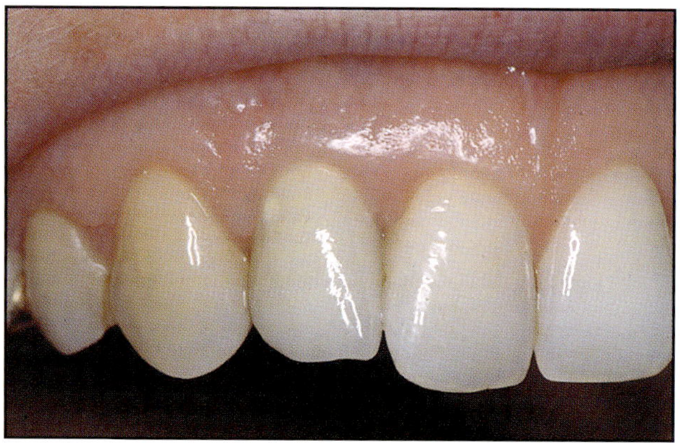

Abb. 20 Ersatz des Zahnes 12 nach einem Jahr in Funktion.

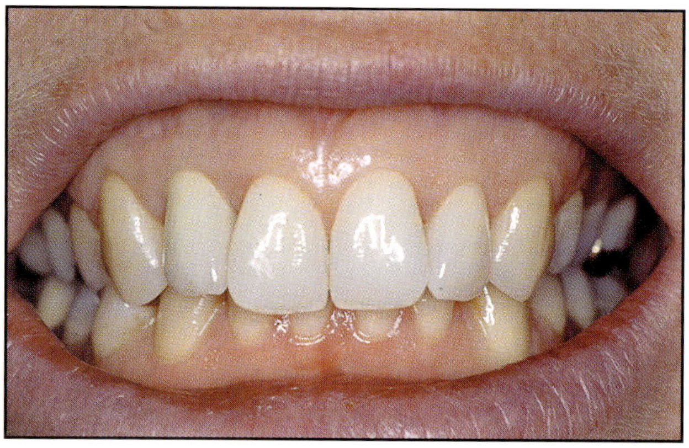

Abb. 21 Ästhetisch integrierter Zahnersatz.

Nach dem Verschrauben des CerAdapt Abutments mit einer Goldschraube bei 32 Ncm wurde der Schraubenkanal mit Guttapercha verschlossen, das Provisorium unterfüttert und anschließend provisorisch zementiert. Nach einer vierzehntägigen Stabilisierungsphase der Gingiva wurde das CerAdapt Abutment leicht nachpräpariert und analog einem präparierten Zahn abgeformt. Mit Hilfe des Procera Verfahrens konnte eine vollkeramische Al_2O_3-Kappe hergestellt werden. Diese wurde intraoral auf ihre Passung geprüft (Abb. 19).
Nach der Verblendung der Procerakappe mit AllCeram Keramik konnte die fertig gestellte Krone adhäsiv befestigt werden (Abb. 20).
Die Abbildungen 20, 21 und 22 zeigen die Versorgung ein Jahr nach dem Eingriff.

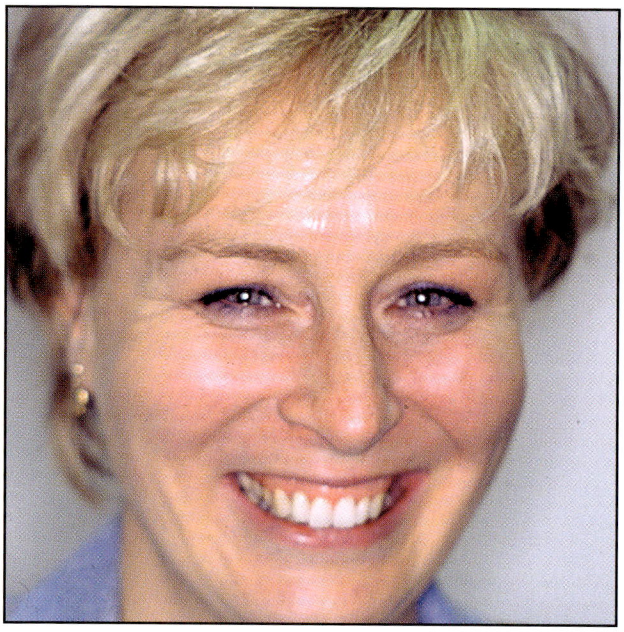

Abb. 22 Die Patientin kann wieder lachen.

Chirurgie und Prothetik:

Dr. Christoph T. Sliwowski

Zahntechnik:

Horst Mosch

Prämolarenimplantat bei einer hohen Lachlinie

Die Prämolaren werden in den meisten Klassifikationen den Seitenzähnen zugeordnet. In heutiger Zeit, wo die ästhetische Komponente eine zunehmend größere Rolle spielt, wäre es jedoch richtiger, sie der Frontzahngruppe zuzuordnen. Denn – insbesondere Patienten mit einer hohen Lachlinie – präsentieren der Öffentlichkeit meist nicht nur die ersten Prämolaren, sondern auch die zweiten und manchmal sogar die Sechsjahrmolaren.

Ausgangssituation

Die Patientin hatte aufgrund einer apikalen Entzündung den Zahn 24 verloren. Die Kieferkammatrophie war in horizontaler Richtung mäßig und in vertikaler Richtung nur gering ausgeprägt (Abb. 1).

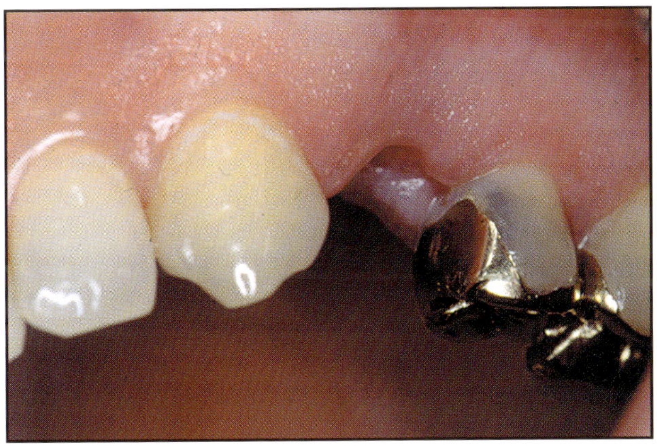

Abb. 1 Verlust des Zahnes 24.

Implantation

Nach dem Anheben des Mukoperiostlappens mit nur einem vertikalen Entlastungsschnitt an Zahn 25 konnte ein 15 mm langes Standardimplantat vollständig im Knochen versenkt werden (Abb. 2). Augmentative Maßnahmen waren nicht erforderlich. Die Verwendung einer hohen Deckschraube verbesserte die Weichgewebskontur nachhaltig (Abb. 3).

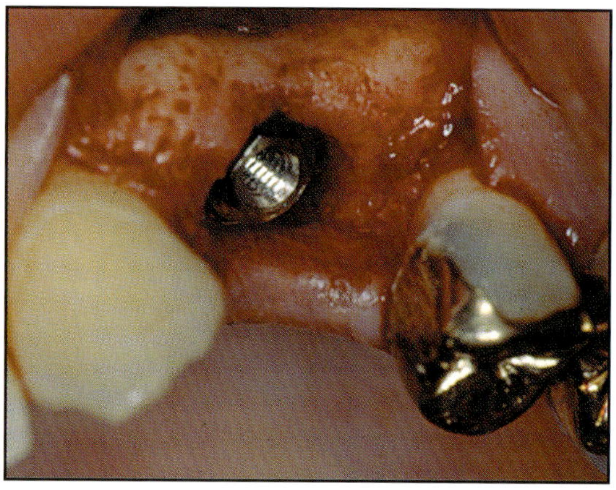

Abb. 2 Inseriertes Implantat.

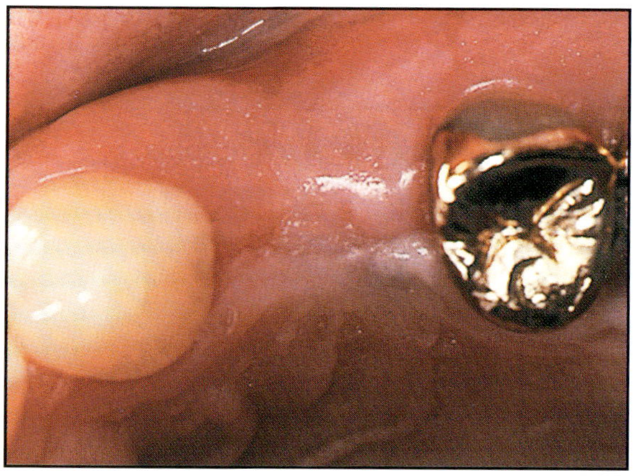

Abb. 3 Besserung der Kieferkammausformung mit einer hohen Deckschraube.

Achtung: Die Abstützung für die gingivale Kontur kann durch Verwendung verschiedener Komponenten erreicht werden. Im Falle, dass das Implantat nur gering versenkt wird, bietet die kleine Schraube „Version A" minimale Abstützung. Mehr Abstützung wird durch die höhere Schlitzschraube erzielt. Eine weitere Steigerung ist durch den Einsatz von Heilungsdistanzhülsen in Höhe von 2 bzw. 3 mm möglich.

Freilegung und prothetische Versorgung

Die Freilegung des Implantates mit einem palatinalen Schnitt erfolgte nach 6 Monaten (Abb. 4). Durch eine minimalinvasive Freilegungstechnik konnte das Zahnfleisch ohne Gewebeverlust nach vestibulär verlagert werden (Abb. 5). Die Höhe der Heilungsdistanzhülse wurde nun absichtlich 1 bis 2 mm unter Zahnfleischniveau gewählt, um eine Schrumpfung des Gingivarandes nach apikal zu verhindern. Die Position des Lappens wurde durch eine Fixationsnaht gehalten (Abb. 6). Die Papillen blieben erhalten. Die prothetische Versorgung erfolgte in diesem Fall mit einer TiAdapt Distanzhülse und einer zementierten Vollkeramik-Krone (Abb. 7 und 8). Trotz der hohen Lachlinie konnte der sichtbare Prämolarenbereich implantologisch zufriedenstellend versorgt werden (Abb. 9 und 10).

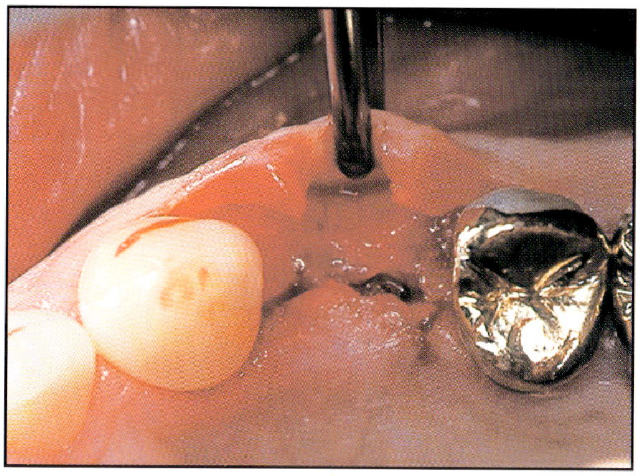

Abb. 4 Palatinale Schnittführung.

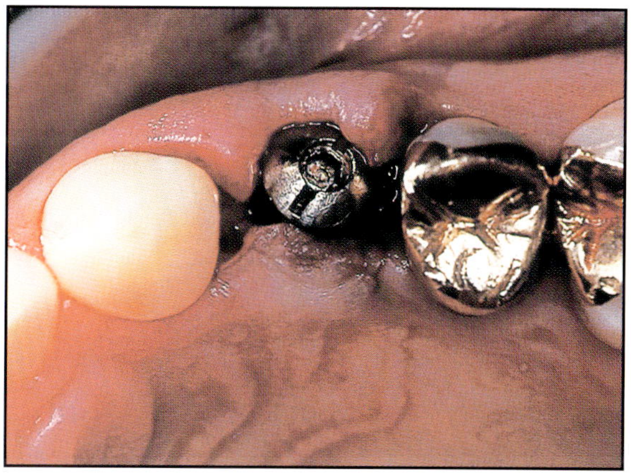

Abb. 5 Verschiebung des Gewebes nach vestibulär.

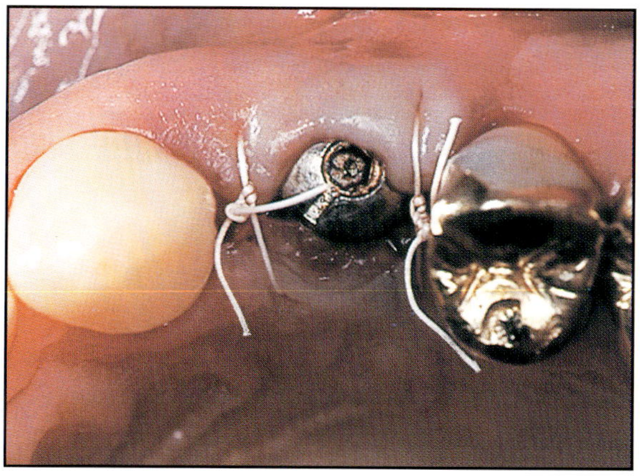

Abb. 6 Abstützung der Gingiva auf der Distanzhülse.

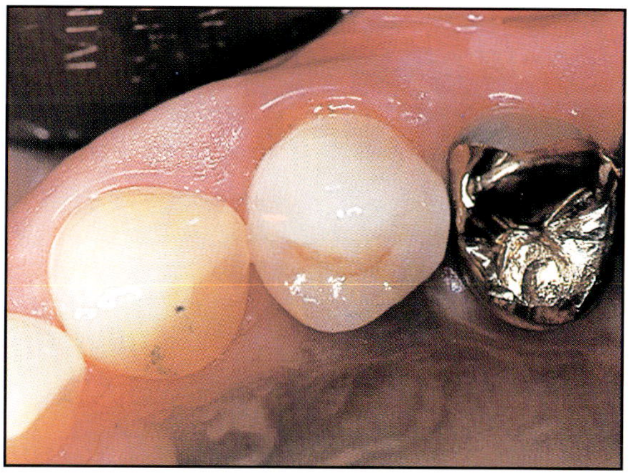

Abb. 7 Verbesserung der Kieferkammkontur ohne Knochenaugmentation.

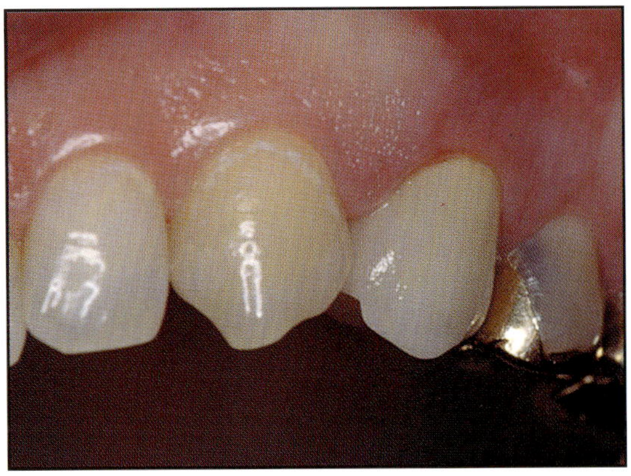

Abb. 8 Harmonischer Gingivaverlauf und wiederhergestellte Papillen.

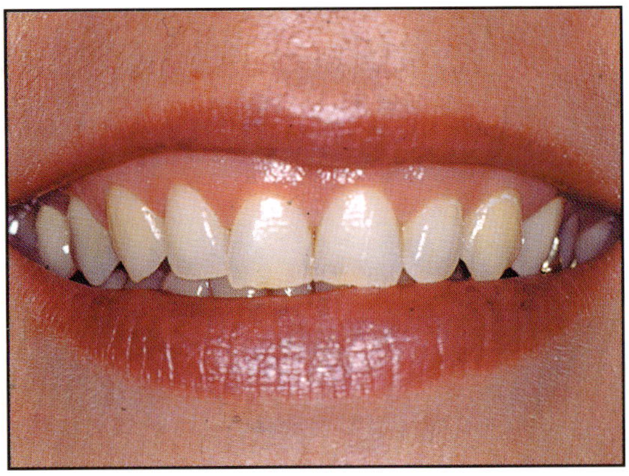

Abb. 9 Hohe Lachlinie.

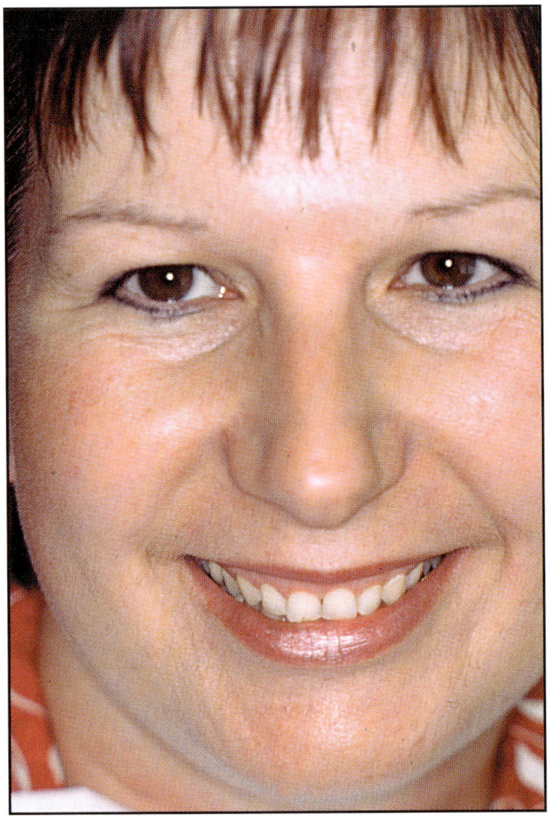

Abb. 10 Zufriedene Patientin.

Achtung: Die Höhe der Distanzhülse kann den späteren Zahnfleischverlauf beeinflussen. Bei Verwendung einer langen Distanzhülse wird sich das Zahnfleisch auf dem Ist-Niveau um die Hülse herum stabilisieren. Bei Verwendung einer kürzeren Heilungsdistanzhülse, die ca. 1–2 mm unter dem Zahnfleischniveau endet, kann erreicht werden, dass das Zahnfleisch über die Hülse wächst. Der auf diese Weise produzierte Gingivaüberschuss wird bei der Montage der Suprakonstruktion nach vestibulär verdrängt. In seltenen Fällen kann es zu entzündlichen Reaktionen der hyperplastischen Gingiva kommen, die durch Exzision therapiert werden muss.

Chirurgie:	Prothetik:	Zahntechnik:
Dr. Christoph T. Sliwowski	Dr. Uwe Hildebrand	Horst Mosch

Versorgung bei mehreren Einzelzahnlücken

Die Diagnostik und Behandlungsplanung bei mehreren Einzelzahnlücken ist ähnlich wie im Fall eines Einzelzahnimplantates. Die Implantation mehrerer Einzelzahnimplantate erfolgt normalerweise hintereinander bzw. quadrantenweise. Dabei sollte am besten zunächst ein Quadrant eröffnet, implantologisch versorgt und wieder geschlossen werden, bevor der nächste Quadrant behandelt wird.

Ausgangssituation

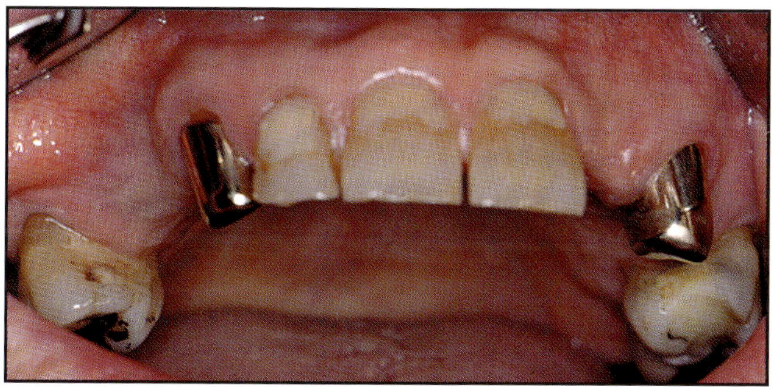

Abb. 1 Klinische Situation nach der abgeschlossenen prothetischen Behandlung.

Patientin nach der fehlgeschlagenen prothetischen Behandlung der fehlenden Zähne 17, 15, 14, 22, 24 und 25 im Oberkiefer, weil die Versorgung nicht akzeptiert wurde. Der Hauszahnarzt hatte sich für eine Versorgung der Patientin mit einer Teleskopprothese entschieden (Abb. 1). Die nicht überkrönungsbedürftigen Zähne 13 und 23 wurden beschliffen und mit Teleskopkronen versehen, um die Retention für die Prothese zu gewährleisten. In der Lücke 24–25 war nur Platz für einen Prämolaren, da sie sich bereits zum Teil geschlossen hatte. Obwohl die Teleskopprothese grazil gestaltet worden war, gelang es der Patientin nicht, die Versorgung zu tolerieren. Die Patientin entschied sich daher für eine festsitzende Neuversorgung.

Implantation und Freilegung

Der Kieferkamm war trotz horizontaler Atrophie ausreichend breit, um die Implantate ohne Augmentation aufnehmen zu können. Es wurden vier Mk II Implantate inseriert: drei Implantate von 18 mm Länge und 3,75 mm Durchmesser in Regio 14, 22 und 24 sowie ein Implantat von 10 mm Länge und 4 mm Durchmesser in Regio 15 (Abb. 2). Da bei der Implantation kein Knochenaufbau durchgeführt worden war, musste die Zahnfleischsituation bei der Freilegung durch eine entsprechende Schnittführung und Nahttechnik korrigiert werden. Der Schnitt über den Implantaten 15 und 14 erfolgte leicht nach palatinal versetzt, entsprechend der Cosinuskurven-Technik (Abb. 3; siehe auch S. 92). Die Ausformung des Weichgewebes kann durch den Einsatz von Heilungsdistanzhülsen oder Gingivaformern erfolgen. Für die Implantate 15 und 14 wurden Gingivaformer aus der Bio-Esthetic Linie für Prämolaren verwendet (Abb. 4; siehe Hinweiskasten).

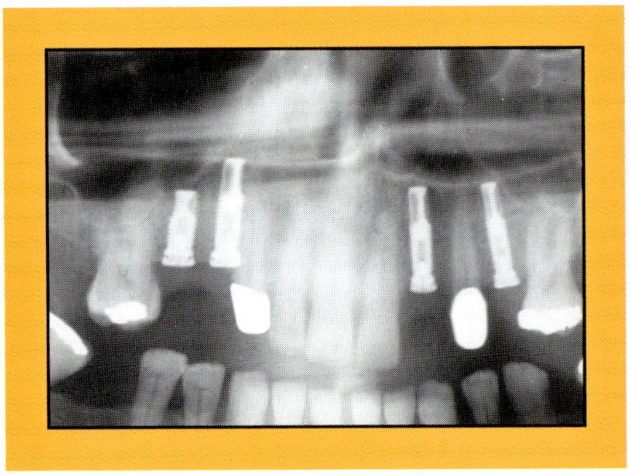

Abb. 2 OPG nach der Implantation.

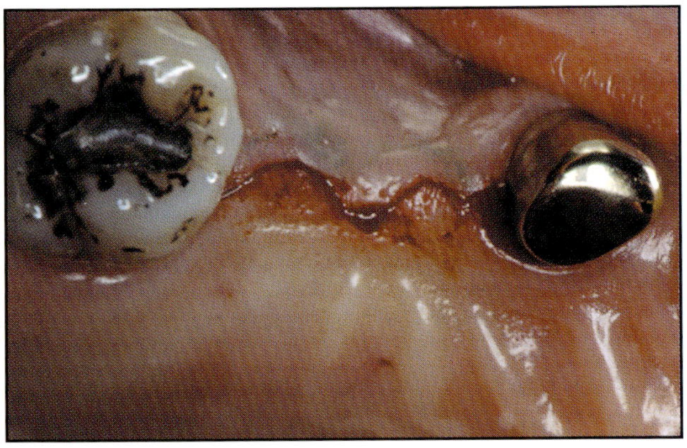

Abb. 3 Schnittführung in der Cosinuskurven-Technik.

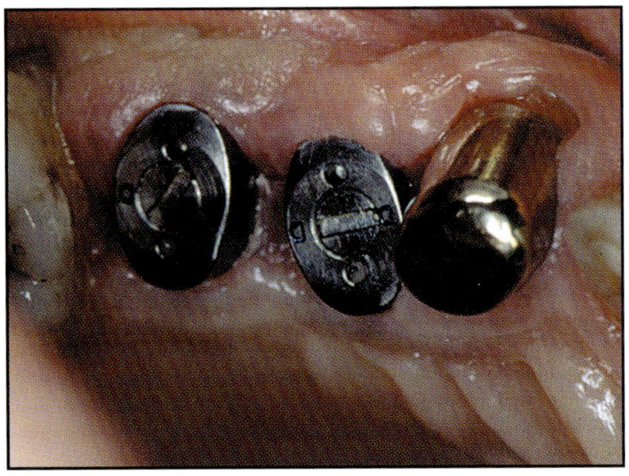

Abb. 4 Heilungsdistanzhülsen Bio-Esthetic.

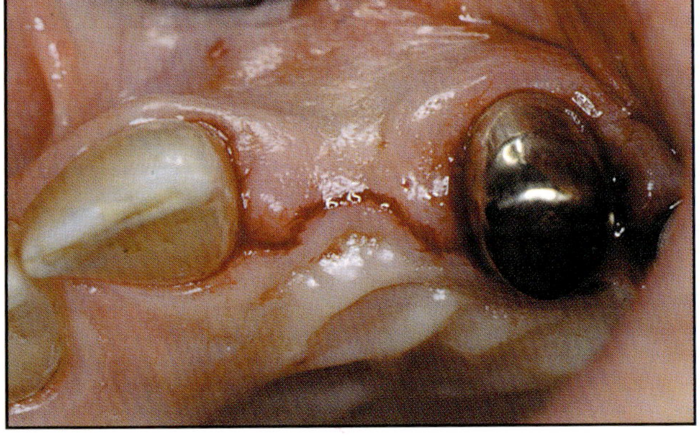

Abb. 5 Freilegung des Einzelzahnimplantates 22.

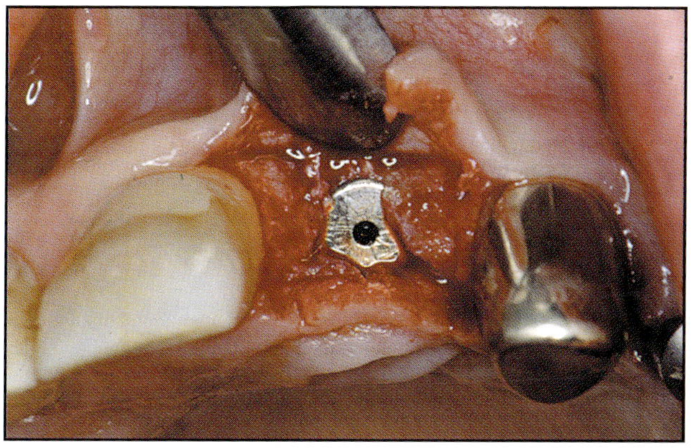

Abb. 6 Splitting des palatinalen Lappens.

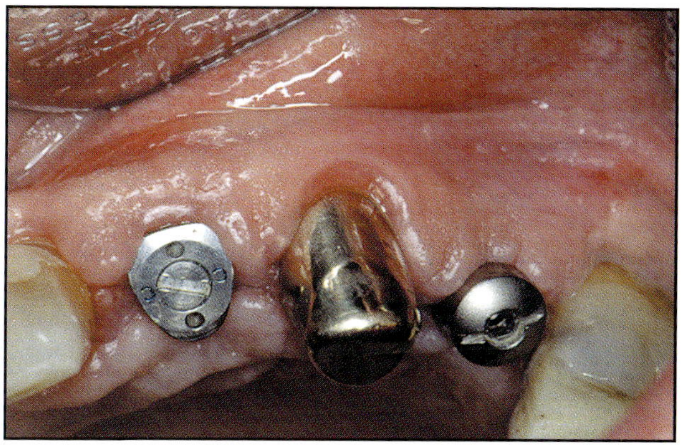

Abb. 7 Bio-Esthetic Distanzhülse für Frontzähne (Implantat 22) und Standarddistanzhülse (Implantat 24).

Die Schnittführung in Regio 22 erfolgte weiter palatinal unter Einbeziehung von palatinal gelegenem Bindegewebe zur Ausformung der Papillen (Abb. 5). Zusätzlich wurde subepitheliales Bindegewebe durch Splitting gewonnen und nach mesio- und distoapproximal geschwenkt (Abb. 6). Um die Ausformung der Papillen zu unterstützen, wurde für das Implantat 22 ein Gingivaformer für Frontzähne aus der Bio-Esthetic Linie verwendet (Abb. 7). Für das Implantat 24 wurde eine Heilungsdistanzhülse des Brånemark Systems gewählt (Abb. 7). Der Heilungsprozess der Gingiva verlief auf beiden Seiten komplikationsfrei.

Laborverfahren

Für die Implantate 15, 14 und 22 erfolgte die Abdrucknahme mit den zu den Gingivaformern passenden Abdruckpfosten. Für das Implantat 24 wurde ein rotationssymmetrischer Abdruckpfosten verwendet (Abb. 8). Bei der Implantatabformung wurden auch die Zähne, die überkront werden sollten, abgeformt. Zur prothetischen Versorgung der Implantate wurden systemspezifische Aufbauteile verwendet. Für die Implantate 14 und 15 wurden individualisierbare gerade Distanzhülsen für Prämolaren von Bio-Esthetic, für das Implantat 22 eine abgewinkelte Distanzhülse für Frontzähne eingesetzt (Abb. 9). Für die Versorgung des Zahnes 24 wurde anhand eines ausbrennbaren Kunststoffzylinder zum Aufwachsen (Subtec 2) eine individuelle Distanzhülse aus Gold gegossen.

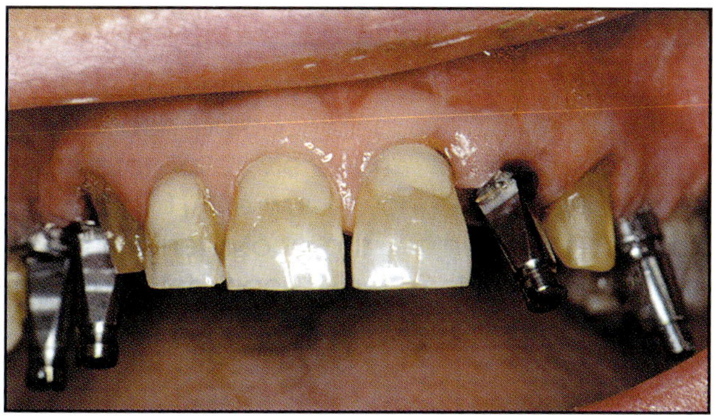

Abb. 8 Entsprechende Abdruckpfosten.

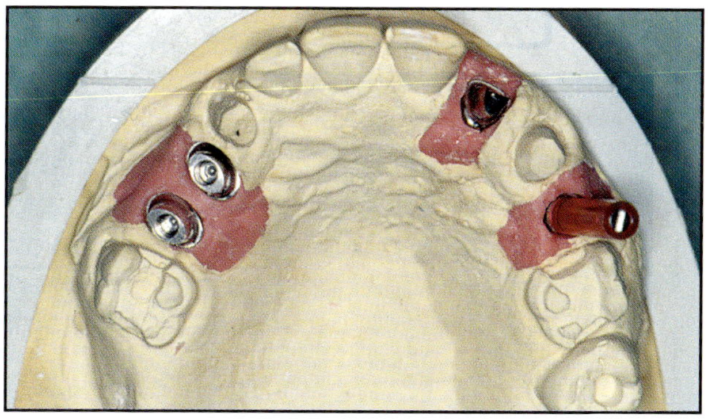

Abb. 9 Prefabrizierte Distanzhülsen auf dem Modell.

Prothetische Versorgung

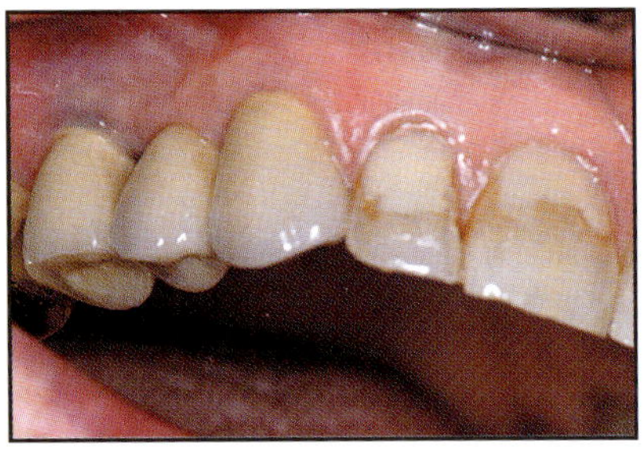

Abb. 10 Einzelzahnkronen auf der rechten Seite.

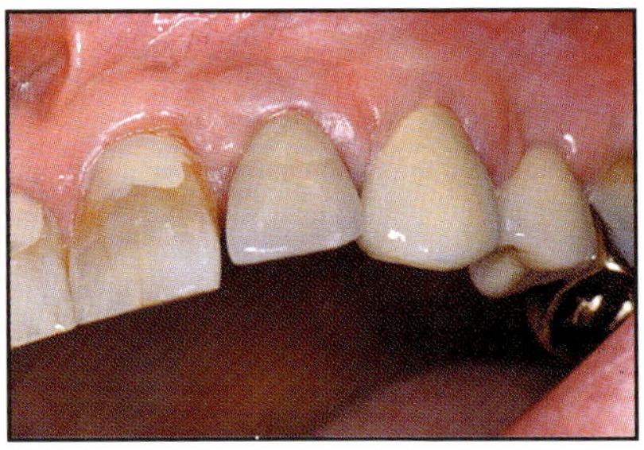

Abb. 11 Krone 22 an die Füllungen in den Schneidezähnen optisch angepasst.

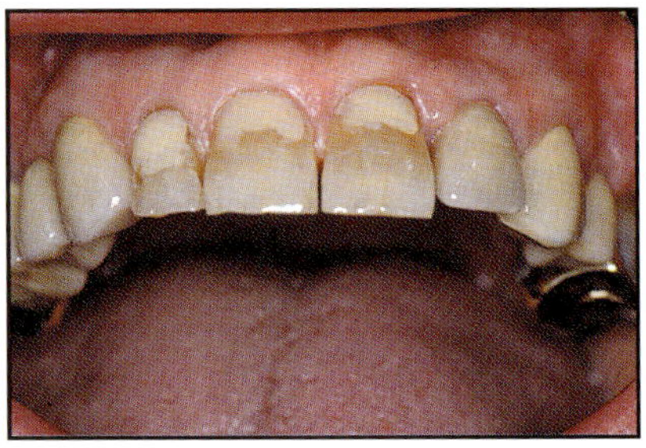

Abb. 12 Klinische Situation zwei Jahre nach Abschluss der Behandlung.

Auf allen Distanzhülsen wurden einzelne Keramikverblendkronen provisorisch zementiert. Ein halbes Jahr später war die Zahnfleischsituation stabil und hat sich wie folgt dargestellt: Auf der rechten Seite war das Zahnfleisch am Eckzahn sowie am Implantat 14 unauffällig, Krone 15 wirkte etwas zu lang und Titananteile des Implantats schimmerten durch die Schleimhaut (Abb. 10). Zahnhalsfüllungen an den Schneidezähnen wurden auf Wunsch der Patientin nicht verändert, so dass die Krone 22 der Situation angepasst werden musste.

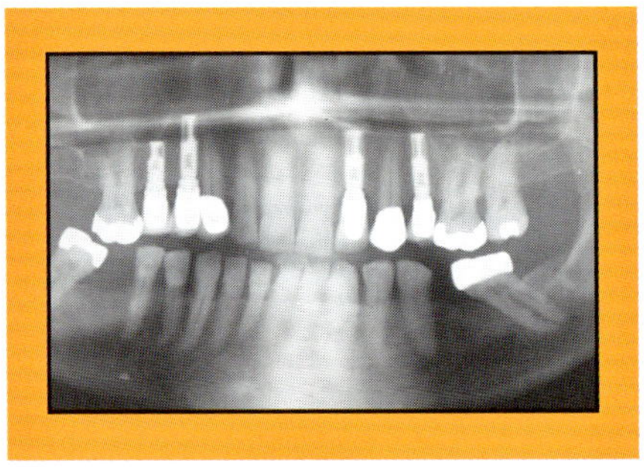

Abb. 13 Stabile Knochenverhältnisse nach zwei Jahren.

Im zweiten Quadranten konnte man die Ausformung der Gingiva bei unterschiedlichen Aufbauelementen vergleichen. Krone 22 basierte auf präfabrizierten Teilen des Bio-Esthetic Systems. Sie zeigte einen besseren Zahnfleischverlauf als Krone 24 mit individuell gegossener Distanzhülse (Abb. 11). Eine Abschlussaufnahme ca. zwei Jahre nach Eingliederung der prothetischen Versorgung zeigte einen harmonischen Verlauf des Zahnfleisches (Abb. 12). Die Röntgenkontrolle bestätigte einen stabilen Knochenverlauf (Abb. 13). Die Lücken im Seitenzahnbereich des Unterkiefers blieben auf Wunsch der Patientin unversorgt.

Achtung: Die Linie Bio-Esthetic umfasst 5 Arten von Gingivaformern, mit unterschiedlichen Querschnitten A, B, C, D und E (entsprechend den Zahndurchmessern). Auf diese Weise wird bereits bei der Freilegung die Zahnfleischkontur an die gewünschte Zahnform angepasst. Passend zu den Gingivaformern sind auch die entsprechenden Abdruckpfosten sowie passende individualisierbare Aufbauteile für die spätere prothetische Versorgung erhältlich.

Chirurgie:
Dr. Christoph T. Sliwowski

Prothetik:
Dr. Michael Weber

Zahntechnik:
Horst Mosch

Schwierigkeiten und Komplikationen

Nach Zahnverlusten kommt es ohne präventive Maßnahmen immer zu einer Kieferkammatrophie in diesem Bereich. Bei einer geringen Atrophie kann auch ohne Knochenaugmentation ein ästhetisch gutes Resultat erzielt werden. Bei schlechter knöcherner Ausgangssituation verursacht der Verzicht auf eine Augmentation später fast immer Probleme. Solange die Schleimhaut nicht perforiert ist, kann die Augmentation bei der Freilegung nachgeholt werden. Zusätzlich stehen mukogingivale chirurgische Techniken für ästhetische Verbesserungen zur Verfügung.

Spontane Perforation der Schleimhaut

Ausgangssituation

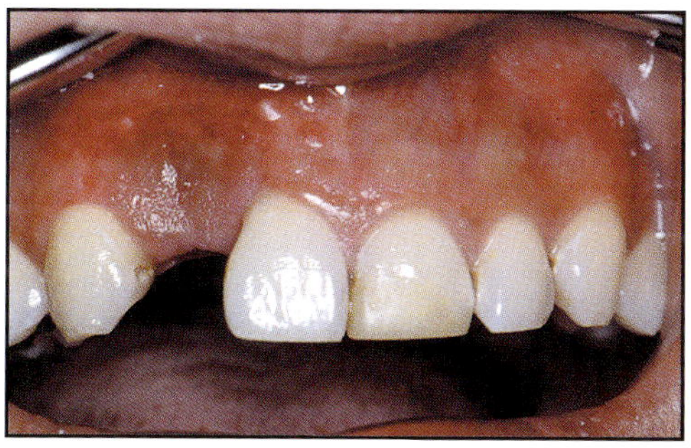

Abb. 1 Einheilungsphase nach Insertion des Implantats 12 (keine Knochenaugmentation).

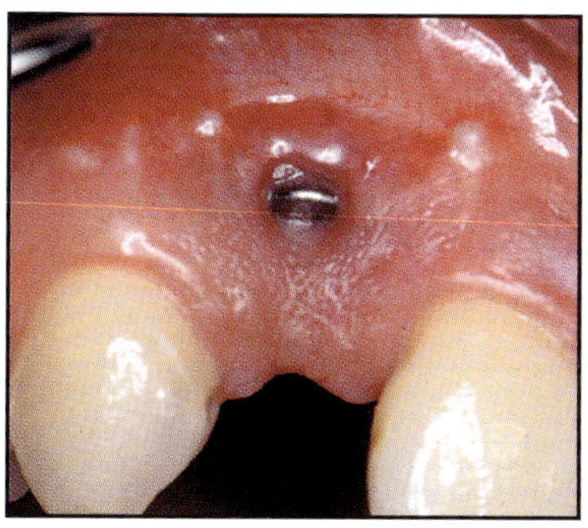

Abb. 2 Spontane Perforation der Schleimhaut über dem Implantat.

Der 19-jährige Patient hatte durch eine apikale Entzündung, welche mit einer chronischen Fistelung verbunden war, Zahn 12 verloren. Nach dreimonatiger Wartezeit wurde ein Einzelzahnimplantat inseriert. Auf Wunsch des Patienten wurde auf eine Augmentation verzichtet (Abb. 1). Noch vor der geplanten Freilegung kam es zu einer spontanen Schleimhautperforation über dem Implantat (Abb. 2). Eine einfache Freilegung in Form von Schleimhautausstanzung hätte in diesem Fall zu irreversiblen Schäden geführt – Implantatkopf und Gewindegänge wären sichtbar geworden. Aufgrund der Perforation konnte eine direkte Korrektur durch eine knöcherne Auflagerung nicht mehr erfolgen. Hier bot sich eine Schleimhauttransplantation als Mittel der Wahl an. Auf diese Weise konnten die sichtbaren Metallteile mittels mukogingivaler Chirurgie abgedeckt werden. Die regenerativen Maßnahmen sollten nachfolgend im Rahmen der Implantatfreilegung erfolgen.

Schleimhauttransplantation und Implantatfreilegung

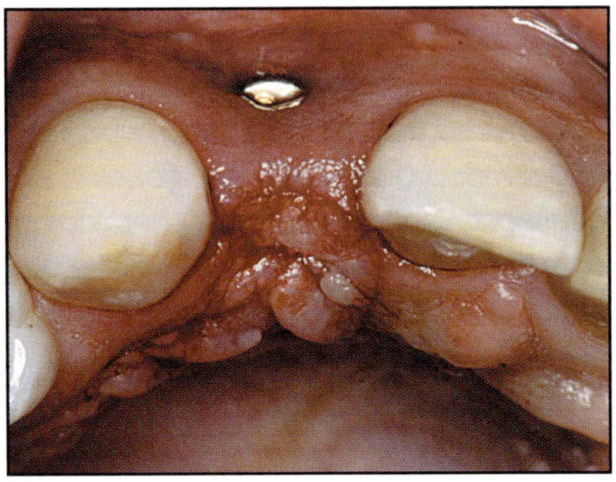

Abb. 3 Oberflächlicher Schnitt in der Mukosa.

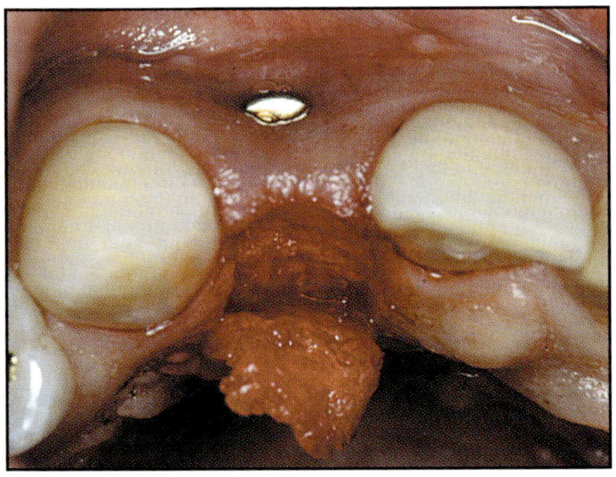

Abb. 4 Split-flap Technik und Durchtrennung vom Bindegewebe möglichst weit palatinal.

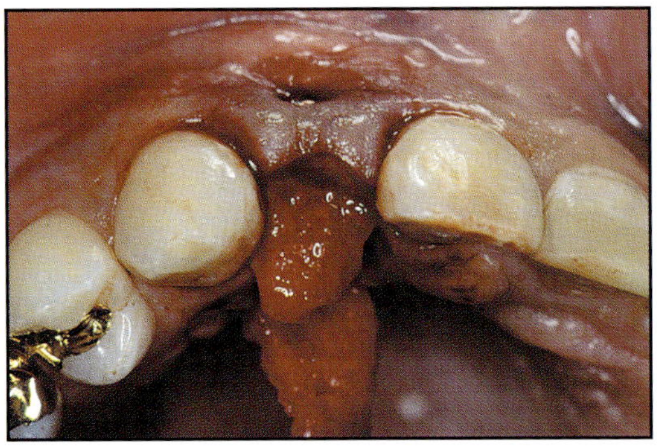

Abb. 5 Mobilisierung des Bindegewebslappens vom Gaumen.

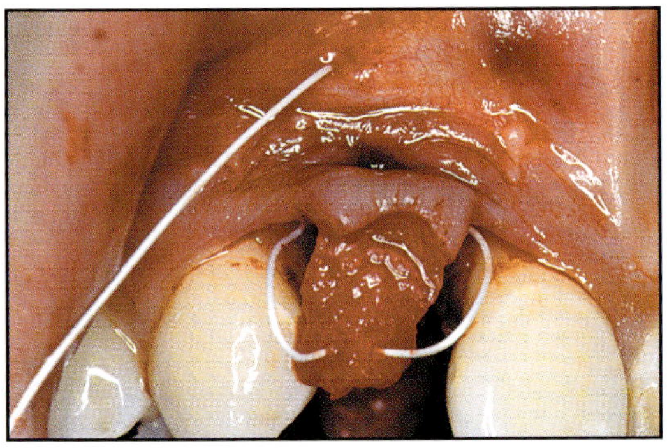

Abb. 6 Einziehen des Lappens mit Hilfe der „Zügel" ins Vestibulum (Rolllappentechnik).

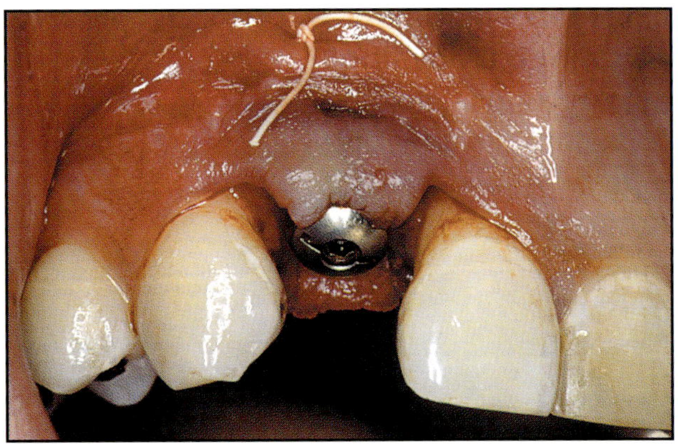

Abb. 7 Festziehen der „Zügel".

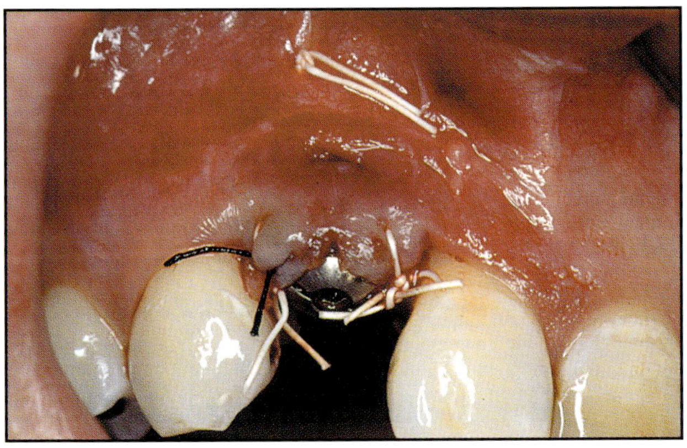

Abb. 8 Zusätzliche Fixierung durch weitere Nähte.

Der Schnitt erfolgte auf der palatinalen Seite nur in der Mukosa. Das darunter liegende subepitheliale Bindegewebe wurde nicht getrennt (Split-Flap Technik) (Abb. 3). Ein ca. 10 mm langer Mukoepithellappen wurde nach palatinal abpräpariert, die darunter liegende Schicht am Ende der Präparation ganz durchgetrennt (Abb. 4). Das palatinal liegende Bindegewebe wurde vom Knochen in Richtung apikal nach koronal – noch immer gestielt – mobilisiert (Abb. 5).
Im weiteren Verlauf des mikrochirurgischen Eingriffs wurde der vestibuläre Mukoperiostlappen – in der ganzen Dicke – mit dem gestielten palatinalen Bindegewebe vom Knochen abgelöst. Anschließend wurde eine Rückstichnaht in Form eines Zügels, beginnend tief im Vestibulum, über das gestielte, palatinale Gewebe und zurück zum Vestibulum gelegt (Abb. 6). Durch das Anziehen der Naht (des Zügels) wurde das palatinal gewonnene Bindegewebe unter den vestibulären Lappen gezogen und in dieser Position fixiert (Rolllappen Technik) (Abb. 7). Gleichzeitig wurde die Deckschraube durch die Heilungsdistanzhülse ersetzt. Die Perforation wurde vollständig abgedeckt. Es folgte die Adaptation der Papillen und ein stabiler Nahtverschluss (Abb. 8). Die Nähte blieben 2–3 Wochen in situ, bis erste Zahnfleischstabilisierung deutlich wurde. Der vestibuläre Zahnfleischüberschuss nach der Nahtentfernung (Abb. 9) sah im Vergleich zu Abb. 2 wie ein deutlicher Gewebegewinn aus. Es ist jedoch mit einer späteren Rückbildung zu rechnen.

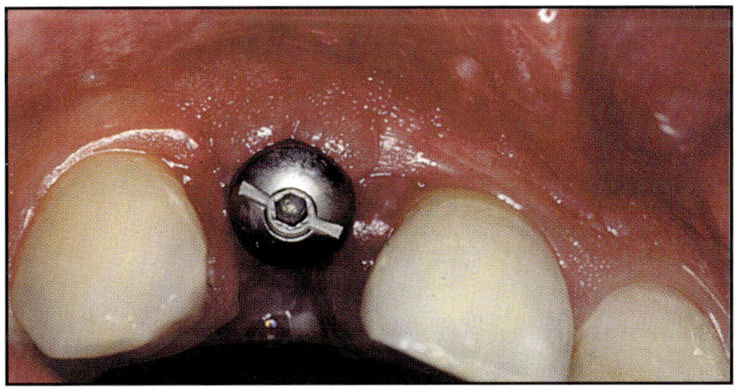

Abb. 9 Zahnfleischüberschuss.

Prothetische Versorgung

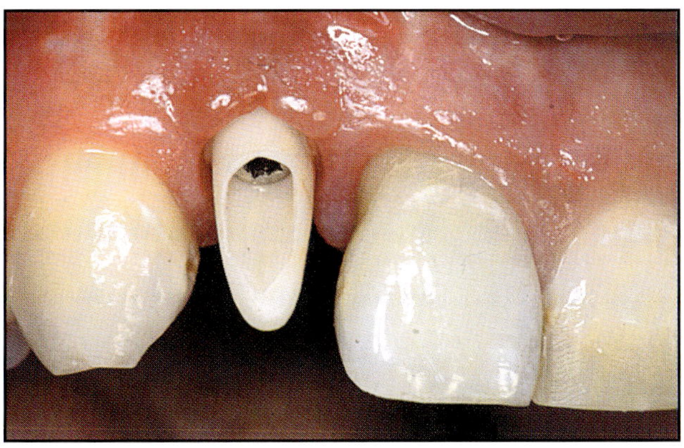

Abb. 10 Aufgeschraubte CerAdapt Distanzhülse.

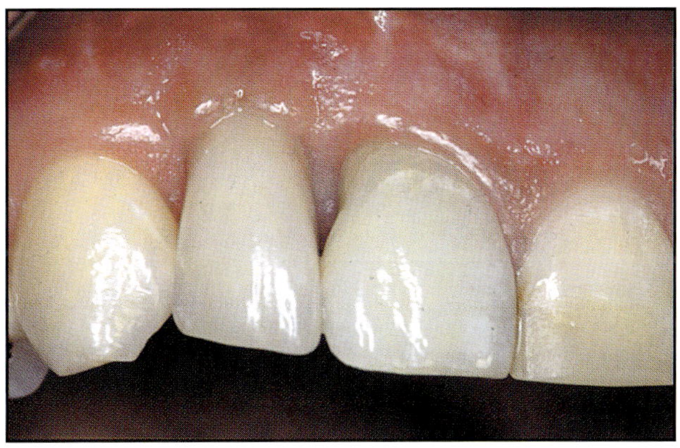

Abb. 11 Klinische Situation nach zwei Jahren.

Ist ein Zahnfleischdefizit um einen Implantatkopf aufgetreten, ist für die prothetische Versorgung die vollkeramische Distanzhülse das Mittel der Wahl. Auch in dem vorliegenden Fall wurde das Implantat mit einer vollkeramischen Distanzhülse (CerAdapt) versorgt (Abb. 10). Nachdem sich die gingivale Situation vollständig stabilisiert hatte, konnte eine vollkeramische Krone mit Adhäsivtechnik eingegliedert werden.
Das Abschlussfoto zeigt die klinische Situation zwei Jahre nach der prothetischen Versorgung (Abb. 11).

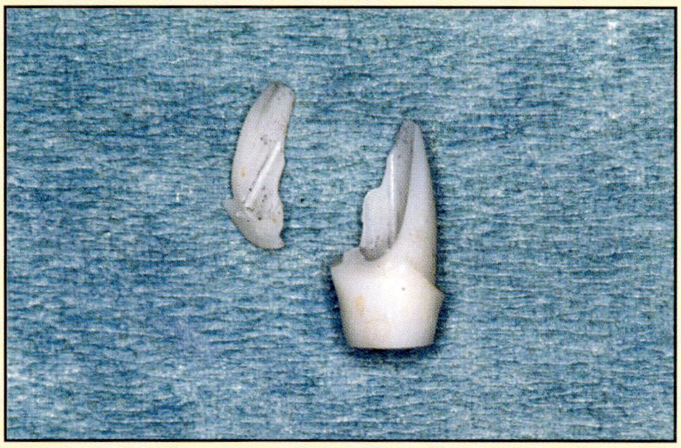

Abb. 1 Abgebrochene CerAdapt Distanzhülse.

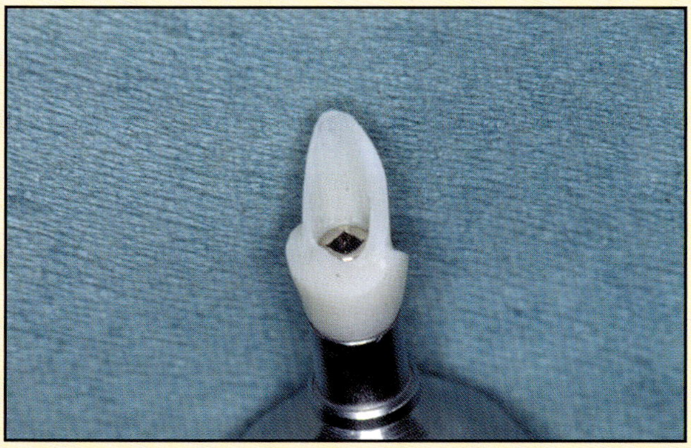

Abb. 2 Bruchstelle auf dem Schraubenniveau.

Das Beschleifen einer Keramikdistanzhülse erfordert neben Erfahrung viel Sorgfalt. Eine zu stark beschliffene Distanzhülse kann mechanisch so geschwächt sein, dass sie beim Anziehen mit dem Torque Controller bricht (Abb. 1). Besonders bruchanfällig ist sie, wenn die Präparationsgrenze genau mit der oberen Kante der Befestigungsschraube abschließt (Abb. 2). Die vom Hersteller empfohlenen Mindestschichtstärken sollten daher unbedingt eingehalten werden.

Chirurgie:
Dr. Christoph T. Sliwowski

Prothetik:
Dr. Michael Weber

Zahntechnik:
Horst Mosch

AUSGANGSSITUATION

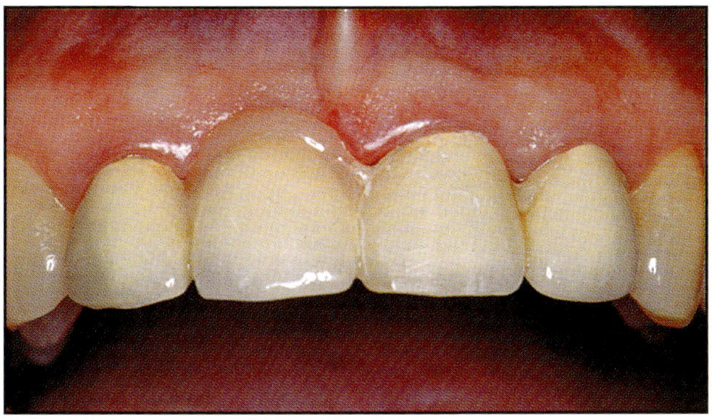

Abb. 1 Ausgangssituation.

Die Patientin war mit dem bisherigen Ersatz des Zahnes 11 durch eine Brücke 12–22 wegen mangelnder Ästhetik nicht zufrieden. Es störte Sie die aufgebrannte Rosakeramik im zervikalen Bereich und die fehlenden Zwischenräume zwischen den Frontzähnen (Abb. 1). Der Zahn 11 sollte durch ein Einzelzahnimplantat ersetzt werden. Der Einsatz von Rosakeramik in der bisherigen Versorgung deutet auf ein Defizit von Hart- und Weichgewebe hin und verweist auf die Notwendigkeit einer Regeneration.

Implantation, Augmentation und Nahtdehiszenz

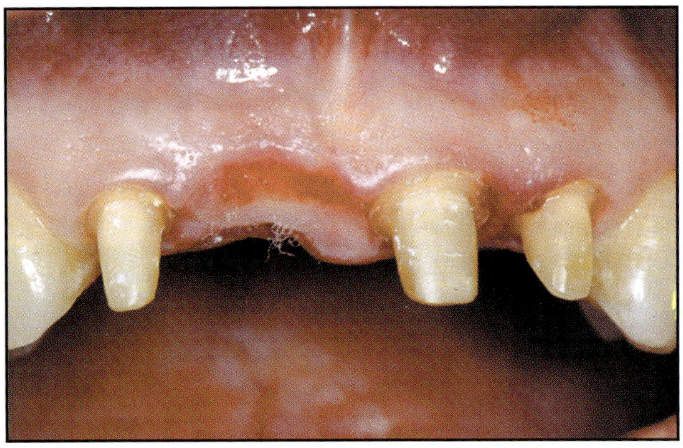

Abb. 2 Atrophie des Kieferkammes.

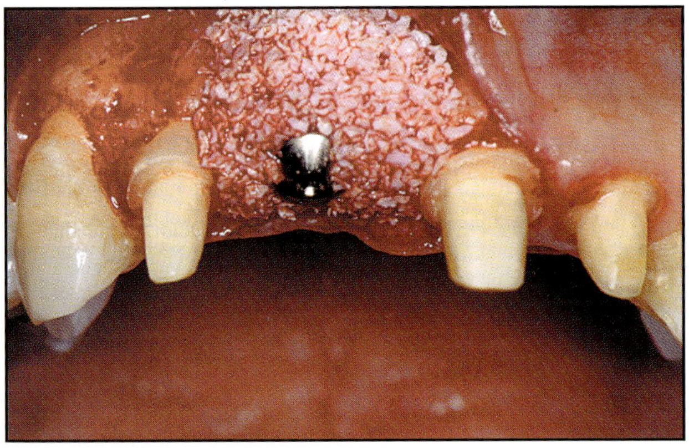

Abb. 3 Bewusste Überkonturierung des Augmentats.

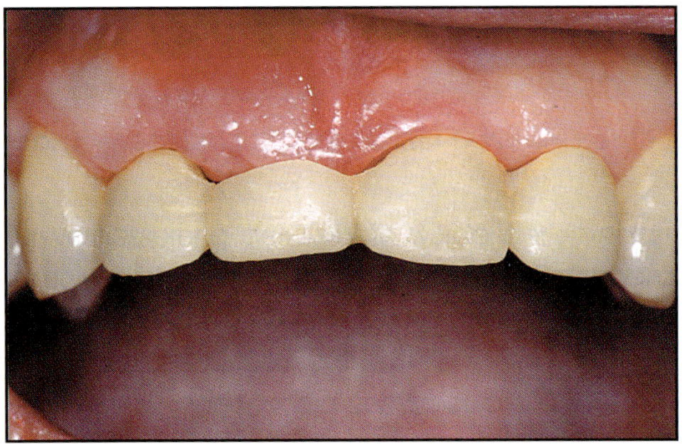

Abb. 4 Mobilisation des Lappens und Reduktion des Brückengliedes.

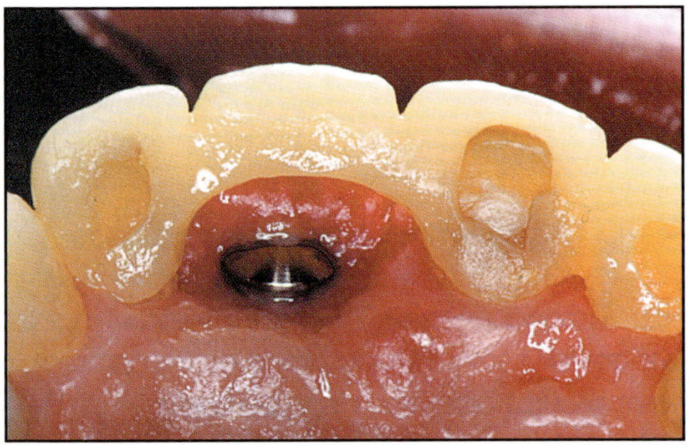

Abb. 5 Nahtdehiszenz.

Nach der Abnahme der Brücke bestätigte sich die Notwendigkeit einer Augmentation (Abb. 2). Es wurde ein 15 mm langes MK III RP Implantat in Regio 11 inseriert und mit einer 3 mm Heilungsdistanzhülse für die Weichteilunterstützung versehen. Die Knochenaugmentation wurde mit autogenem Knochen, Bio-Oss Material und resorbierbarer Osseo-Quest Membran durchgeführt. Um die Schrumpfung des Augmentats zu kompensieren, wurde der Aufbau um ca. 30% überkonturiert (Abb. 3). Für die vollständige, spannungsfreie Deckung des Augmentats war die Mobilisation des Lappens notwendig. Das Brückenglied wurde von apikal weitgehend reduziert, damit kein Druck die Heilung des Aufbaus gefährden konnte (Abb. 4).

Der negative Faktor, der den Heilungsprozess beeinträchtigen konnte, war das Rauchen der Patientin. Nach zwei Wochen war eine Wunddehiszenz aufgetreten (Abb. 5). Deswegen fiel auch das Ergebnis der Augmentation etwas schlechter aus als erwartet (Abb. 6).

Prothetische Versorgung und die mechanische Komplikation

Nach der Zahnfleischstabilisation nach Freilegung (Abb. 6) wurde eine Abformung des Implantatkopfes genommen und auf der CerAdapt Distanzhülse eine vollkeramische Krone angefertigt. Gleichzeitig wurden auch die keramischen Einzelkronen auf den Zähnen 12, 21 und 22 vorbereitet und zementiert. Die CerAdapt Distanzhülse wurde mit der dafür vorgesehenen Goldschraube befestigt, die mit der Handkraft fest angezogen wurde. Auf der Distanzhülse wurde mit der Adhäsivtechnik die Keramikkrone eingesetzt.

Ein halbes Jahr nach der Eingliederung der Kronen hatte die Patientin eine leichte Beweglichkeit der Krone 11 auf dem Implantat festgestellt. Es wurde klinisch eine minimale Mobilität der Krone und leicht entzündliche Reaktion um das Implantat festgestellt (Abb. 7 und 8).

Die Befestigungsschraube der Distanzhülse hatte sich gelockert und musste wieder fest angezogen werden. Der Zugang zu der Schraube wurde durch die adhäsiv befestigte Krone versperrt. Eine zusätzliche Schwierigkeit lag in der Achse des Implantates, so dass der Schraubenkanal auf die vestibuläre Fläche und die Schneidekante der Krone ausgerichtet war. Um den Zugang zu der Schraube zu eröffnen, ohne die ganze Versorgung zu zerstören, wurde ein schmaler Kanal von palatinal durchgebohrt (Abb. 8).

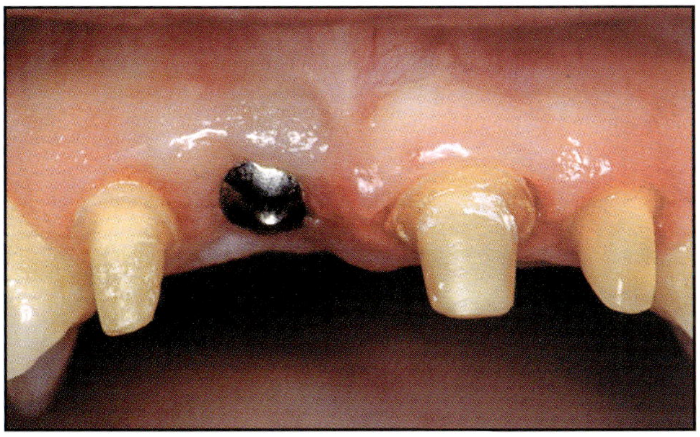

Abb. 6 Partieller Verlust des Augmentats.

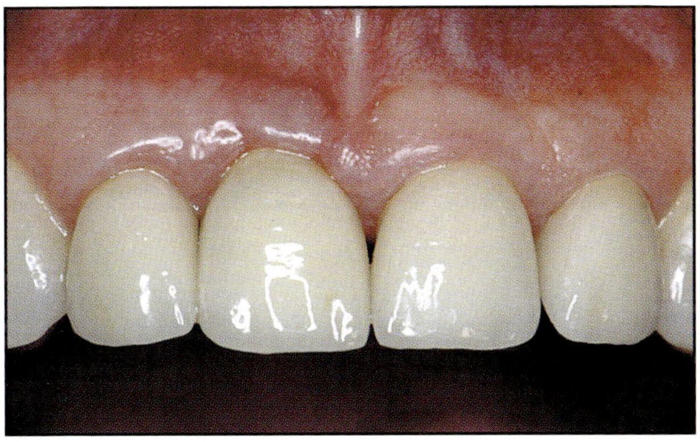

Abb. 7 Leichte Entzündungszeichen durch die Beweglichkeit der Krone.

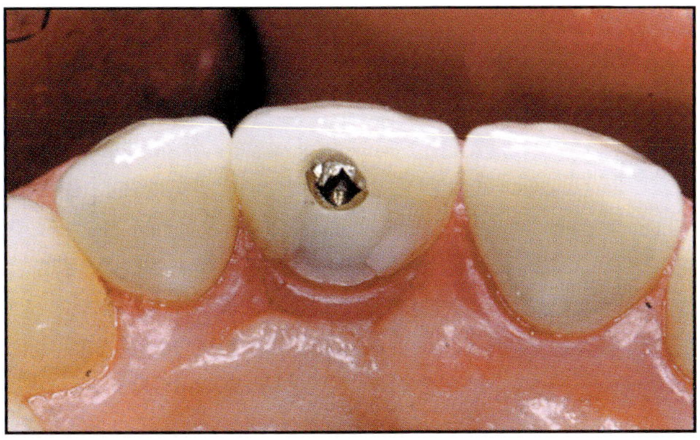

Abb. 8 Perforation der Krone und Zugang zu der Schraube.

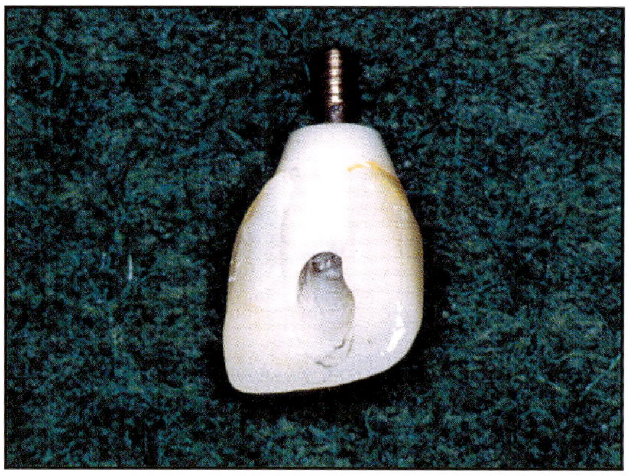

Abb. 9 Zahnersatz nach der Demontage.

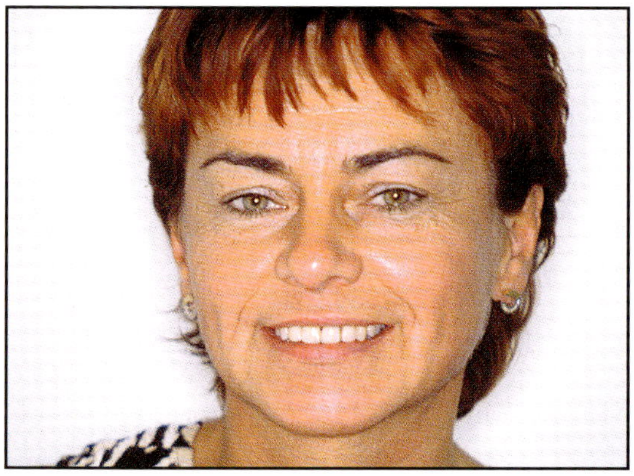

Abb. 10 Patientin nach dem Abschluss der Behandlung.

Der passende Schraubenzieher konnte aber wegen der veränderten Achse nicht in der Schraube platziert werden, so dass sie nur mit anderen Instrumenten mit kleinerem Durchmesser gelöst werden konnte. Nach dem Abschrauben der Distanzhülse inklusive der Krone (Abb. 9), wurden alle Elemente mit 3% H_2O_2 durchgespült und abgetrocknet. Da die bisherige prothetische Versorgung bei der Abnahme nicht zerstört wurde, konnte sie bis zur Neuanfertigung der vollkeramischen Krone als Provisorium dienen (Abb. 10).

Chirurgie:
Dr. Christoph T. Sliwowski

Prothetik:
Dr. Gregor Cwajgart

Zahntechnik:
Gerhard Makowski

Sofortversorgung eines Einzelzahnimplantates

In Fällen, in denen die Zahnlücke umfangreicher ist und mehr als ein Zahn ersetzt werden muss, können neben den endgültigen Implantaten auch provisorische Implantate inseriert werden. Sie gewährleisten direkt nach dem Eingriff eine stabile Verankerung für das Provisorium. Im Falle eines Einzelzahnimplantates besteht diese Möglichkeit nicht. Hier stellt die sofortige provisorische Versorgung des Implantates die einzige Chance für einen festsitzenden, von den anderen Zähnen unabhängigen Ersatz, dar. Ein ausreichendes Knochenangebot für die stabile Verankerung des Implantates muss unbedingt gewährleistet sein und sowohl der Patient, als auch der Behandler müssen sich bewusst sein, dass das Risiko des Implantatverlustes größer ist als bei einem konventionellen Vorgehen.

Sofortimplantation und Sofortversorgung nach der Extraktion der Milcheckzähne

Ausgangssituation

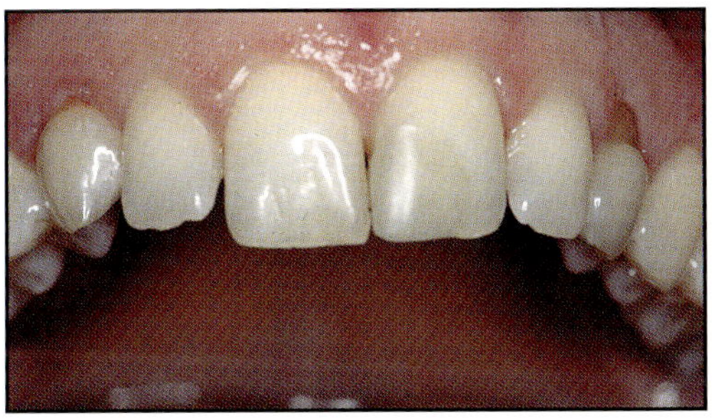

Abb. 1 Ausgangssituation (stark bewegliche Milcheckzähne).

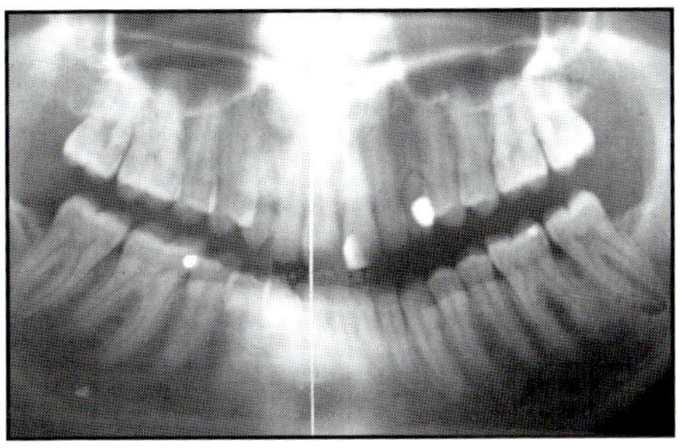

Abb. 2 OPG Aufnahme.

Bei einer 21-jährigen Patientin waren die beiden Eckzähne im Oberkiefer nicht angelegt. Die noch vorhandenen Milcheckzähne 53 und 63 hatten sich durch die fortgeschrittene Wurzelresorption stark gelockert und standen zur Extraktion. Die Nachbarzähne waren kariesfrei und die anatomischen Strukturen, wie interdentale Papillen und der Verlauf des Zahnfleischsaumes, waren gut erhalten (Abb. 1). Nach einer genauen Analyse der Situation im Mund und der Studienmodelle erschien eine implantologische Therapie sinnvoll. Das vertikale Knochenangebot auf dem Orthopantomogramm ließ die Insertion von zwei 18 mm Implantaten zu (Abb. 2).

Extraktion, Implantation und prothetische Sofortversorgung

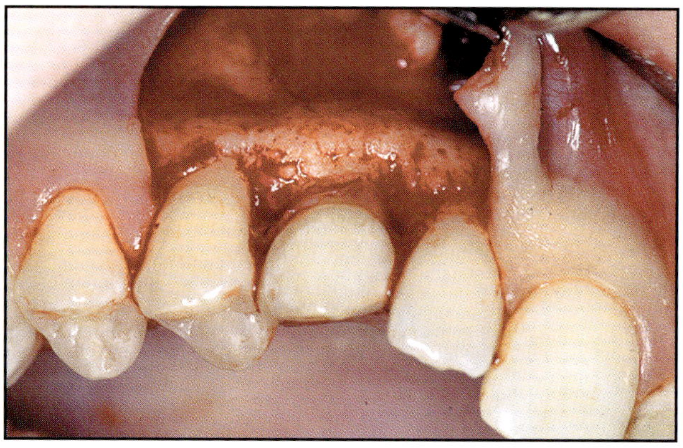

Abb. 3 Entlastungsschnitt distal.

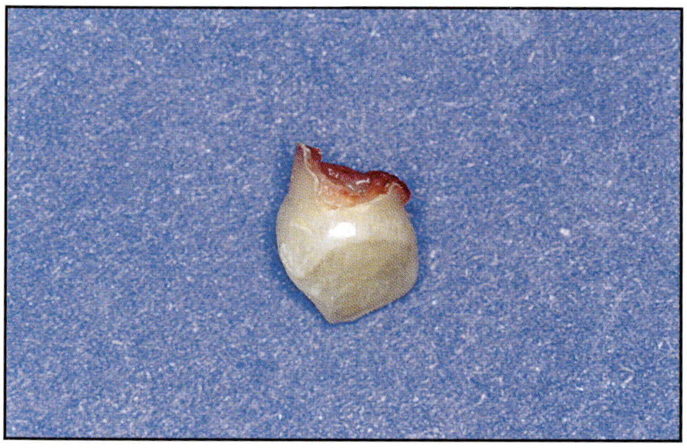

Abb. 4 Fortgeschrittene Wurzelresorption.

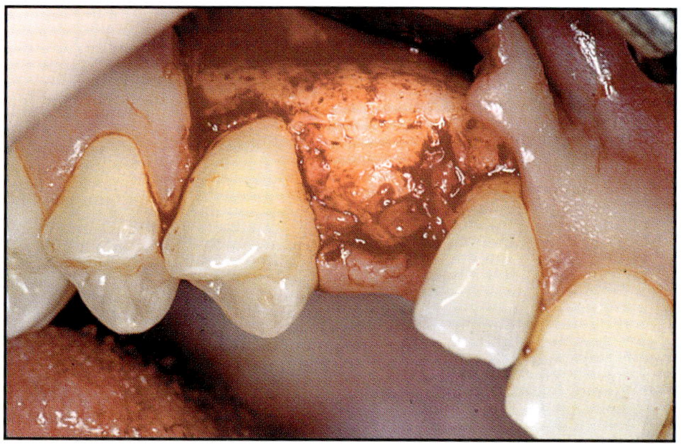

Abb. 5 Präventiver Einfluss der Erhaltung der Milchzähne auf den Kieferkamm.

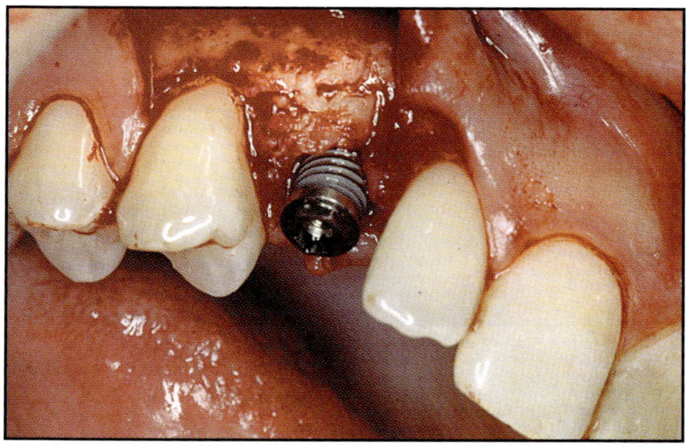

Abb. 6 Insertion von TiUnite Implantaten.

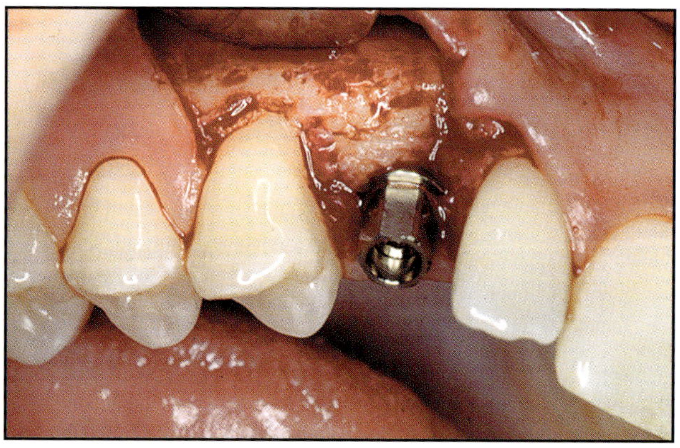

Abb. 7 Aufgeschraubte CeraOne Distanzhülse.

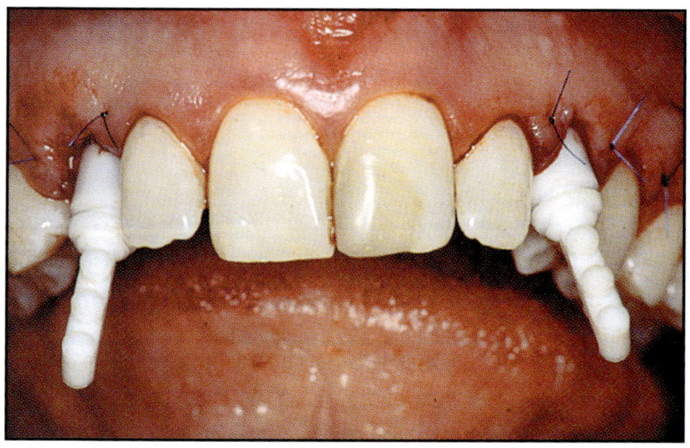

Abb. 8 Provisorische Kunststoffkäppchen.

Der Eingriff sollte auf Wunsch der Patientin in Vollnarkose erfolgen. Um den maximalen Komfort für die Patientin zu sichern, wurde die Extraktion und Implantation in einer Sitzung geplant. Es wurde ein vertikaler Entlastungsschnitt in der Höhe des ersten Prämolaren durchgeführt (Abb. 3). Der Mukoperiostlappen samt beider Papillen wurde von den Zahnhälsen sauber getrennt und abpräpariert. Nach der Durchtrennung des palatinalen Saumes wurde der Milchzahn 53 extrahiert. Die Resorption der Wurzel war schon weit fortgeschritten (Abb. 4). Dank der Erhaltung der Milchzähne bis zum Zeitpunkt der Implantation blieb der Kieferkamm sowohl vertikal als auch horizontal sehr gut erhalten (Abb. 5). Um die Erfolgsaussichten für die Behandlung zu steigern, wurde ein 18 mm langes MK III Implantat mit der rauhen Oberfläche TiUnite inseriert (Abb. 6). Nach der Insertion des Implantates (wegen der Ästhetik auf die optimale Tiefe von 2,5 mm unter der Schmelz-Zement Grenze), wurde eine CeraOne Distanzhülse von 2 mm Höhe eingegliedert (Abb. 7). Die gleiche Prozedur wurde analog auf der Gegenseite durchgeführt. Auf die CeraOne Distanzhülsen wurden die provisorischen Kunststoffkappen aufgesetzt, die Lappen reponiert und mit 6-0 Nähten an die Zähne und Implantate adaptiert (Abb.8). Die Papillen wurden zusätzlich mit Matratzennähten stabilisiert. Die provisorischen Kappen wurden zurecht geschnitten und auf deren Basis die ersten provisorischen Kronen 13 und 23 mit Hilfe eines schnellhärtenden Kunststoffs und einer vorbereiteten Tiefziehfolie angefertigt (Abb. 9). Dieses Vorgehen wurde durch die fehlende chemische Verbindung zwischen den Kappen und dem Kunststoff erschwert. Die postoperative Röntgenkontrolle bestätigt die gute Verankerung der Implantate im Knochen und die präzise Passung der Implantatteile (Abb. 10). Da bei der Implantation ein Abdruck genommen worden war, konnten im Labor die Langzeitprovisorien angefertigt und bei der Nahtentfernung eingegliedert werden (Abb. 11). Es ist wichtig, dass die Provisorien (sowohl die ersten als auch die zweiten) völlig außer Okklusion stehen und keine Funktion bei Artikulationsbewegungen, sei es bei Pro- oder Laterotrusion, haben. Das Abschlussfoto zeigt die glückliche Patientin nach der Behandlung (Abb. 12).

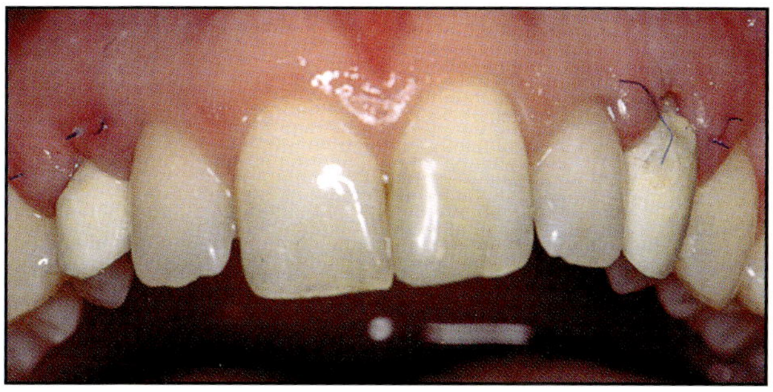

Abb. 9 Provisorische Sofortversorgung.

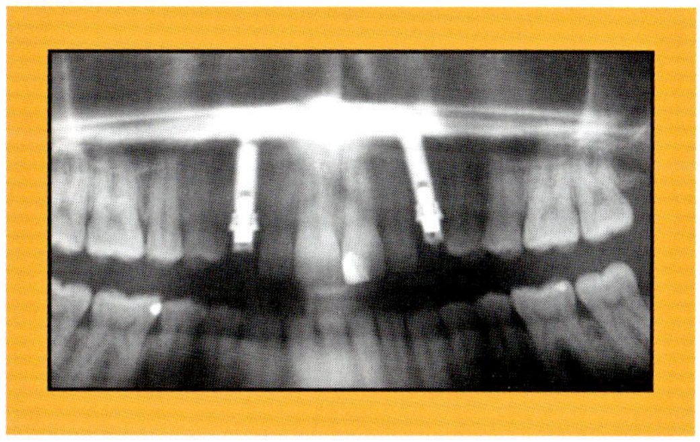

Abb. 10 OPG Kontrollaufnahme.

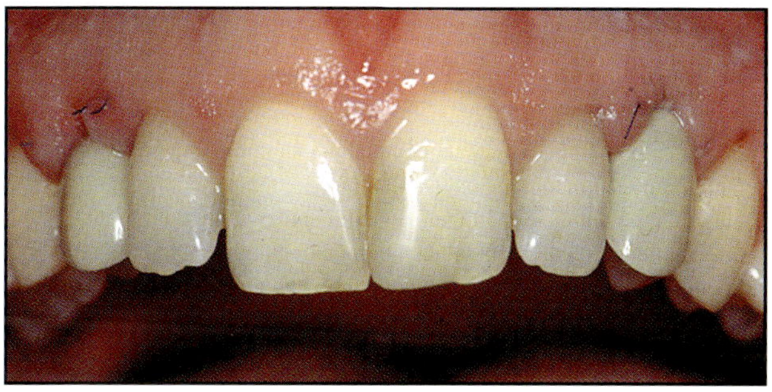

Abb. 11 Langzeitprovisorien.

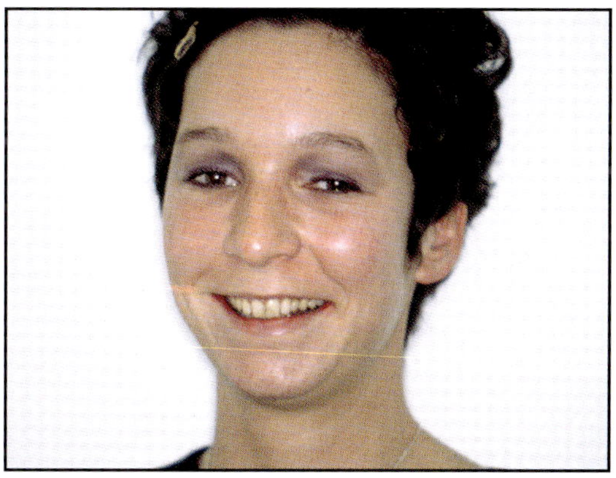

Abb. 12 Zufriedene Patientin.

Chirurgie und Prothetik:

Dr. Christoph T. Sliwowski

Zahntechnik:

Horst Mosch

Versorgung von Schaltlücken

Die implantologische Versorgung einer Schaltlücke ist deutlich schwieriger als die einer Einzelzahnlücke. Außerdem ist sie hinsichtlich der Ästhetik schlechter zu prognostizieren. Das liegt zum einen an der schneller fortschreitenden und ausgeprägteren Kieferkammatrophie, die oft umfangreiche Augmentationsmaßnahmen zur Folge hat. Zum anderen kommt es zu einem deutlich schnelleren Schwund der intradentalen Papillen, deren Rekonstruktion zwischen zwei Implantaten viel problematischer ist als zwischen dem Implantat und einem natürlichen Zahn.

Typischer Behandlungsablauf

Ersatz von vier fehlenden Schneidezähnen auf vier Implantaten

Ausgangssituation

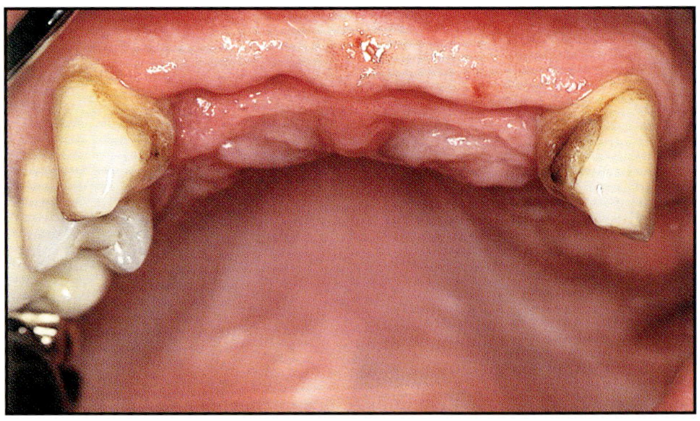

Abb. 1 Ausgangssituation.

Patient nach dem Verlust von vier Schneidezähnen und mit einer Freiendsituation links (Abb. 1). Die Freiendsituation im linken Oberkiefer sollte zwar implantologisch, aber unabhängig von der Frontzahnlücke behandelt werden.

Implantation

Die Implantatpositionen wurden entsprechend der noch nicht ganz abgeheilten Zahnalveolen festgelegt (Abb. 2). Um den natürlichen gingivalen Verlauf im Frontzahnbereich zu regenerieren, wurden die mesialen Implantate 1 mm tiefer versenkt als die lateralen. Die Konditionierung des Weichgewebes erfolgte mitels Einsatz unterschiedlicher Deckschrauben (Abb. 3). Die mesialen Implantate wurden mit höheren und dickeren Schlitzdeckschrauben versehen, um den horizontalen und vertikalen Knochenaufbau zu unterstützen. Die distalen Implantate wurden mit kleinen und im Durchmesser reduzierten Schrauben versehen, um in den Implantatzwischenräumen Platz für die Knochenaugmentation zu belassen. Der Knochenaufbau wurde mit im Knochenfilter gesammelten Knochenspänen und der Flüssigmembrane Atrisorb durchgeführt (Abb. 4). Die achtmonatige Heilungsperiode verlief komplikationsfrei (Abb. 5).

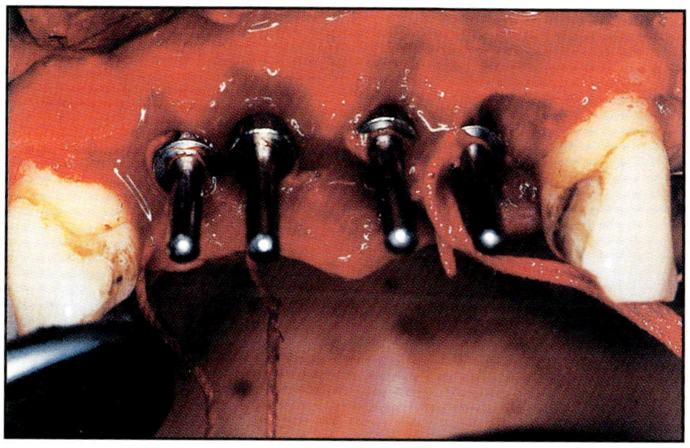

Abb. 2 Implantatbetten präpariert in den noch vorhandenen Alveolen.

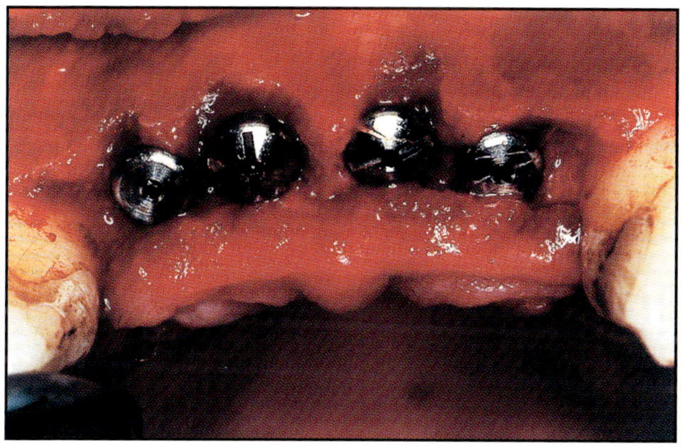

Abb. 3 Inserierte Implantate.

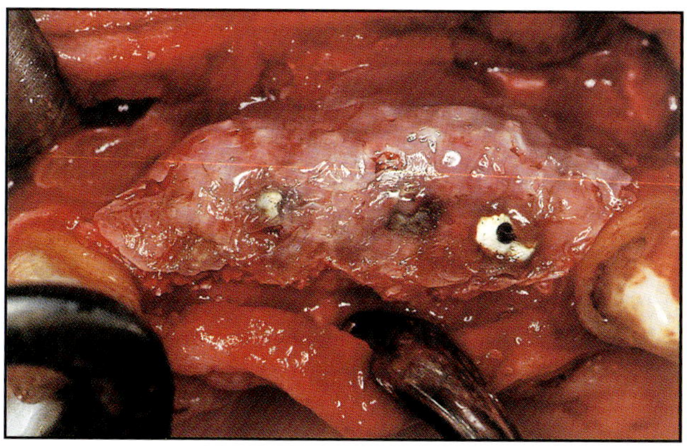

Abb. 4 Knochenaugmentation.

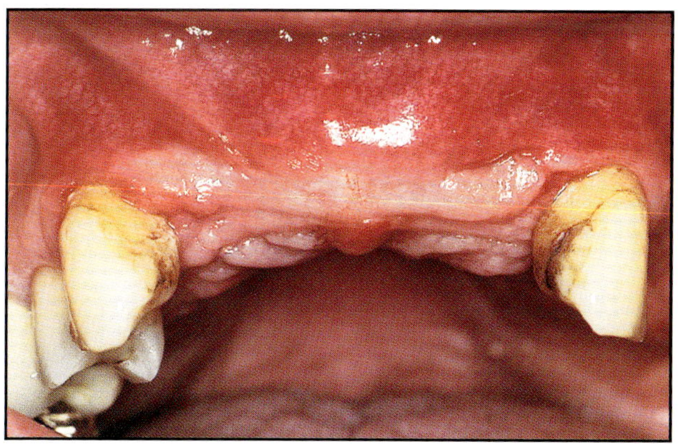

Abb. 5 Einheilungsphase.

Freilegung und prothetische Versorgung

Der Schnitt bei der Freilegung wurde entsprechend der Cosinuskurven-Technik durchgeführt. Für die Papille zwischen 11 und 21 wurde mehr Gewebe vorbereitet (Abb. 6). Nach dem Anheben des Lappens wurde schon deutlich, dass die Breite des Lappens nicht ausreicht, um sämtliche Heilungsdistanzhülsen vestibulär zu bedecken (siehe Hinweis). Um die Spannung zu reduzieren, wurden bei den mehr nach außen stehenden, mesialen Implantaten im Durchmesser reduzierte Distanzhülsen verwendet. Der Lappen wurde leicht über die Distanzhülsen adaptiert und mit mikrochirurgischen Nähten 6-0 fixiert (Abb. 7). Das Langzeitprovisorium wurde in der ersten Phase in Form von Verbundkronen auf den individuellen Distanzhülsen provisorisch zementiert (Abb. 8 und 9). Die Freiendsituation wurde auf drei Implantaten, die nach der vorherigen Sinusbodenelevation eingesetzt worden waren, mit einer verschraubten Brücke auf Multi-Unit Distanzhülsen versorgt (Abb. 10). Die Abbildung 11 zeigt den zufriedenen Patienten nach der abgeschlossenen Implantatbehandlung.

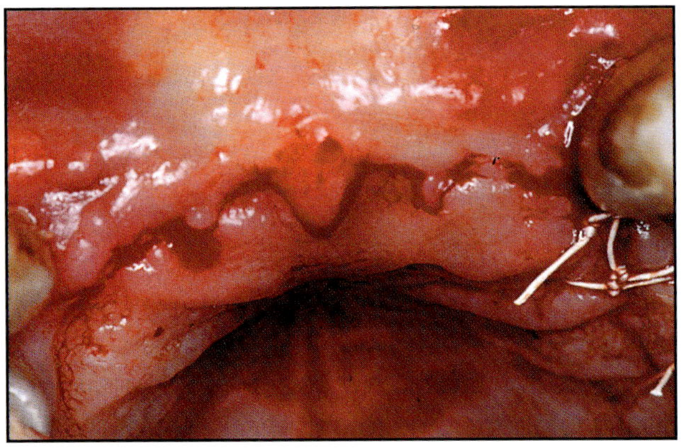

Abb. 6 Schnittführung in der Cosinuskurven-Technik.

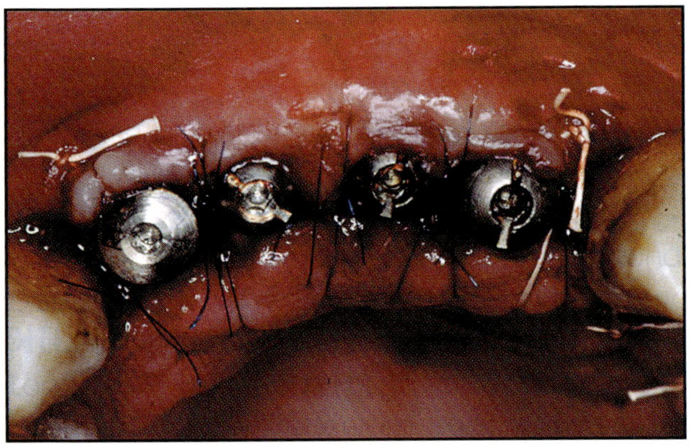

Abb. 7 Adaptation des Lappens und Fixierung mit mikrochirurgischen Nähten.

Achtung: Bei der Transplantation der Schleimhaut vom Gaumen ins Vestibulum ist der Lappen selten breit genug, um eine volle Abdeckung der Heilungsdistanzhülsen zu erreichen. Einfacher ist dies, wenn die Implantate in einer Linie im breiten Oberkiefer stehen. In Fällen, in denen der Radius der Kieferkurvatur klein und eng ist, ist eine Deckung schwierig. Eine Dehnung des Lappens kann nur in sehr begrenztem Ausmaß erreicht werden. Eine zusätzliche Verbreiterung des Lappens kann man durch vertikale Entlastungsschnitte im Periost erzielen.

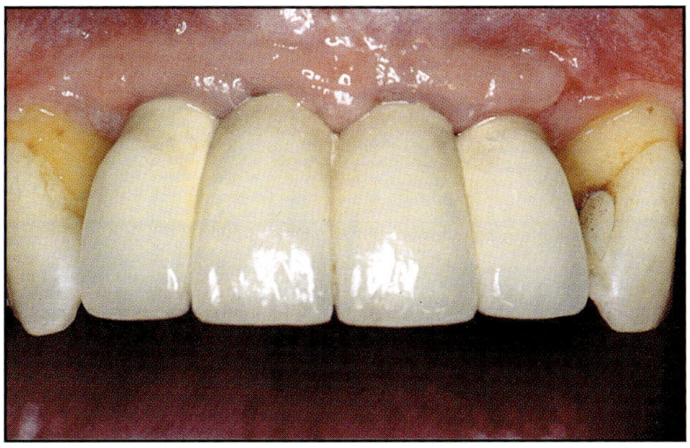

Abb. 8 Verblockte Keramikkronen.

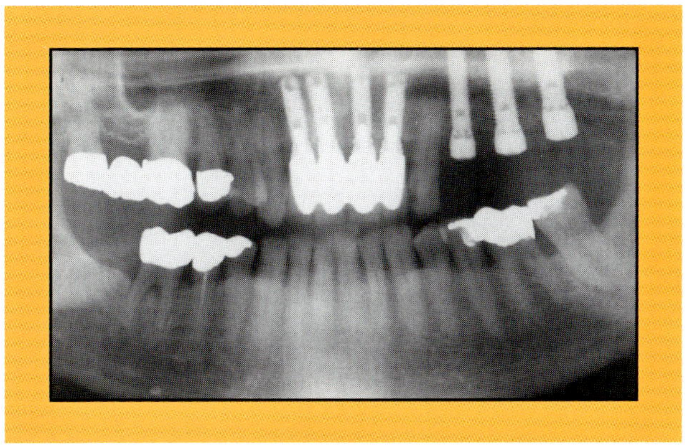

Abb. 9 OPG Kontrolle.

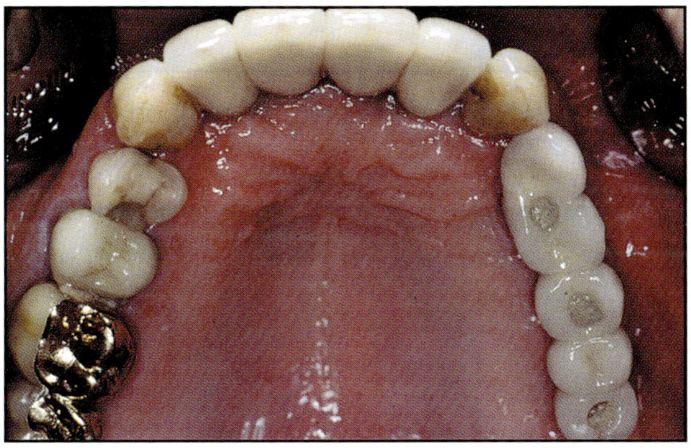

Abb. 10 Unabhängige Versorgung des Front- und Seitenzahnbereiches.

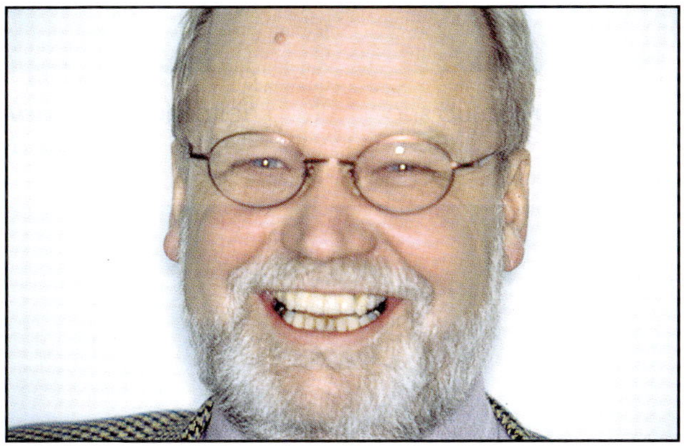

Abb. 11 Patient nach dem Abschluss der Behandlung.

Chirurgie:	Prothetik:	Zahntechnik:
Dr. Christoph T. Sliwowski	**Dr. Uwe Hildebrand**	**Horst Mosch**

Atypischer Behandlungsablauf – schwierige Ausgangssituation

Eine Wiederherstellung der Papillen zwischen Implantaten ist bei Schaltlücken im Frontzahnbereich nur schwierig zu erreichen. Wenn diese Strukturen jedoch vor Implantation noch vorhanden sind, können sie häufig erhalten werden. Damit der Gingivarand und die interdentalen Papillen nicht abgebaut werden, müssen sie eine Unterstützung erhalten. Das kann durch die Sofortimplantation nach der Extraktion der Zähne erreicht werden, wenn zahnförmige Aufbauteile verwendet werden. Voraussetzung ist allerdings, dass noch ausreichend Knochenhartsubstanz für die Verankerung von Implantaten vorhanden ist.

Eine andere Möglichkeit bietet sich mit der provisorischen Brücke, wenn eine eiförmige Ausformung der Brückenglieder, die leicht in die Extraktionsalveole eindringen, eine Unterstützung des Gingivarandes gewährleisten.

Schaltlückenversorgung bei Erhalt der anatomischen Strukturen

Ausgangssituation

Bei dem folgenden Patienten konnte über längere Zeit im Frontzahnbereich des Oberkiefers kein beschwerdefreier Zustand erreicht werden. Wiederholte Versuche der Vorbehandler, die Zähne mittels Wurzelspitzenresektion zu retten, scheiterten, so dass eine Extraktion der vier Schneidezähne unumgänglich war. Vor der Extraktion wurde ein Interimsersatz in Form einer Brücke angefertigt.

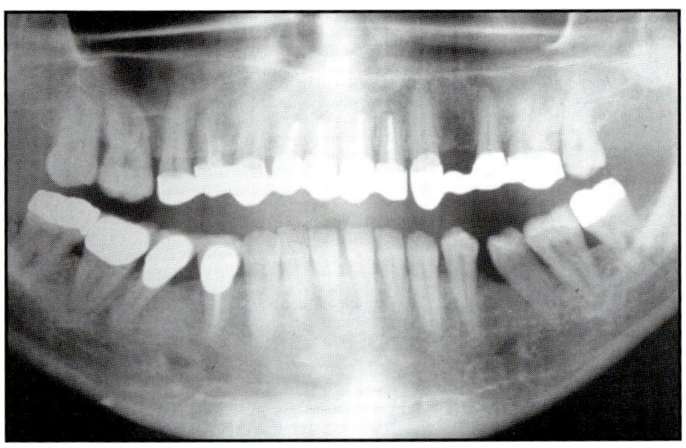

Abb. 1 OPG Aufnahme vor der Behandlung.

Präimplantologische Maßnahmen zum Erhalt von Knochen und Papillen

Der Röntgenbefund zeigte apikal der Wurzeln der zu extrahierenden Zähne ein ausreichendes Knochenvolumen (Abb. 1), um Implantate primär stabil zu verankern.

Das Vorgehen erfolgte schrittweise. Im ersten Schritt wurden nach der Abnahme der Interimsbrücke (Abb. 2) alle vier Kronenstümpfe abgetragen und die Wurzeln bis ca. 2 mm subgingival gekürzt, um die dünnen vestibulären Knochenlamellen der Zahnalveolen durch die Anwesenheit der Wurzel vor einer Atrophie zu schützen (Abb. 3). Damit sollte der Erhalt der äußeren Kontur des Kieferkamms bis zum Zeitpunkt der Implantation erreicht werden. Zur Unterfütterung des Brückenprovisoriums wurde nachfolgend die Kieferkammmodellation mit Permadyne abgeformt (Abb. 4).

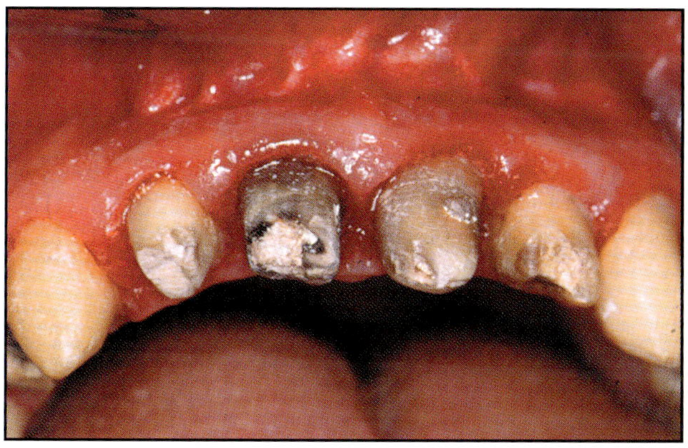

Abb. 2 Situation nach Abnahme der Brücke.

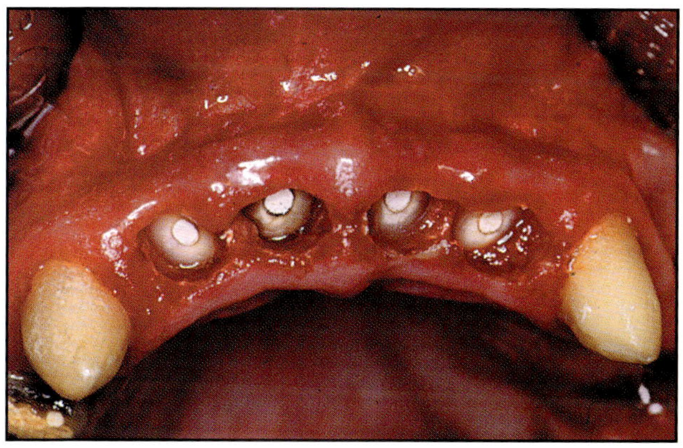

Abb. 3 Subgingivale Reduktion der Frontzähne.

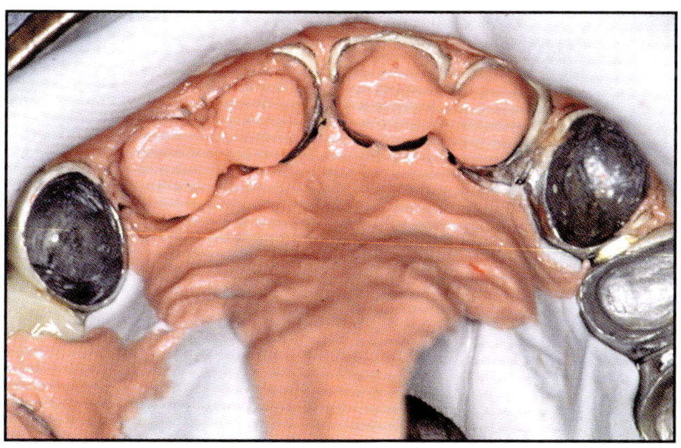

Abb. 4 Unterfütterungsabdruck.

Nach Herstellung eines Modells wurde die Brücke umgearbeitet: Die Kronenteile wurden mit Kunststoff ausgefüllt und bis auf das Niveau der gekürzten Wurzeln aufgebaut. Diese „Pontics" wurden um etwa 0,5 mm reduziert, eiförmig ausgearbeitet und dann poliert (Abb. 5). Die Brücke wurde in dieser Form in den frontalen Alveolen auf Passung geprüft und mit TempBond provisorisch eingesetzt. Nach einer fünfwöchigen Einheilphase hatte sich eine dünne Schleimhautschicht über den verbliebenen Wurzeln gebildet (Abb. 6). Die Papillen und der Gingivarand blieben weitgehend erhalten.

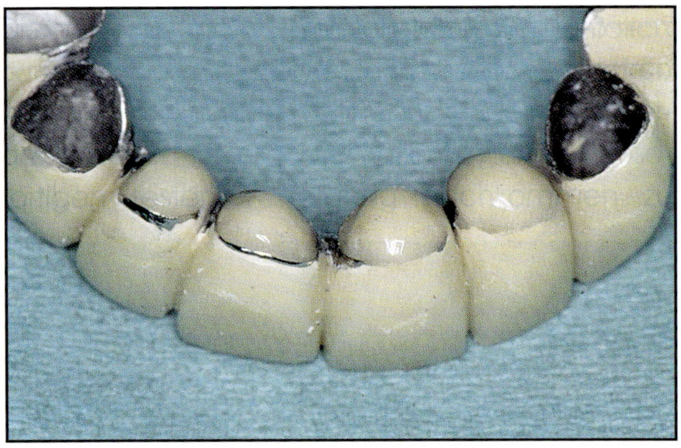

Abb. 5 Eiförmige Pontics.

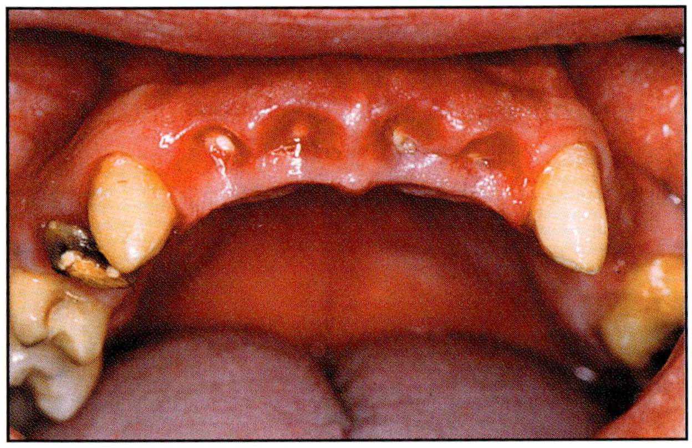

Abb. 6 Aufrechterhalten der Papillen vor der Implantation.

Achtung: Aufgabe der „Pontics" ist es, den gingivalen Rand und vor allem die interdentalen Papillen mechanisch zu stützen (Übernahme der Funktion der Zähne). Der Spalt von 0,5 mm zwischen „Pontics" und Wurzeln soll es ermöglichen, dass sich über den Wurzeln eine dünne Schleimhautschicht bilden kann, so dass bei der Implantation eine geschlossene Schleimhautdecke vorliegt. Sowohl vor als auch nach der Implantation muss der Halt für Papillen und Gingivarand erhalten bleiben.

Extraktion und Implantation

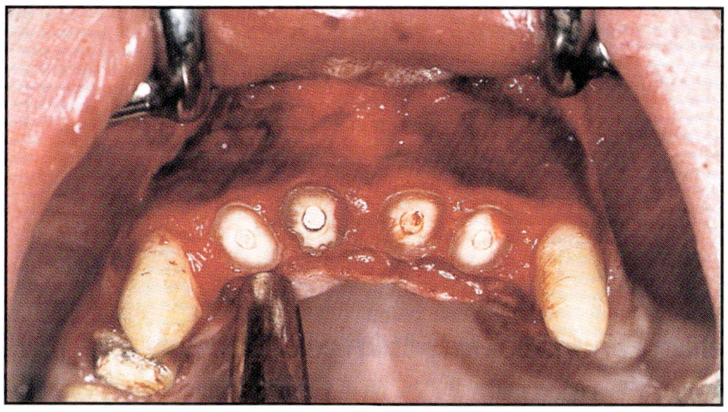

Abb. 7 Bildung des vestibulären Lappens.

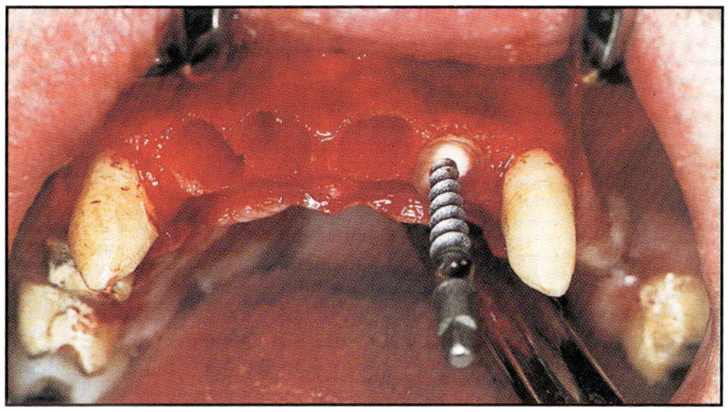

Abb. 8 Extraktion der Wurzeln mit der „Korkenzieher Technik".

Nach der Abnahme der provisorisch eingesetzten Brücke wurde das Operationsfeld für die Implantation vorbereitet. Der Schnitt erfolgte palatinal der verbliebenen Wurzeln. Der vestibuläre und palatinale Papillenabhang wurde in den Lappen miteinbezogen (Abb. 7). Die Wurzelextraktion musste sehr vorsichtig erfolgen, um die vestibulären Knochenlamellen nicht zu beschädigen. Dies war durch-führbar durch die Anwendung der „Korkenzieher Technik": Eine Kompressionsschraube wurde in den Wurzelkanal eingedreht und zusammen mit der Wurzel entfernt (Abb. 8). Nach der Extraktion erfolgte die Präparation der Implantatbetten, wobei die Implantatpositionen durch die vorhandenen Alveolen genau vorgegeben wurden.

Registrierung der Implantatposition – „Simpler in Practice"

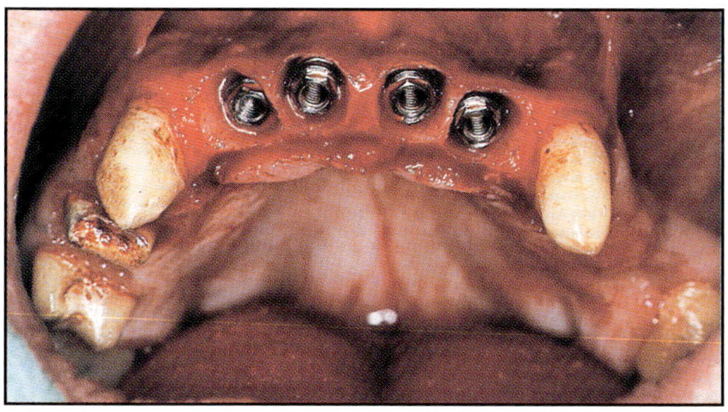

Abb. 9 Inserierte Implantate.

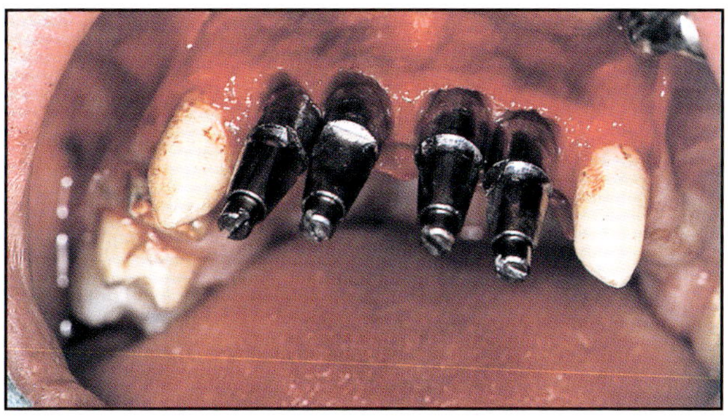

Abb. 10 Aufgeschraubte Abdruckpfosten.

Nach dem Setzen der Implantate (Abb. 9) wurden Abdruckpfosten auf die Fixturen aufgeschraubt (Abb. 10). Die Position der Implantate wurde durch die Fixierung der Abdruckpfosten in eine Schablone mit Hilfe des Autopolimerisats Pattern Resin festgehalten. Bei Fixturen, die deutlich unterhalb des Knochenniveaus gesetzt werden, muss der Sitz der Abdruckpfosten genau überprüft werden (dieses ist oft nur durch ein Röntgenbild möglich).

Hinweis

Die „Korkenzieher Technik"

Die herkömmliche Extraktion der Zähne mit der Zange ist oft mit dem traumatischen Verlust der dünnen vestibulären Lamelle verbunden. Die „Korkenzieher Technik" ist bei vorsichtigem Umgang atraumatisch und erlaubt den Erhalt des ortständigen Knochens. Für die Verankerung des „Korkenziehers" muss der Wurzelkanal z.B. mit einer Lindemann Fräse in die Tiefe ausgebohrt werden. Dann wird eine im Durchmesser passende Kompressionsschraube eingedreht, bis sie stabil verankert ist. Durch das vorsichtige Bewegen der Wurzel mittels der Schraube werden die parodontalen Fasern zerstört und die Wurzel kann – wie ein Korken aus der Flasche – herausgezogen werden.

Die Implantation begleitenden Maßnahmen

Zur Verbesserung der Ästhetik wurde der Alveolarkamm augmentiert. Zuerst wurde die Diskrepanz zwischen Implantatdurchmesser und Alveole mit Eigenknochenpartikeln aufgefüllt und dann der Kieferkamm als ganzes von vestibulär mit dem Knochenersatzmaterial Bio-Oss und der GBR-Membran Bio-Gide aufgebaut (Abb. 11). Neben Implantaten in der OK-Front wurden Implantate in Regio 24 und 25 – ebenfalls in Verbindung mit einem Knochenaufbau – inseriert (Abb. 12).

Bei der Nahtentfernung zeigte sich klinisch ein zufriedenstellender Verlauf der Gingiva. Die Papillen blieben erhalten und auch der vestibuläre Gingivarand war unverändert (Abb. 13). Durch die dünne Schleimhaut schimmerte die helle Bio-Gide Membran (Abb. 14).

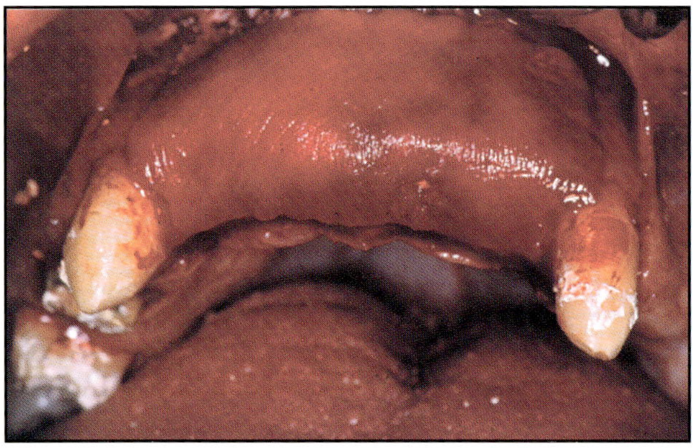

Abb. 11 Augmentation.

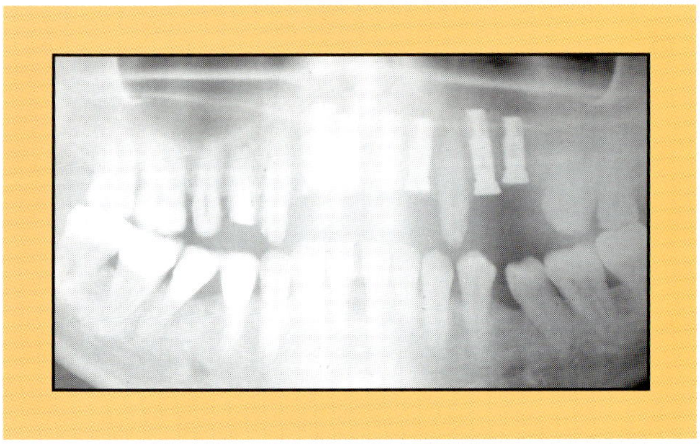

Abb. 12 Gleichzeitige Implantation 24 und 25.

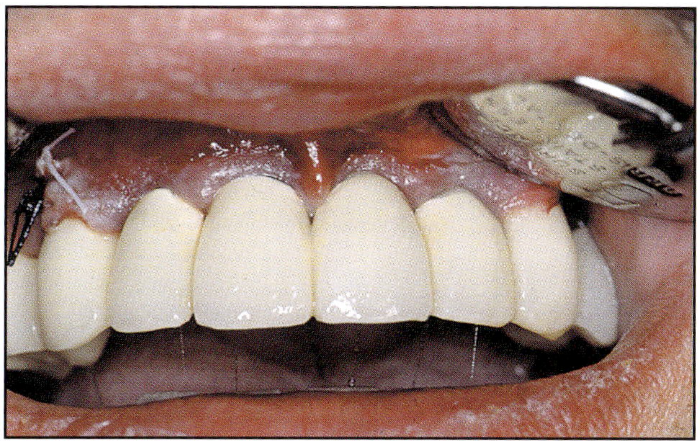

Abb. 13 Erhaltene Papillen und der Gingivarand.

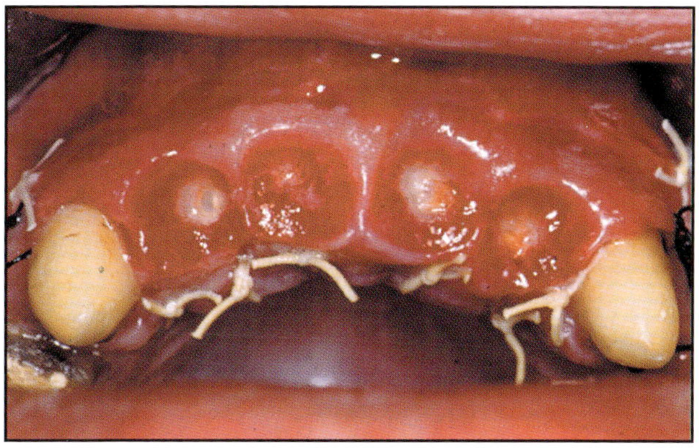

Abb. 14 Nach Abnahme der Brücke.

Einheilphase

Die Maßnahmen zur Erhaltung der Papillen konnten leider nicht bis zur Freilegung verfolgt werden. Die provisorisch mit TempBond befestigte Interimsbrücke hatte sich von den Pfeilern gelöst, so dass der Patient zwecks Wiederbefestigung an seinem Wohnort den zahnärztlichen Notdienst aufsuchen musste. Dort wurden Druckstellen diagnostiziert, die durch Zurückschleifen der Pontics therapiert wurden (Abb. 15). Als der Patient zur Nachuntersuchung erschien, war der Kieferkamm zwar sehr gut ausgeheilt, die Papillen waren jedoch nivelliert (Abb. 16).

Die sechsmonatige Einheilphase verlief ohne weitere Komplikationen.

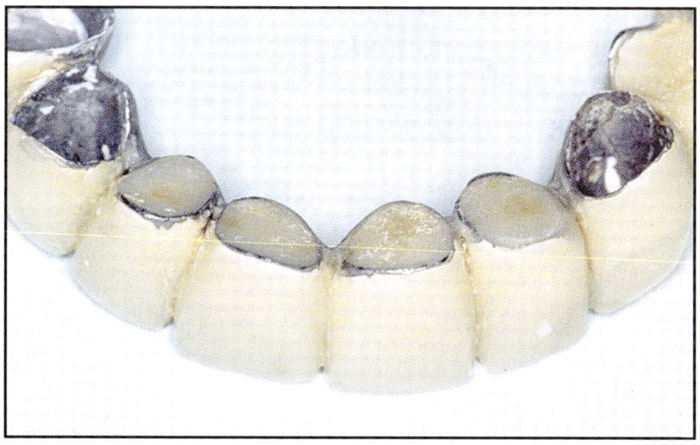

Abb. 15 „Druckstellen Therapie" durch Nivellierung von Pontics.

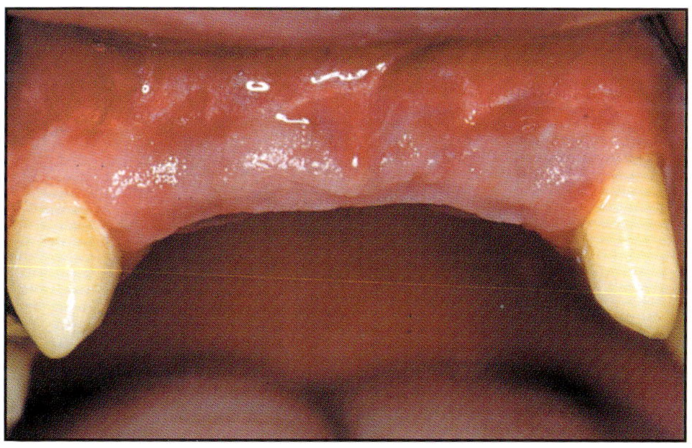

Abb. 16 „Ausgeheilte Druckstellen".

Anfertigung des Provisoriums: Laborverfahren „Simpler in Practice"

Auf dem Arbeitsmodell wurden die gewünschten Distanzhülsen ausgewählt bzw. angepasst, in diesem Fall vier CerAdapt Distanzhülsen. Nach der Markierung des voraussichtlichen Gingivaverlaufs und nach der Überprüfung der Kieferrelation wurden die Distanzhülsen durch den Zahntechniker präpariert. Um eine Ansammlung von Schleifmaterial bei der Präparation in den Innenkanälen der Distanzhülsen zu vermeiden, wurden diese durch spezielle Kunststoffstifte geschützt (Abb. 17). Auf den fertig präparierten Distanzhülsen (Abb. 18) wurden provisorische Kronen angefertigt. Das Verhältnis der Kronen zueinander und zu den Distanzhülsen wurde mit Hilfe einer Tiefziehschiene fixiert und somit übertragbar auf die intraorale Situation (Abb. 19). Anschließend wurde im Labor ein Transfer aus Metall angefertigt, der es erlaubte, die definierte Position der CerAdapt Distanzhülsen genau nach intraoral zu übertragen (Abb. 20). Unmittelbar vor der Freilegung wurden alle Teile gesäubert und sterilisiert bzw. desinfiziert.

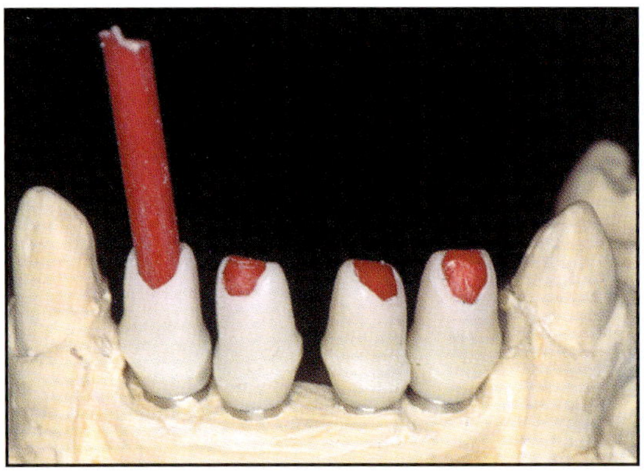

Abb. 17 Präparation von CerAdapt Distanzhülsen.

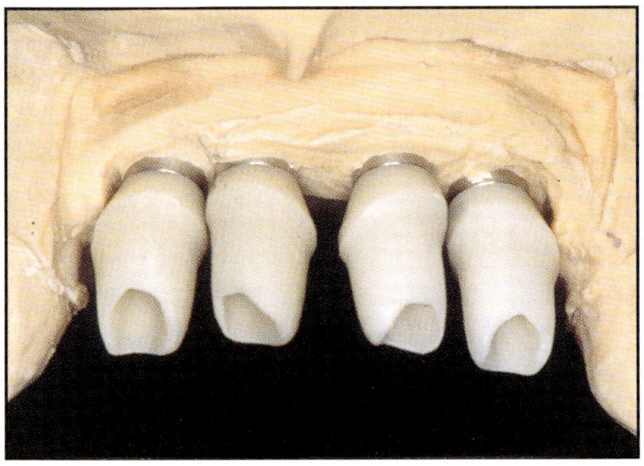

Abb. 18 Vorbereitete Distanzhülsen.

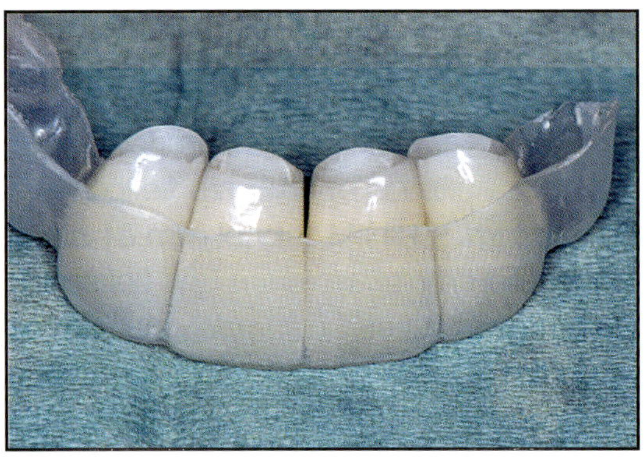

Abb. 19 Transfer für die Kronen.

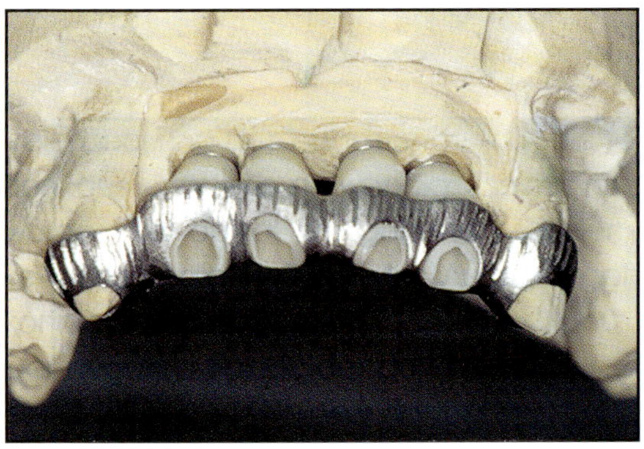

Abb. 20 Metalltransfer für die beschliffenen Distanzhülsen.

Freilegungsoperation – Einsetzen des Provisoriums

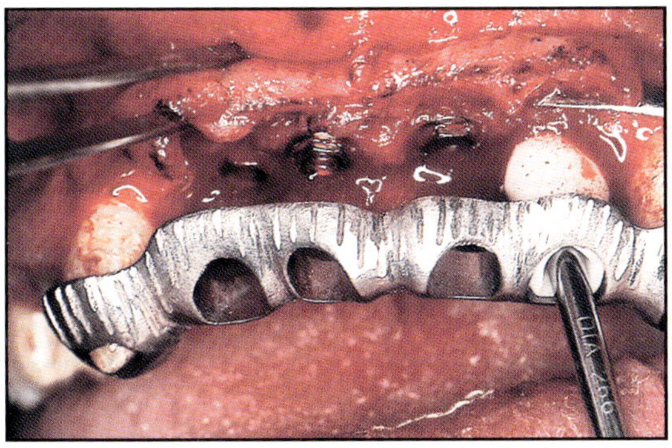

Abb. 21 Montage der Distanzhülsen.

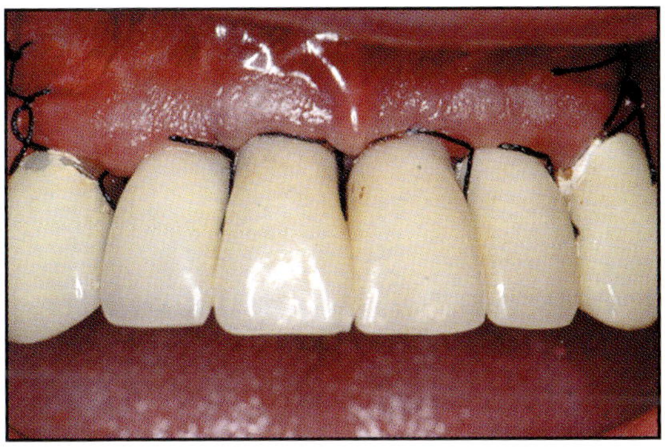

Abb. 22 Zustand bei der Nahtentfernung.

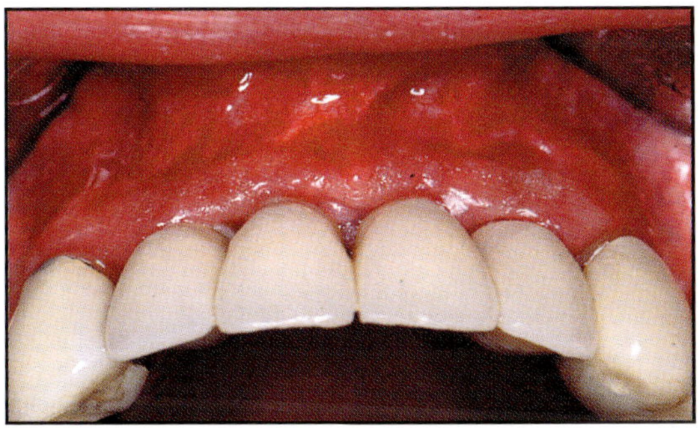

Abb. 23 Regulär ausgeformter Kieferkamm.

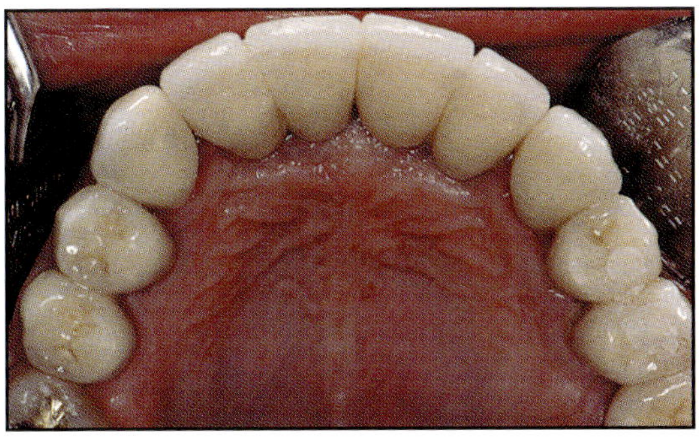

Abb. 24 Okklusalansicht nach drei Jahren Funktion.

Bei der Freilegungsoperation erfolgte der Schnitt leicht nach palatinal versetzt, um die Mukosa zwecks besserer Ästhetik nach vestibulär zu verlagern. Die CerAdapt Distanzhülsen wurden mit Hilfe des Transfers auf die Implantate aufgeschraubt (Abb. 21) und die Befestigungsschrauben mit dem Torque Controller bei 32 Ncm angezogen. Die Schraubenzugänge wurden mit Guttapercha geschlossen. Die provisorischen Kronen wurden unter Zuhilfenahme der Tiefziehschiene mit TempBond eingesetzt und die Zementreste unter Sichtkontrolle sorgfältig entfernt. Anschließend erfolgte ein dichter Nahtverschluss. Die Nahtentfernung erfolgte zehn Tage nach der Freilegung (Abb. 22).

Die Abschlussfotos zeigen einen zufriedenstellend ausgeformten Kieferkamm (Abb. 23) und einen harmonischen Zahnbogen (Abb. 24) drei Jahre nach der Freilegung.

Chirurgie:	Prothetik:	Zahntechnik:
Dr. Christoph T. Sliwowski	**Dr. Roland Althoff**	**Horst Mosch**

Schwierigkeiten und Komplikationen

Der Verlust eines Implantates ist oft mit Defekten an Hart- und Weichgewebe verbunden. Um ein neues Implantat zu verankern, muss in der Regel zunächst das Knochenlager wiederhergestellt werden (Knochenaugmentation). Die Insertion eines neuen Implantats kann erst nach Ablauf der Heilungsphase des Augmentats erfolgen.

Implantatbehandlung nach dem Verlust einer Implantataltversorgung

Ausgangssituation

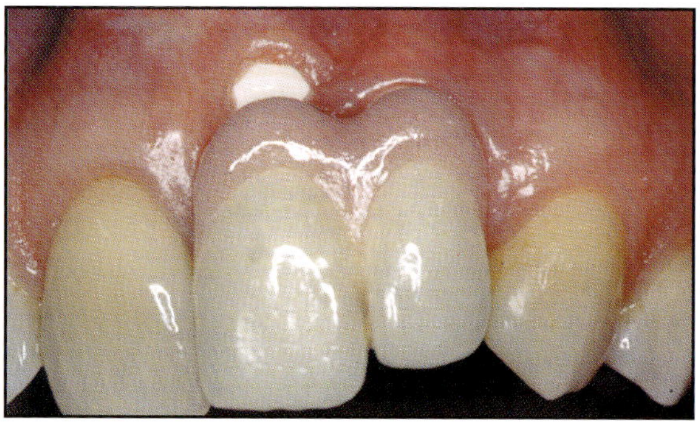

Abb. 1 Verbundkronen auf den zwei Tübinger Implantaten.

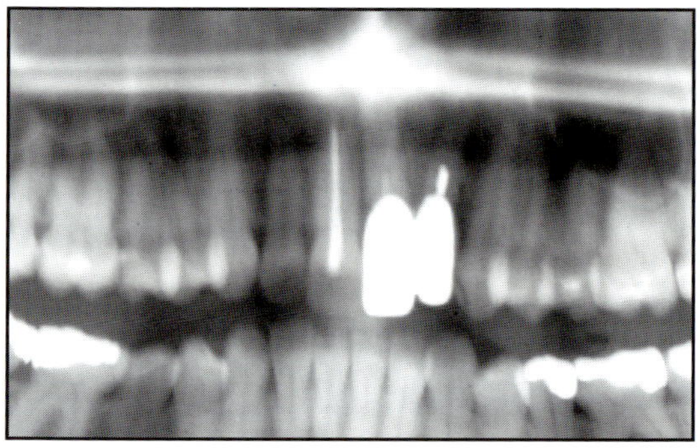

Abb. 2 OPG Aufnahme.

Nach einem traumatischen Zahnverlust vor ca. 15 Jahren wurden der Patientin in einer Klinik in Regio 21 und 22 zwei Tübinger Sofortimplantate eingesetzt. Das Implantat 22 hatte sich nach Angabe der Patientin vor ca. 5 Jahren gelockert. Es wurde mit einer Tiefziehschiene stabilisiert und mit Implantat 21 durch die Suprakonstruktion verblockt. Mit dieser Suprakonstruktion hatte sich die Patientin erstmals vorgestellt (Abb. 1).
Klinisch zeigten die Implantate eine leichte Lockerung, erhöhte Sondierungstiefen und radiologisch konnte ein erweiterter Spalt um die Implantate festgestellt werden (Abb. 2). Nach der Abnahme der Suprakonstruktion zeigten sich große Zahnfleischdefizite (Abb. 3). An Implantat 21 lag der gingivale Rand ca. 8 mm apikal der Schmelz-Zement-Grenze (CEJ = Cement-Enamel-Junction) und an Implantat 22 ca. 6 mm. Es gab keine befestigte Gingiva mehr. Beide Implantate mussten entfernt werden.

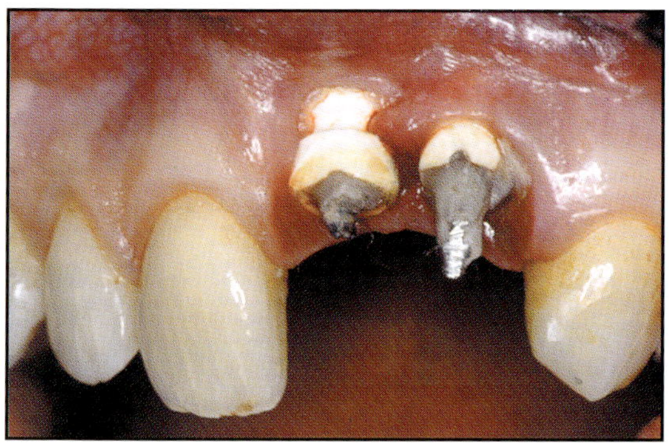

Abb. 3 Zustand nach Entfernung der Brücke.

Explantation und Augmentation

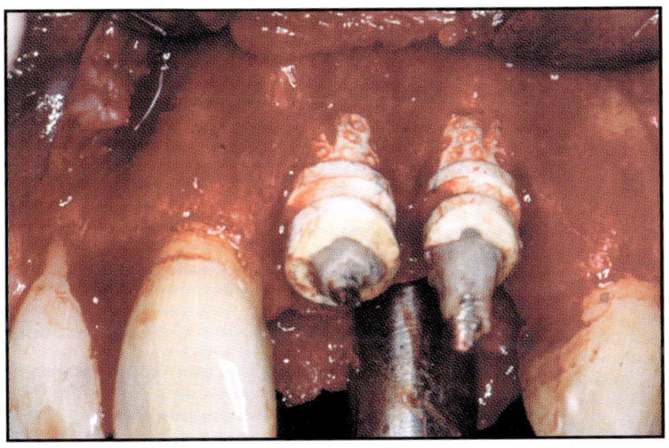

Abb. 4 Weitgehender Verlust der vestibulären Knochenlamelle

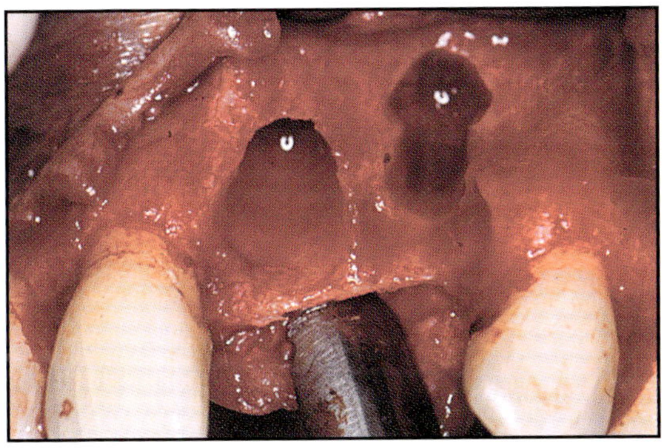

Abb. 5 Knochendefekt nach der Explantation.

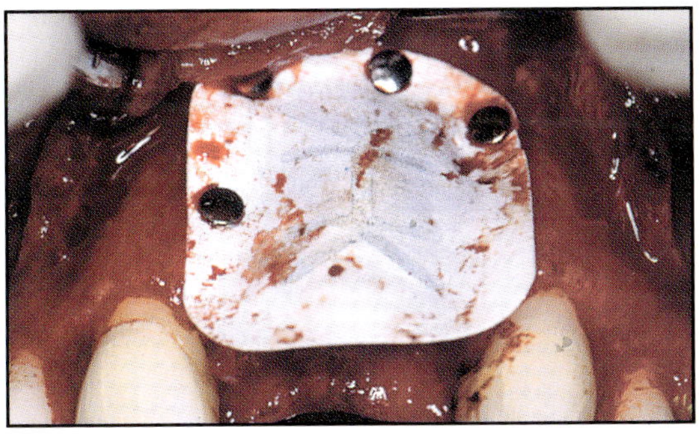

Abb. 6 Titanverstärkte Gore-Tex Membran mit Titannägeln befestigt.

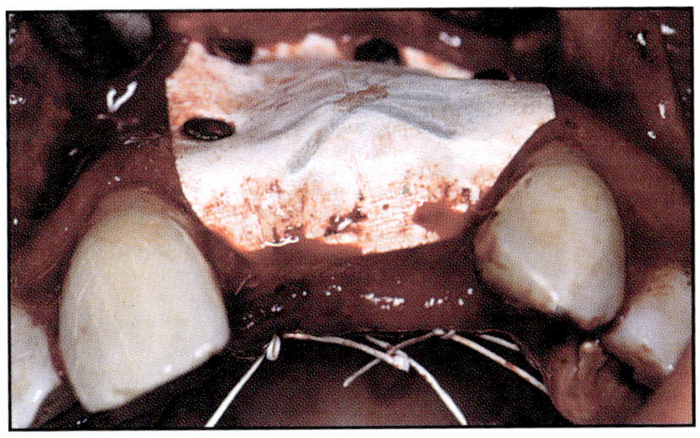

Abb. 7 Palatinale Fixierung der Membran durch Nähte.

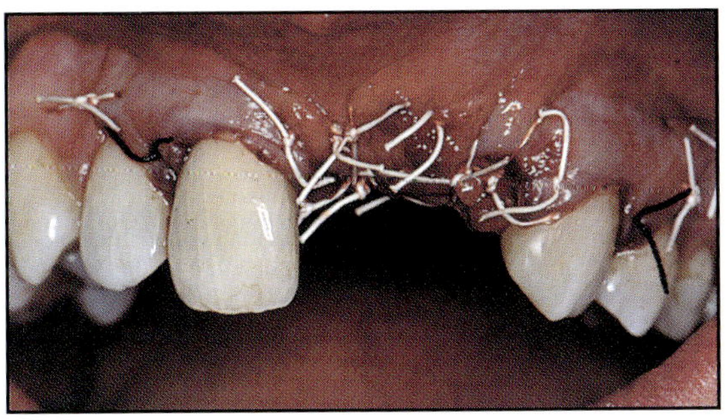

Abb. 8 Freies Gingivatransplantat vom Gaumen.

Um nach den augmentativen Maßnahmen die optimale Ernährung des Gewebes sicherzustellen, wurde ein breiter Lappen von 12 bis 24 gebildet. Nach dem Aufklappen wurde deutlich, dass die vestibuläre Knochenwand an beiden Implantaten fast vollständig fehlte (Abb. 4). Das Implantat 21 konnte unbeschädigt entfernt werden. Implantat 22 wies im oberen Drittel einen Bruch auf und wurde zweigeteilt entfernt. Da die beiden Implantate bis zum Nasenboden reichten, lag ein entsprechend großer Knochendefekt vor (Abb. 5). Die Knochendefekte wurden mit zwei Bio-Oss Spongiosa Blöcken sowie kleinen Bio-Oss Partikel aufgebaut. Darauf wurde eine große, titanverstärkte Gore-Tex Membrane aufgebracht und mit Titannägelchen befestigt (Abb. 6). Die palatinale Stabilisierung der Membrane erfolgte nach entsprechender Adaptation durch drei Gore-Tex-Nähte (Abb. 7). Da das Zahnfleischdefizit groß war (siehe Abb. 3) und die Gore-Tex Membran eine intakte Schleimhautdecke erforderte, wurde zusätzlich ein freies Schleimhauttransplantat aus dem Gaumen entnommen und stabil über der Membran befestigt (Abb. 8).

Implantation

Nach der 9-monatigen Heilungsperiode war das Knochenaugmentat ausreichend stabil, um die Implantate zu verankern. Obwohl eine intakte Schleimhautdecke (Abb. 9) vorhanden war, waren die Höhe und die Breite des Kieferkamms aus ästhetischer Sicht noch nicht ausreichend und sollten durch regenerative Maßnahmen optimiert werden.

Die Patientin wurde mit einer stabil auf den Zähnen sitzenden Tiefziehschiene als Langzeitprovisorium versorgt (Abb. 10). So bestand keine Gefahr, dass die augmentativen Maßnahmen z.B. durch den Druck einer Klammerprothese gefährdet wurden. Die Insertion der Implantate ließ sich aufgrund der Augmentation primärstabil durchführen. Die Implantate wurden vollständig im Knochen versenkt, wobei das Implantat 22 etwas tiefer gesetzt wurde. Um den Höhenunterschied zwischen den Implantaten auszugleichen und eine zusätzliche Abstützung für das Zahnfleisch zu schaffen, wurde eine 3 mm Heilungsdistanzhülse auf das Implantat 22 aufgeschraubt (Abb. 11). Leider war die Regenerationsfähigkeit der mehrere Male operierten Gingiva zu gering, so dass es schon vor der Nahtentfernung zur Perforation des Gewebes über der Stützzone kam (siehe Abb. 7 auf S. 76). Die Zahnfleischsituation blieb jedoch trotz der Perforation stabil.

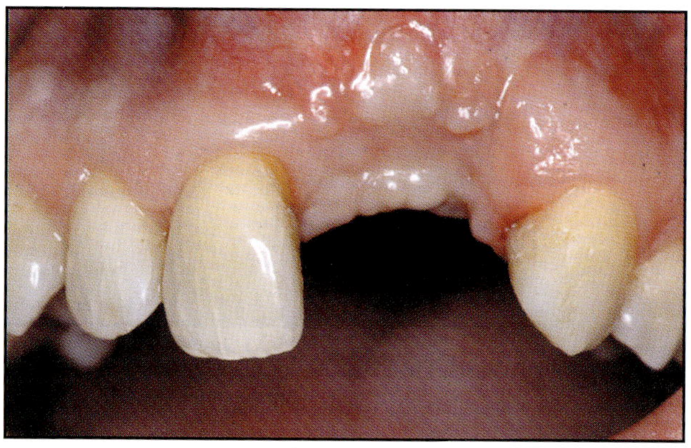

Abb. 9 Gingivasituation nach neun Monaten.

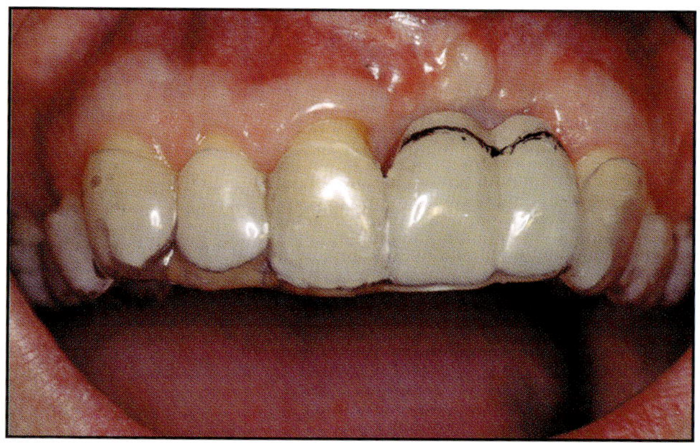

Abb. 10 Provisorische Versorgung mit der Tiefziehfolie.

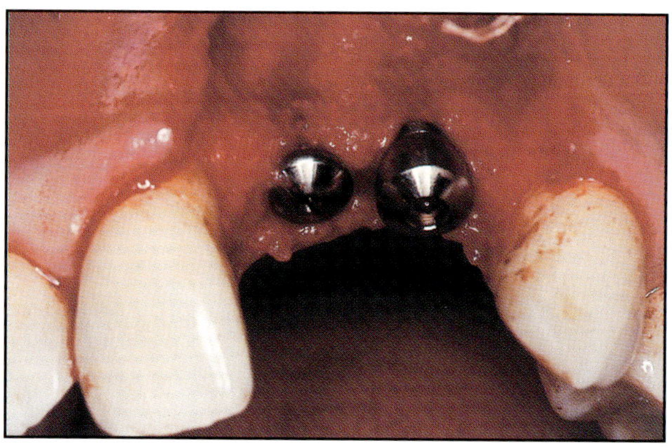

Abb. 11 Insertion der Implantate.

Freilegung und provisorische Versorgung

Erforderliche Zahnfleischkorrekturen sollten möglichst noch einige Wochen vor, spätestens jedoch zusammen mit der Freilegung durchgeführt werden. Im dargestellten Fall erfolgte die Korrektur sechs Wochen vor der geplanten Freilegung mit Hilfe eines freien Bindegewebtransplantats aus dem Gaumen (siehe S. 75). Hiermit konnte die Gingiva nach vestibulär und koronal aufgebaut werden.

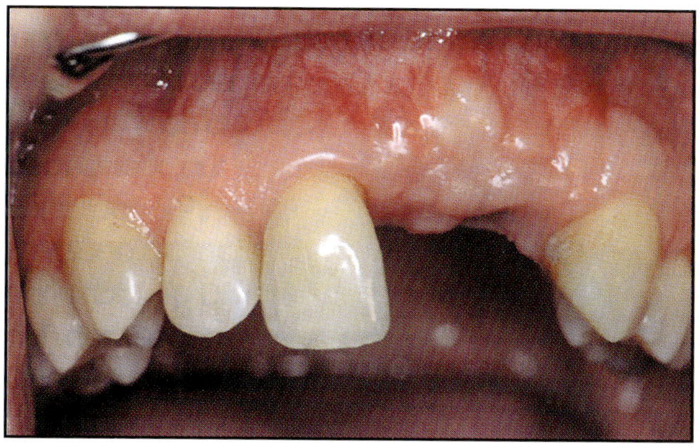

Abb. 12 Zustand nach der Gingivatransplantation vor der Freilegung.

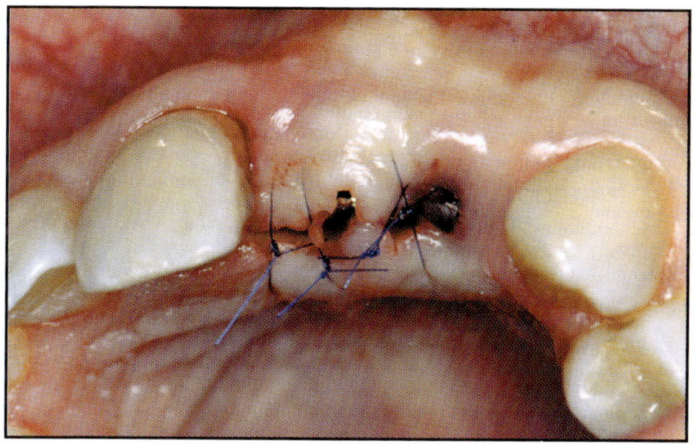

Abb. 13 Freigelegtes Implantat 21 und spontane Perforation über 22.

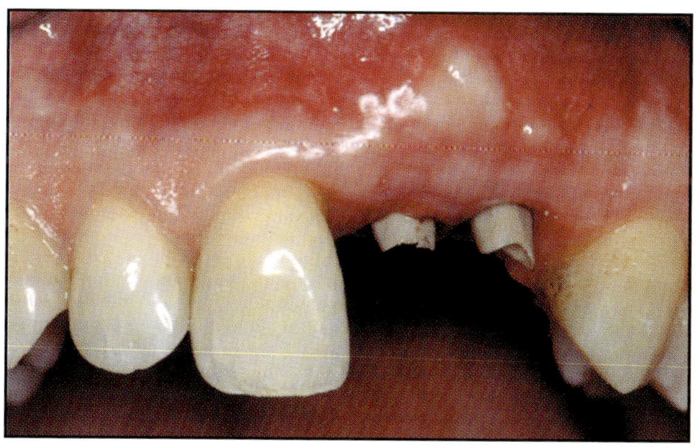

Abb. 14 Provisorische Kunststoffzylinder.

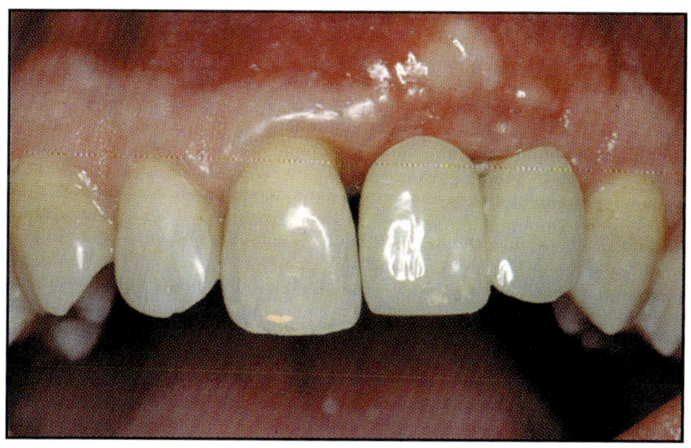

Abb. 15 Anfangsstadium der Gingivadehnung. Gekürztes und entlastetes Provisorium.

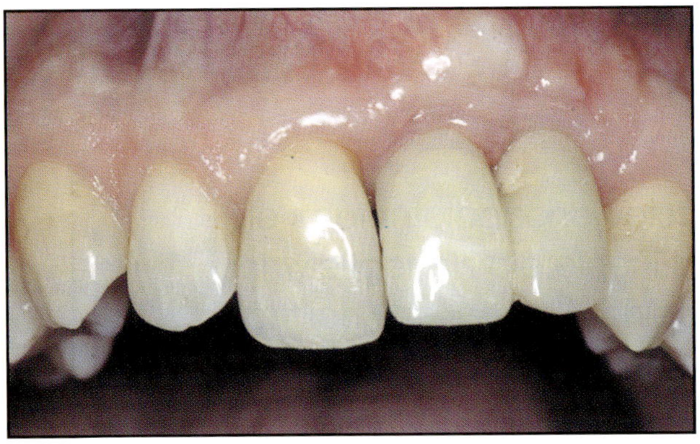

Abb. 16 Abschlussphase der Gingivadehnung.

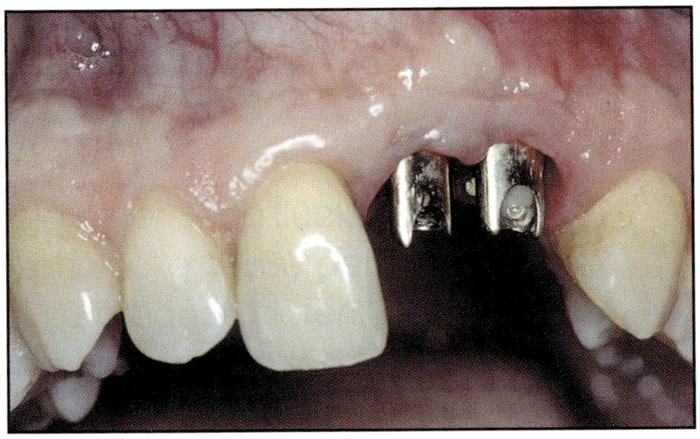

Abb. 17 Montage der individuellen Distanzhülsen.

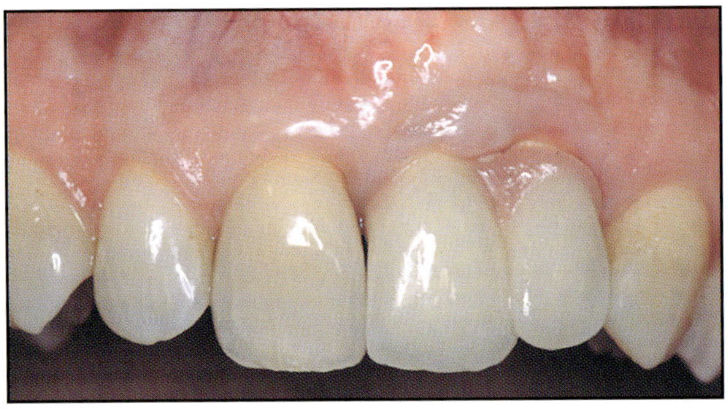

Abb. 18 Prothetische Versorgung nach 18 Monaten.

Die Freilegung wurde, wie geplant, sechs Wochen nach der Transplantation durchgeführt. Trotz der ursprünglichen vollen Abdeckung durch das Transplantat entstand eine Perforation über dem Implantat 22, die aber nur sehr geringfügig war (Abb. 12). Bei der Freilegung erfolgte die Schnittführung über das Implantat 21 nach palatinal versetzt unter Einbeziehung des Zugangs für das Implantat 22. Nach der Entfernung der Deckschraube wurde hier die kleinste Heilungsdistanzhülse (3 mm hoch und 4,1 mm) gewählt und aufgeschraubt (Abb. 13). Im Fall des Gingivadefizites war es von Vorteil, dass der Lappen die Heilungsdistanzhülse teilweise bedeckte, so dass ausreichend Gewebe für die spätere Dehnung entstehen konnte (Abb. 13). Erst nach der primären Heilung des Weichsgewebes wurde mit der Ausformung der Gingiva mittels Provisorium begonnen. Die Implantate wurden mit einem ersten Provisorium auf Kunststoffzylindern versorgt (Abb. 14). Die provisorischen Kronen mussten im subgingivalen Bereich zunächst sehr schmal gestaltet werden, damit genügend Platz für die Zahnfleischkonsolidierung zur Verfügung stand. Das Provisorium wurde in der Okklusion und Artikulation entlastet (siehe Progressiv Bone Loading, S. 131) (Abb. 15). Durch die schrittweise Erweiterung der Kronen im subgingivalen Teil konnte das Zahnfleisch ausgeformt werden (Abb. 16). Nach Abschluss der Dehnungsphase konnte die endgültige prothetische Versorgung auf den individuellen Distanzhülsen eingegliedert werden (Abb. 17). Noch vorhandene Weichgewebsdefekte konnten im Zahnhalsbereich durch zahnfleischfarbene Aufbrennkeramik ausgeglichen werden. Die Abbildung 18 zeigt die prothetische Versorgung anderthalb Jahre nach der Eingliederung.

Chirurgie:	Prothetik:	Zahntechnik:
Dr. Christoph T. Sliwowski	Dr. Uwe Hildebrand	Horst Mosch

HINWEIS

Technik zur Schleimhauttransplantation

Transplantatentnahme

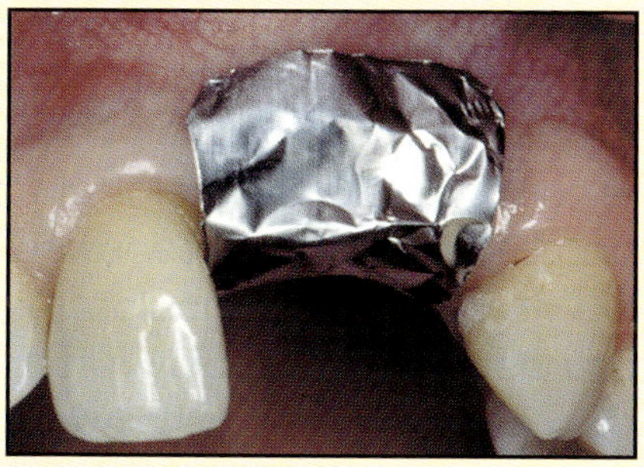

Abb. 1 Vorbereitung der Schablone.

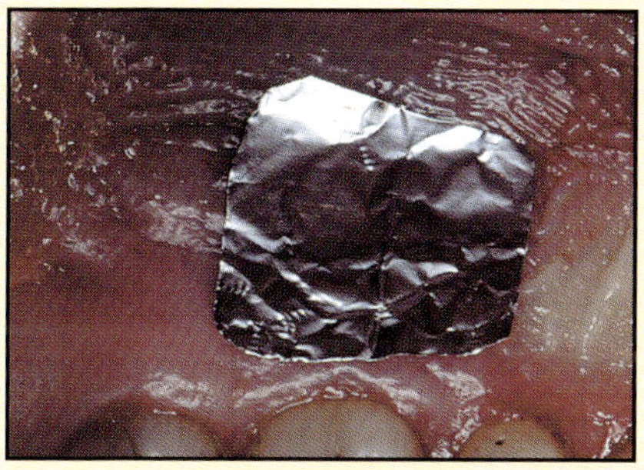

Abb. 2 Platzierung der Schablone im Gaumen.

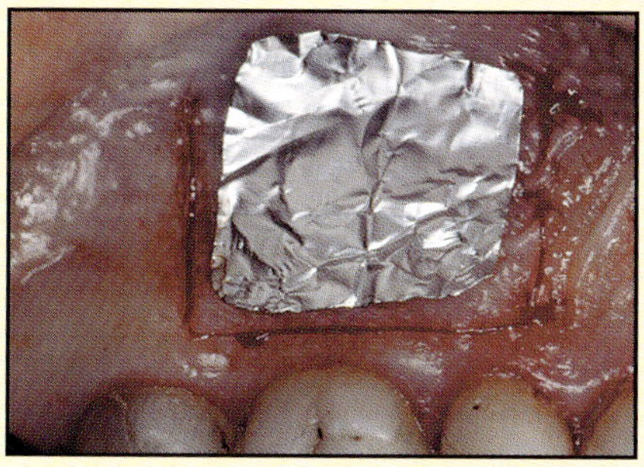

Abb. 3 Schablonenbedingte Schnittführung.

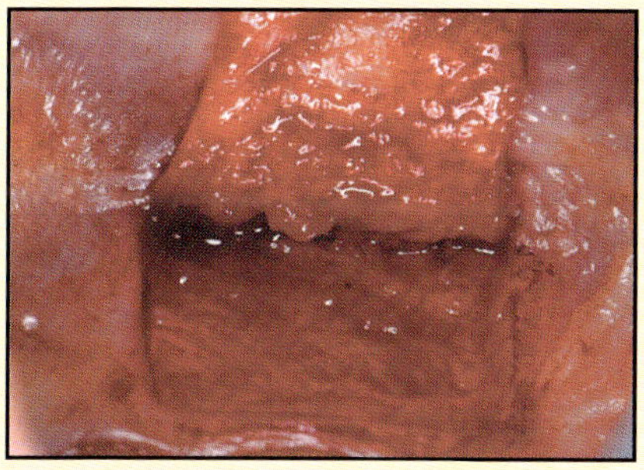

Abb. 4 Präparation des dünnen Lappens.

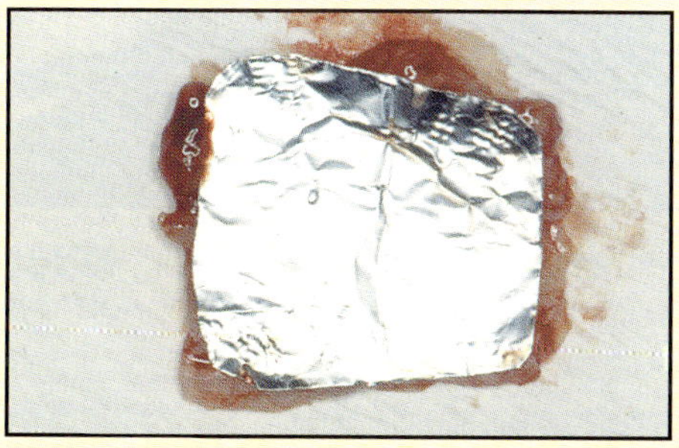

Abb. 5 Transplantat in der Schablonengröße.

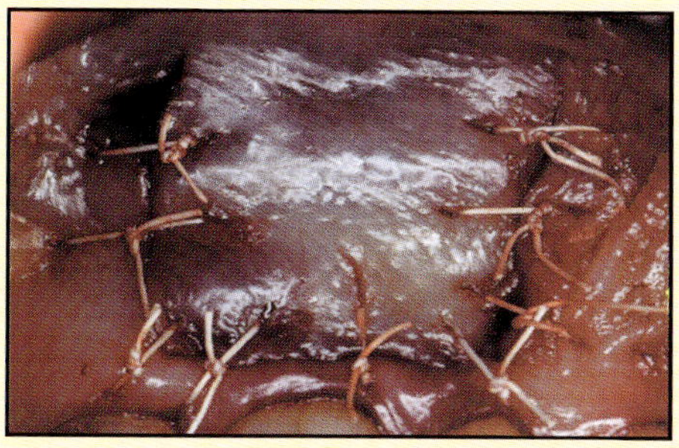

Abb. 6 Fixierung des palatinalen Lappens.

Um das Transplantat in gewünschter Größe entnehmen zu können, sollte vor dem Eingriff eine Schablone angefertigt werden. Eine solche Schablone kann aus steriler Alufolie, von der Form und Größe der Empfängerstelle ausgehend, angefertigt werden (Abb. 1). Die Schablone wurde auf der geplanten Entnahmestelle auf dem Gaumen ca. 3–4 mm über dem zweiten Prämolaren und dem ersten Molaren platziert (Abb. 2). Der oberflächliche Schnitt wurde von drei Seiten (koronal, mesial und distal) angelegt (Abb. 3). Entsprechend der Schablonengröße wurde anschließend ein apikal gestielter, dünner Lappen aus dem Epithel und der externen Schicht des kollagenen Fasergerüstes präpariert (Abb. 4). Das darunter liegende Bindegewebe wurde von allen vier Seiten bis zum Periost durchgetrennt und abpräpariert. Bei der Entnahme war auf die Arteria palatina zu achten. Das auf diese Weise gewonnene Bindegewebstransplantat hatte exakt die gewünschte, der Schablone entsprechende Größe (Abb. 5). Es musste in einer physiologischen Kochsalzlösung bzw. unter feuchten Kompressen aufbewahrt werden, um es vor dem Austrocknen zu schützen. Die Entnahmestelle wurde durch den reponierten und mit den Nähten stabilisierten Epithellappen abgedeckt (Abb. 6).

Platzieren des Transplantates

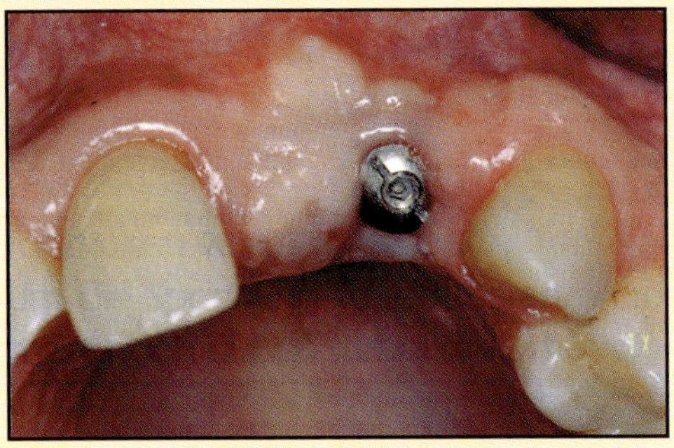

Abb. 7 Empfängerstelle vor der Transplantation.

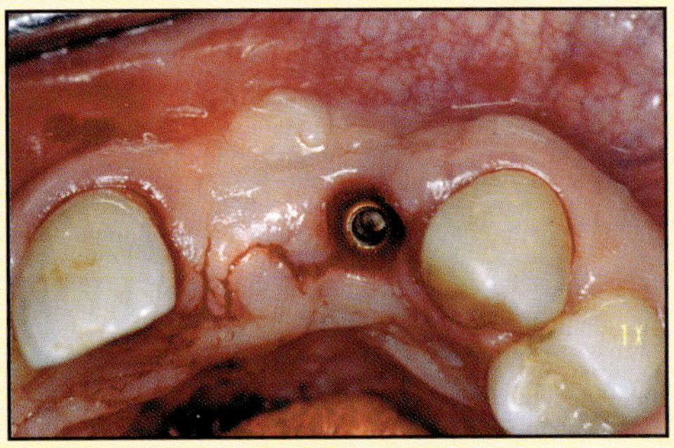

Abb. 8 Schnittführung mit Cosinuskurven-Technik.

Die Schnittführung an der Empfängerstelle (Abb. 7) sollte so verlaufen, dass die optimale Ernährung für das Transplantat und dessen Stabilisierung gewährleistet sind. Idealerweise geschieht die Freilegung mit Hilfe der Cosinuskurven-Technik (siehe S. 92) (Abb. 8). Unter beiden Lappenanteilen wurden Taschen präpariert und das Transplantat eingeschoben (Abb. 9). Das Transplantat konnte mit Hilfe von Zügeln, die aus den Nähten gebildet wurden (hier Violettfaden links und Weißfaden rechts) in die Tasche hineingezogen werden (Abb. 10). Die beiden Lappen und das Transplantat mussten anschließend sorgfältig durch Nähte fixiert werden (Abb. 11). Die Spitzen der Cosinuskurven-Technik hielten das Transplantat wie eine Schleimhautbrücke in der Mitte und ernährten es (Abb. 12). Die Nähte wurden bis zur vollständigen Abheilung (mindestens 3 Wochen) belassen (Abb. 13). Nach sechs Wochen wurden die Implantate freigelegt (siehe S. 73). Die Entnahmestelle am Gaumen war zu diesem Zeitpunkt vollständig abgeheilt (Abb. 14).

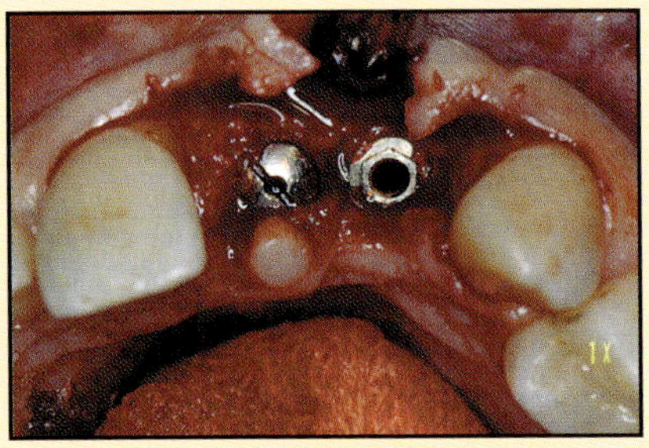

Abb. 9 Tunnelierung.

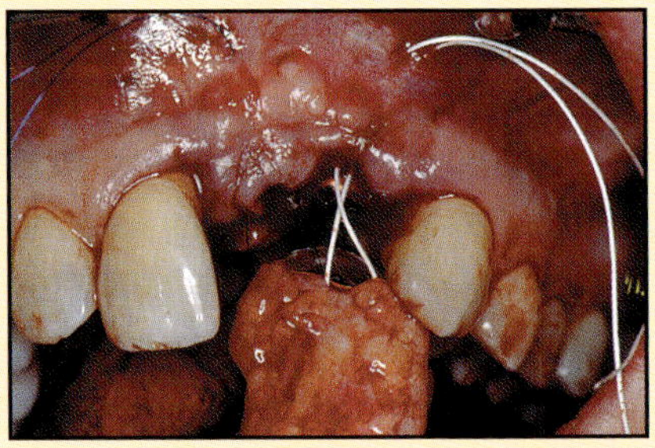

Abb. 10 Einziehen des Transplantates mit zwei „Zügen".

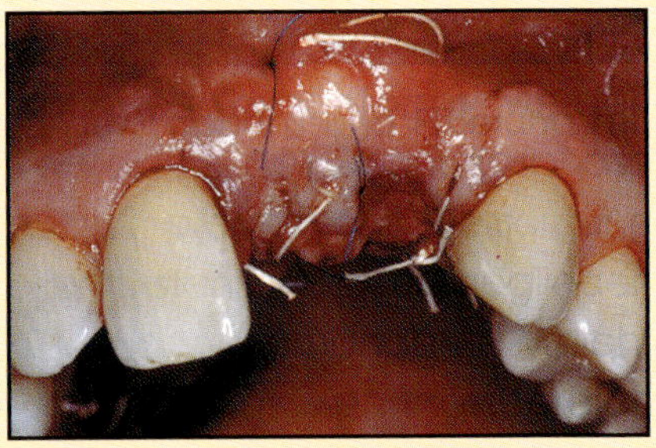

Abb. 11 Nahtfixierung des Transplantates.

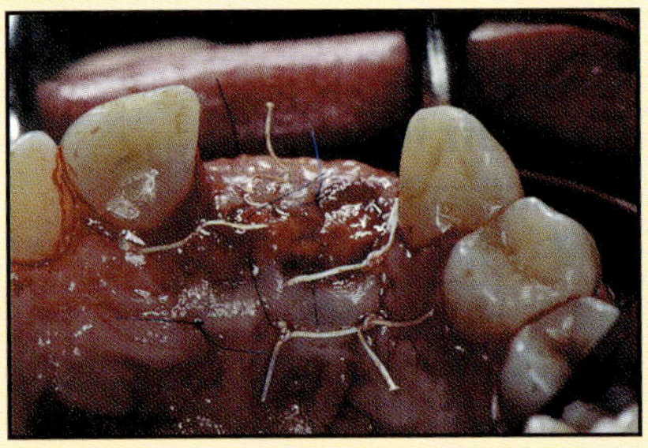

Abb. 12 „Zahnfleischbrücke" aus den Spitzen der Cosinuskurve.

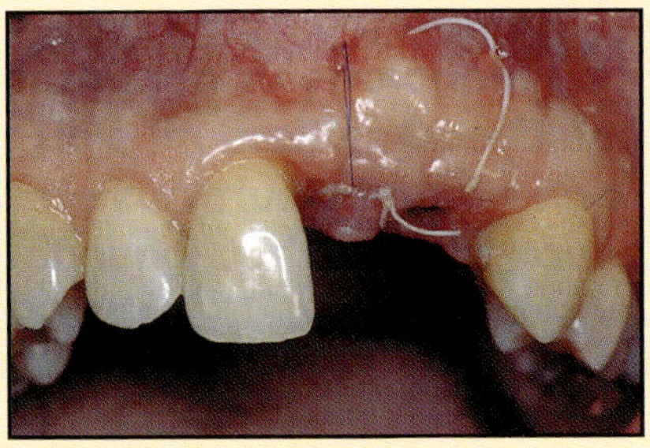

Abb. 13 Gingivasituation nach drei Wochen.

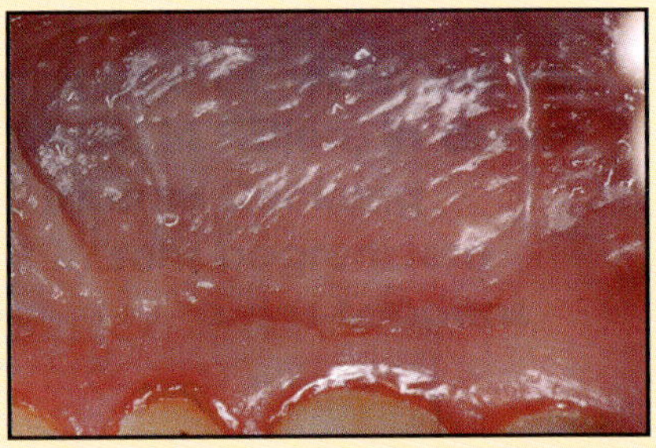

Abb. 14 Verheilte Entnahmestelle am Gaumen.

Provisorische Implantate

Eine zunehmende Zahl von Patienten kann sich nicht einmal für die nur wenige Monate andauernde Einheilungsphase inserierter Implantate mit einer herausnehmbaren Prothese abfinden. Bei dieser Patientengruppe können provisorische Hilfsimplantate sehr gute Dienste leisten. Sie werden als Übergangslösung zwischen die dauerhaften Implantate in den Kiefer gesetzt, so dass bereits das Provisorium stabil und sicher befestigt werden kann. Bei Hilfsimplantaten erfolgt jedoch keine Osseointegration, sondern lediglich eine mechanische Verankerung im Knochen. Zur Befestigung des provisorischen Zahnersatzes dürfen sie jedoch sofort belastet werden. Aufgrund der fehlenden Osseointegration lässt ihre Stabilität nach längerer Belastungszeit eher nach.

Provisorische und definitive Implantate auf engstem Raum

Ausgangssituation

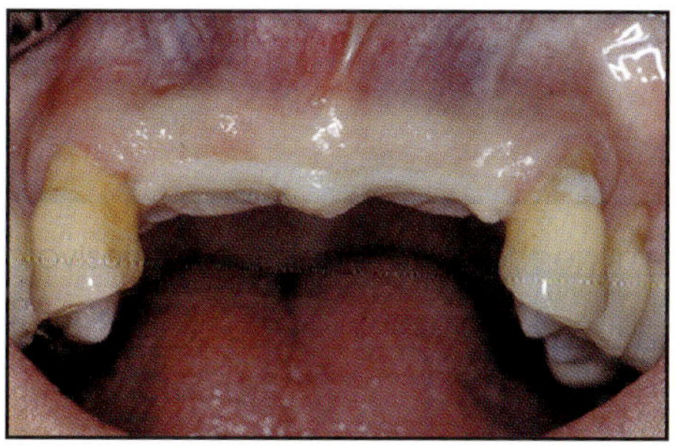

Abb. 1 Verlust aller Schneidezähne.

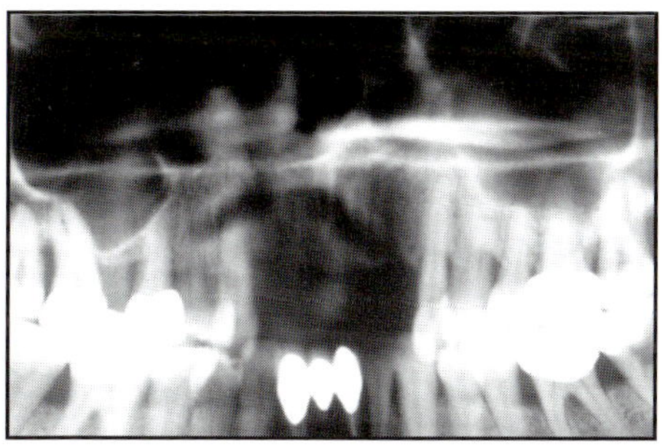

Abb. 2 OPG Aufnahme.

Die Patientin hatte aufgrund einer fortschreitenden parodontalen Erkrankung im Oberkiefer alle vier Schneidezähne verloren (Abb. 1). Sie wurde von ihrem Hauszahnarzt mit einer Modellgussprothese versorgt, die sie auch nach einer mehrmonatigen Eingewöhnungszeit nicht adaptieren konnte. Ihr Wunsch war ein sofortiger, festsitzender Zahnersatz. Der Kieferkamm war bereits vollständig ausgeheilt, allerdings weitgehend in oral-vestibulärer Richtung atrophiert. Röntgenologisch war ersichtlich, dass vertikal noch genug Knochen vorhanden war, um lange Implantate inserieren zu können (Abb. 2).

Implantation, Verankerung von Hilfsimplantaten und Kieferkammaugmentation

Die ideale Positionierung der Implantate wurde anhand der vom Zahntechniker aufgestellten Zähne auf dem Modell festgelegt und mit Hilfe einer chirurgischen Schablone auf das Operationsfeld übertragen (Abb. 3). Bei der Insertion der definitiven Implantate konnte gerade noch Platz für provisorische Implantate erhalten werden (Abb. 4). Die geforderten Sicherheitsabstände von 2–3 mm zwischen den dauerhaften und den provisorischen Implantaten konnten nicht ganz eingehalten werden. Um dem Wunsch der Patientin nach einer sofortigen festen Versorgung nachkommen zu können, bestand nur die Möglichkeit, zwei provisorische Implantate distal zu den definitiven Implantaten sowie eines in der Mittellinie zu inserieren (Abb. 5). Dies wurde von der Patientin nach Aufklärung über die Risiken einer engen Implantatplatzierung akzeptiert.

Da der Kieferkamm atrophiert war, wurde nach der Implantation die gleichzeitige vestibuläre Augmentation mit dem Knochenersatzmaterial Bio-Oss und einer Bio-Gide Membran durchgeführt (Abb. 6). Um die Resorption des Augmentates gering zu halten, wurden Heilungsdistanzhülsen als Stützelemente auf die Implantate aufgeschraubt. Nach der Mobilisation des Lappens durch die Periostschlitzung folgte ein dichter Nahtverschluss (Abb. 7).

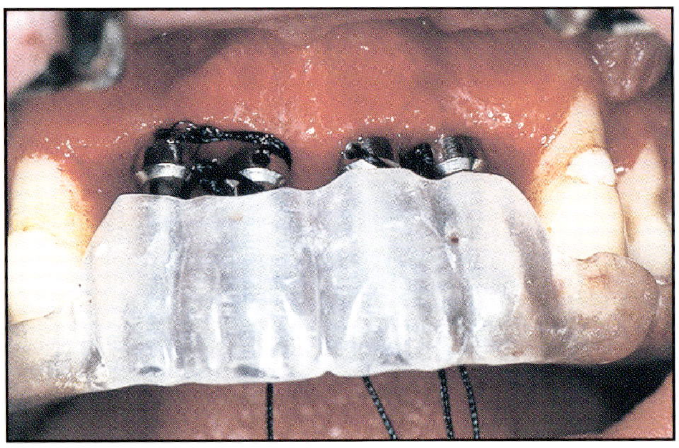

Abb. 3 Präparation von Implantatbetten anhand der Schablone.

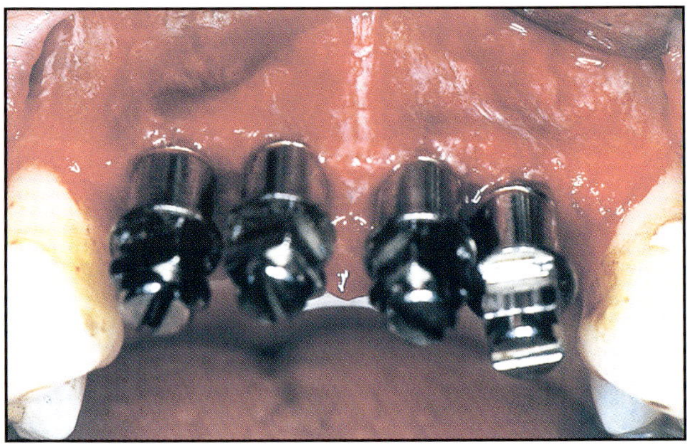

Abb. 4 Insertion der Implantate.

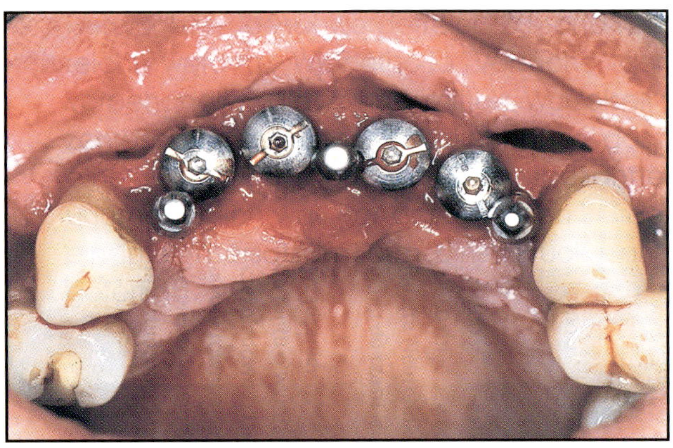

Abb. 5 Verteilung der dauerhaften und provisorischen Implantate.

Direkt nach dem chirurgischen Eingriff wurde das erste Provisorium mit Hilfe einer vorbereiteten Tiefziehfolie im Mund der Patientin angefertigt (Abb. 8). Es wurde einige Tage später durch ein metallverstärktes Langzeitprovisorium ersetzt (Abb. 9). Die Röntgenkontrollaufnahme zeigt das enge Platzverhältnis zwischen den Implantaten (Abb. 10).

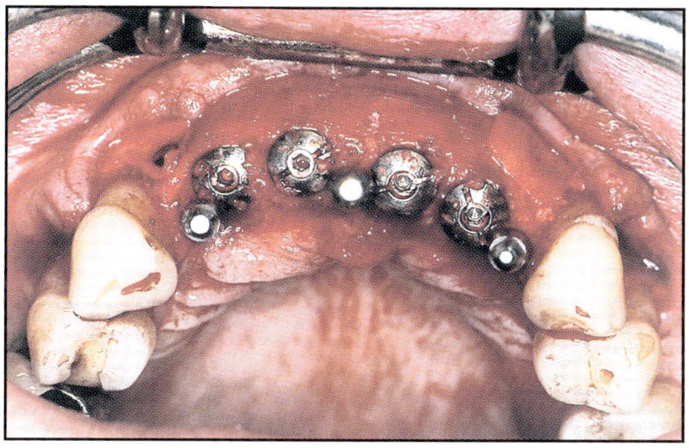

Abb. 6 Knochenaugmentation.

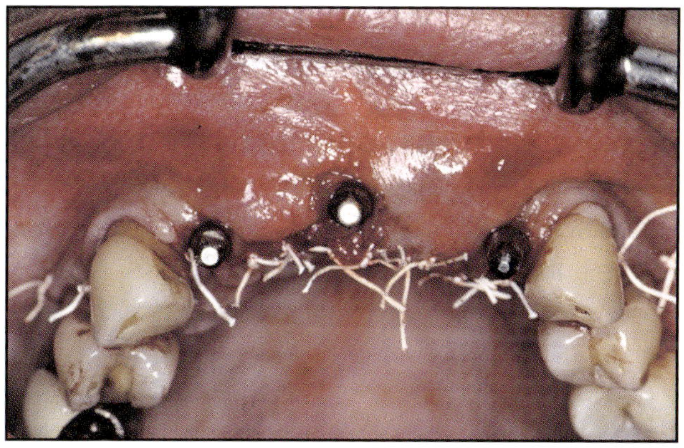

Abb. 7 Mobilisation des Lappens durch Periostschlitzung.

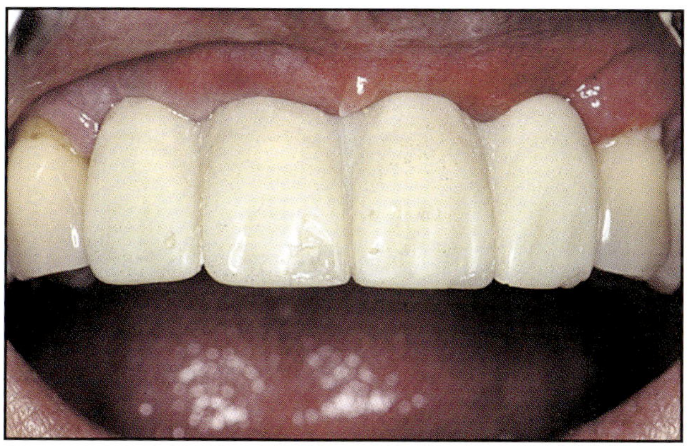

Abb. 8 Sofortprovisorium auf den provisorischen Implantaten.

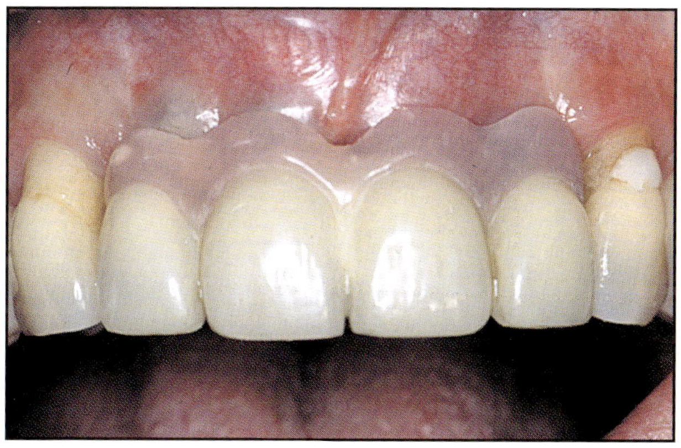

Abb. 9 Langzeitprovisorium.

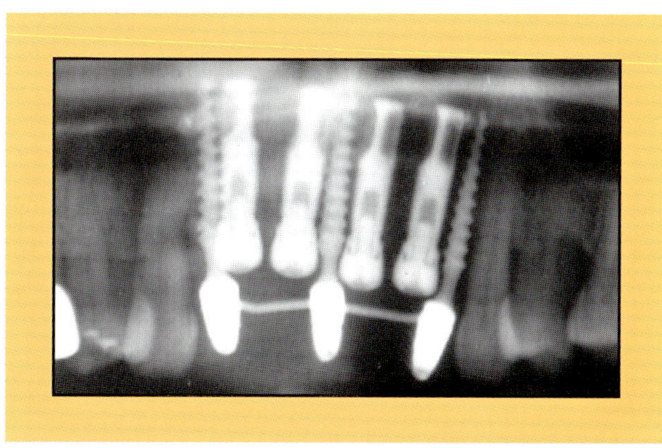

Abb. 10 OPG Kontrolle.

Freilegung und prothetische Versorgung

Die provisorischen Implantate wurden aufgrund des Platzmangels bei der Freilegungsoperation entfernt. Es wurde direkt ein Abdruck genommen, so dass die provisorische Versorgung auf den definitiven Implantaten am gleichen Tag angefertigt und eingegliedert werden konnte. Auf Wunsch der Patientin wurde eine Gingivaepithese zur Verbesserung der Ästhetik angefertigt (Abb. 11 und 12).
Die Röntgenkontrollaufnahme nach zwei Jahren zeigt die stabile Knochensituation trotz der engen Platzverhältnisse zwischen den Implantaten (Abb. 13).

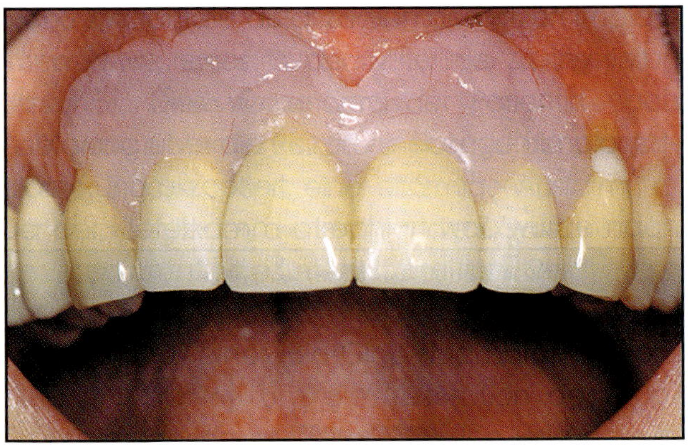

Abb. 11 Zahnfleischepithese für Verbesserung der Ästhetik.

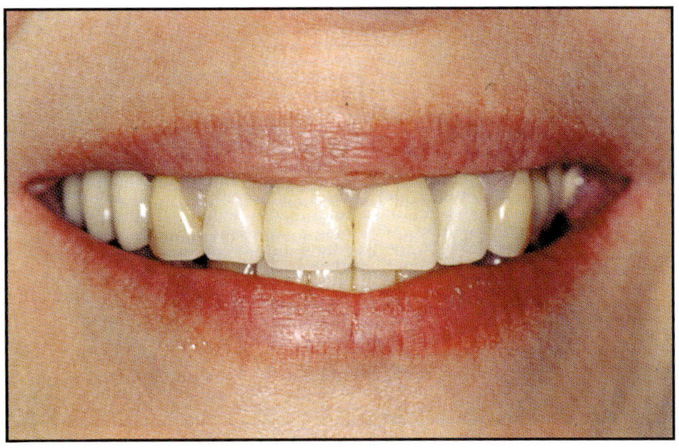

Abb. 12 Lachlinie der Patientin.

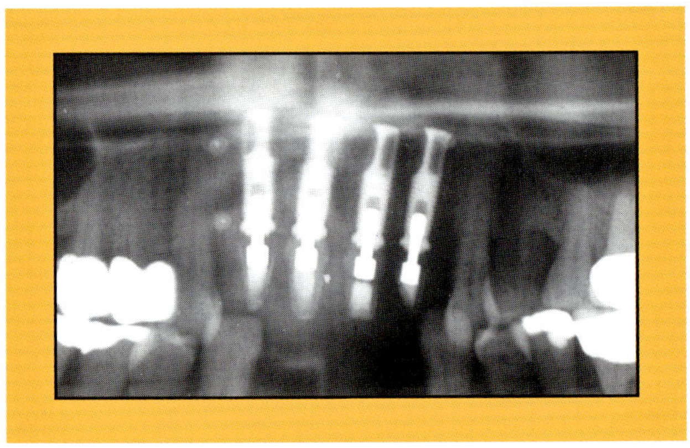

Abb. 13 Knochensituation nach zwei Jahren.

Chirurgie und Prothetik:

Dr. Christoph T. Sliwowski

Zahntechnik:

Horst Mosch

Literaturverzeichnis

1. *Adriaenssens P. et al.*: Palatal Sliding Strip Flap: Soft Tissue Management to Restore Maxillary Anterior Esthetics at Stage 2 Surgery: A Clinical Report. Int J Oral Maxillofac Implants 14; 30–36 (1999)
2. *Albrektsson T., Sennerby L.*: Einphasiges Implantatverfahren und Sofortbelastung von Implantaten. Implantologie 2; 145–160 (2000)
3. *Andersson B., Ödman P., Carlsson G.E.*: A study of 184 consecutive patients referred for single-tooth replacement. Clin Oral Impl Res 6; 223–237 (1995)
4. *Andersson B. et al.*: Cemented single crowns on osseointegrated implants after 5 years: result from a prospective study on CeraOne. Int J Prosthodont 11, 212–218 (1998)
5. *Balshi J.*: Osseointegration and Orthodontics: Modern Treatment for Congenitally Missing Teeth. Int J Periodont Rest Dent 13; 495–505 (1993)
6. *Barone R., Clauser C., Prato G.P.*: Lokalisierte Weichgewebeaugmentation des Kieferkammes bei der Implantatfreilegung: Ein Fallbericht. Int J Parodontol Rest Zahnheilkd 19; 143–147 (1999)
7. *Benque E. et al.*: Tomodensitometric and Histologic Evaluation of the Combined Use of a Collagen Membrane and a Hydroxyapatite Spacer for Guided Bone Regeneration: A Clinical Report. Int J Oral Maxillofac Implants 14; 258–264 (1999)
8. *Biggs W.F.*: Placement of a custom implant provisional restoration at the second-stage surgery for improved gingival management: a clinical report. J Prosthet Dent 75, 231–233 (1996)
9. *Blatz M.B., Hürzeler M.B., Strub J.R.*: Die Rekonstruktion der fehlenden Interdentalpapille – Präsentation chirurgischer und nichtchirurgischer Verfahren. Int J Parodontol Rest Zahnheilkd 19; 387–398 (1999)
10. *Cehreli M.C., Sahin S.*: Fabrication of a Dual-Purpose Surgical Template for Correct Labiopalatal Positioning of Dental Implants. Int J Oral Maxillofac Implants 15; 278–282 (2000)
11. *Chang M., Wennstrom J.L., Odman P., Andersson B.*: Implant-supported single-tooth replacements ocpared to contralateral natural teeth. Crown and soft tissue dimensions. Clin Oral Implants Res 10; 185–194 (1999)
12. *Chiapasco M., Abati S., Romco E., Vogel G.*: Clinical outcome of autugenous bone blocks or guided bone regeneration with e-PTFE membranes for the reconstruction of narrow edentulous ridges. Clin Oral Implants Res 10; 278–288 (1999)
13. *Cordioli G., Majzoub Z., Riachi F.*: Postloading behavior of regenerated tissues in GBR-treated implant sites. Int J Periodontics Restorative Dent 19; 45–55 (1999)
14. *Durstberger G., Celar A., Watzek G.*: Implant-Surgical and Prosthetic Rehabilitation of Patients with Multiple Dental Aplasia: A Clinical Report. Int J Oral Maxillofac Implants 14; 417–423 (1999)
15. *Fugazzotto P.A., De Paoli S.*: Maintenance of Regenerated Bone Beneath Pontics: Preliminary Clinical Report of 43 Sites. Int J Oral Maxillofac Implants 14; 392–397 (1999)
16. *Gomez-Roman G., Kruppenbacher M., Weber H., Schulte W.*: Immediate Postextraction Implant Placement with Root-Analog Stepped Implants: Surgical Procedure and Statistical Outcome After 6 Years. Int J Oral Maxillofac Implants 16; 503–513 (2001)
17. *Grunder U., et al.*: Implant-supported single tooth replacement in the aesthetic region: a complex challenge. Pract Periodontics Aesthet Dent 8, 835–842 (1996)
18. *Grunder U.*: Die Inlay-Transplantattechnik zur Ausbildung von Papillen zwischen Implantaten. Implantologie 1; 37–42 (1998)
19. *Hanisch O., Wöhrle P.S., Abuzayeda M., Yildirim M., Spiekermann H.*: Einzeitige, ungedeckte Sofortimplantation zur Erhaltung der Weichgewebemorphologie bei Einzelzahnimplantaten. Implantologie 2; 131–142 (2000)
20. *Hanisch O., Yildirim M., Höfer S., Spiekermann H.*: Sofortbelastung von Einzelzahnimplantaten – Experimentelle und klinische Ergebnisse. Implantologie 2; 163–172 (2000)
21. *Henry P.J., Tan A.E., Uzawa S.*: Fit discrimination of implant-supported fixed partial dentures fabricated from implant level impressions made at stage I surgery. J Prosthet Dent 77, 265–270 (1997)
22. *Hess D. et al.*: Ästhetischer Einzelzahnersatz mit Implantaten – Ein „Team Approach". Implantologie 3; 245–256 (1996)
23. *Hochwald D.A.*: Surgical template impression during stage I surgery for fabrication of a provisional restoration to be placed at stage II surgery. J Prosthet Dent 66, 796–798 (1991)
24. *Hürzeler M.B., Wenig D.*: Verbesserung funktioneller und ästhetischer Ergebnisse der Parodontalchirurgie durch Anwendung von Prinzipien aus der plastischen Chirurgie. Int J Parodontol Rest Zahnheilkd 19; 37–43 (1999)
25. *Jemt T. et al.*: A 3-year follow-up study on single implant treatment. J Dent 21, 203–208 (1993)
26. *Jemt T.*: Restoring the gingival contour by means of provisional resin crowns after single-implant treatment. Int J Periodontics Restorative Dent 19; 21–29 (1999)
27. *Johansson G., Palmqvist S., Svenson B.*: Effects of early placement of a single tooth implant. A case report. Clin Oral Impl Res 5; 4–51 (1994)

28. *Johnson R.H., Persson R.*: Evaluation of a Single-Tooth Implant. Int J Oral Maxillofac Implants 15; 396–404 (2000)
29. *Khoury F., Happe A.*: The Palatal Subepithelial Connective Tissue Flap Method for Soft Tissue Management to Cover Maxillary Defects: A Clinical Report. Int J Oral Maxillofac Implants 15; 415–418 (2000)
30. *Klokkevold P.R., Newman M.G.*: Current Status of Dental Implants: A Periodontal Perspective. Int J Oral Maxillofac Implants 15; 56–65 (2000)
31. *Koch G., Bergendal T., Kvint S., Johansson U.B.*: Consensus Conference on Oral Implants in Young Patients. State of the Art. The Institute for Postgraduate Dental Education, Jönköping, Sweden (1996)
32. *Lekholm U.*: The Use of Osseointegrated Implants in Growing Jaws. Int J Oral Maxillofac Implants 3; 243–244 (1993)
33. *Lewis S.*: Behandlungsschritte bei der Versorgung partiell zahnloser Patienten mit Implantaten. Int J Parodontol Rest Zahnheilkd 19; 149–157 (1999)
34. *Marinello C.P. et al.*: Einige klinische Aspekte des Einzelzahnersatzes. Implantologie 1; 25–36 (1999)
35. *Mathews D.P.*: Weichgewebemanagement im Implantatbereich in der ästhetischen Zone. Int J Par Rest Zahnheikd 20; 141–149 (2000)
36. *McGlumphy E.A., Wall J.G., Elfers C.L., Ingber A., Prestipino V.*: New ceramic core implant abutments: A comparison study. J Dent Res, 71, 115 (1992)
37. *Oesterle L.J., Cronin R.J., Ranly D.M.*: Maxillary Implants and the Growing Patient. Int J Oral Maxillofac Implants 8; 377–387 (1993)
38. *Oesterle L.J., Cronin R.J.*: Adult Growth, Aging and the Single Tooth Implant. Int J Oral Maxillofac Implants 15; 252–260 (2000)
39. *Polizzi G., Fabbro S., Furri M., Hermann I., Squarzoni S.*: Clinical Application of Narrow Brånemark System Implants for Single-Tooth Restorations. Int J Oral Maxillofac Implants 14; 496–503 (1999)
40. *Potashnick S.R.*: Soft tissue modeling for esthetic single-tooth implant restoration. J Esthet Dent 10, 121–131 (1998)
41. *Prestipino V., Ingber A.*: Esthetic high-strength implant abutments. Part I. J Esthet Dent 5, 29–36 (1993)
42. *Prestipino V., Ingber A.*: Esthetic high-strength implant abutments. Part II. J Esthet Dent 5, 63–68 (1993)
43. *Price R.B.T., Price D.E.*: Ästhetische Versorgung eines Einzelzahnimplantates mit einem subepithelialen Bindegewebetransplantat: Fallbericht mit Dreijahreskontrolle. Int J Parodontol Rest Zahnheilkd 19; 93–101 (1999)
44. *Priest G.*: Single-Tooth Implants and their role in Preserving Remaining Teeth: A 10-Year Survival Study. Int J Oral Maxillofac Implants 14; 181–188 (1999)
45. *Scheller H. et al.*: A 5-year multicenter study on implant-supported single crown restorations. Int J Oral Maxillofac Implants 13, 212–218 (1998)
46. *Schmitt A., Zarb G.A.*: The longitudinal clinical effectivness of osseointegrated dental implants: a single tooth replacement. Int J Prosthodont 6; 197–202 (1993)
47. *Schwartz-Arad D., Chaushu G.*: Immediate implant placement: A procedure without incisions. J Periodontol 69; 743–750 (1998)
48. *Sliwowski C.T.*: Anfertigung einer provisorischen Krone zur sofortigen Eingliederung nach Freilegung eines eingeheilten Implantats. Quintessenz Zahntech 25; 2; 143–150 (1999)
49. *Sliwowski C.T.*: Ersatz fehlender seitlicher Schneidezähne mit der Narrow Platform. Nobel Biocare Heute, 2, 10 (1997)
50. *Sliwowski C.T.*: Hohe Lachlinie – eine Herausforderung für den Implantologen. Dent Implantol 4; 182–188 (2000)
51. *Sliwowski C.T.*: Immediatkronen auf CerAdapt Distanzhülsen – Fallpräsentation. ZMK, 14, 6, 12–16 (1998)
52. *Smukler H., Landi L., Setayesh R.*: Histomorphometric Evaluation of Extraction Sockets and Deficient Alveolar Ridges Treated with Allograft and Barrier Membrane: A Pilot Study. Int J Oral Maxillofac Implants 14; 407–416 (1999)
53. *Strub J.R., Hürzeler M.B., Kern J.*: Die ästhetische Einzelzahnimplantat-Spätversorgung – Eine parodontal-prothetische Herausforderung. Implantologie, 4, 315–324 (1993)
54. *Tal H.*: Autogenous masticatory mucosal grafts in extraction socket seal procedure: A comparison between sockets grafted with demineralized freeze-dried bone and deproteinized bovine bone material. Clin Oral Implants Res 10; 289–296 (1999)
55. *Triplett R.G., Schow S.R., Laskin D.M.*: Oral and Maxillofacial Surgery Advances in Implant Dentistry. Int J Oral Maxillofac Implants 15; 47–55 (2000)
56. *Trumm W.R., Hegenbarth E.A.*: Ästhetische Einzelimplantatrestauration im Rahmen eines multidisziplinären Behandlungskonzeptes – Ein Fallbericht. Implantologie 1; 61–76 (2000)
57. *Wachtel H.C., Bolz W., Janousch R.*: Optimierung der Ästhetik bei Einzelzahnimplantaten durch individualisierte Abutments. Implantologie 2; 143–155 (1999)
58. *Wannfors K., Smedberg J.-I.*: A prospective clinical evaluation of the different single-tooth restoration designs on osseointagrated implants. A 3-year follow-up study of Brånemark implants. Clin Oral Implants Res 10; 453–458 (1999)
59. *Weng D., Zuhr O., Hürzeler M.B.*: Sofortimplantation, Augmentation, Sofortbelastung. Implantologie 2; 191–198 (2000)
60. *Wheeler S.L., Vogel R.E., Casellini R.*: Tissue Preservation and Maintance of Optimum Esthetics: A Clinical Report. Int J Oral Maxillofac Implants 15; 265–271 (2000)
61. *Zitzmann N.U. et al.*: Augmentation des Alveolarkamms mit Bio-Oss – Eine histologische Studie am Menschen. Int J Par Rest Zahnheikd 21/3; 271–277 (2001)

Teil 2

Seitenzahnbereich

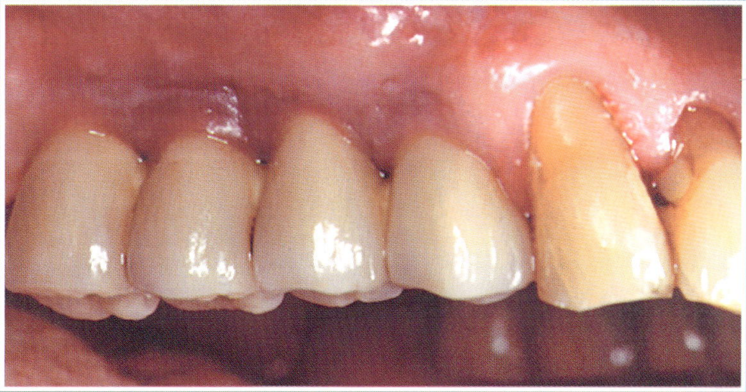

SEITENZAHNBEREICH

Im Seitenzahnbereich stehen bereits bei der Diagnostik ganz andere Faktoren im Vordergrund als im Frontzahnbereich. Die ästhetische Komponente spielt hier eine eher untergeordnete Rolle. Stattdessen richtet sich das Hauptaugenmerk auf das vorhandene Knochenangebot und dessen Qualität. Zahnverluste bringen typischerweise eine Reduktion des Knochenlagers mit sich, so dass bei größeren Lücken oder Freiendsituationen eine implantologische Versorgung nur mit Hilfe von augmentativen Maßnahmen möglich ist. Einzelzahnimplantationen kommen im Seitenzahnbereich eher selten vor. Das Risiko eines Misserfolges eines Einzelzahnimplantates ist im Molarenbereich erhöht, da hier physikalisch höhere Kräfte auftreten als im Frontzahnbereich.

STANDARDDIAGNOSTIK

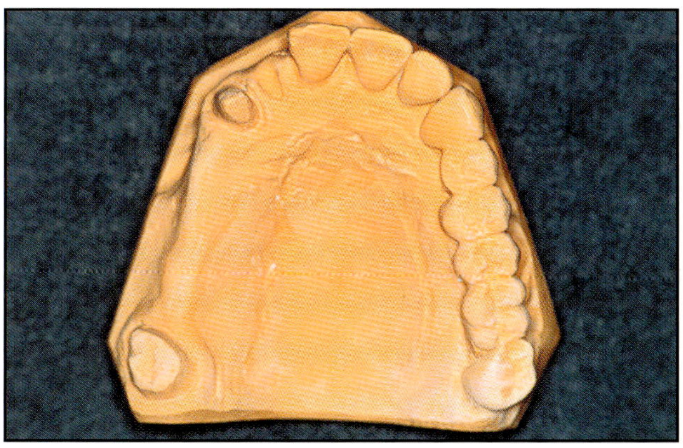

Abb. 1 Ausgangsmodell mit fehlenden Zähnen.

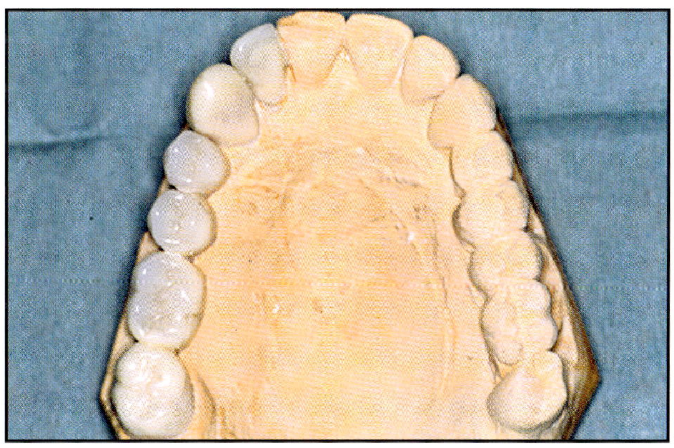

Abb. 2 Aufgestellte Zähne auf dem Modell.

Die diagnostischen Schritte sind bei einer Schaltlücken- und Freiendsituation nahezu identisch. Aus prothetischen Gründen sollten die Implantate genau dort inseriert werden, wo die natürlichen Zähne ursprünglich standen oder im Idealfall gestanden hätten. Diese Positionen werden rekonstruiert, indem Prothesenzähne auf dem Oberkiefermodell in Artikulation aufgestellt werden (Abb. 1 und 2). Wenn beschliffene Pfeilerzähne vorhanden sind, müssen diese ebenfalls aufgewachst werden (Wax-up, Set-up) (Abb. 2).

Um die am Modell ermittelten Implantatpositionen exakt in den Mund des Patienten übertragen zu können, wird aus transparentem Kunststoff eine Bohrschablone hergestellt. Die Wachsaufstellung muss zunächst im Gips dubliert werden, damit eine Tiefziehfolie als Basis der Schablone erstellt werden kann (Abb. 3 und 4). (Die Wachsaufstellung würde sich durch die Wärme im Tiefziehgerät verändern.) Die gewünschten Implantatpositionen werden mit einem Stift markiert (Abb. 4). Die markierten Stellen werden durchbohrt und die Parallelisierungsstifte entsprechend der gewünschten Implantatachsen, sowohl auf dem Modell, als auch in der Tiefziehfolie befestigt (Abb. 5). Die Befestigung auf dem Modell muss so stark sein, dass die Stifte nach der Abnahme der Tiefziehfolie stabil die gewünschte Richtung halten (Abb. 6). Um die geplanten Implantatpositionen auf dem Röntgenbild erkennen zu können, werden an den vorgesehenen Stellen Titanhülsen in die Schablone eingebaut. Die Hülsen werden auf die Parallelisierungsstifte aufgesteckt, so dass der Hülsenkanal die ideale Implantatposition wiedergibt (Abb. 6). Die Tiefziehfolie wird von okklusal großzügig geöffnet und auf dem Modell platziert (Abb. 7). Der freie Raum wird mit Kaltpolimerisat ausgefüllt, so dass die Titanhülsen in der Tiefziehfolie stabil verankert werden. Die so entstandene Schablone wird für die Röntgendiagnostik ausgearbeitet (Abb. 8). Mit der Schablone wird ein OPG angefertigt (Abb. 9). Da die Hülsen nicht aus Stahl, sondern aus Titan gefertigt sind, kann mit der Schablone auch eine Computertomographie durchgeführt werden.

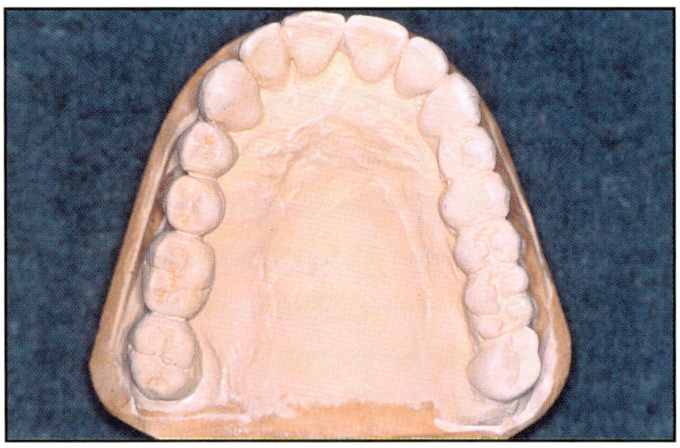

Abb. 3 Das dublierte Modell.

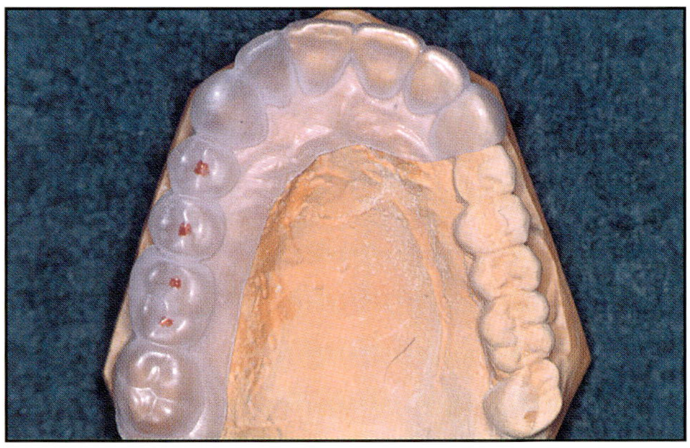

Abb. 4 Tiefziehfolie auf dem Ausgangsmodell. Markierte Implantatpositionen.

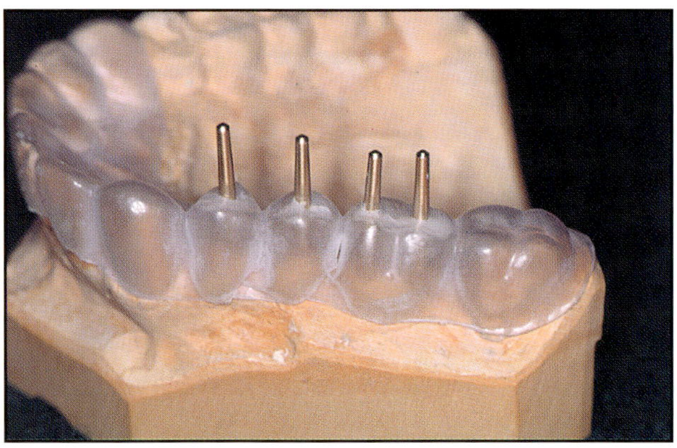

Abb. 5 Im Modell fixierte Führungsstifte, die die Achsen der Implantate zeigen.

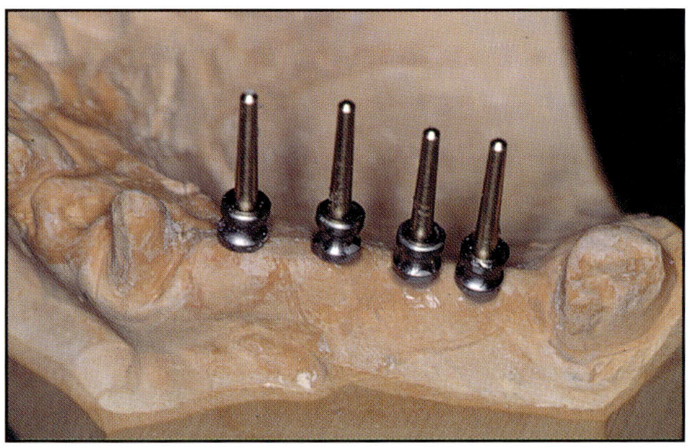

Abb. 6 Aufgesteckte Titanhülsen.

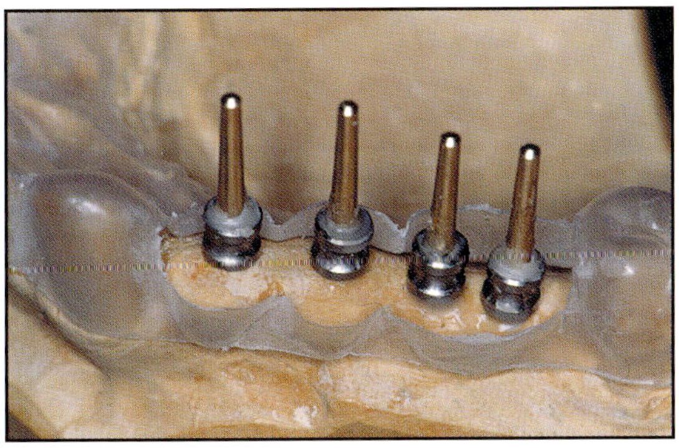

Abb. 7 Okklusal ausgefräste Tiefziehfolie.

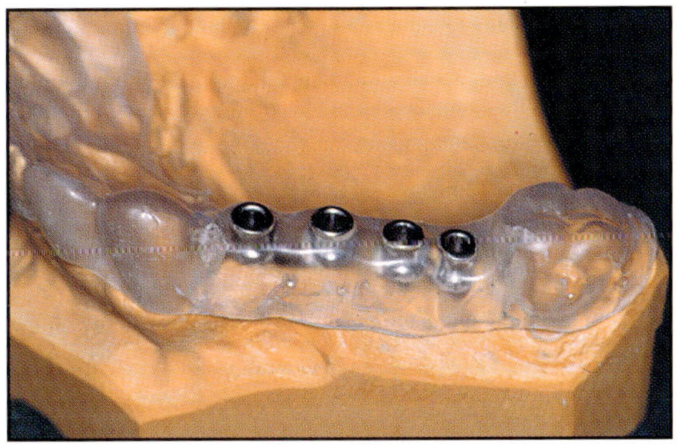

Abb. 8 Einpolymerisierte Titanhülsen.

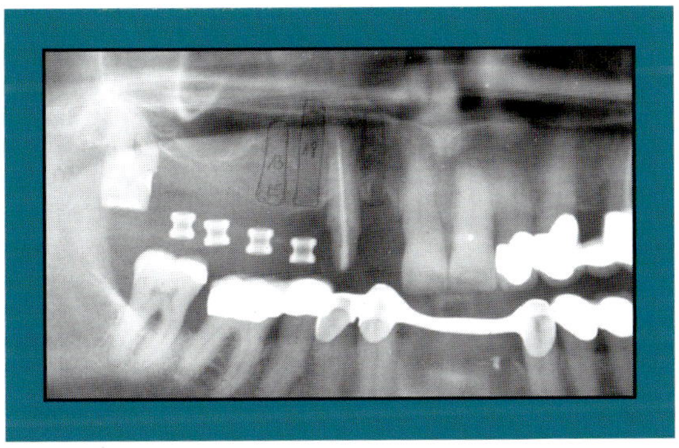

Abb. 9 OPG Aufnahme mit der Schablone.

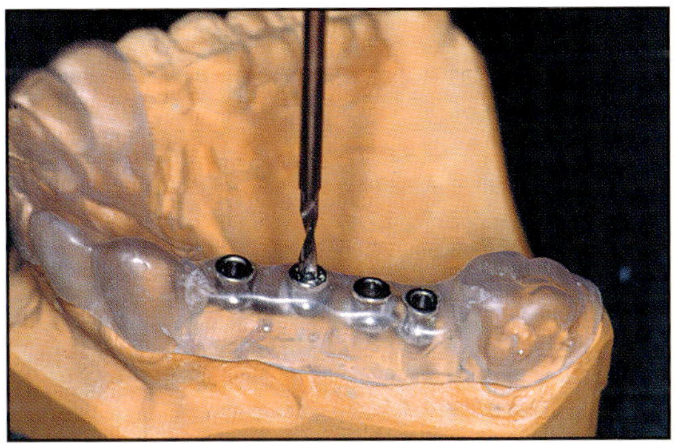

Abb. 10 Einschränkung der Bohrrichtung.

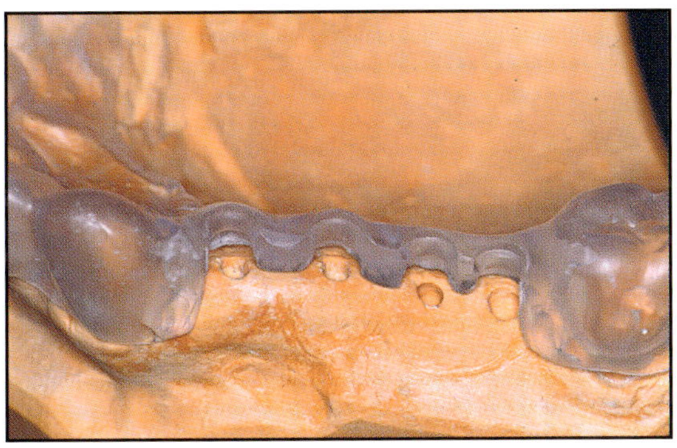

Abb. 11 Die Schablone nach Entfernung der Titanhülsen.

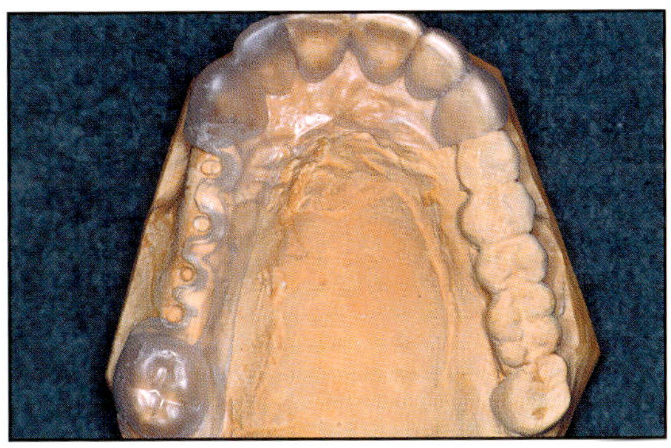

Abb. 12 Fertige chirurgische Schablone.

Die eingesetzten Hülsen erzwingen eine bestimmte Bohrrichtung (Abb. 10). Um jedoch bei ungünstigen Knochenverhältnissen eine Neigungsänderung zu ermöglichen, können die Hülsen entfernt werden (Abb. 11). Für eine bessere Sicht auf das Operationsfeld sollte auch die gesamte vestibuläre Wand der Schablone entfernt werden. Die gewünschten Implantatpositionen werden durch die Einziehungen im palatinalen Teil der Schablone weiterhin eindeutig vorgegeben. Im Verlauf der Implantation kann die so vorbereitete chirurgische Schablone (Abb. 12) z.B. mit Alkohol oder Chlorhexidin desinfiziert werden, darf jedoch keinesfalls im Autoklav sterilisiert werden (Deformationsgefahr).

Weiterführende Fallbeschreibung auf Seite 89.

Hinweis

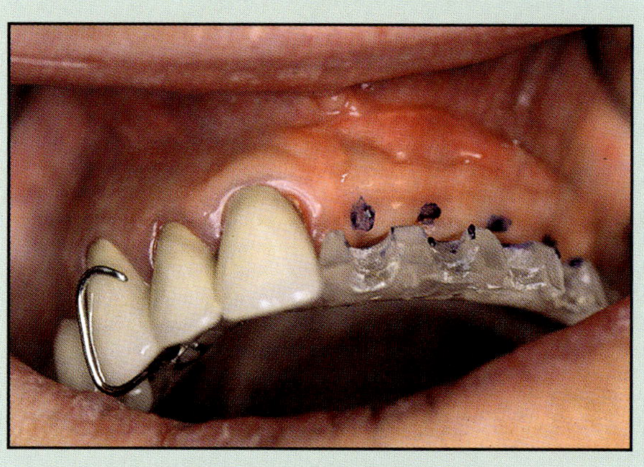

Abb. 1 Stabilisierung der Schablone mit einer Prothesenklammer.

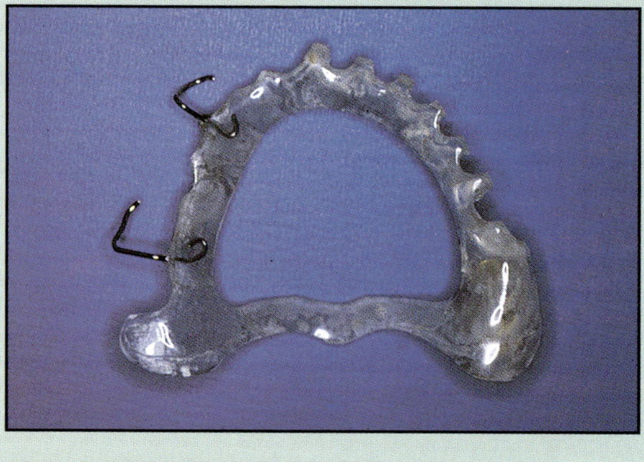

Abb. 2 Palatinal ausgesparte Schablone.

Die Verankerung der Schablone kann als Auflage auf den Schneide- bzw. Okklusalflächen der Restbezahnung erfolgen. Es ist auch möglich, die chirurgische Schablone wie eine Prothese mit Klammern an den Zähnen zu befestigen (Abb. 1). Bei größerem Zahnverlust können als distale Abstützungen der Schablone Auflagen in den Tuberbereichen sowie der Transpalatinalbogen zur Stabilisierung beitragen (Abb. 2). Bei geplanter vestibulärer Schnittführung muss für die Bildung des palatinalen Lappens Platz geschaffen werden und dafür der Gaumenteil der Schablone großzügig ausgespart werden (Abb. 2).

Versorgung von Schaltlücken

Typischer Behandlungsablauf

Versorgung mit Pfeilerzahnvermehrung*

*Der vorgestellte Fall ist eine weiterführende Fallbeschreibung der Standarddiagnostik.

Ausgangssituation

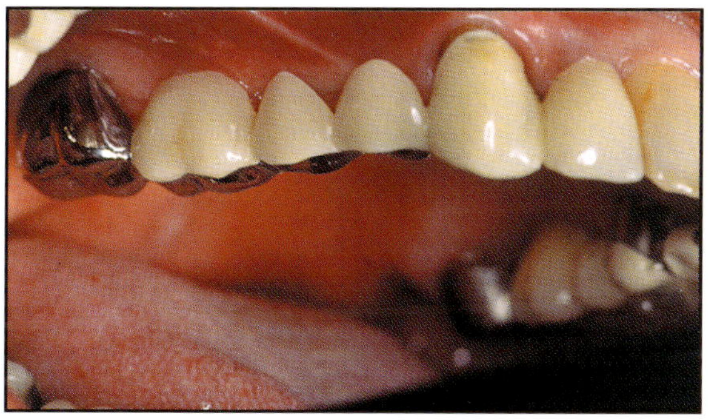

Abb. 1 Brücke 13–18 sollte erneuert werden.

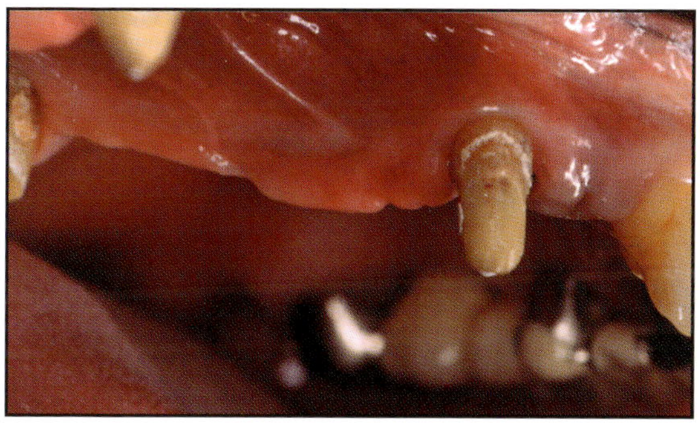

Abb. 2 Situation nach Entfernung der Brücke.

Bei der Patientin sollten die fehlenden Zähne 12, 14, 15, 16 und 17 dauerhaft ersetzt werden. Die Brücke 13–18 hatte wegen des wurzelbehandelten Eckzahnes und des parodontal geschwächten Weisheitszahnes eine fragliche Prognose (Abb. 1). In den unbezahnten Abschnitten – besonders distal – hatte sich der Kieferkamm schon weitgehend zurückgebildet (Abb. 2). Auf dem Orthopantomogramm war ersichtlich, dass vertikal ausreichend Platz für Implantate in Regio 12, 14 und 15 zur Verfügung stand (siehe Standarddiagnostik S. 87, Abb. 9). Eine Implantation in Regio 16 und 17 hätte eine vorherige Sinusbodenelevation erfordert.

Implantation

Da die Patientin wegen des größeren chirurgischen Aufwandes und der längeren Einheilungszeit nicht mit einer Sinusbodenelevation einverstanden war, musste eine Kompromisslösung gefunden werden. Für die Implantation wurden die Positionen 12, 14 und 15 gewählt. Die Implantatachsen wurden den anatomischen Gegebenheiten (v.a. Implantat in Regio 15) angepasst (Abb. 3). Die Implantate 14 und 15 wurden mit Deckschrauben, das Implantat 12 mit einer Heilungsdistanzhülse zur besseren Schleimhautabstützung versehen (Abb. 4). Das postoperative Röntgenbild zeigt drei verschiedene Implantattypen (Abb. 5). In Regio 12, wo der Knochen am härtesten war, wurde eine selbstschneidende MK II Fixtur (15 mm lang, 3,75 mm Durchmesser) bis in die Nasenbodenkortikalis gesetzt. In Regio 14, wo der Knochen etwas weicher war, wurde eine Standardfixtur (18 mm lang, 3,75 mm Durchmesser), ohne ein Gewinde vorzuschneiden, parallel zum Eckzahn bis zur Kieferhöhlenbodenkortikalis gesetzt. In Regio 15, Knochenqualität drei, wurde eine MK IV Fixtur (13 mm lang) bis zur Kieferhöhlenbodenkortikalis gesetzt. Die MK IV Fixtur ist speziell für einen weichen Knochen entwickelt worden. Sie verläuft leicht konisch (apikal 3,75 mm, koronal 4 mm), verfügt über ein doppeltes Gewinde und erreicht dadurch eine sehr hohe Primärstabilität.

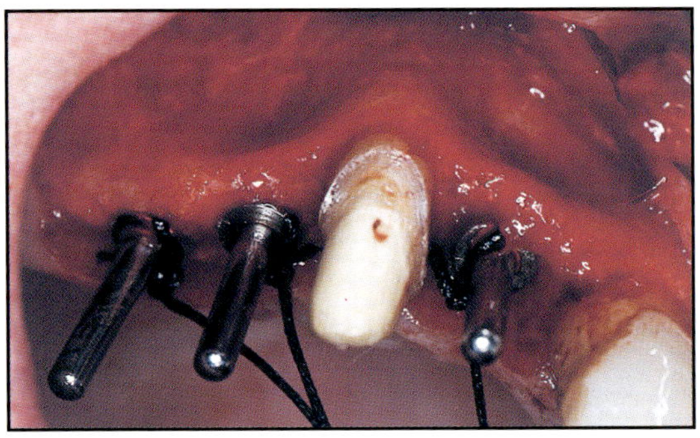

Abb. 3 Richtungsindikatoren zeigen die Achsen der Implantate.

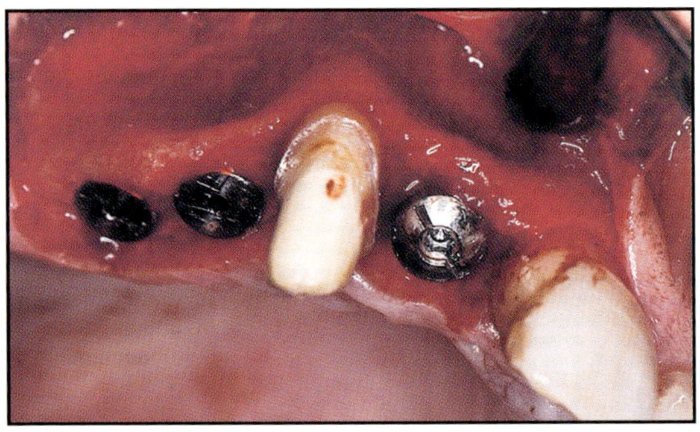

Abb. 4 Inserierte Implantate.

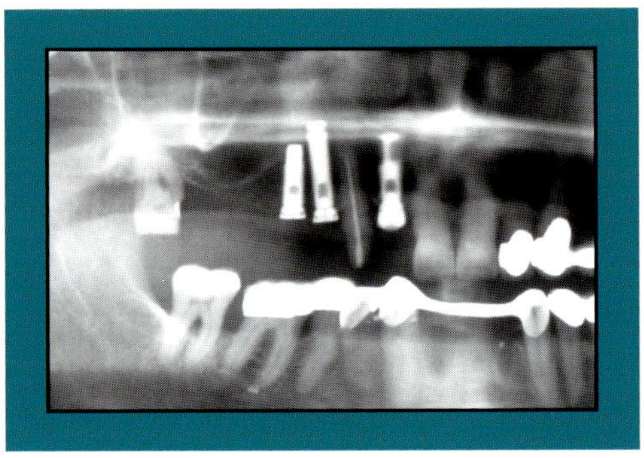

Abb. 5 Drei Implantattypen für, abhängig von der Knochenqualität, optimale Verankerung.

Freilegung und prothetische Versorgung

Abgestützt auf den Zähnen 13 und 18 konnte eine provisorische Brücke während der gesamten Einheilungszeit getragen werden. Die Schleimhautsituation in Regio 12 konnte durch die Schnittführung bei der Implantatfreilegung und Nahttechnik noch weiter optimiert werden (Cosinuskurven-Technik siehe Hinweiskasten S. 92). Die gleiche Cosinuskurven-Technik wurde für die Freilegung der Implantate 14 und 15 angewandt. Sowohl die Implantate in Regio 12, 14 und 15, als auch die natürlichen Zähne 13 und 18 wurden mit Innenteleskopen versorgt (Abb. 6). Auf die Implantate wurden individuell gegossene Distanzhülsen aufgeschraubt, auf die natürlichen Zähne Teleskope aufzementiert (Abb. 7). Mit TempBond wurde nun auf allen fünf Pfeilern provisorisch die Teleskopbrücke befestigt (Abb. 8). Die helle Verblendung der Brücke erfolgte auf ausdrücklichen Wunsch der Patientin (Abb. 9).

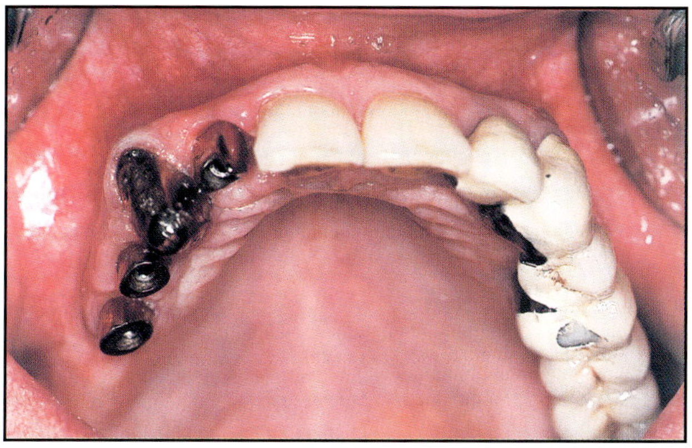

Abb. 6 Zementierte Teleskopkrone auf dem Zahn 13.

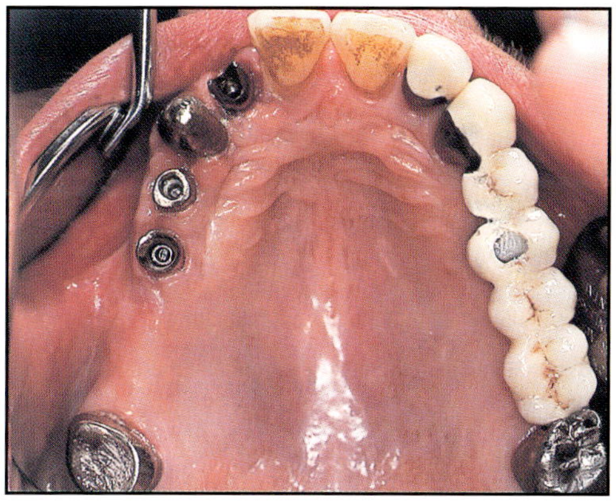

Abb. 7 Auf die Implantate aufgeschraubte individuelle Distanzhülsen.

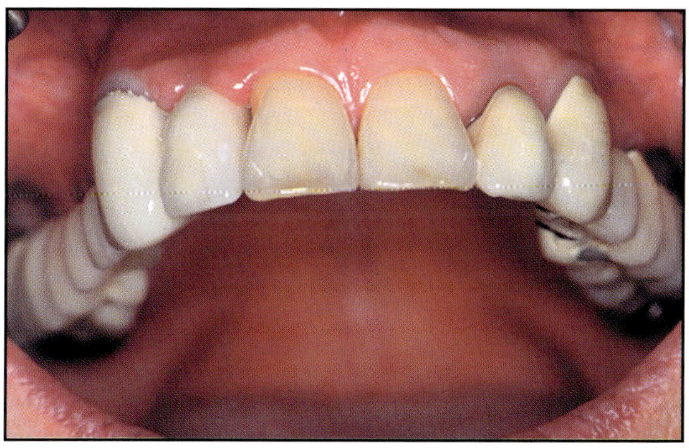

Abb. 8 Die Brücke provisorisch zementiert.

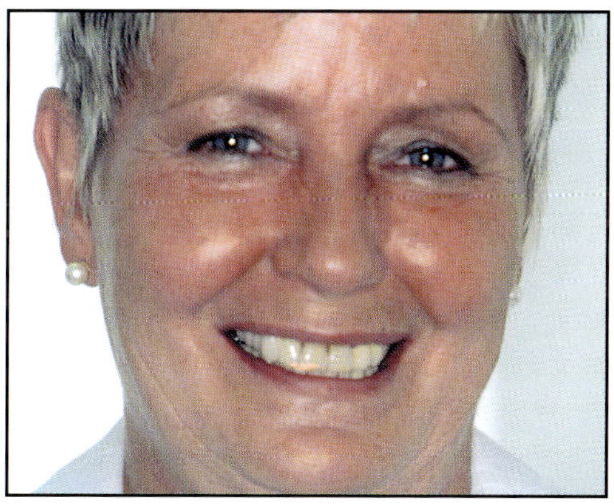

Abb. 9 Patientin nach der abgeschlossenen Behandlung.

Hinweis

Cosinuskurven-Technik zur Verbesserung der Zahnfleischsituation

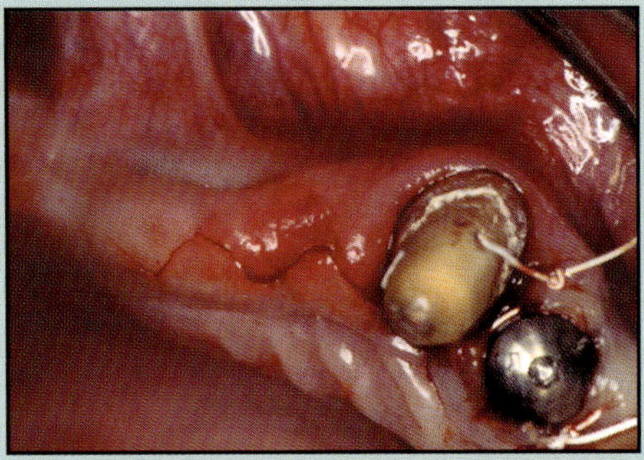

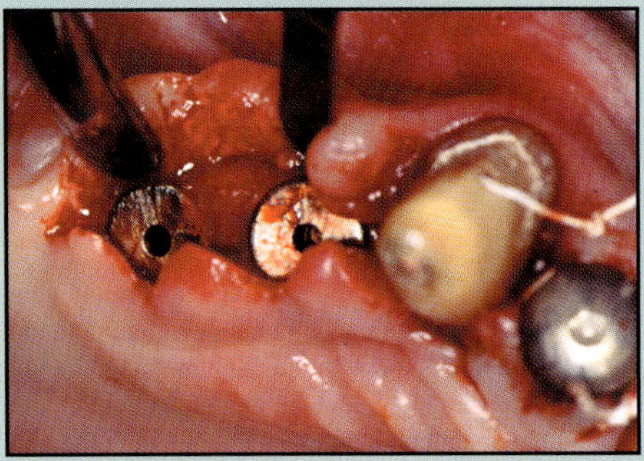

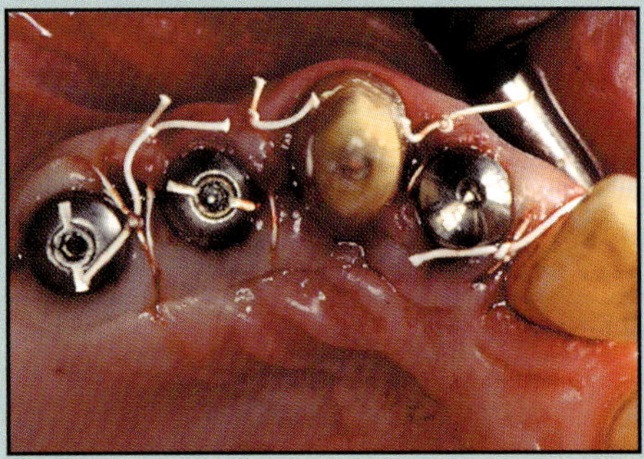

Über die spätere Zahnfleischsituation um Implantate entscheidet vor allem die Schnittführung bei der Freilegung. Grundsätzlich zu vermeiden ist eine Ausstanzung des Zahnfleisches über den Implantaten. Die optimalen Voraussetzungen für eine Korrektur würden damit verloren gehen. Eine Technik für die Verbesserung der Zahnfleischsituation bei der Freilegung stellt die Cosinuskurven-Technik dar:

Die Schnittführung erfolgt mittig auf dem Kieferkamm und zentral über den Implantaten bzw. leicht nach palatinal versetzt. Der Schnitt verläuft analog einer Cosinuskurve (Abb. 1). Sowohl der palatinale als auch der vestibuläre Lappen müssen nachfolgend leicht mobilisiert werden (Abb. 2). Nach Abnahme der Deckschrauben werden die Heilungsdistanzhülsen mit gewünschter Höhe und gewünschtem Durchmesser aufgeschraubt. Anschließend werden die Spitzen der Cosinuskurve beider mobilisierter Lappen in die Zwischenräume der Implantate adaptiert – analog der lateralen Verschiebelappen-Technik – und mit Nähten stabilisiert (Abb. 3). Das Vorgehen ist weitestgehend atraumatisch und das Weichgewebeangebot wird bei dieser Technik optimal genutzt. Nach einer ersten Stabilisierung der Gingiva (nach ca. 7–10 Tagen) kann die Nahtentfernung erfolgen.

Chirurgie:
Dr. Christoph T. Sliwowski

Prothetik:
Dr. Michael Weber

Zahntechnik:
Horst Mosch

Versorgung auf Teleskopbasis

Eine implantologische Versorgung einer Schaltlücke im Oberkiefer kann abhängig und unabhängig von den eigenen Zähnen erfolgen. Die Suprakonstruktion kann zahn- und implantatgetragen sowie rein implantatgetragen sein. Im Gegensatz zum Unterkiefer werden im Oberkiefer aufgrund schlechterer Knochenqualität häufiger Verbundkonstruktionen beschrieben. Die Verbindung zwischen Implantat und natürlichem Zahn kann durch eine Suprakonstruktion mit Doppelkronen oder mit einem Geschiebe erfolgen. Die Verbindung muss unbedingt starr sein, um eine Intrusion der natürlichen Zähne zu vermeiden. Doppelkronen sollten provisorisch zementiert, das Geschiebe durch eine Verschraubung gesichert werden.

Ausgangssituation

Die Brücke 12–17 hatte nach Verlust des Zahnes 16 stark an Stabilität verloren (Abb. 1). Eine langspannige Brücke, ohne den Einsatz von Implantaten hätte eine ungünstige Prognose gehabt. Daher sollten vier Implantate in Regio 13, 14, 15 und 16 inseriert werden.

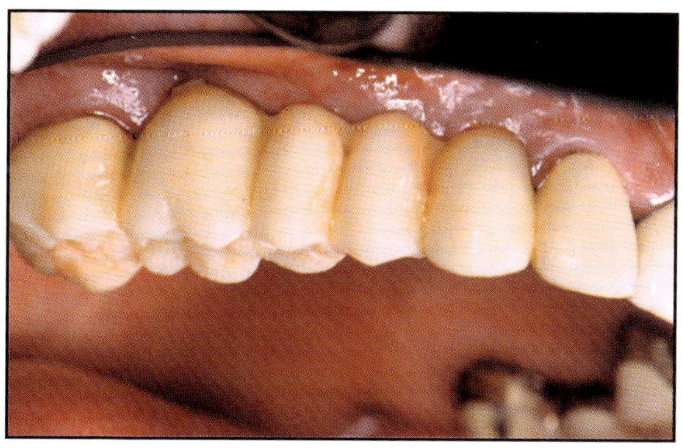

Abb. 1 Brücke 12–17.

Implantation und Augmentation

Die diagnostisch geplanten Implantatpositionen wurden mit Hilfe einer Bohrschablone auf das Operationsfeld übertragen (Abb. 2). Die Insertion der Implantate 13, 14 und 15 war planmäßig im ortständigen Knochen möglich (Abb. 3). Das Implantat in Regio 16 erforderte zusätzlich eine knochenregenerative Maßnahme. Es handelte sich um einen alveolären Knochendefekt nach der Zahnextraktion. Die gesteuerte Knochenregeneration erfolgte mit einer Gore-Tex Membran, ohne Knochenersatzmaterial (Abb. 4). Die vorhandene Brücke 12–17 wurde der neuen Situation angepasst und konnte während der gesamten Einheilungszeit komplikationsfrei getragen werden.

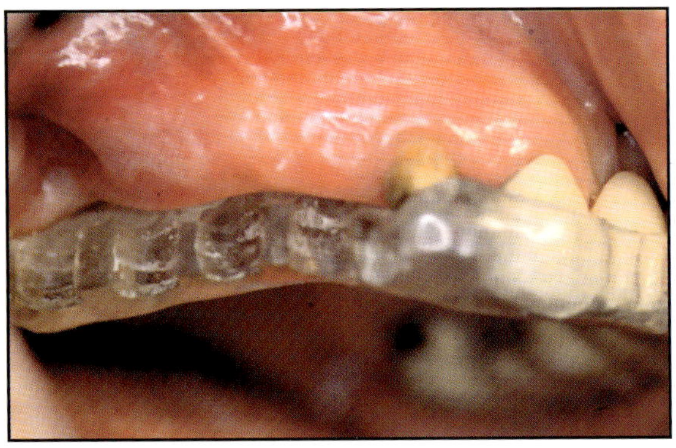

Abb. 2 Chirurgische Schablone.

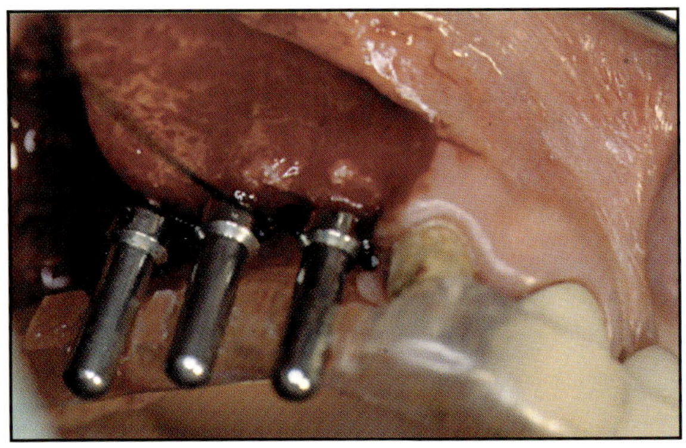

Abb. 3 Richtungsindikatoren in den Einbuchtungen der Schablone.

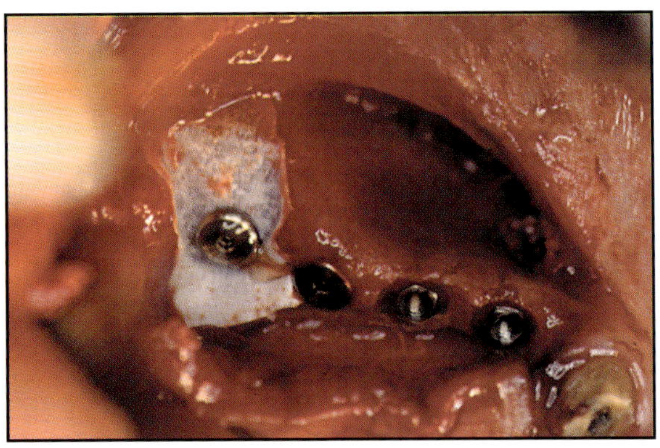

Abb. 4 Augmentation am Implantat 16.

Freilegung und prothetische Versorgung

Die Freilegung erfolgte 7 Monate nach der Implantation (Abb. 5). Nach Montage der Heilungsdistanzhülsen wurde die Brücke über den Implantaten basal ausgeschliffen, so dass sie weiterhin als Provisorium getragen werden konnte (Abb. 6). Alle Implantate wurden mit individuellen Distanzhülsen und die Zähne 12 und 17 mit Einzelteleskopen versorgt und durch eine Brücke (12, 13, 14, 15, 16, 17) miteinander verbunden (Abb. 7). Die Brücke wurde provisorisch mit TempBond zementiert und konnte bei Bedarf abgenommen werden.

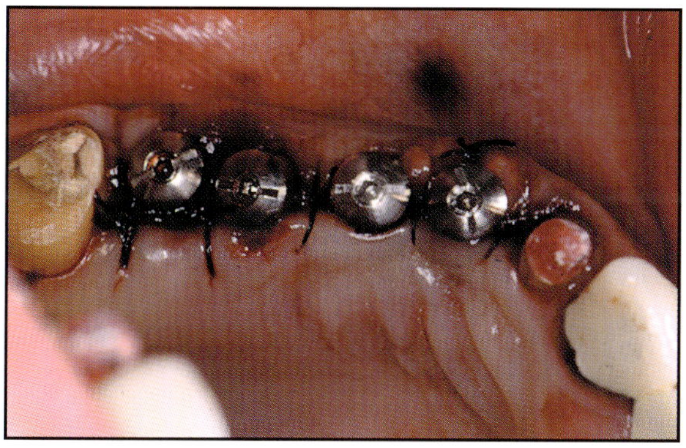

Abb. 5 Freilegung der Implantate.

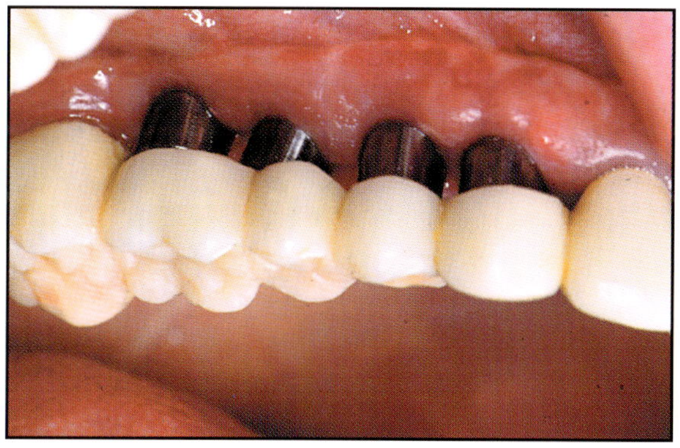

Abb. 6 Modifikation der provisorischen Brücke.

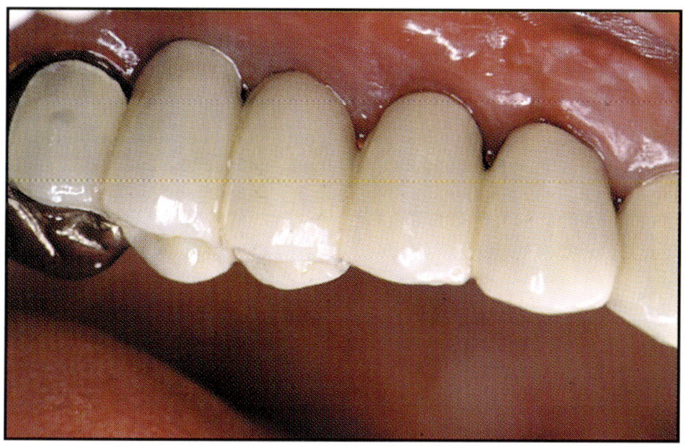

Abb. 7 Verbundbrücke auf den Zahnteleskopen und individuellen Distanzhülsen auf den Implantaten.

Chirurgie:	Prothetik:	Zahntechnik:
Dr. Christoph T. Sliwowski	**Dr. Michael Weber**	**Horst Mosch**

Versorgung bei einseitiger ausgeprägter Kieferkammatrophie

Ausgangssituation

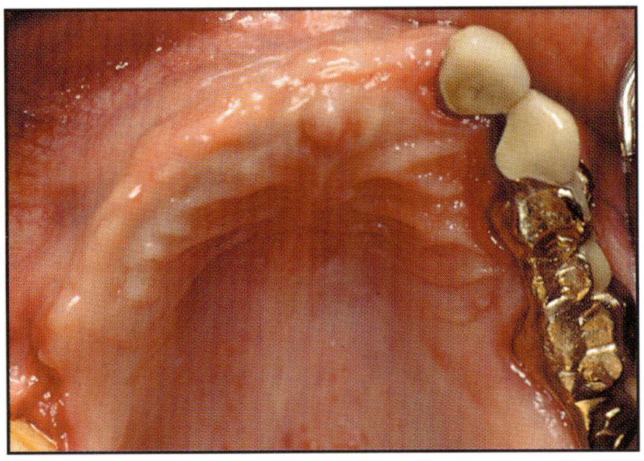

Abb. 1 Atrophierter Kieferkamm im ersten Quadranten.

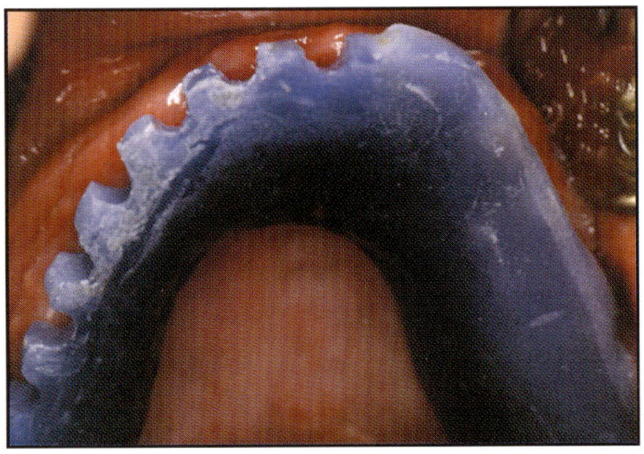

Abb. 2 Diskrepanz zwischen der Schablone und dem Kieferkamm.

Bei dem Patienten war eine große Schaltlücke zwischen dem Weisheitszahn 18 über die Mitte übergreifend bis zum seitlichen Schneidezahn 22 festsitzend zu versorgen. Der Restzahnbestand im Oberkiefer stellte sich wie folgt dar: Die Zähne 18 und 28 standen einzeln, die Zähne 22, 24 und 26 waren mit einer Brücke mit distalem Anhänger versorgt (Abb. 1). Der Patient trug eine einfache Klammerprothese, die sehr frakturanfällig war. Es wurde eine Rehabilitation mit einer festsitzenden Brücke geplant. Die Ausformung des Kieferkamms im ersten Quadranten war aufgrund der längeren Zahnlosigkeit und der damit verbundenen Knochenatrophie nicht mehr optimal. Die Registrierungsschablone mit diagnostisch ermittelten optimalen Implantatpositionen verdeutlichte diese Problematik (Abb. 2).

Implantation und Registrierung der Implantatposition

Die Implantate in den Positionen 14, 13, 12, 11 und 21 konnten in dem ortständigen Knochen inseriert werden. Da die vestibuläre Atrophie des Kieferkammes auf Wunsch des Patienten nicht vollständig rekonstruiert werden konnte, wurden die Implantate weiter palatinal gesetzt, als es unter prothetischen Gesichtspunkten geplant war. Um die Vorbereitung der Suprakonstruktion vor der Freilegung zu ermöglichen, musste die genaue Position der Implantate, sowie ihr Verhältnis zueinander und zur Restbezahnung registriert werden. Zu diesem Zweck wurden nach der Insertion der Implantate Registrierungspfosten auf die Implantate aufgeschraubt. Die vorbereitete Registrierschablone wurde wegen der stärker als erwartet ausgefallenen Kieferkammatrophie entsprechend korrigiert (Abb. 3). Die Registrierungspfosten wurden mit Pattern Resin in die Schablone integriert (Abb. 4). Nach der Demontage der Registrierungsschablone wurden Deckschrauben auf die Implantate aufgeschraubt (Abb. 5). Der Mukoperiostlappen wurde durch Periostschlitzung mobilisiert. Es erfolgte ein dichter Nahtverschluss. In der Heilungsphase wurde die provisorische Versorgung vorbereitet (siehe Hinweiskasten zum Laborverfahren auf Seite 102).

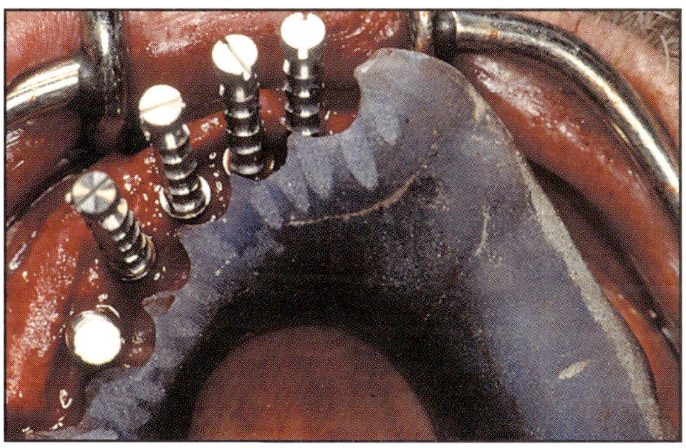

Abb. 3 Modifikation der Registrierschablone.

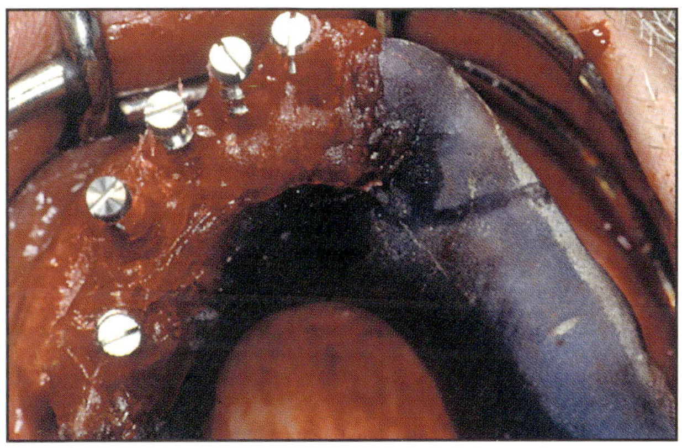

Abb. 4 Abdruckpfosten einpolymerisiert in die Registrierschablone.

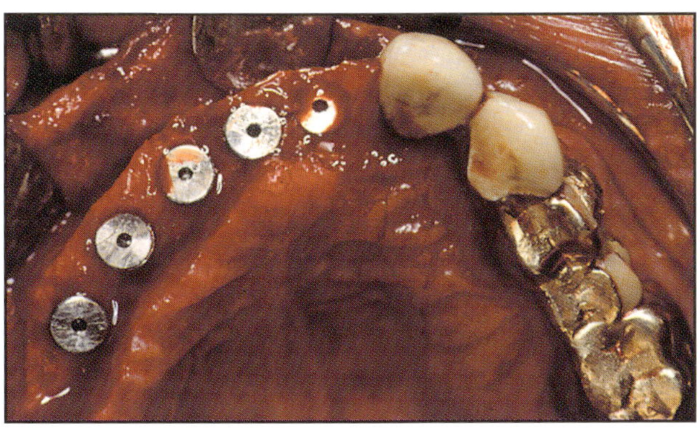

Abb. 5 Inserierte Implantate.

Freilegung mit Eingliederung der Suprakonstruktion und gingivalem Aufbau des Kieferkamms

Die Freilegungstechnik und die Schnittführung mussten, besonders im Frontzahnbereich, sehr genau geplant werden. Bei der Planung war der gingivale Verlauf der künftigen Kronen ausschlaggebend. Die Prothesenzähne (ohne rosa Kunststoff) zeigten den vestibulären Kronenverlauf (Abb. 6).
In diesem Fall befanden sich sämtliche Implantatdurchtrittstellen in der beweglichen Mukosa des Vestibulums. Die Freilegungsoperation wurde genutzt, um mehr attached Gingiva um die Implantate zu gewinnen und die Schleimhautsituation zu korrigieren.
Der Schnitt wurde palatinal der Implantate nur mukoepithelial geführt. Die epithelisierte Gingiva wurde auf eine Länge von ca. 10 mm nach palatinal – möglichst ohne Perforation – vom Bindegewebe abpräpariert **(Split-flap Technik)**. Die Durchtrennung des Periosts erfolgte am Ende des Mukosalappens (ca. 10 mm palatinal von den Implantaten). Der lange, nach palatinal übergreifende Lappen musste nach vestibulär vom Knochen abgelöst werden (Abb. 7). Nach Entfernung der Deckschrauben wurden die vorbereiteten sterilen Innenkronen aufgeschraubt. Als erstes wurde mit Hilfe des Transfers das am weitesten nach distal liegende Aufbauteil aufgeschraubt (Abb. 8). Die weiteren Aufbauteile konnten in beliebiger Reihenfolge mit Hilfe des Schlüssels platziert werden. Es hat sich bewährt, die Teile von vestibulär zu markieren, um sie intraoperativ schneller einordnen zu können (Abb. 9). Nach Anziehen der Schrauben wurden die provisorischen Kronen mit ein wenig TempBond und Vaselinezusatz eingesetzt und die Zementreste unter Sicht entfernt (Abb. 10).

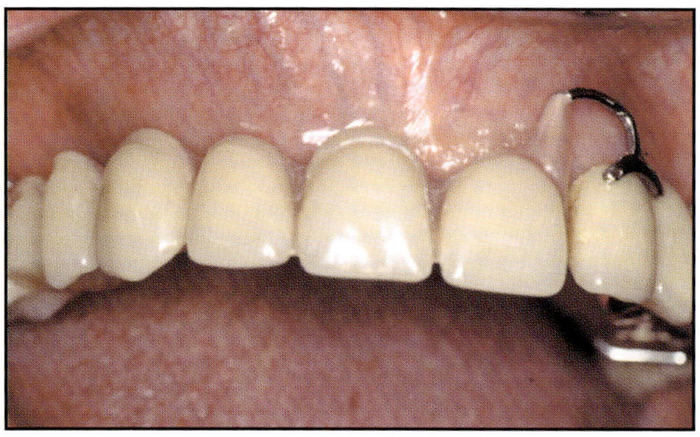

Abb. 6 Bewegliche Mukosa im Zahnhalsbereich der künftigen Kronen.

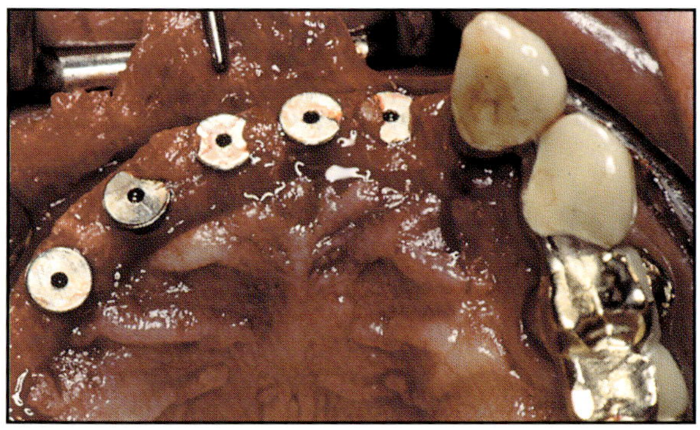

Abb. 7 „Split-flap" Technik.

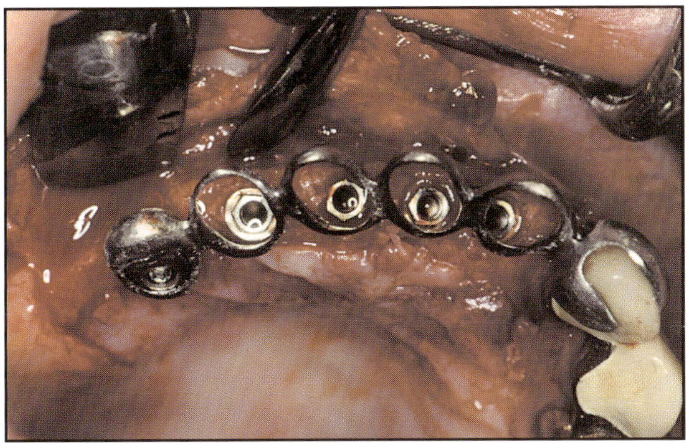

Abb. 8 Distanzhülsenmontage mit dem Transferschlüssel.

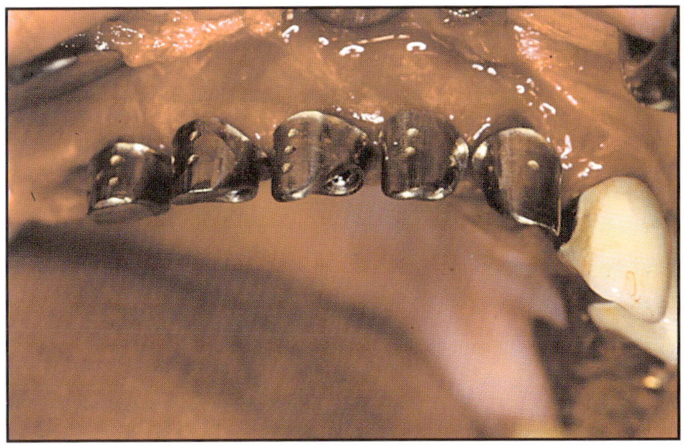

Abb. 9 Markierungen auf den Distanzhülsen.

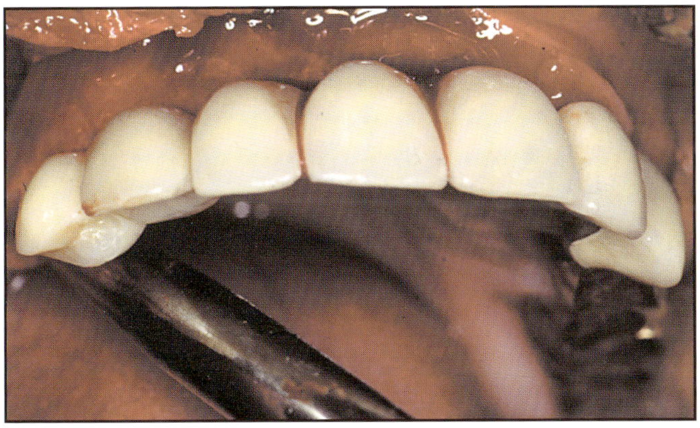

Abb. 10 Eingesetztes Langzeitprovisorium.

Achtung: Beim Anziehen der Befestigungsschrauben ist unbedingt zu vermeiden, dass sich die Aufbauteile um die eigene Achse nach rechts verdrehen. Im Fall sogar einer minimalen Verdrehung entsteht eine Spannung mit der Folge, dass sich der Transfer nur noch schwer entfernen lässt bzw. die Suprakonstruktion nicht mehr passt.

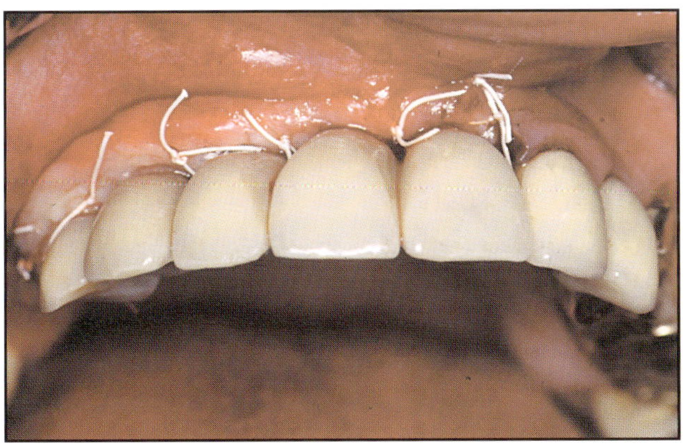

Abb. 11 Stabilisierung des gestielten Gaumentransplantates.

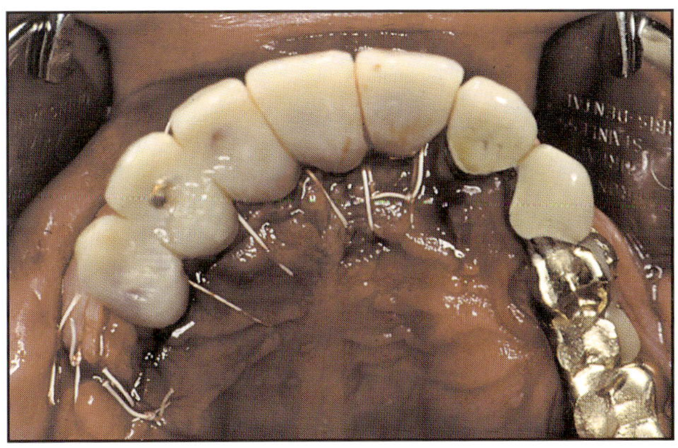

Abb. 12 Adaptation des ausgedünnten palatinalen Lappens.

Von vestibulär wurde der Rolllappen an die Implantatpfeiler adaptiert und mit Nähten fixiert **(Rolllappentechnik)** (Abb. 11). Beim Zunähen musste auch der ausgedünnte palatinale Mukosalappen am Knochen stabil adaptiert werden (Abb. 12). Um den Heilungsverlauf vor Störfaktoren zu schützen, wurde Solcoseryl-Salbe aufgetragen und eine vorbereitete Tiefziehfolie mit einer Gaumenabdeckung aufgesetzt (Abb. 13). Die postoperative OPG Aufnahme zeigte die genaue Passung der Aufbauelemente auf den Implantaten (Abb. 14). Die Heilungsphase verlief komplikationsfrei (Abb. 15).

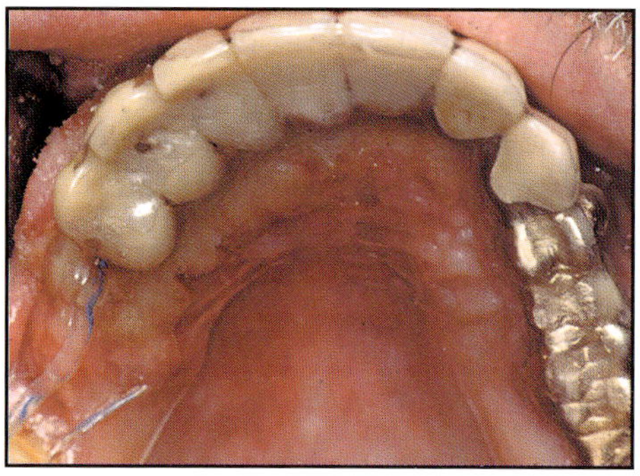

Abb. 13 Verband aus der Tiefziehfolie.

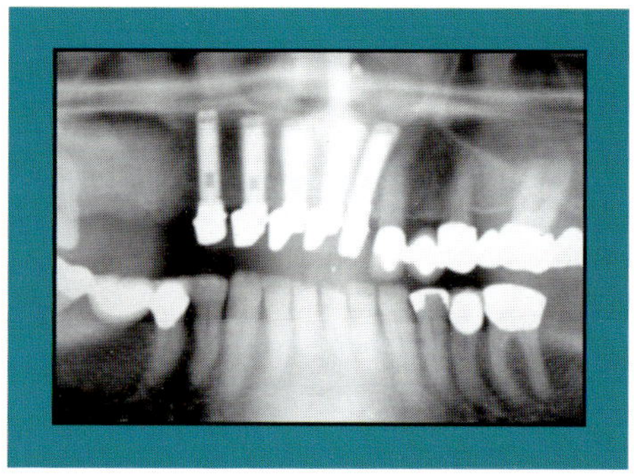

Abb. 14 OPG Kontrolle.

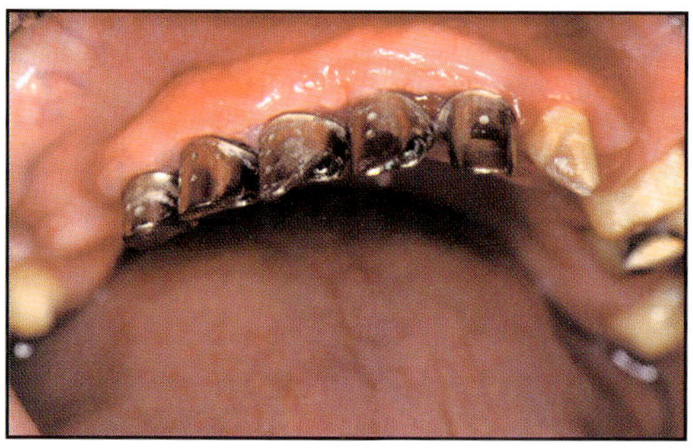

Abb.15 Klinische Situation nach dem Abheilen.

Prothetische Versorgung

Nachdem sich die Situation nach ca. 6 bis 8 Wochen stabilisiert hatte, folgten die weiteren prothetischen Schritte. Für die Gesamtrehabilitation wurde zunächst die Brücke 22–27 entfernt (Abb. 16) und die Pfeilerzähne nachpräpariert. Es folgte die Abdrucknahme. Im Labor wurde die geteilte Konstruktion auf dem Gesamtmodell angefertigt. Die zu zementierenden zahngetragenen Anteile wurden mit Geschieben mit externer Verschraubung versehen. Der implantatgetragene Anteil sollte provisorisch zementiert und am restlichen Zahnersatz verschraubt werden.

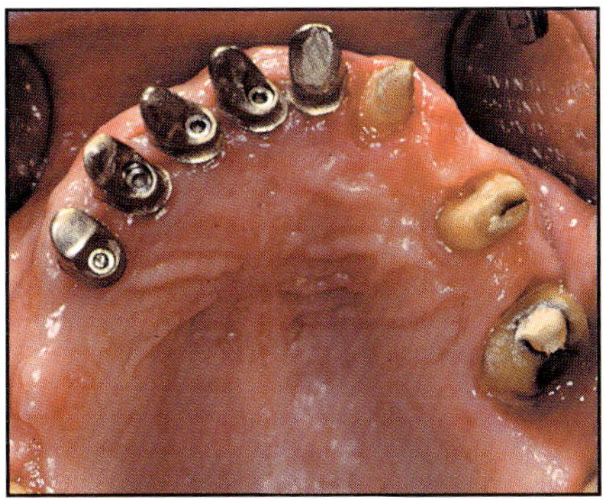

Abb. 16 Nachpräparation der Zähne.

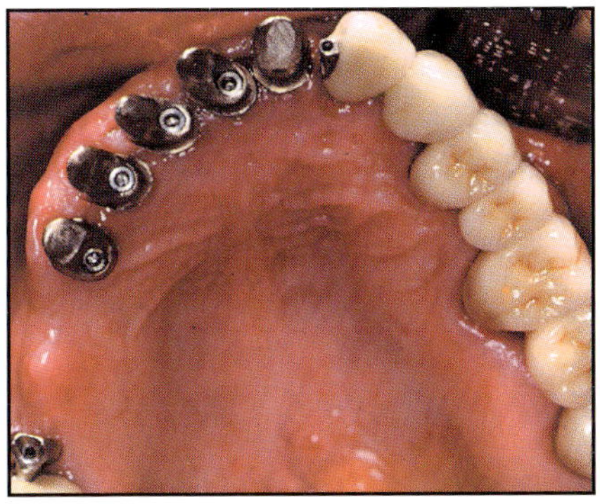

Abb. 17 Zementierte Brücke und Krone 18.

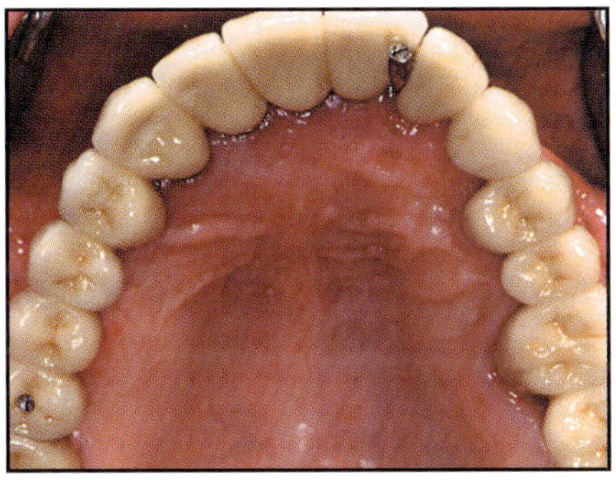

Abb. 18 Sicherung des Implantatteils mit den Minischrauben.

Bei dem Einsetzen wurde zuerst die Brücke 22–24–26–28 und Krone 18 mit Harvard-Zement befestigt (Abb. 17). Nach dem provisorischen Zementieren wurde der implantatgetragene Teil des Zahnersatzes mit Minischrauben an den externen Geschieben zwischen 21–22 und 17–18 befestigt (Abb. 18). Es musste noch mit einer Rückbildung der etwas überkonturierten, befestigten Gingiva im Bereich 14–21 gerechnet werden (Abb. 19). Die festsitzende Gesamtrehabilitation des Oberkiefers von 18 bis 28 konnte auch ohne Knochenaufbau (wie z.B. Sinuslift und seitliche Kieferkammaugmentation) zufriedenstellend durchgeführt werden. Abbildung 20 zeigt die Abschlussaufnahme.

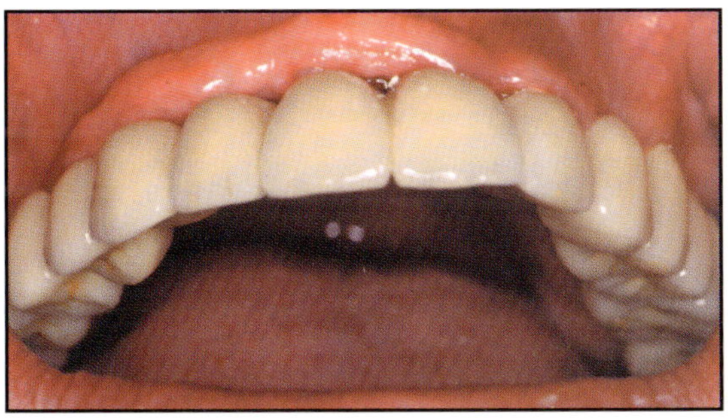

Abb. 19 Gesamtrehabilitation.

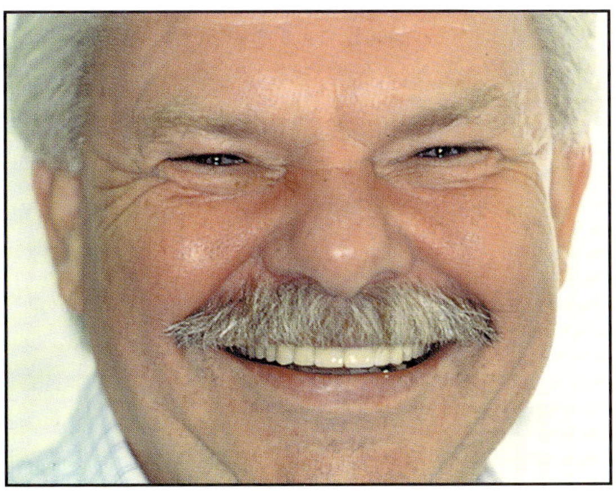

Abb. 20 Patient nach Abschluss der Behandlung.

Chirurgie:

Dr. Christoph T. Sliwowski

Prothetik:

Dr. Michael Weber

Zahntechnik:

Horst Mosch

Hinweis

Das Anguss-Coping Laborverfahren (zu dem Fall von Seite 96)

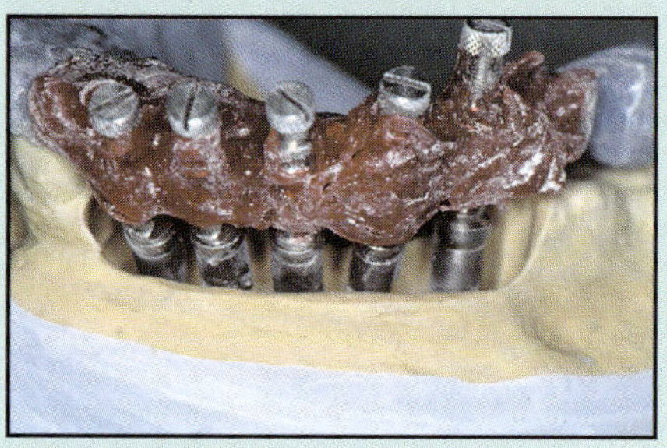

Abb. 1 Platzieren der Schablone auf dem ausgefrästen Modell.

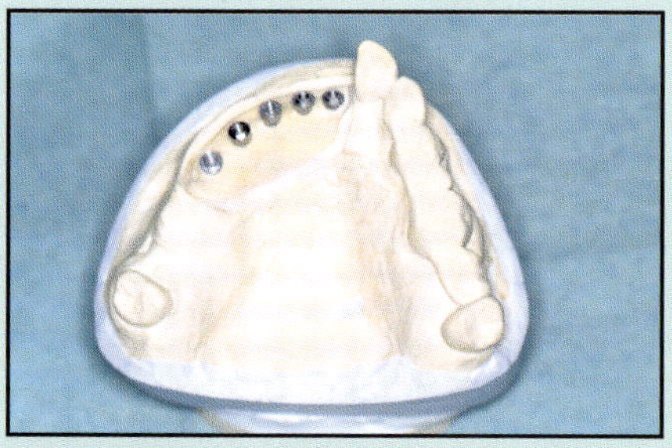

Abb. 2 Eingebettete Implantatanaloge.

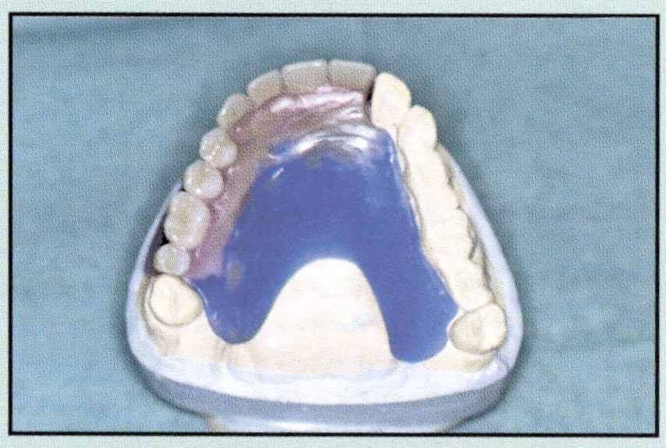

Abb. 3 Wachsaufstellung.

Vor der Freilegung wurden aktuelle Modelle hergestellt. Nachdem der spielfreie Sitz der Registrierungspfosten in der Schablone kontrolliert worden war, wurden die Modellimplantate aufgeschraubt. Das Modell wurde so weit ausgefräst, bis die Modellimplantate nirgendwo mehr aufsaßen und sich die Schablone wieder präzise auf dem Modell platzieren ließ (Abb. 1). Die Modellimplantate wurden – geringfügig unter Zahnfleischniveau – in Gips fixiert.

Nach dem Abschrauben der Schablone verblieben die Modellimplantate im Modell, analog der im Kiefer platzierten Implantate (Abb. 2). Anschließend wurde eine Zahnfleischmaske hergestellt. Das Modell wurde einartikuliert und die Prothesenzähne aufgestellt.

Die Position der Prothesenzähne auf dem Modell (Abb. 3) wurde durch einen Gipsvorwall festgehalten (Abb. 4). Prothesenzähne und Gaumenplatte wurden entfernt, die Zahnfleischmaske an den Implantatdurchtrittsstellen perforiert.

Die Aufbauteile wurden im Anguss-Coping Verfahren hergestellt. Diese Methode ist nicht neu und basiert auf der UCLA Abutment Idee. In diesem Verfahren wird auf einen ausbrennbaren Kunststoffzylinder ein individuelles Aufbauteil aus Wachs modelliert, um es dann in Metall gießen zu können. Als Träger für die Anguss-Coping Teile wurden ausbrennbare Kunststoffzylinder (Subtec 2) gewählt und auf die Modellimplantate aufgeschraubt (Abb. 5). Diese Zylinder wurden dem Vorwall entsprechend beschliffen.

Abb. 4 Anfertigung des Vorwalls.

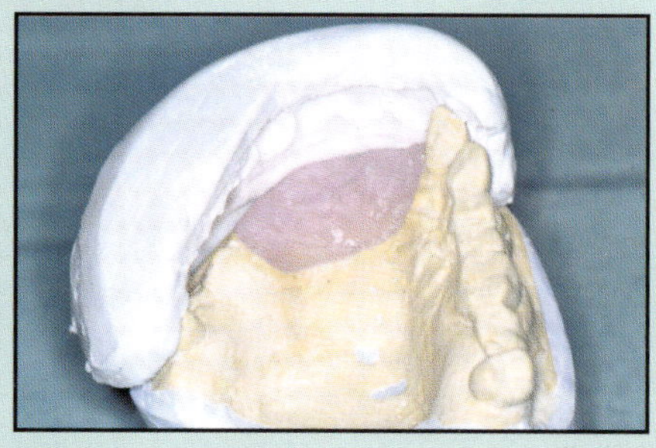

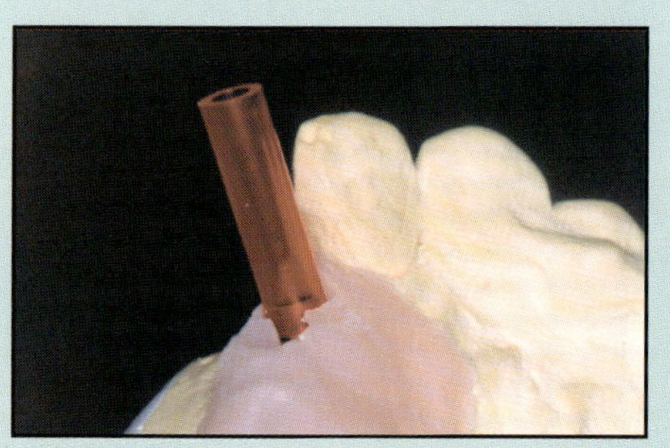

Abb. 5 Kunststoffzylinder als Träger.

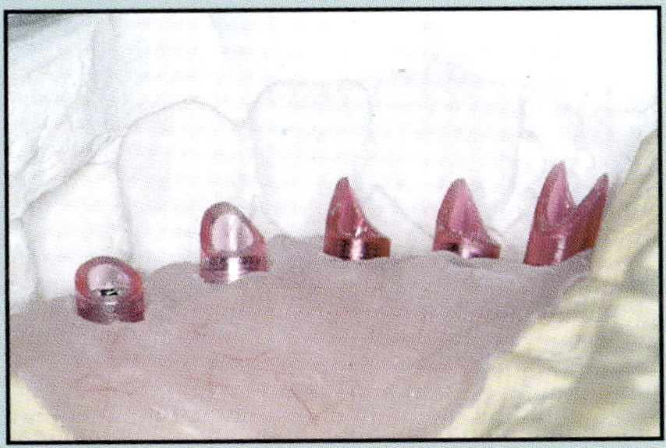

Abb. 6 Gekürzte Kunststoffzylinder.

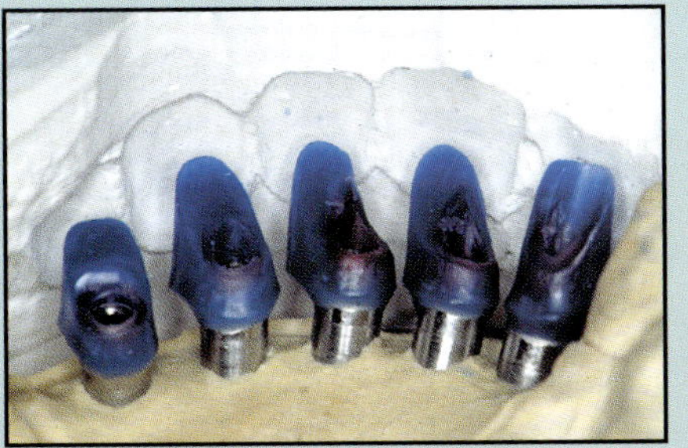

Abb. 7 Modellierte individuelle Distanzhülsen.

Alle Zylinder wurden nacheinander angepasst (Abb. 6) und die individuellen Distanzhülsen, die Innenkronen entsprechen, aus Wachs modelliert. Die Modellierung wurde anhand des Vorwalls (Abb. 7) und der Zahnfleischsituation durchgeführt. Diskrepanzen zwischen Implantatposition und Krone ließen sich durch eine individuelle Modellierung ausgleichen. Die modellierten Innenkronen wurden gegossen und am Modell kontrolliert.
Um die eindeutige Position der Innenkronen im Verhältnis zueinander zu fixieren und diese auf das Operationsfeld zu übertragen, wurde ein Transfer modelliert und gegossen (Abb. 8 und 9). Anschließend wurden auf Basis der Prothesenzähne provisorische Kronen angefertigt (Abb. 10).

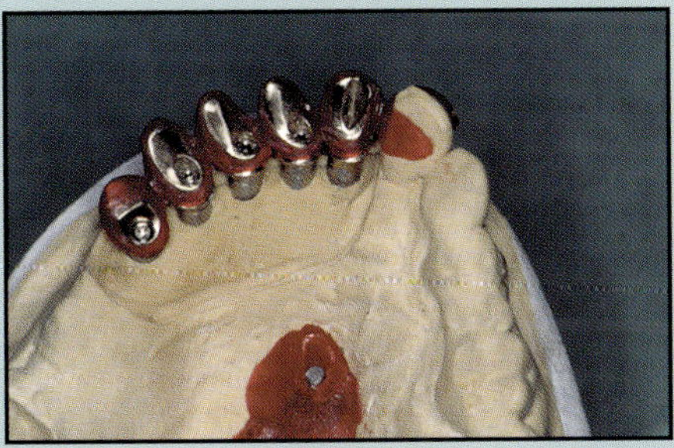

Abb. 8 Modellierter Transfer.

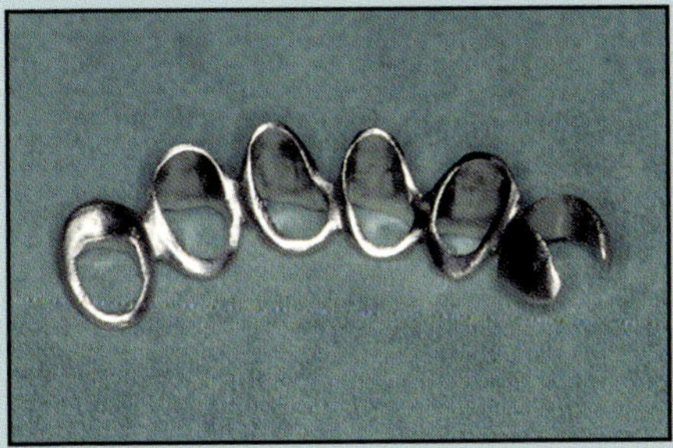

Abb. 9 Transfer gegossen.

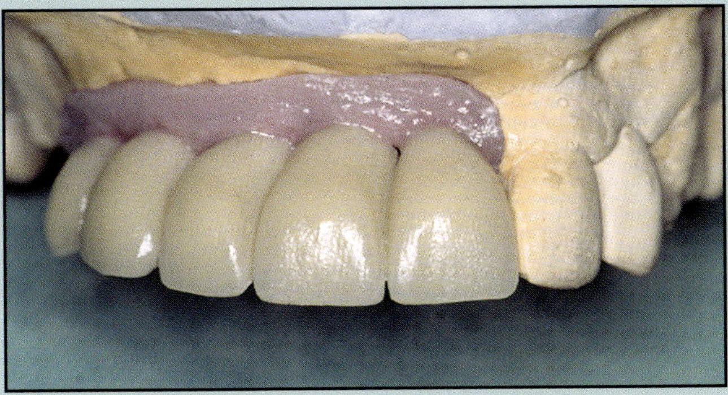

Abb. 10 Provisorische Kronen auf den individuellen Distanzhülsen.

Schwierigkeiten und Komplikationen

Sinusbodenelevation mit Rekonstruktion des Kieferkammes und der Gingiva

Ausgangssituation

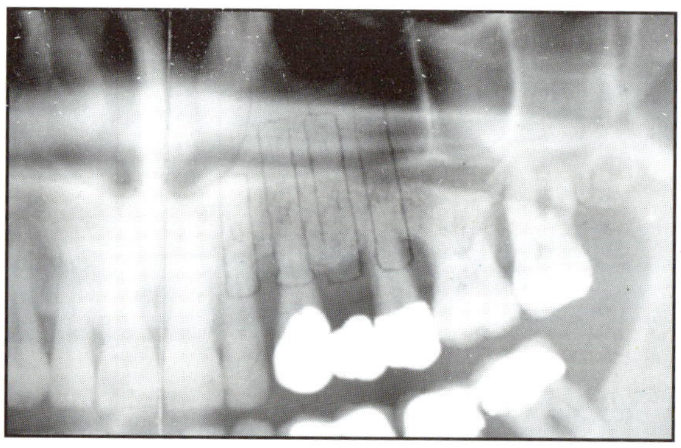

Abb. 1 OPG Aufnahme vor Extraktion der Zähne 22, 23 und 25.

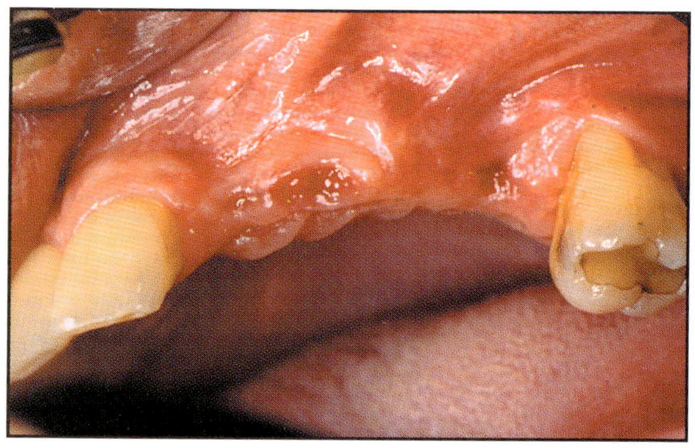

Abb. 2 Kieferkammatrophie nach der Extraktion.

Aufgrund einer parodontalen Erkrankung mussten bei der Patientin die Zähne 22, 23 und 25 extrahiert werden (Abb. 1).
Die Zähne 23 und 25 dienten als Pfeiler einer Brücke. Infolge der starken parodontalen Lockerung kam es zu einem großen Knochen- und Weichgewebsverlust, wodurch die Voraussetzungen für eine implantologische Versorgung ungünstig waren (Abb. 2). Zusätzlich zum vertikalen und horizontalen Knochenabbau war die Kieferhöhle weit nach mesial extendiert, so dass im Prämolarenbereich zu wenig Knochensubstanz vorhanden war, um Implantate langfristig verankern zu können. Nach der CT Analyse wurde entschieden, gleichzeitig mit der Implantation eine Sinusbodenelevation (siehe Seite 127) sowie eine vertikale und horizontale Kieferkammaugmentation durchzuführen.

Implantation und Augmentation

Nach dem palatinalen Kammschnitt und der Präparation eines Mukoperiostlappens wurde ein kleines Fenster im apikalen Prämolarenbereich des Sinus Maxillaris angelegt (Abb. 3). Nach der Ablösung der Kieferhöhlenschleimhaut wurden die Implantatbetten vorbereitet (Abb. 4). Mit der Insertion von vier Implantaten erfolgte schrittweise die Auffüllung des Sinusbodens mit einem Gemisch aus Bio-Oss, Eigenknochen und Eigenblut (Abb. 5). Die Implantate wurden so gesetzt, dass sie ca. 2 bis 3 mm über das Knochenniveau hinausragten, mit dem Ziel, den Knochenaufbau nach vertikal abzustützen. Die höhere Deckschraube auf dem Eckzahnimplantat sollte als Stützzone für die Membran, am besten im Bereich der Titanverstärkung, dienen. Die große titanverstärkte Gore-Tex Membran wurde angepasst und apikal befestigt. Darunter wurde das vorbereitete Gemisch aus Bio-Oss und Knochen aufgelagert (Abb. 6).

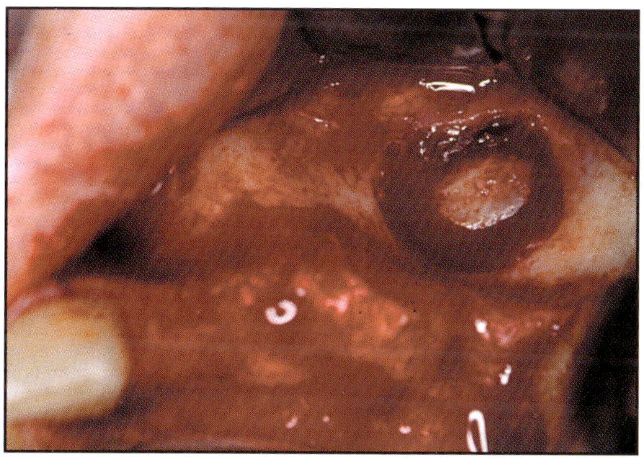

Abb. 3 Fensterung der Kieferhöhle.

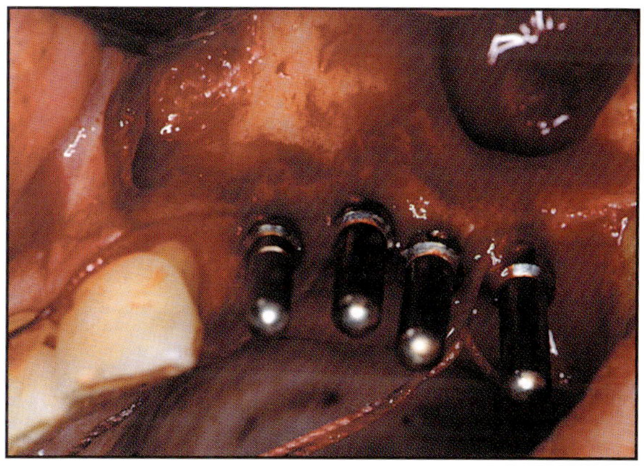

Abb. 4 Präparation der Implantatbetten.

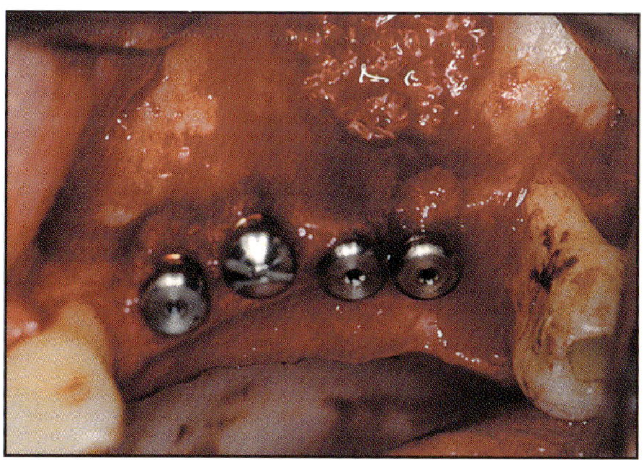

Abb. 5 Aufgefüllte Kieferhöhle und inserierte Implantate.

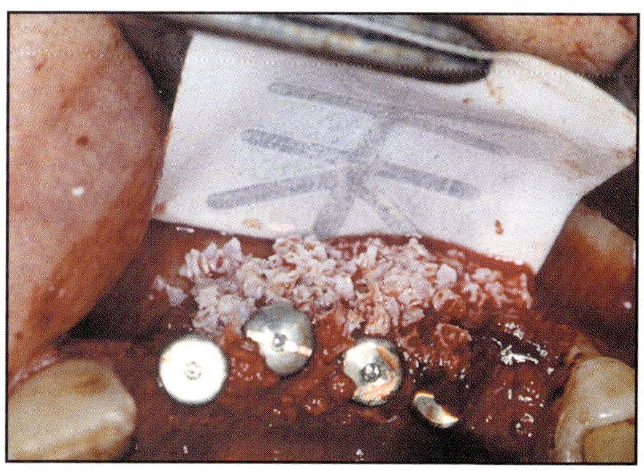

Abb. 6 Apikal mit den Nägelchen befestigte Membran.

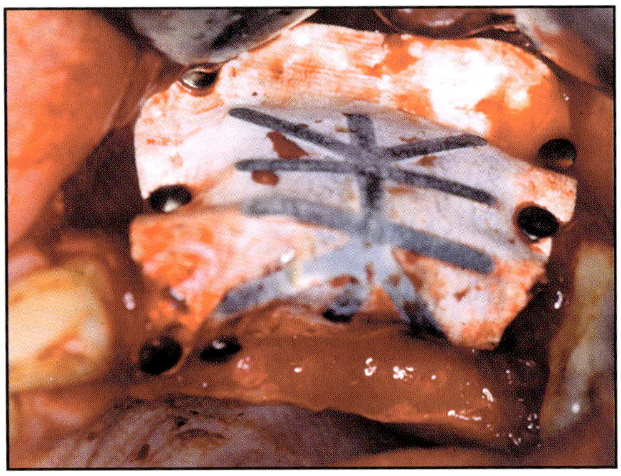

Abb. 7 Adaptierte und stabilisierte Membran.

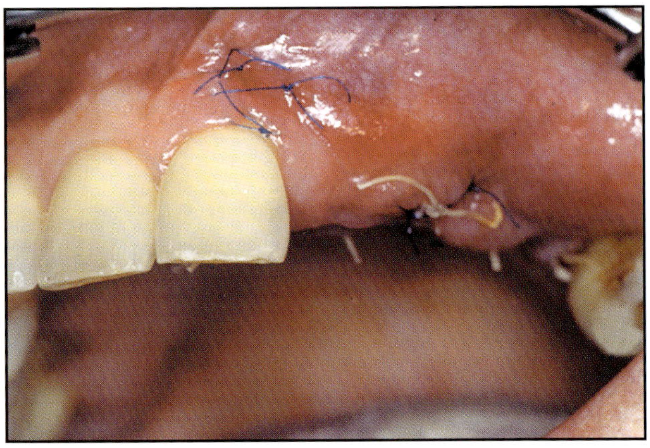

Abb. 8 Mobilisierung der vestibulären Mukosa zur Abdeckung der Membran.

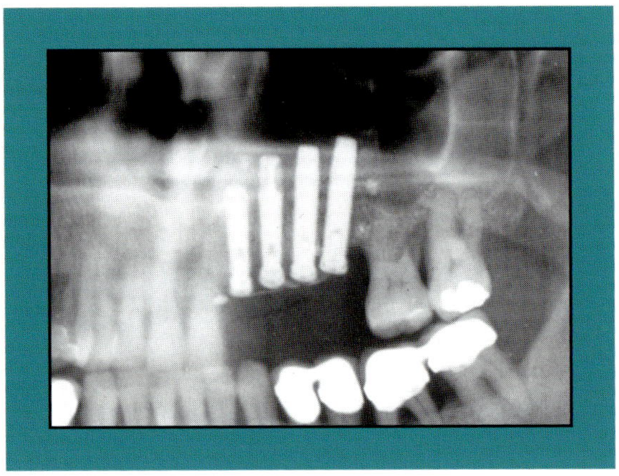

Abb. 9 OPG nach dem Eingriff.

Nach der Ausformung des Kieferkammes wurde die Membran über den Kamm zur Gaumenseite adaptiert und mit Titan-Nägelchen befestigt (Abb. 7). Der Lappen musste durch Periostschlitzung völlig spannungsfrei reponierbar sein und durfte keinen Druck auf das augmentierte Areal ausüben, bevor der dichte Nahtverschluss mit Matratzen- und einfachen Nähten angelegt wurde (Abb. 8). Auf der OPG Aufnahme, die unmittelbar nach der Operation angefertigt wurde, ist die Höhe der Implantate über dem Knochenniveau zu erkennen (Abb. 9). Da die vertikale Augmentation mit Knochenersatzmaterialien vorgenommen wurde, wurde eine Einheilungszeit von mindestens 9 Monaten angesetzt.

Freilegung und prothetische Versorgung

Durch die Periostschlitzung und die Verlagerung der beweglichen Mukosa nach koronal, existierte keine keratinisierte Gingiva im Bereich der Implantate (Abb. 10). Um diese Zone wiederherzustellen, musste Bindegewebe aus dem Gaumen nach vestibulär verlagert werden. Dies wurde mit einer Kombination aus zwei Techniken erreicht: Split-flap- und Rolllappentechnik (siehe Seite 98 und 100). Nach der Präparation des Lappens wurde ein Zugang zu der Membrane und den Befestigungsnägelchen geschaffen (Abb. 11). Zuerst wurden alle Nägelchen entfernt, damit die Membran, ohne Gefahr auszureißen, entnommen werden konnte. Zur Sicherheit wurde die Membran nach dem Herausnehmen auf Vollständigkeit geprüft.

Das neugebildete harte Knochengewebe überlagerte alle Deckschrauben, außer der Stützdeckschraube, so dass der Zugang zu den Implantaten gefräst werden musste (Abb. 12).

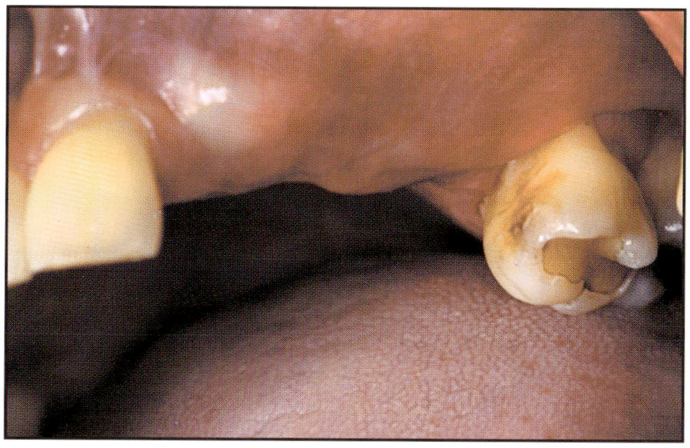

Abb. 10 Bewegliche Mukosa auf dem Kieferkamm.

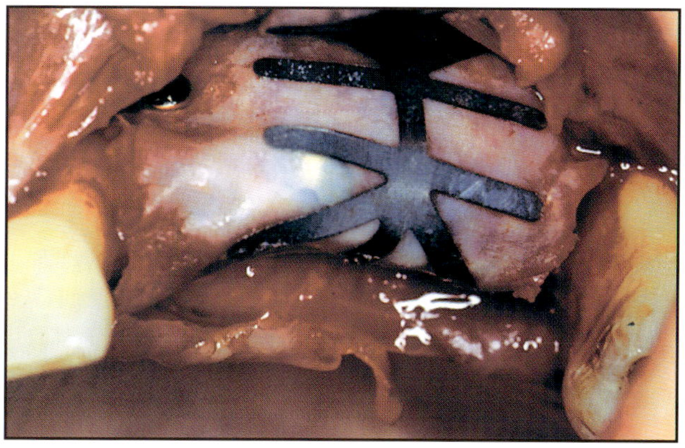

Abb. 11 Freilegung der Membran.

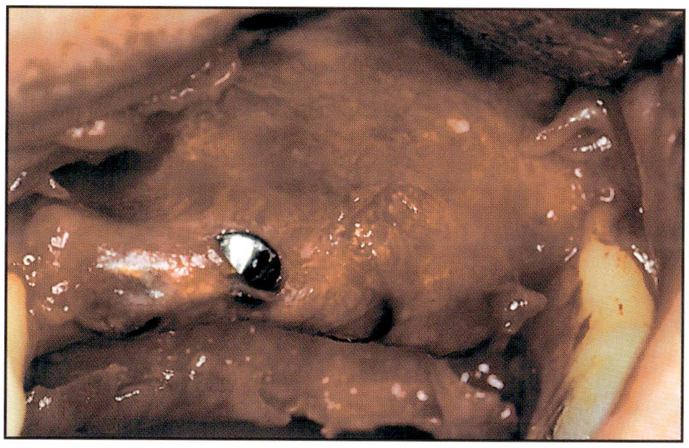

Abb. 12 Regenerierter Knochen unter der Membran.

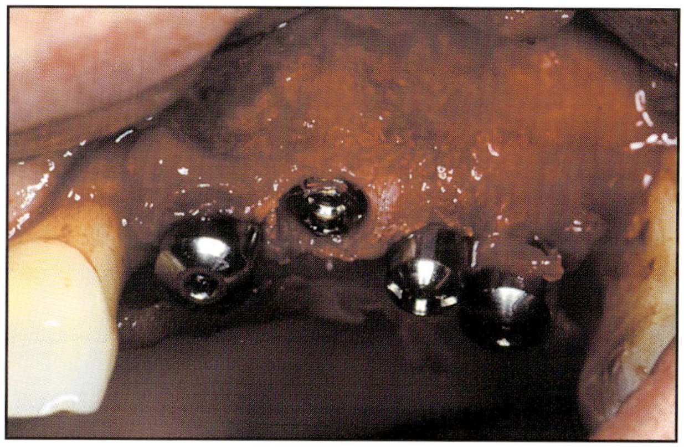

Abb. 13 Knöcherne Abstützung für die Papillen.

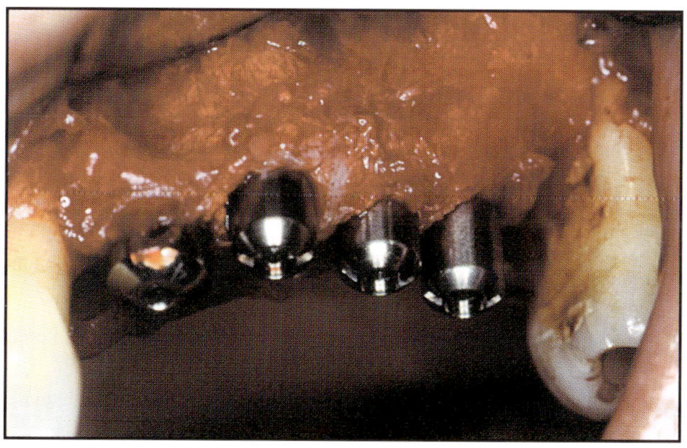

Abb. 14 Heilungsdistanzhülsen mit dem reduzierten Durchmesser.

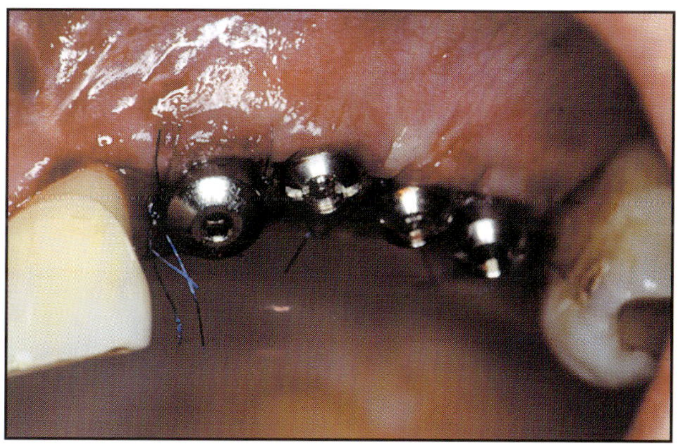

Abb. 15 Gaumentransplantat stabilisiert auf den Heilungsdistanzhülsen.

Es war sogar gelungen, eine knöcherne Abstützung für die interimplantären Papillen zu rekonstruieren (Abb. 13). Auf die freigelegten Implantate wurden Heilungsdistanzhülsen mit reduziertem Durchmesser aufgeschraubt, um die Schleimhautregeneration in den Implantatzwischenräumen zu ermöglichen (Abb. 14). Der Rolllappen auf der vestibulären Seite musste dicht an die Distanzhülsen adaptiert werden (Abb. 15).

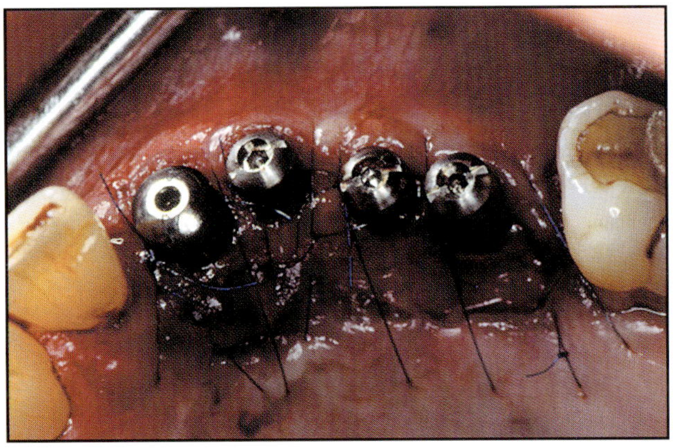

Abb. 16 Adaptation des ausgedünnten palatinalen Lappens.

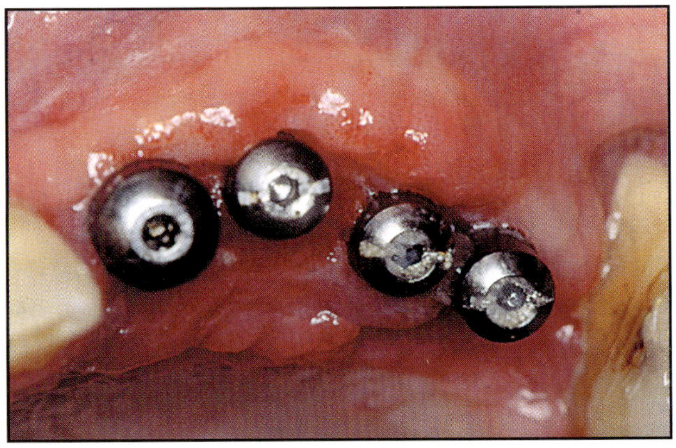

Abb. 17 Klinische Situation nach drei Wochen.

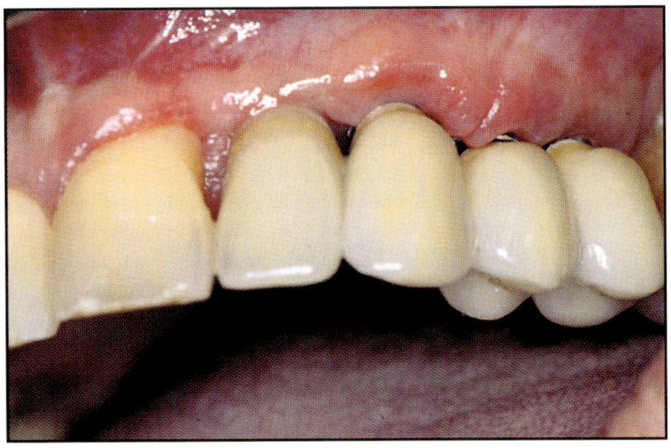

Abb. 18 Prothetische Versorgung.

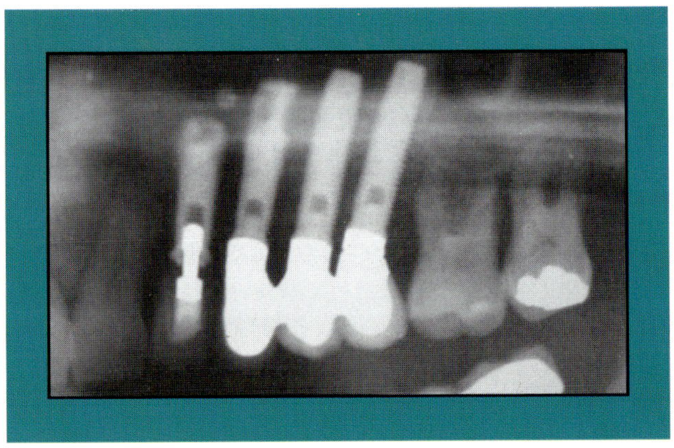

Abb. 19 OPG Kontrolle.

Der palatinal ausgedünnte Epithellappen wurde mit übergreifenden Nähten auf der knöchernen Basis stabilisiert (Abb. 16). Die Nähte wurden schrittweise, über einen Zeitraum von drei Wochen entfernt (Abb. 17). Nach 5–6 Wochen erfolgte die Abdrucknahme. Das Implantat 22 wurde mit einer CerAdapt Distanzhülse und einer vollkeramischen Krone versorgt. Die Versorgung der Implantate 23, 24 und 25 wurde mittels der Anguss-Coping Technik durchgeführt (Abb. 18).

Die Kontrollaufnahme (Abb. 19) zeigt eine gute Mineralisation des aufgebauten Knochens im Vergleich zum Ausgangsbefund zum Zeitpunkt der Implantation (siehe Abb. 9). Eine Gegenüberstellung von intraoralen Bildern vor und nach der Behandlung verdeutlicht, dass nicht nur die Zähne, sondern auch der Kieferkamm und die befestigte Gingiva wiedergewonnen werden konnten (Abb. 20 und 21). Die Patientin war über diese Verbesserung sehr erfreut (Abb. 22).

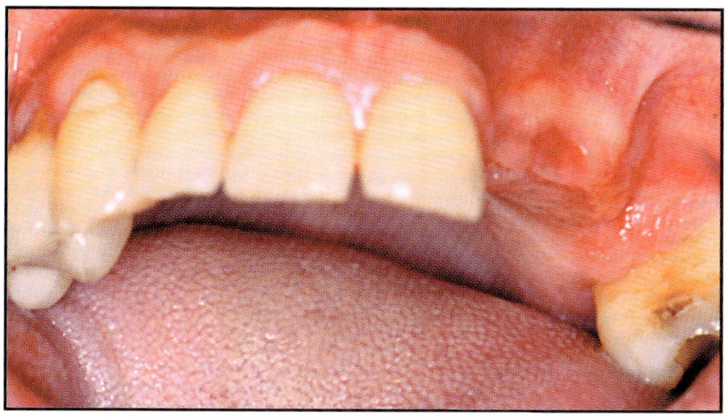

Abb. 20 Oberkiefer vor dem Eingriff.

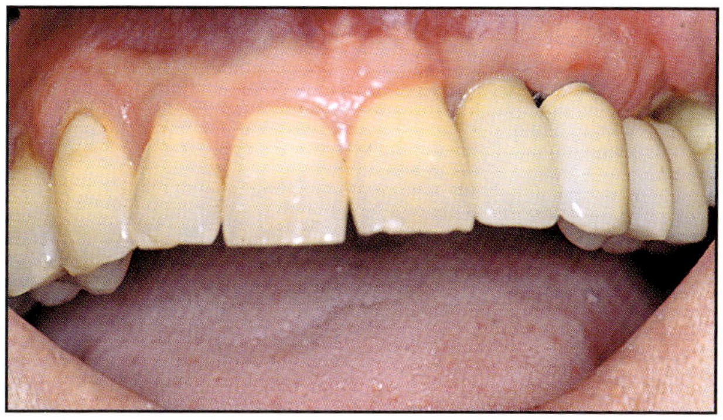

Abb. 21 Wiederhergestellt: Kieferkamm, befestigte Gingiva und fehlende Zähne.

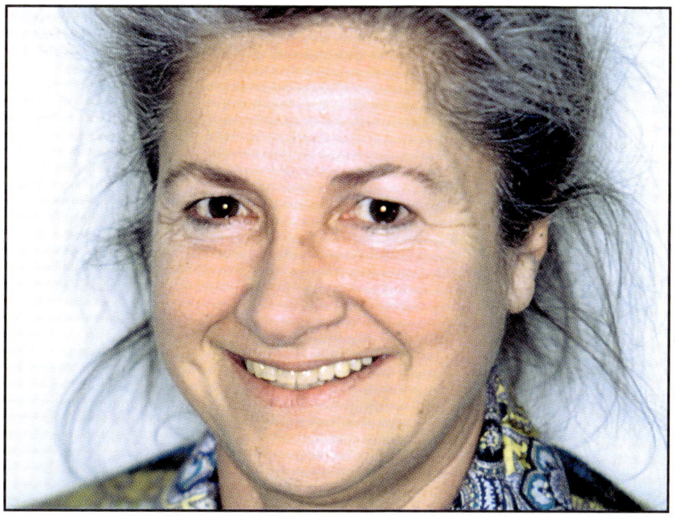

Abb. 22 Patientin nach Abschluss der Behandlung.

Chirurgie:	Prothetik:	Zahntechnik:
Dr. Christoph T. Sliwowski	**Dr. Gregor Cwajgart**	**Gerhard Makowski**

AUSGANGSSITUATION

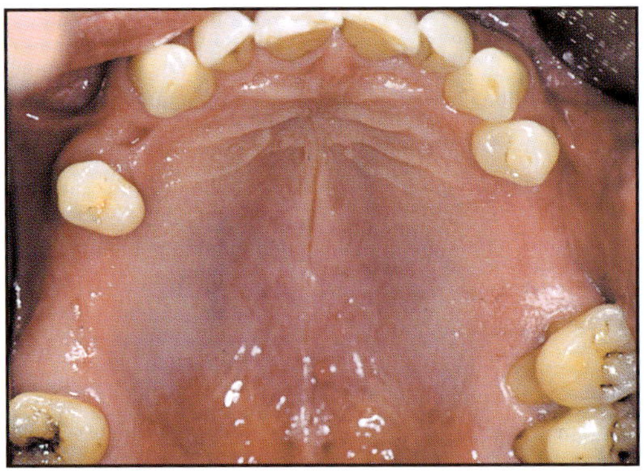

Abb. 1 Ausgangssituation.

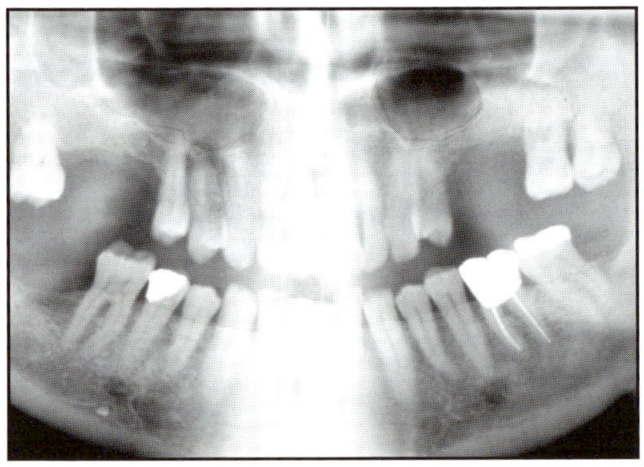

Abb. 2 OPG Aufnahme.

Der Oberkiefer des Patienten wies auf beiden Seiten im Molaren- bzw. Prämolarenbereich eine Schaltlücke auf (Abb. 1). Auf der rechten Seite war durch den Verlust von Zahn 14 (auf dem OPG noch sichtbar) zusätzlich eine Einzelzahnlücke vorhanden. Der Zahn 15 wies bei Lockerungsgrad 2 einen Attachmentverlust von ca. 70% auf (Abb. 2). Es wurde geplant, den Zahn trotz seines schlechten Zustandes so lange wie möglich zu erhalten und erst bei der Eingliederung der Suprakonstruktion zu extrahieren (Abb. 3). Beide Kieferhöhlen waren so ausgeprägt, dass es für eine einfache Implantation keine sichere Verankerungsmöglichkeit gab.

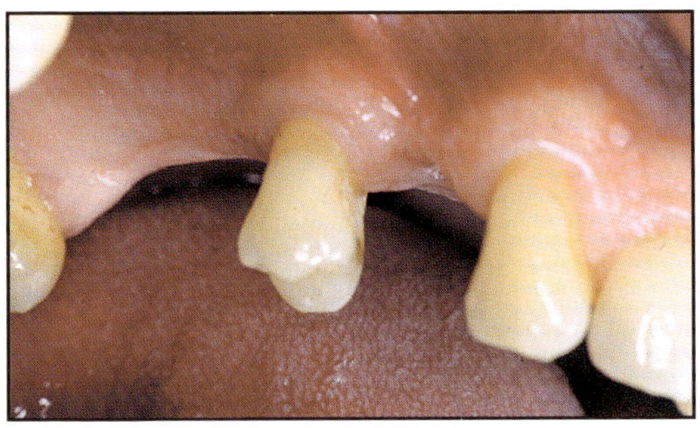

Abb. 3 Zahnlücken im 1. Quadranten.

Vor dem Setzen von Implantaten musste deshalb auf beiden Seiten eine Sinusbodenelevation erfolgen (siehe S. 127).

Sinusbodenelevation

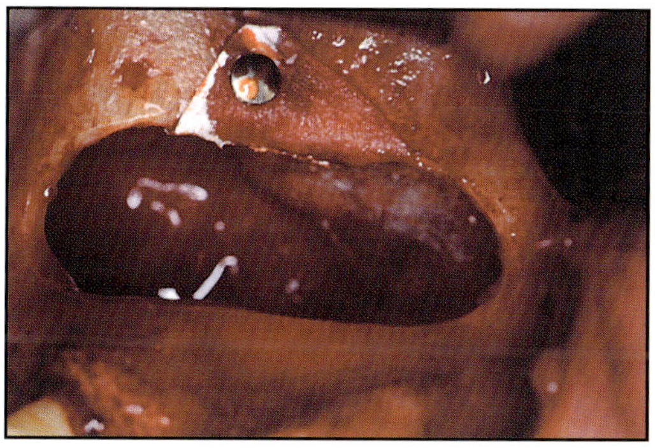

Abb. 4 Abdichtung der Kieferhöhlenschleimhaut mit einer Membran.

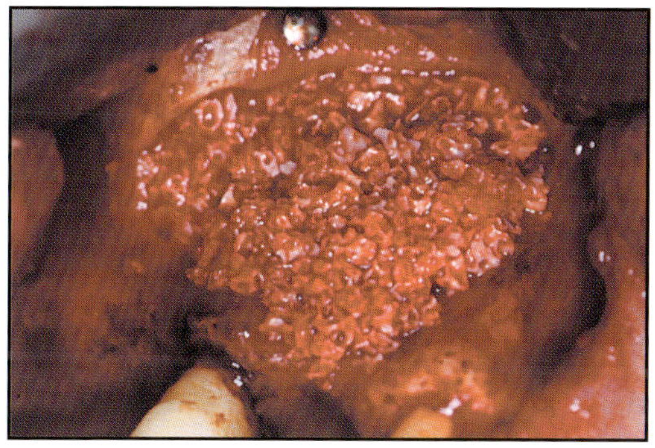

Abb. 5 Seitliche Augmentation des Kieferkammes.

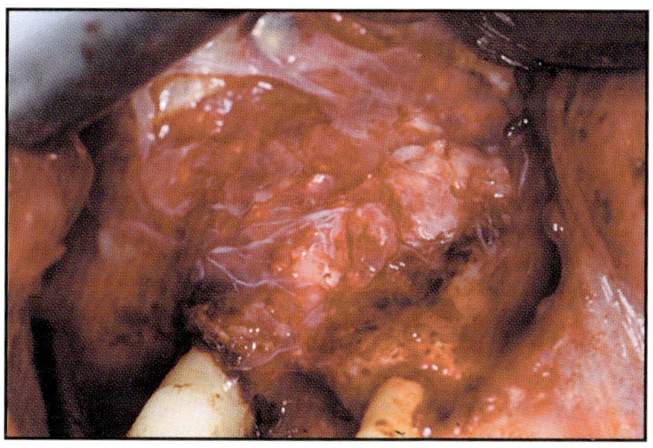

Abb. 6 Atrisorb Membran.

Auf der rechten Seite erfolgte die Fensterung der seitlichen Kieferhöhlenwand von Zahn 13 bis zu dem Zwischenraum der Zähne 15 und 16.

Da die Kieferhöhlenschleimhaut in diesem Fall bei der Präparation perforiert wurde, musste die Perforation mit einer resorbierbaren Membran abgedichtet werden. Hier wurde eine Bio-Gide Membran auf die Schleimhaut adaptiert und mit einem Titannägelchen befestigt (Abb. 4). Der gebildete Hohlraum wurde mit einem Gemisch aus Bio-Oss, Eigenknochen und Eigenblut aufgefüllt. Gleichzeitig wurde der seitliche Kieferkammaufbau durchgeführt (Abb. 5). Um die Fensterung und den seitlichen Aufbau zu verschließen, wurde die Flüssigmembran Atrisorb gewählt (Abb. 6). Die kontralaterale Seite wurde auf die gleiche Weise vorbereitet. Dabei war die Präparation der Kieferhöhlenschleimhaut durch

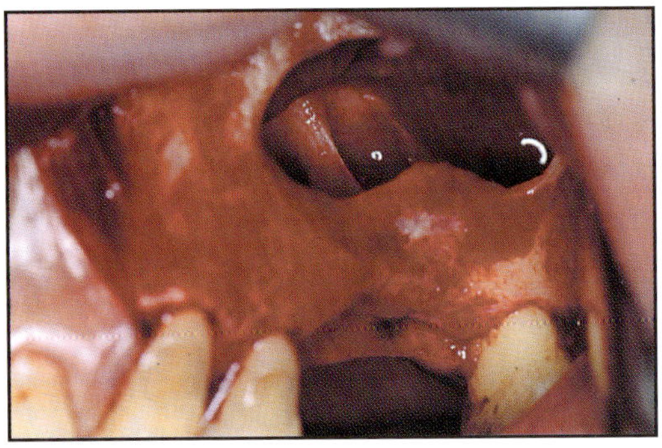

Abb. 7 Knochensepten in der linken Kieferhöhle.

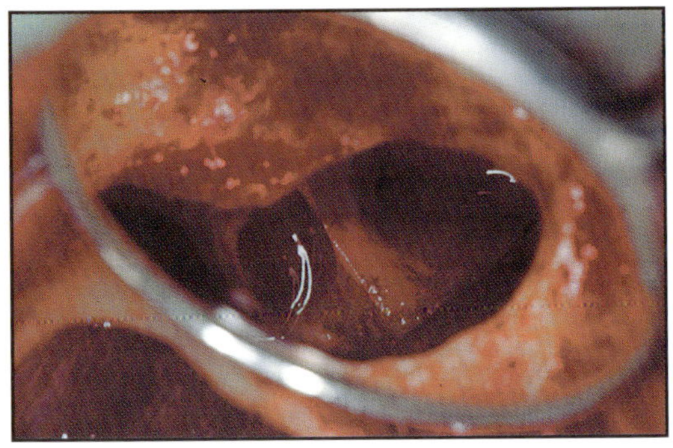

Abb. 8 Ansicht von Septen im Spiegel.

die Knochensepten in der Kieferhöhle erschwert (Abb. 7 und 8). Der Hohlraum wurde mit dem gleichen Aufbaumaterial gefüllt, das bereits auf der anderen Seite verwendet worden war. Der Verschluss erfolgte mit einer resorbierbaren Bio-Gide Membran, die mit Titannägelchen befestigt wurde. Die postoperative Röntgenaufnahme zeigte eine ausreichende Auffüllung beider Kieferhöhlen für die Verankerung von langen Implantaten (Abb. 9).

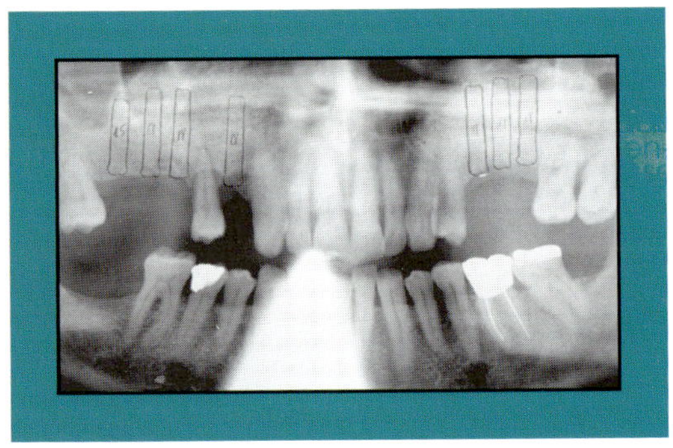

Abb. 9 OPG Kontrolle.

Implantation

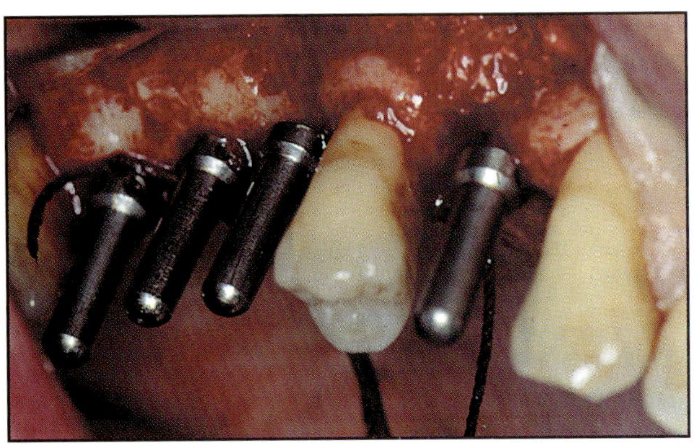

Abb. 10 Präparation der Implantatbetten.

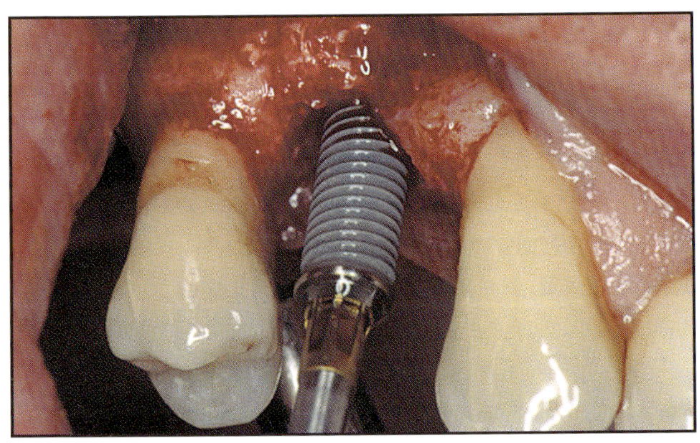

Abb. 11 Implantat TiUnite.

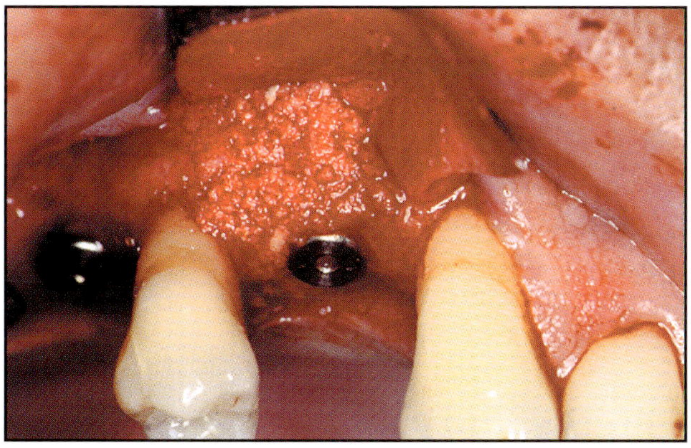

Abb. 12 Knochenaugmentation am Implantat 14.

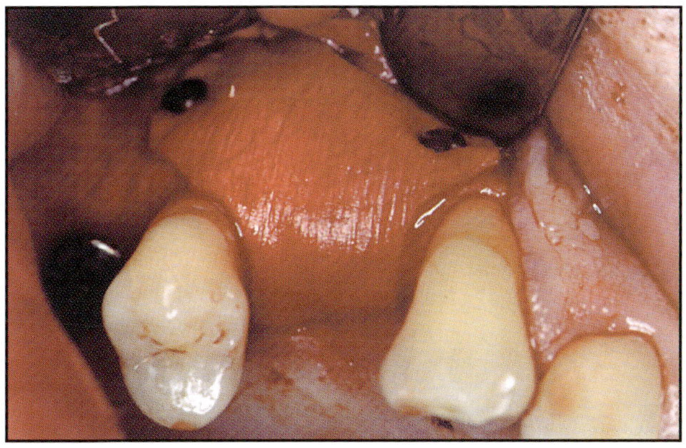

Abb. 13 Fixierte Membran.

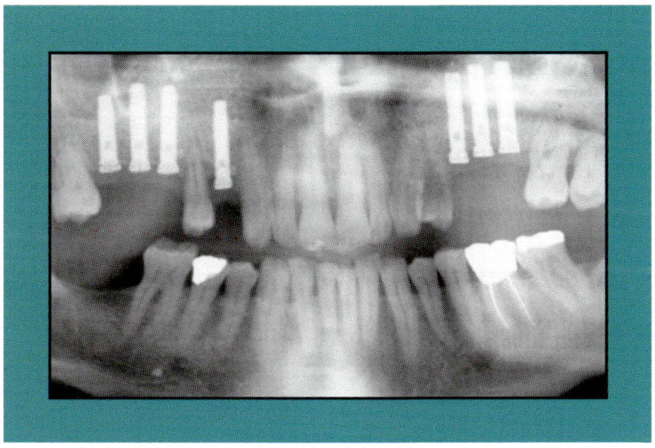

Abb. 14 OPG Kontrolle.

Nach neunmonatiger Einheilungszeit wurden auf der rechten Seite die Implantatbetten für vier Implantate vorbereitet (Abb. 10). In Position 14 wurde ein MK III Implantat mit einer TiUnite Oberfläche inseriert (Abb. 11). Für die drei übrigen Positionen wurden, wie bei augmentierten Arealen empfohlen, MK IV Implantate gewählt. Da der Knochendefekt an Implantat 14 noch nicht ausreichend regeneriert war, erfolgte eine erneute Augmentation mit Knochen, der bei den Bohrungen gesammelt worden war (Abb. 12). Der Aufbau wurde mit einer Bio-Gide Membran geschützt, die mit Nägelchen befestigt wurde (Abb. 13). Die Implantation auf der Gegenseite erfolgte auf die gleiche Weise. Hier wurden drei 18 mm lange MK IV Implantate eingesetzt (Abb. 14).

Freilegung und prothetische Versorgung

Die Freilegung erfolgte nach 8-monatiger Einheilungsphase. Durch die zweifache Knochenaugmentation konnte eine Verbesserung der Kieferkammkontur noch vor der Freilegung beobachtet werden (Abb. 15). Der Schnitt erfolgte nach den Prinzipien der Cosinuskurven-Technik für ein Einzelzahnimplantat (Abb. 16). Nach dem Aufklappen zeigte sich eine stabile Knochensituation um das Ti-Unite Implantat (Abb. 17). Nach der Abnahme der Deckschrauben wurden auf allen Implantaten die im Durchmesser reduzierten Heilungsdistanzhülsen eingesetzt. Das Zahnfleisch wurde um die Distanzhülsen adaptiert und mit 6-0 mikrochirurgischen Nähten stabilisiert (Abb. 18).

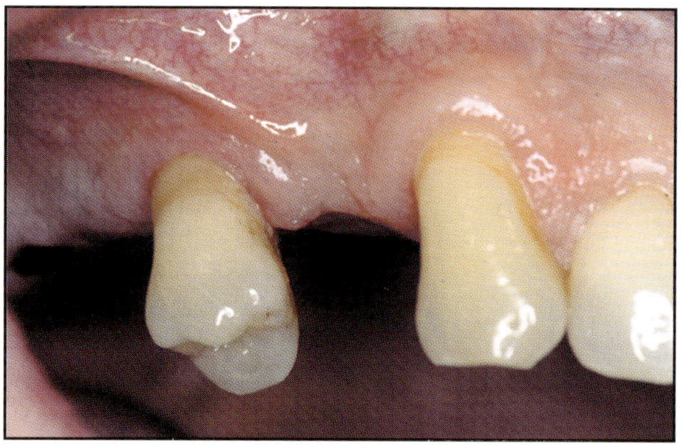

Abb. 15 Kieferkammkontur vor der Freilegung.

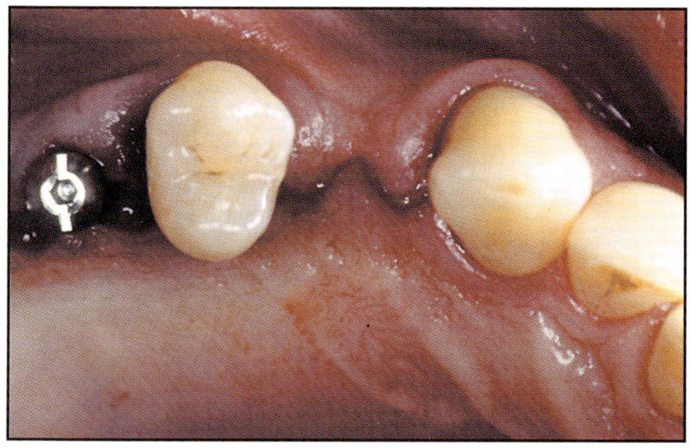

Abb. 16 Freilegungsschnitt.

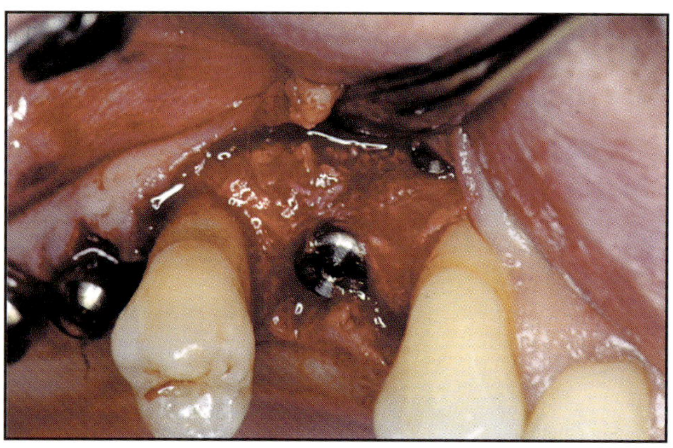

Abb. 17 Knochenregeneration am Implantat 14.

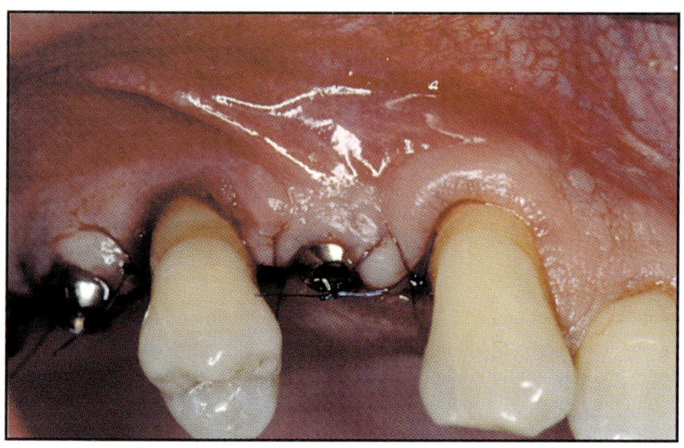

Abb. 18 Verbesserung der gingivalen Situation.

Auf allen Implantaten wurden individuelle Distanzhülsen angefertigt und eine zementierbare Suprakonstruktion vorbereitet. Der Zahn 15 wurde bereits auf dem Modell radiert. Die Extraktion des Zahnes erfolgte in dem Moment der Eingliederung der Suprakonstruktion (Abb. 19). Die prothetische Versorgung auf der linken Seite erfolgte ebenfalls in der Anguss-Coping Technik (Abb. 20). Ein Vorteil der zementierbaren prothetischen Versorgung war, dass keine Schraubenöffnungen von okklusal zu sehen waren (Abb. 21). Trotz der Behandlungsdauer über zwei Jahre war der Patient mit dem Endergebnis sehr zufrieden (Abb. 22).

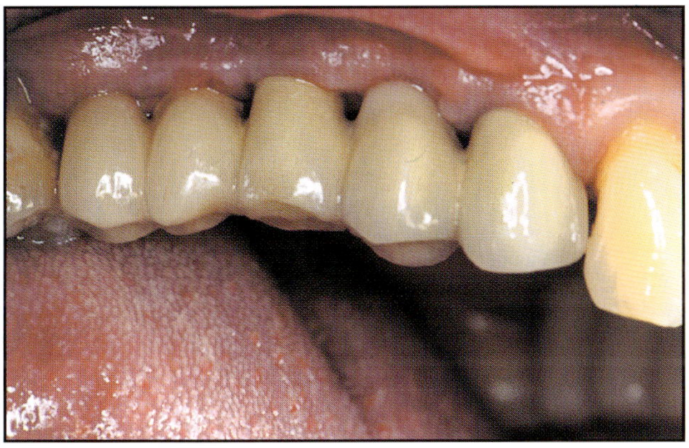

Abb. 19 Suprakonstruktion im 1. Quadranten.

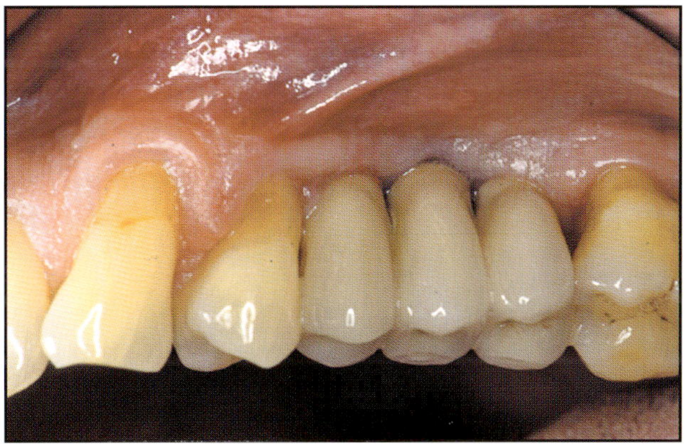

Abb. 20 Suprakonstruktion im 2. Quadranten.

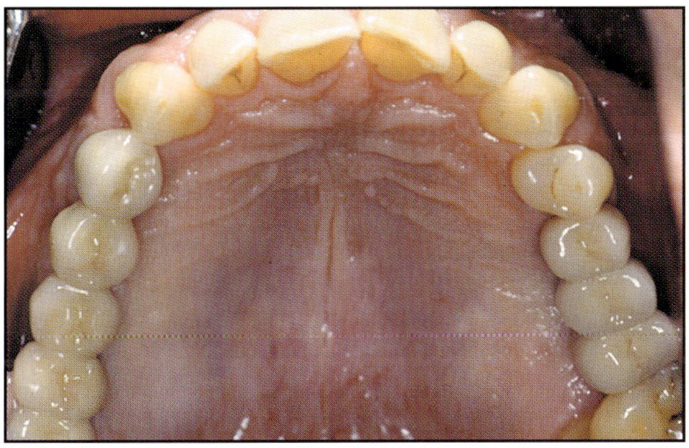

Abb. 21 Ansicht von okklusal.

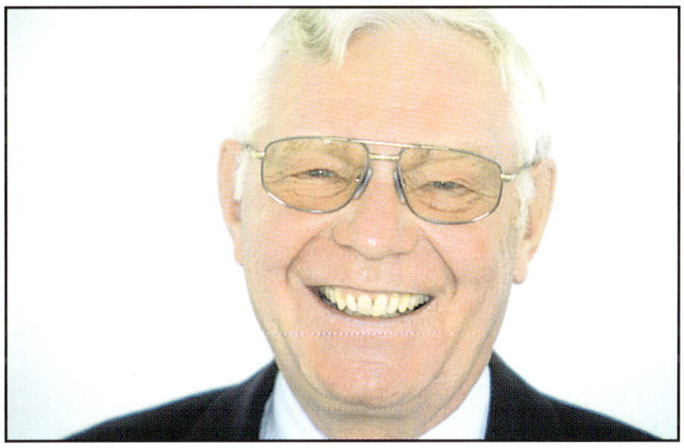

Abb. 22 Patient nach Abschluss der Behandlung.

Chirurgie:	Prothetik:	Zahntechnik:
Dr. Christoph T. Sliwowski	Dr. Michael Weber	Horst Mosch

Sofortversorgung unter Einbeziehung der natürlichen Zähne

Ausgangssituation

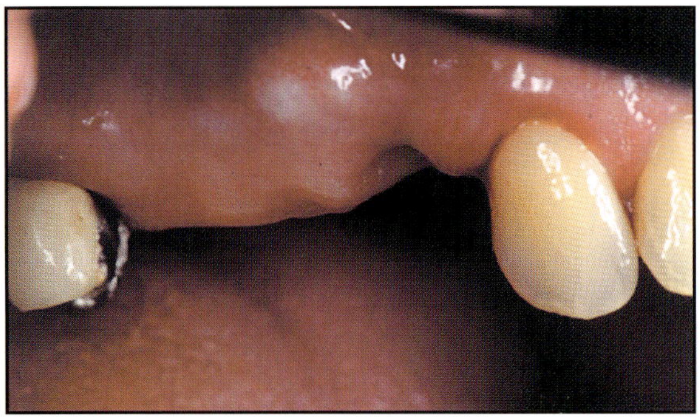

Abb. 1 Ausgangssituation.

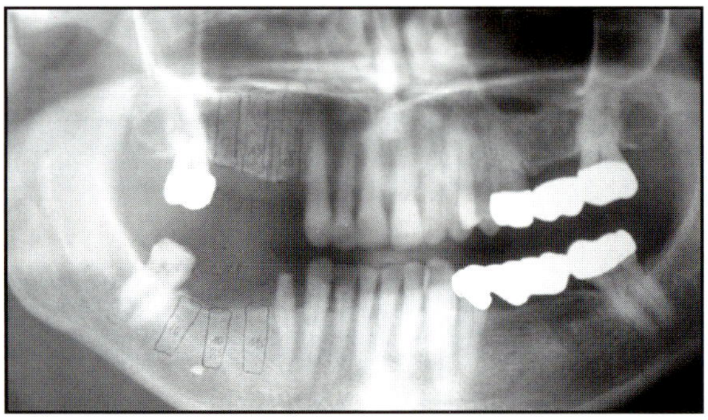

Abb. 2 Gute Knochenverhältnisse im 1. Quadranten.

Bei der Patientin musste der mesiale Pfeilerzahn der Brücke 14–17 extrahiert werden. In der Folge war die Versorgung des rechten Oberkiefers neu zu gestalten.
Da die Patientin einer neuen, erweiterten Brücke skeptisch gegenüberstand, hatte sie sich als definitive Versorgung für eine implantatgetragene Suprakonstruktion entschieden. Das gute Knochenangebot begünstigte diesen Entschluss. Die Patientin war allerdings nicht bereit, für die Dauer der Einheilung eine herausnehmbare Prothese zu akzeptieren. Einzige Möglichkeit eines festsitzenden Zahnersatzes war eine Interimsversorgung auf provisorischen Implantaten. Es sollte vermieden werden, den gesunden Eckzahn für eine provisorische Brücke zu beschleifen.

Implantation

An den prothetisch indizierten Positionen wurden drei Implantatbetten für die Implantate 14, 15 und 16 auf konventionelle Weise präpariert (Abb. 3). Es wurden drei MK IV Implantate, 18, 18 und 15 mm lang, eingesetzt (Abb. 4). Zur Richtungsorientierung beim Setzen der provisorischen Implantate wurden die Einbringpfosten zunächst auf den definitiven Implantaten belassen. An Stellen, wo noch Knochen zur Verfügung stand, wurden für die Sofortversorgung drei provisorische IPI-Implantate eingesetzt (Abb. 5). Diese mussten so gesetzt werden, dass sie die verbleibenden Implantate nicht berührten (siehe Hinweiskasten Seite 119).

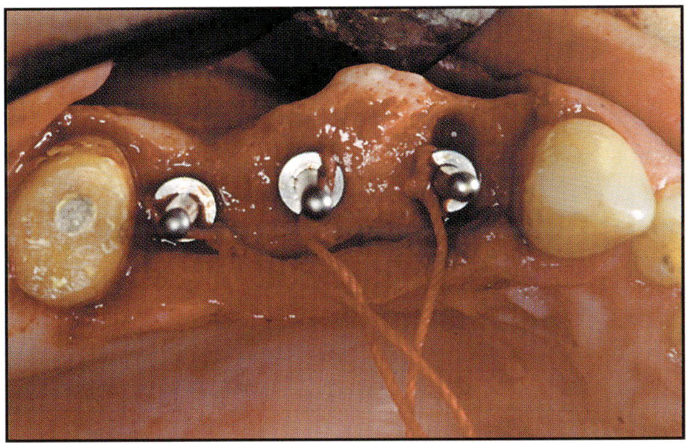

Abb. 3 Präparation von Implantatbetten.

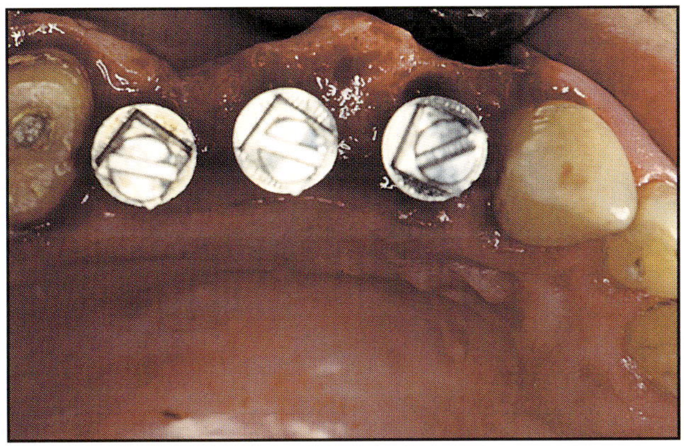

Abb. 4 Insertion der definitiven Implantate.

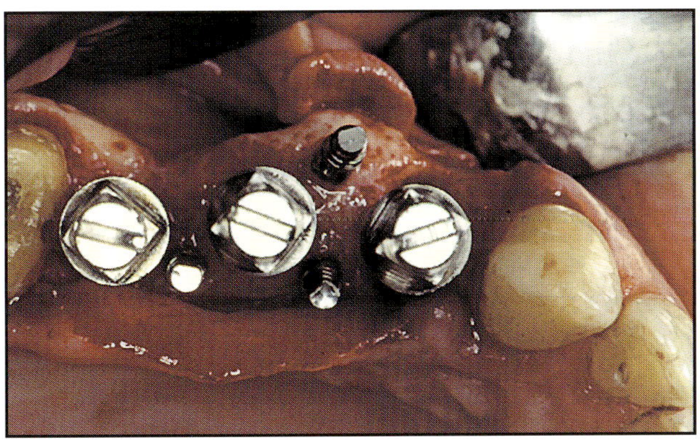

Abb. 5 Insertion der provisorischen Implantate.

Provisorische Versorgung

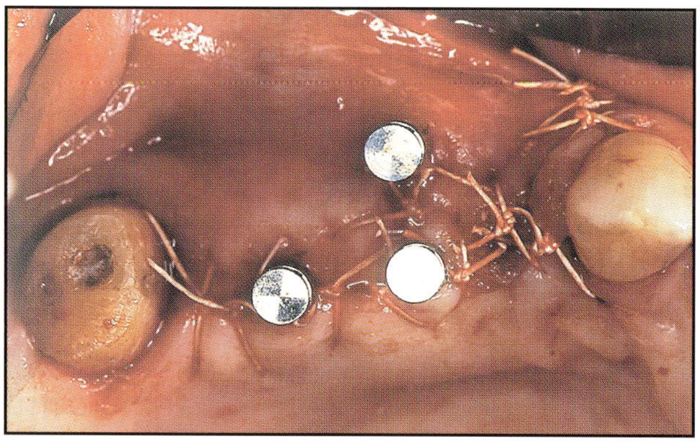

Abb. 6 Abdruckkäppchen auf den provisorischen Implantaten.

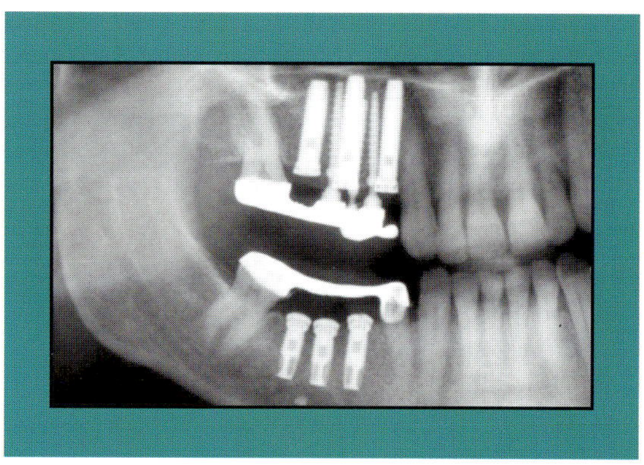

Abb. 7 OPG Kontrolle.

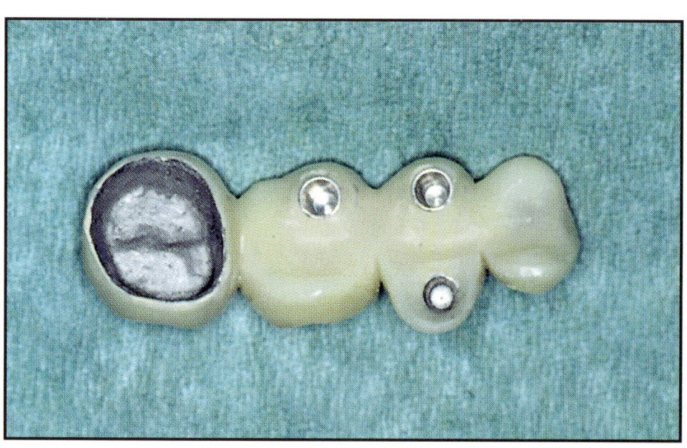

Abb. 8 Langzeitprovisorium.

In der gleichen Sitzung waren zwei weitere Behandlungsschritte durchzuführen, das Herstellen des ersten Provisoriums und die Abdrucknahme einschließlich Bissnahme für das Langzeitprovisorium. Die Vorbereitung für die beiden Schritte war identisch. Nach dem Nahtverschluss wurden auf die IPI-Implantate Käppchen aufgesetzt (Abb. 6). Diese wurden in der doppelten Anzahl, nämlich für die Abdrucknahme und für das direkte Provisorium, benötigt. Um zu verhindern, dass die Käppchen aus der Masse ausrissen, wurden sie mit einer Ligatur untereinander verbunden. Es ist sinnvoll, vor der Abdrucknahme zunächst das direkte Provisorium herzustellen. Folgende Gründe sprachen für diese Reihenfolge:

- Durch die harte Kunststoffmasse ließ sich die Parallelität der Pfosten genau kontrollieren.
- Das Provisorium ließ sich während der Abdrucknahme ausarbeiten.
- Auch bei eventuellem Zeitmangel bestand keine Gefahr, dass der Patient ohne festsitzende Versorgung die Praxis verlassen musste.

Das erste Provisorium wurde mit Hilfe einer Tiefziehschiene und einem Kaltpolymerysat (z.B. Trimm), in welches die Käppchen einpolymerisiert wurden, hergestellt. Die Kieferrelationen wurden mit einer Knetmasse (Silikon) registriert, der Abdruck für das Langzeitprovisorium mit Impregum in einem individuellen Löffel genommen. Nach Einsetzen des Provisoriums mit TempBond erfolgte eine Röntgenkontrollaufnahme (Abb. 7). Nach Erstellung eines Meistermodells konnte der Techniker ein metallverstärktes Langzeitprovisorium anfertigen (Abb. 8).

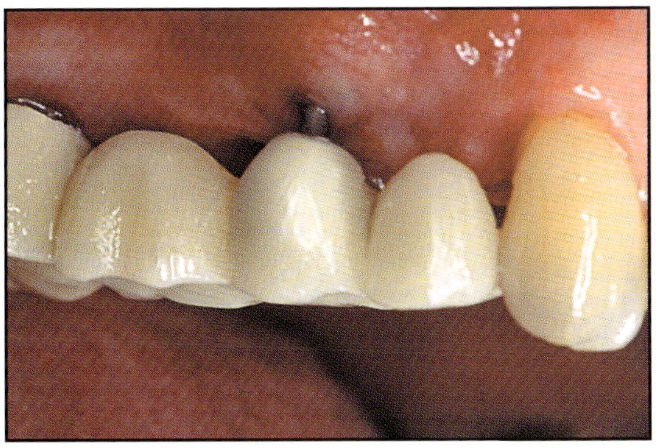

Abb. 9 Eingegliedertes Langzeitprovisorium.

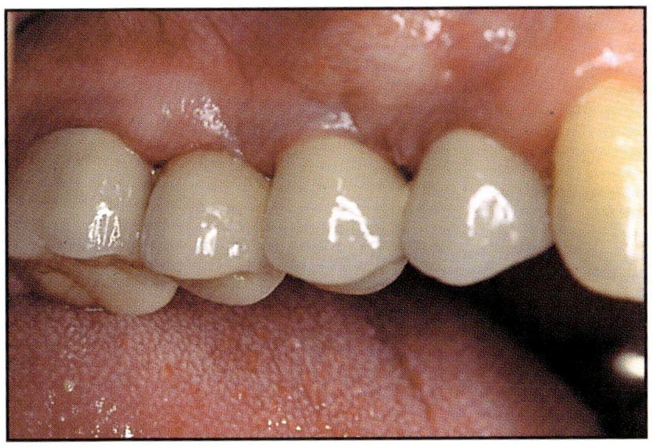

Abb. 10 Definitive prothetische Versorgung nach Entfernung der provisorischen Implantate.

Das Langzeitprovisorium wurde zur Nahtentfernung eingegliedert (Abb. 9). Als permanente prothetische Versorgung wurde eine separate VMK Krone auf dem Zahn 17 und drei Verbundkronen auf Teleskopen auf den Implantaten 16, 15, 14 eingesetzt. Abb. 10 zeigt die klinische Situation 18 Monate nach der Entfernung der IPI-Implantate und Eingliederung der Suprakonstruktion.

Hinweis

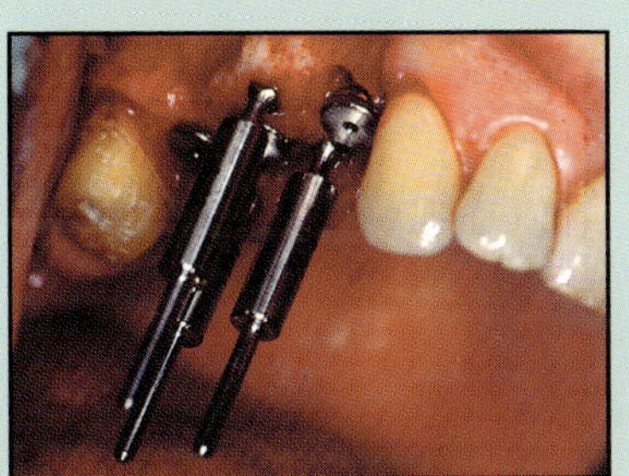

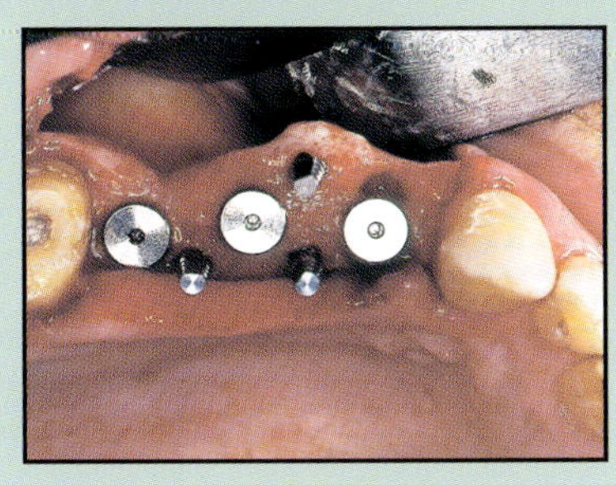

Die IPI-Implantate sind wegen des kleinen Durchmessers besonders für partielle Fälle, vor allem bei mangelndem Platzangebot, sehr gut geeignet. Da IPI-Implantate über eine Biegezone im Halsbereich verfügen, kann durch die Biegung mit Parallelisierungshilfen die für den Zahnersatz notwendige Parallelität erreicht werden (Abb. 1). Wird eine Verbundkonstruktion geplant, sollte sich die Parallelität nach dem vorhandenen natürlichen Pfeiler richten (Abb. 2). Die Parallelisierung darf erst nach Abnahme der Einbringpfosten der dauerhaften Implantate und nach Platzierung der Deckschrauben erfolgen. Kleine Änderungen sind noch nach dem Nahtverschluss möglich. Bei Nahtverschluss müssen die Durchtrittsstellen der IPI-Implantate – besonders bei stark vestibulärer Lage – durch Entlastungsschnitte vorbereitet werden.

Chirurgie:	Prothetik:	Zahntechnik:
Dr. Christoph T. Sliwowski	Dr. Michael Weber	Horst Mosch

FREIENDSITUATION

Bei Freiendsituationen im Oberkiefer ist es selten möglich, eine vollständige Rehabilitation ohne zusätzlichen Knochenaufbau (Sinuslift) durchzuführen. Bei einem endständigen Eckzahn kann dem Patienten manchmal durch die Insertion von zwei bis drei Implantaten mesial zur Kieferhöhle eine Teilrehabilitation in Form einer verkürzten Zahnreihe angeboten werden. Diese Lösung kann aber nur bei ausreichendem Knochenangebot und bei genügender Abstützung auch auf der anderen Seite des Zahnbogens in Betracht gezogen werden.

VERSORGUNG OHNE SINUSLIFT DURCH VERKÜRZTE ZAHNREIHE

AUSGANGSSITUATION

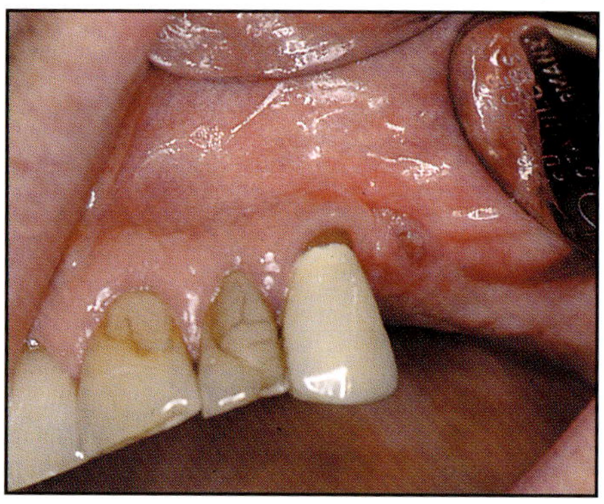

Abb. 1 Ausgangssituation.

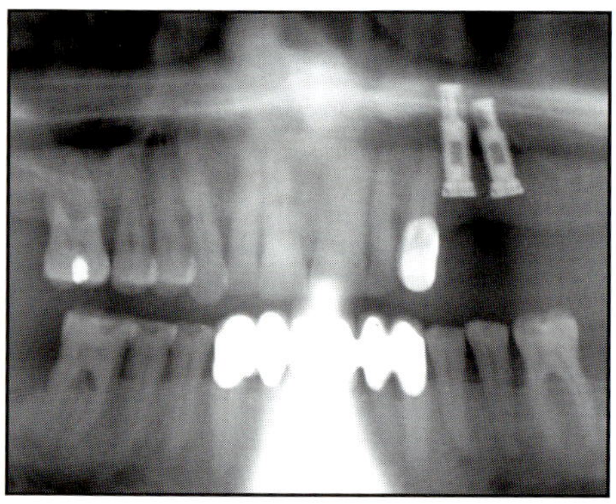

Abb. 2 Inserierte Implantate 24 und 25.

Bei dem Patienten war der Eckzahn 23 bereits überkront und Zahn 22 überkrönungsbedürftig (Abb. 1). Zwischen dem Eckzahn und vorderer Kieferhöhlenwand war gerade noch ausreichend Platz, um zwei Implantate inserieren zu können (Abb. 2).

Implantation und prothetische Versorgung

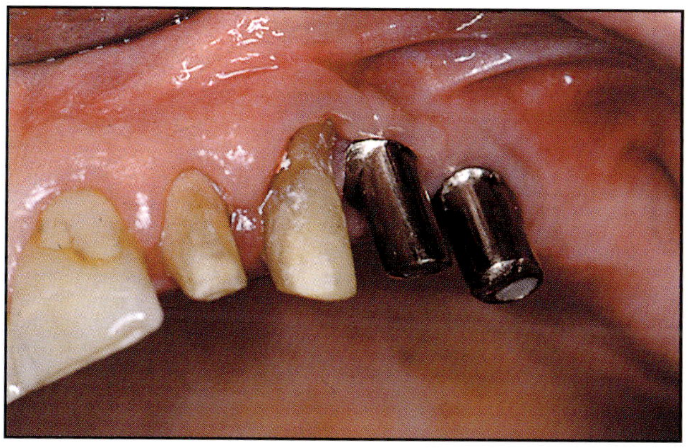

Abb. 3 Individuelle Distanzhülsen.

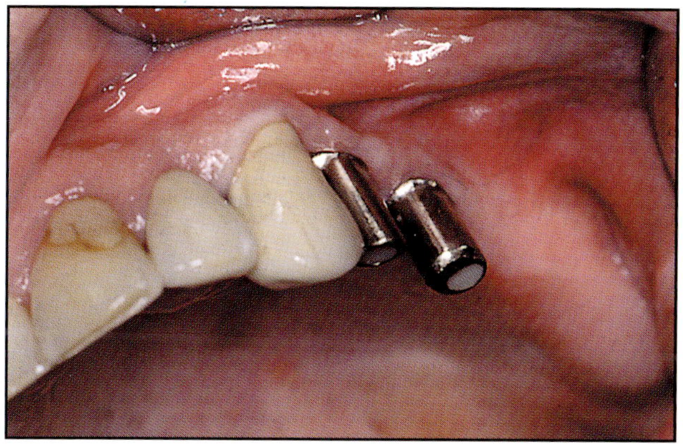

Abb. 4 Zementierte Verbundkronen 22 und 23.

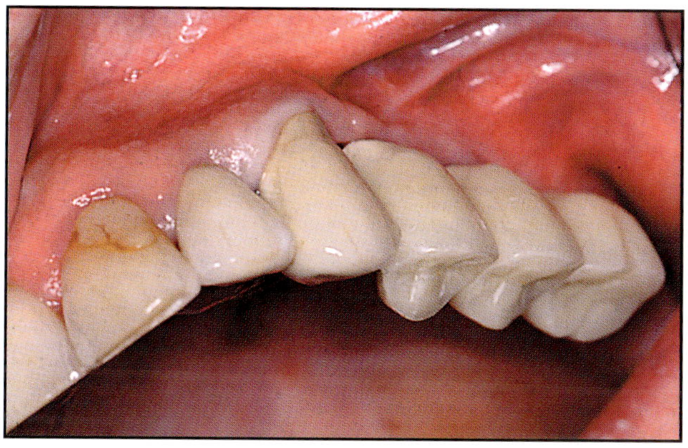

Abb. 5 Definitive prothetische Versorgung.

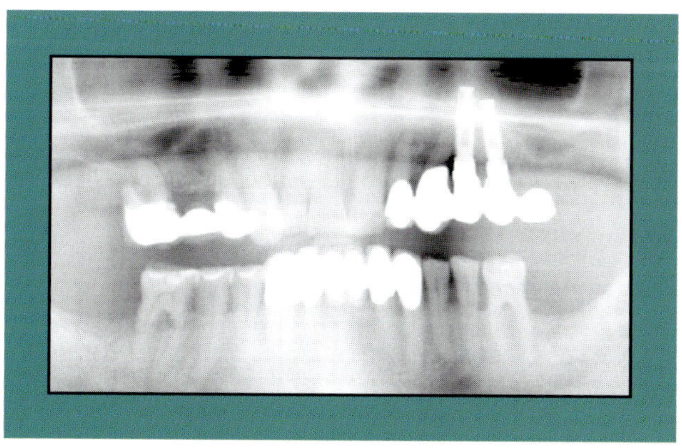

Abb. 6 OPG Kontrolle nach sechs Jahren.

Das Implantat Regio 25 musste leicht nach mesial geneigt gesetzt werden, um eine Penetration in die Kieferhöhle zu vermeiden. Implantat 24 konnte nahezu achsengerecht inseriert werden. Nach dem Einheilen der Implantate wurde die Krone 23 entfernt und der Zahn 22 präpariert (Abb. 3). Die Implantate wurden mit individuellen gegossenen Distanzhülsen für Teleskopkronen versehen. Auf den Zähnen 22 und 23 wurden VMK-Verbundkronen mit einem distalen Geschiebe zementiert (Abb. 4). Die Teleskopbrücke auf den individuellen Distanzhülsen 24 und 25 wurde über das Geschiebe mit den Zahnkronen verbunden. Aus ästhetischen Gründen wurde die Suprakonstruktion mit einem distalen Anhänger Regio 26 ohne Okklusionskontakt versehen (Abb. 5). Die OPG Aufnahme wurde sechs Jahre nach der Eingliederung der Suprakonstruktion angefertigt (Abb. 6).

Chirurgie:
Dr. Christoph T. Sliwowski

Prothetik:
Dr. Michael Weber

Zahntechnik:
Horst Mosch

Typischer Behandlungsablauf

Sinusbodenelevation mit vertikaler und horizontaler Kieferkammaugmentation

Aus dem Verlust der Molaren im Oberkiefer resultiert oft eine schnellere Knochenresorption des Kieferkamms, als es in anderen Arealen der Fall ist. Zum einen verliert der Kieferkamm nach einer Zahnextraktion an Höhe und Breite. Zum anderen extendiert die Kieferhöhle, so dass der Knochen von beiden Seiten (kranial und kaudal) abgebaut wird. Neben einer geringen Knochenhöhe liegt im Oberkieferseitenzahnbereich auch häufig eine schlechtere Knochenqualität vor. In den meisten Patientenfällen ist die volle Rehabilitation der Freiendsituation im Oberkiefer nur nach Wiederherstellung des Knochenlagers möglich. Das Knochenlager muss häufig durch eine Kombination von oraler Knochenaugmentation und Sinusbodenelevation rekonstruiert werden. Neben autologer Knochentransplantation stehen hierfür auch GBR (Guided Bone Regeneration) Verfahren zur Verfügung.

Ausgangssituation

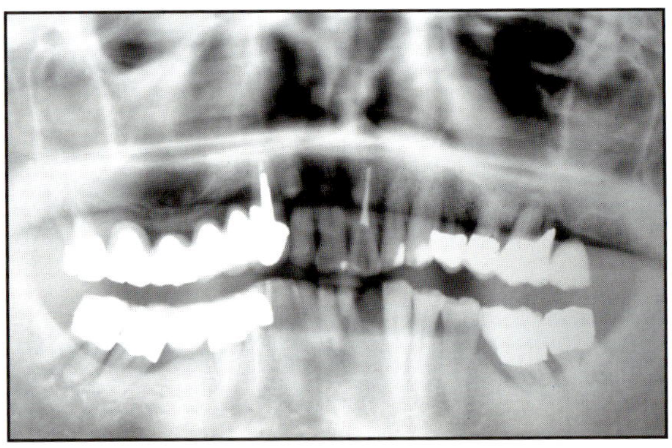

Abb. 1 OPG Aufnahme vor der Sanierung.

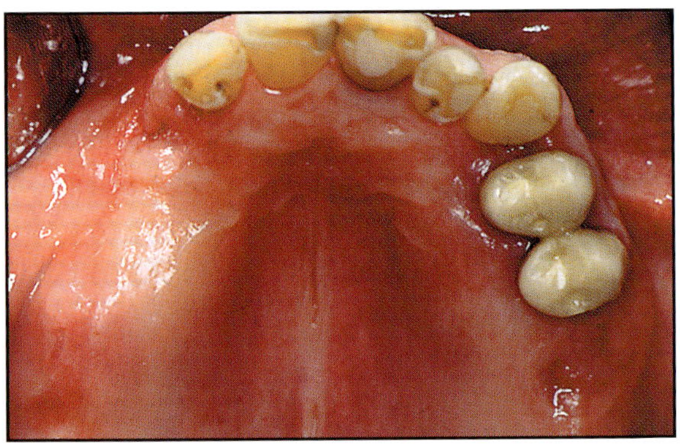

Abb. 2 Klinische Situation im Oberkiefer.

Der Patient hatte im zweiten Quadranten die Molaren verloren. Im ersten Quadranten fehlten alle Zähne bis auf 12 und 11. Neben der üblichen Knochenatrophie kam es in Regio 13 aufgrund einer Ostitis zu einem erheblichen Kieferkammdefekt (Abb. 1). Um posterior Implantate setzen zu können (Abb. 2), wurde auf beiden Seiten eine Sinusbodenelevation notwendig (siehe Hinweiskasten Seite 127).

Sinusbodenelevation und Knochenaufbau

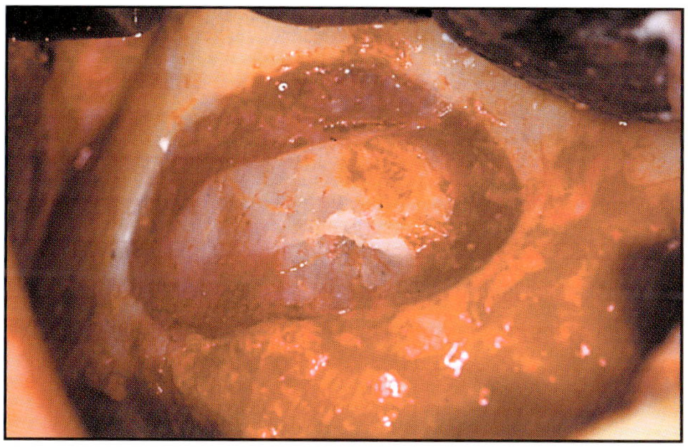

Abb. 3 Fensterung der rechten Kieferhöhle.

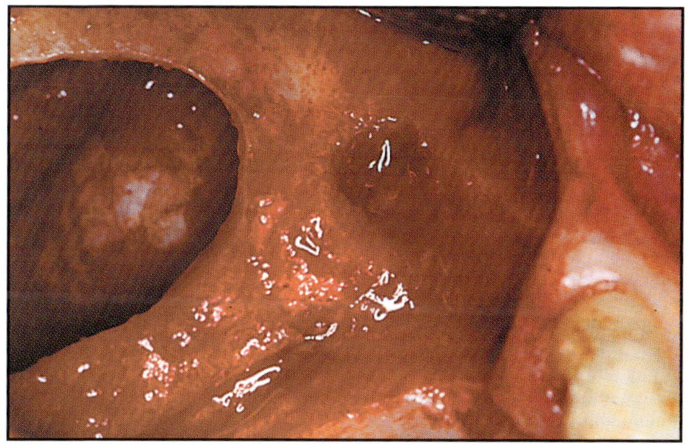

Abb. 4 Knochendefekt nach Verlust des Zahnes 13.

Im ersten Quadranten wurde der Schnitt auf dem Kieferkamm bis ca. 2 mm vor Zahn 12 gelegt, so dass das Parodontium dieses Zahnes erhalten bleiben konnte. Die Fensterung der Kieferhöhle erfolgte auf bereits beschriebene Weise (Abb. 3). Der Knochendefekt in Regio 13 wurde gesäubert und übersichtlich dargestellt (Abb. 4). Der Knochenaufbau musste sowohl vertikal als auch horizontal erfolgen. Um eine Schrumpfung des Augmentats zu vermeiden, wie sie häufiger bei Verwendung einer resorbierbaren Membran zu beobachten ist, wurde eine große, titanverstärkte Gore-Tex Membran eingesetzt und mit zwei kleinen Titannägeln apikal fixiert (Abb. 5). Die vorbereitete Kieferhöhle wurde mit dem Knochenersatzmaterial Bio-Oss aufgefüllt und die Membran adäquat zugeschnitten (Abb. 6).

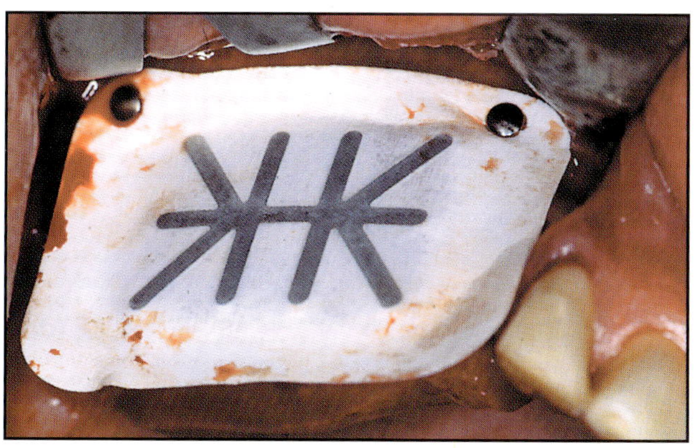

Abb. 5 Befestigte Membran.

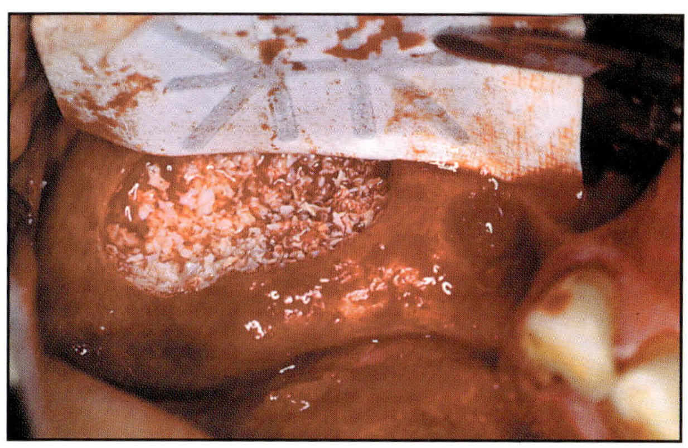

Abb. 6 Die aufgefüllte Kieferhöhle.

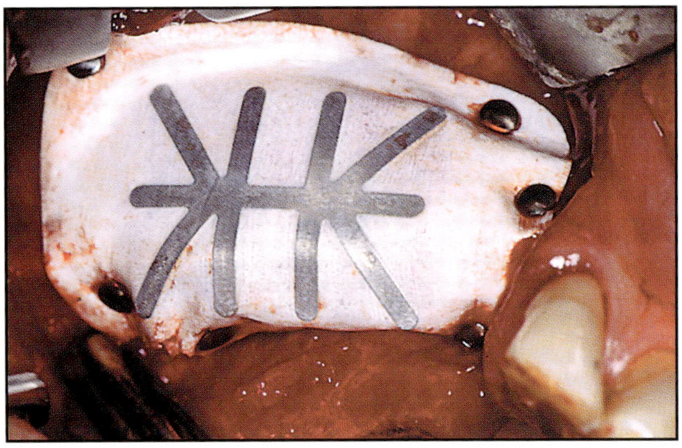

Abb. 7 Adaptation und Befestigung der Membran.

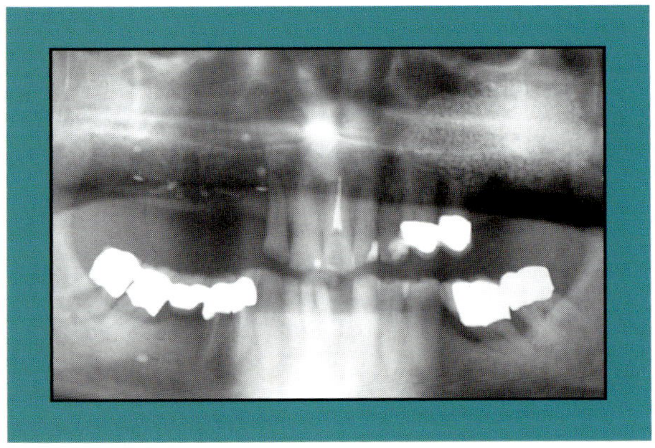

Abb. 8 OPG Kontrolle.

Nach Adaptation der Membran wurde der Kammdefekt in Regio 13 ebenfalls mit Bio-Oss aufgefüllt und ein seitlicher und vertikaler Aufbau vorgenommen. Über den Aufbau wurde die Gore-Tex Membran zusätzlich palatinal mit Titannägelchen befestigt (Abb. 7). Durch den belassenen Gingivalsaum in Regio 12 und der damit verbundenen Trennung von Membran und Zahnsulkus konnte einer bakteriellen Besiedlung der Membran vorgebeugt werden. Auf der linken Seite wurde ein Sinuslift mit dem Knochenaufbaumaterial Cerasorb durchgeführt. Die Nähte wurden nach ca. einer Woche entfernt, die weitere Heilung verlief komplikationsfrei. Das Titangerüst der Gore-Tex Membran und die Befestigungsnägelchen sind im ersten Quadranten der OPG Aufnahme gut sichtbar, auch der Unterschied zwischen den Aufbaumaterialien: rechts am Patienten – Bio-Oss; links – Cerasorb (Abb. 8).

Implantation

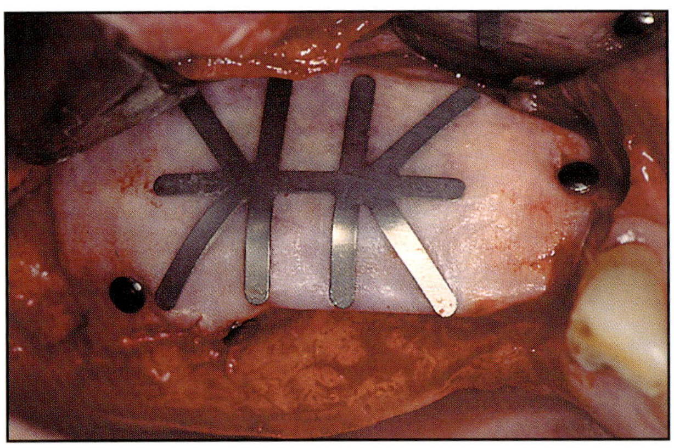

Abb. 9 Membran vor der Entfernung.

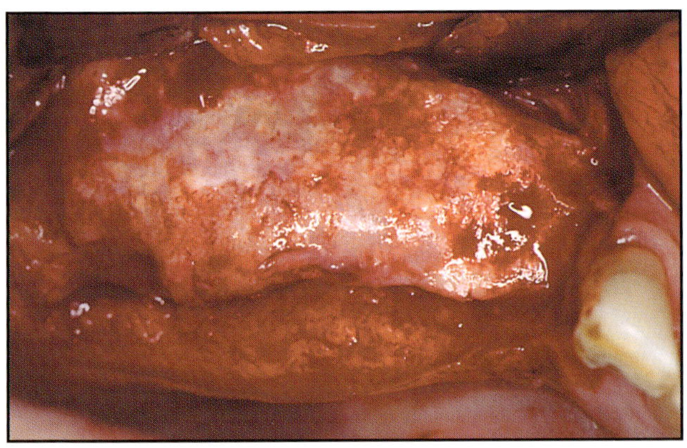

Abb. 10 Aufgebauter Kieferkamm.

Nach 9-monatiger Heilungsperiode konnte die Implantation durchgeführt werden. Nach einem palatinalen Schnitt wurde die Membran vollständig freigelegt, um die Befestigungsnägelchen entfernen zu können (Abb. 9). Nach der Entfernung der Membran zeigte sich ein breiter Kieferkamm (Abb. 10). Das Augmentat war hart und sehr gut durchblutet. In den Positionen 14, 15, 16 und 17 wurden fünf MK IV Implantate inseriert (Abb. 11).

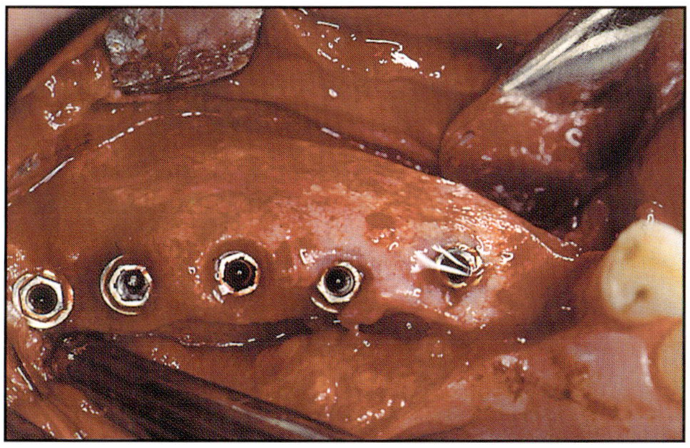

Abb. 11 Inserierte Implantate.

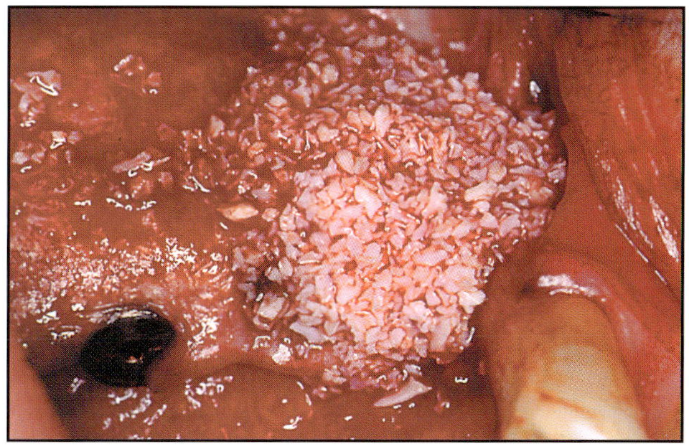

Abb. 12 Zweiter Schritt der Knochenaugmentation in Regio 13.

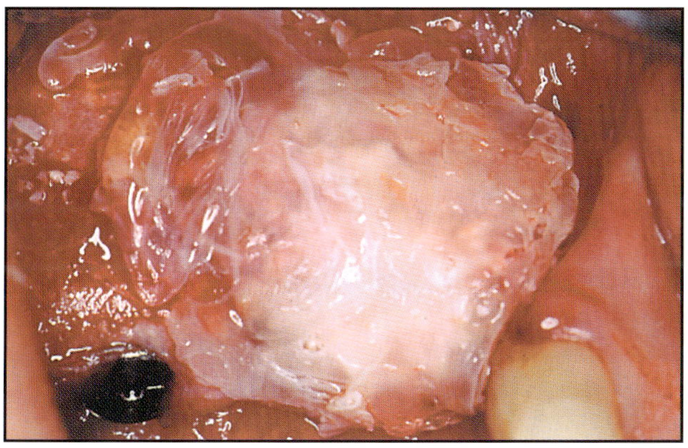

Abb. 13 Flüssige Membran.

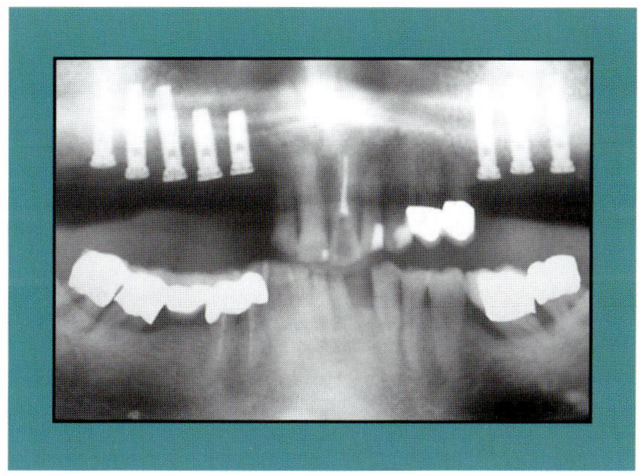

Abb. 14 OPG Kontrolle.

Da in Regio 13 der Verlauf des Kieferkammes nicht optimal war, wurde nach der Implantation aus ästhetischen Gründen eine laterale Augmentation mit Bio-Oss vorgenommen (Abb. 12). Für die GBR wurde die Flüssigmembran Atrisorb verwendet (Abb. 13). Im zweiten Quadranten wurden drei 18 mm lange Standard-Implantate, ohne das Gewinde vorzuschneiden, inseriert. Die Lage der Implantate ist der OPG Aufnahme zu entnehmen (Abb. 14).

Freilegung und prothetische Versorgung

Die Freilegung erfolgte nach achtmonatiger Einheilungsphase. Durch die zweifache Knochenaugmentation konnte eine Verbesserung der Kieferkammkontur noch vor der Freilegung beobachtet werden (Abb. 15).

Der Schnitt erfolgte nach den Prinzipien der Cosinuskurven-Technik mehrere (5–8) Millimeter nach palatinal versetzt in der attached Gingiva,

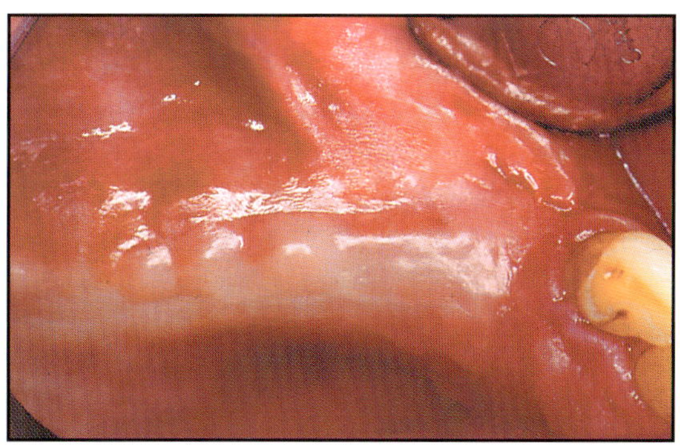

Abb. 15 Kieferkammkontur nach zweimaliger Augmentation.

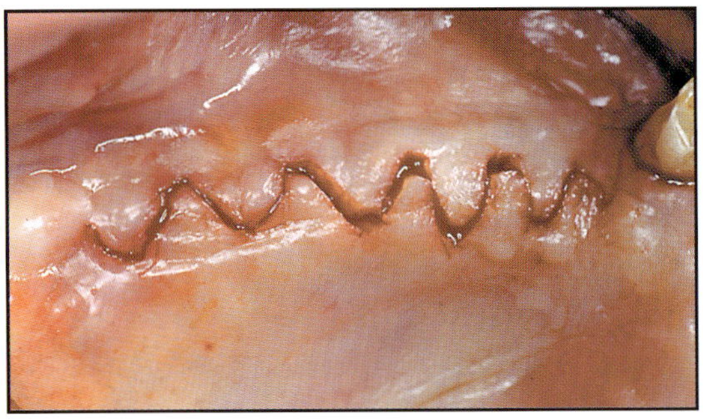

Abb. 16 Verlagerung von der befestigten Gingiva ins Vestibulum – Cosinuskurven-Technik.

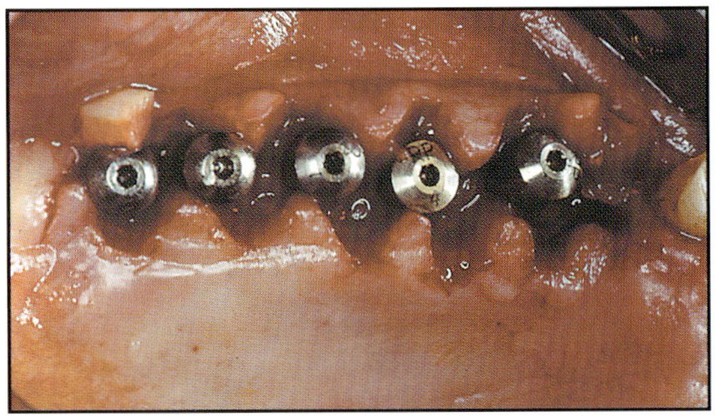

Abb. 17 Barriere aus Heilungsdistanzhülsen.

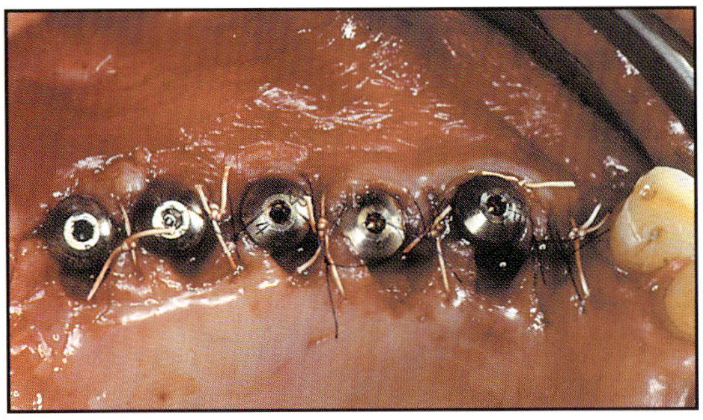

Abb. 18 Adaptation von Spitzen der Cosinuskurve zwischen den Distanzhülsen.

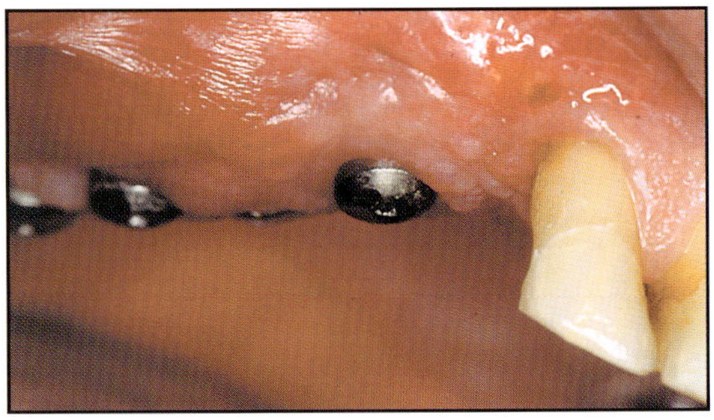

Abb. 19 Stabilisierung der Zahnfleischsituation nach sechs Wochen.

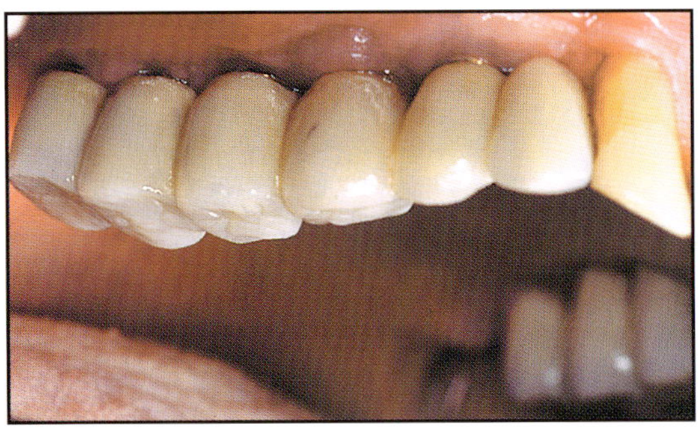

Abb. 20 Verbundkronen auf den individuellen Distanzhülsen.

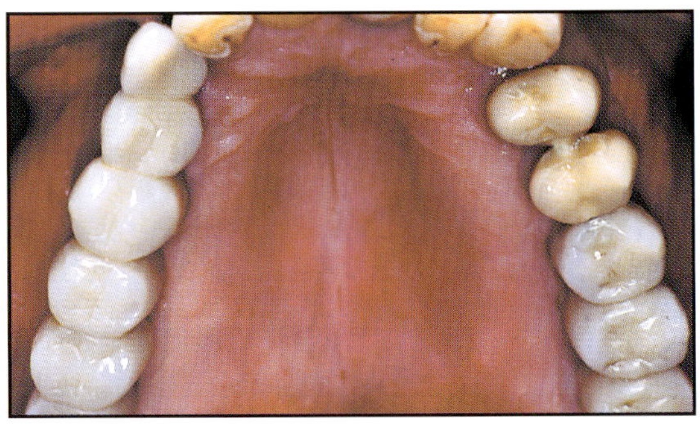

Abb. 21 Okklusalansicht von Suprakonstruktionen im 1. und 2. Quadranten.

um eine Verlagerung nach vestibulär zu erreichen (Abb. 16). Zur Stabilisierung des Transplantates konnten die aufgeschraubten Distanzhülsen beitragen (Abb. 17). Die Spitzen der nach Cosinuskurven-Technik geschnittenen Gingiva wurden zwischen die Distanzhülsen adaptiert und mit Gore Naht und den mikrochirurgischen Nähten 6-0 vernäht (Abb. 18). Sechs Wochen nach der Freilegung zeigte sich eine stabile Zahnfleischsituation mit einer breiten keratinisierten Gingivazone (Abb. 19). Die prothetische Versorgung erfolgte in Form von verblockten VMK-Kronen, die mit Temp-Bond auf den individuellen Distanzhülsen (Anguss-Coping Technik) zementiert wurden (Abb. 20). Mit der gleichen Technik wurde die linke Seite versorgt, so dass keine Schraubenöffnungen zu sehen waren (Abb. 21).

Chirurgie:

Dr. Christoph T. Sliwowski

Prothetik:

Dr. Michael Weber

Zahntechnik:

Horst Mosch

Hinweis

Das Sinuslift (Sinusbodenelevation)

Eine Sinusbodenelevation kann durch eine Transplantation von einem Knochenblock oder vieler kleinen Knochenpartikel in die Kieferhöhle erfolgen. Der Knochenblock muss stabil in der Kieferhöhle befestigt werden (z.B. mit Osteosyntheseschrauben). Eine intakte Kieferhöhlenschleimhaut wird stets angestrebt. Bei Verwendung von Knochenpartikeln können diese mit einem Knochenaufbaumaterial gemischt werden. Im Gegensatz zum Knochenblock ist bei Verwendung von losen Partikeln eine Abschirmung zur Kieferhöhle, vor allem durch eine intakte Schneider'sche Membran, unbedingt zu gewährleisten. Die eingebrachten Knochenpartikel werden innerhalb von ein bis zwei Jahren in den ortständigen Knochen vollständig eingebaut. Die Geschwindigkeit und die Qualität des Augmentats sind von mehreren Faktoren, wie dem Material, der Mischproportion und dem Zusatz von PRP oder Blut abhängig. Normalerweise wird die Implantation ca. sechs bis neun Monate nach dem Sinuslift durchgeführt (zweizeitiges Verfahren).
Liegt bereits ausreichend ein ortständiges Knochenangebot für die stabile Verankerung der Implantate vor, kann die Implantation gleichzeitig mit dem Sinuslift erfolgen (einzeitiges Verfahren). Wenn es aber um die Sicherheit beider Methoden geht, bietet das zweizeitige Vorgehen in jedem Fall mehr Sicherheit und das Risiko eines Misserfolges ist bei diesem Vorgehen geringer (Angaben in der Literatur: ca. 10%).
Welcher Methode der Vorzug zu geben ist, kann erst nach einer genauen Diagnostik entschieden werden. Vor allem muss die zur Verfügung stehende Knochenhöhe und die lokale Knochenqualität berücksichtigt werden. Zur Diagnostik wird idealerweise eine Computertomografie (CT) durchgeführt und mit einem speziell dazu entwickelten Programm, z.B. SimPlant, ausgewertet.

Vorgehensweise beim zweizeitigen Verfahren

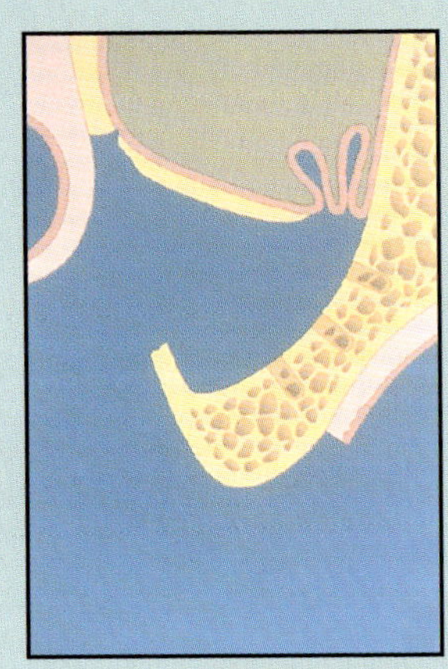

Abb. 1 Präparation der Kieferhöhlenschleimhaut.

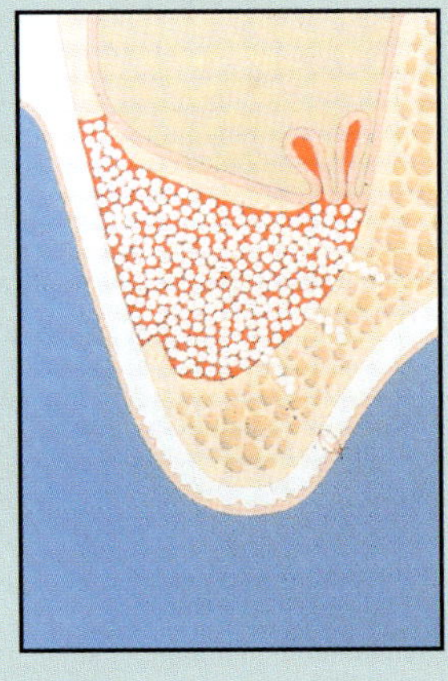

Abb. 2 Auffüllen des entstandenen Hohlraumes.

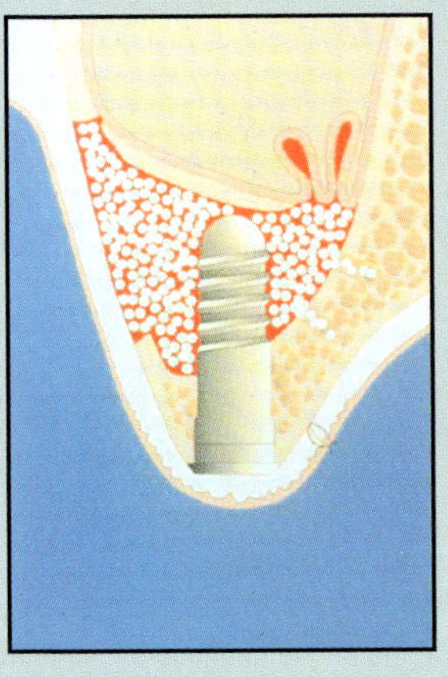

Abb. 3 Nach 6–9 Monaten Insertion der Implantate.

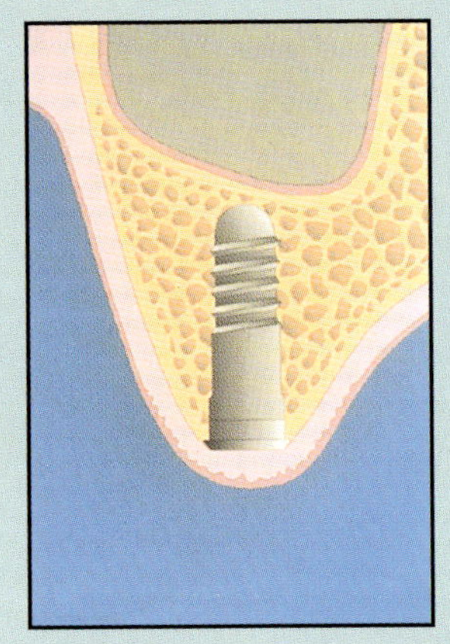

Abb. 4 Nach weiteren 6–9 Monaten: die Implantate sind bereit für prothetische Versorgung.

Im ersten Schritt des zweizeitigen Vorgehens wird ein Knochenfenster in der Seitenwand der Kieferhöhle angelegt und die Schleimhaut nach kranial abpräpariert (Abb. 1). Der kaudale Anteil der Kieferhöhle wird mit Knochen bzw. Knochenaufbaumaterial aufgefüllt und dicht verschlossen (Abb. 2). Nach ca. 6–9 Monaten werden die Implantate in den neugebildeten Knochen eingesetzt (Abb. 3). Die Implantate sollten noch weitere 6–9 Monate einheilen (Abb. 4), bevor mit der prothetischen Versorgung begonnen werden kann.

Vorgehensweise beim einzeitigen Verfahren

Für ein einzeitiges Vorgehen sollte eine vertikale Restknochenhöhe von mindestens 6–8 mm vorhanden sein. Kann intraoperationem keine ausreichende Primärstabilität der Implantate erzielt werden, so ist in jedem Fall zweizeitig zu verfahren.
Die Vorbereitung der Kieferhöhle ist für das einzeitige Vorgehen identisch dem zweizeitigen (Abb. 5). Jedoch werden bei diesem Verfahren, nach Teilauffüllung des zur Verfügung stehenden Volumens, die Implantate stabil im Kieferhöhlenboden verankert. Es folgt die abschließende Füllung der Kieferhöhle und ein dichter Nahtverschluss (Abb. 6). Die Einheilungszeit wird abhängig von der Resthöhe des ortständigen Knochens bestimmt; im Durchschnitt beträgt sie 9–12 Monate.

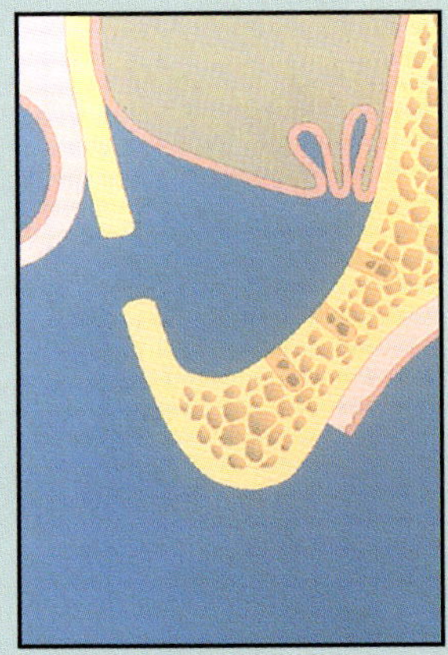

Abb. 5 Präparation der Kieferhöhlenschleimhaut.

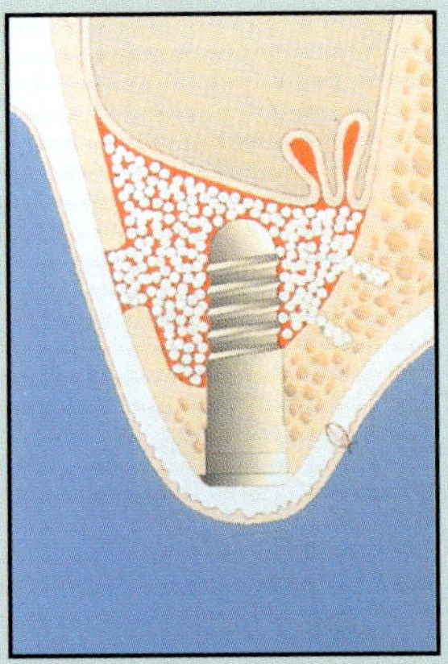

Abb. 6 Einzeitiges Sinuslift und Implantation.*

* Abb. 1–6 mit freundlicher Genehmigung Dr. Ady Palti, Kreichtal.

Implantation mit Sinuslift bei zweizeitigem Vorgehen

Ausgangssituation

Beim Patienten lag eine beidseitige Freiendsituation im Oberkiefer vor. Die Höhe des Kieferkamms war auf der rechten Seite distal zum endständigen Zahn 13 so gering (ca. 1–2 mm), dass keine Aussicht auf eine Primärstabilität von Implantaten bestand. Die Situation auf der linken Seite war etwas günstiger. Die Voraussetzungen für eine primär stabile Implantatverankerung waren aber auch hier nicht gegeben, so dass auf beiden Seiten zunächst die Wiederherstellung des Knochenlagers mit Hilfe einer Sinusbodenelevation erforderlich war (Abb. 1).

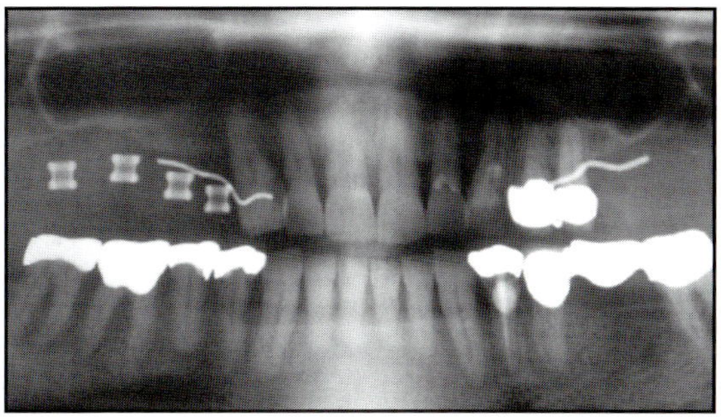

Abb. 1 OPG Messaufnahme.

Sinusbodenelevation (Sinuslift)

Die Sinusbodenelevation wurde auf beiden Seiten nach der gleichen Methode (zweizeitig) und mit den gleichen Materialien (Bio-Oss und Bio-Gide) durchgeführt. Das postoperative OPG zeigt die Knochenaugmentation in beiden Kieferhöhlen (Abb. 2).

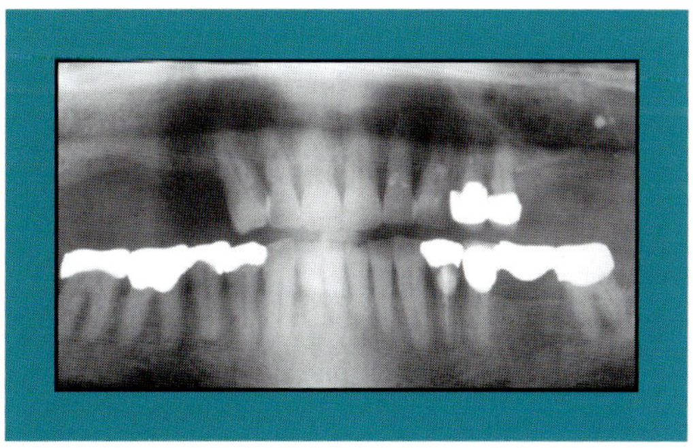

Abb. 2 OPG Kontrolle nach beidseitigem Sinuslift.

Implantation

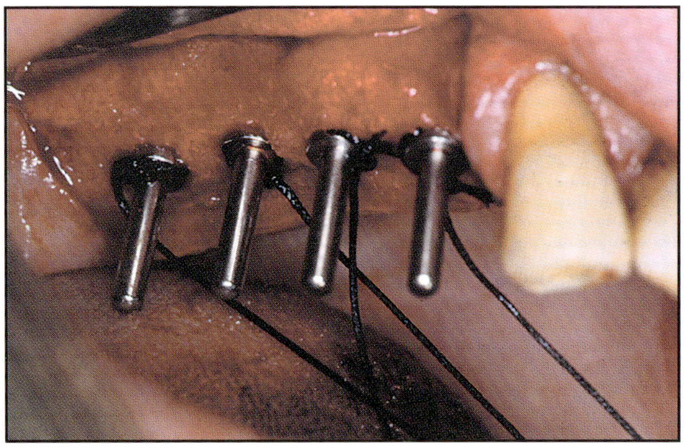

Abb. 3 Präparation der Implantatbetten.

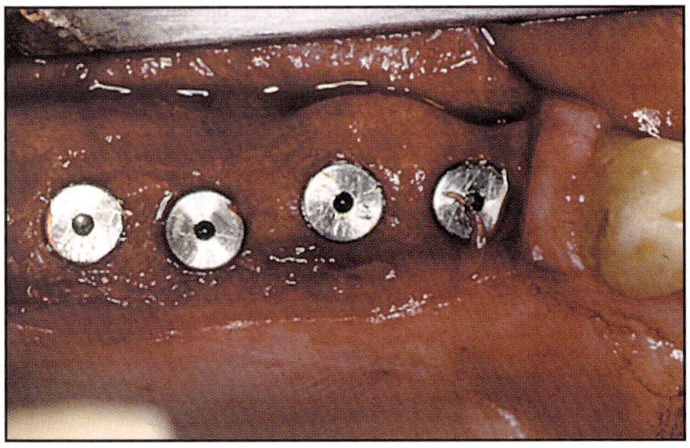

Abb. 4 Inserierte Implantate.

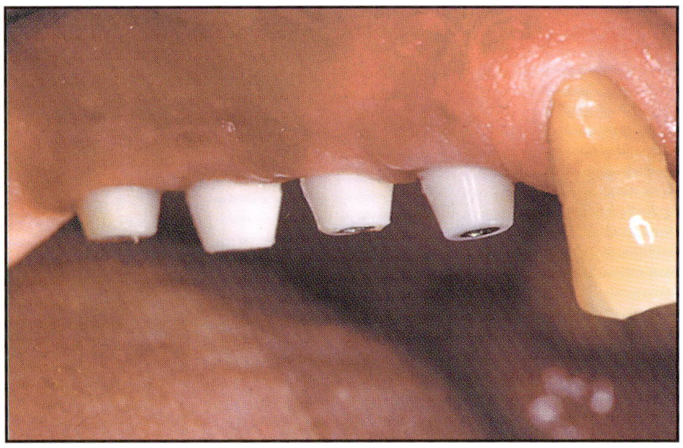

Abb. 5 EsthetiCone Distanzhülsen nach der Freilegung.

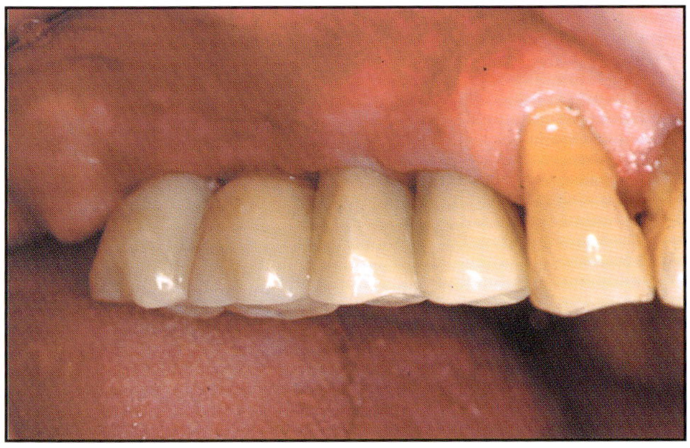

Abb. 6 Provisorische Versorgung.

Nach einer Heilungsphase von neun Monaten wurden auf der rechten Seite vier 18 mm lange MK II Fixturen parallel zum Eckzahn gesetzt (Abb. 3). Die Kieferkammbreite war für die Implantatverankerung ausreichend (Abb. 4). Auf der linken Seite wurden nur zwei MK II Fixturen, in den Längen 15 (in Regio 26) und 13 mm (in Regio 27), inseriert.

Nach einer Einheilzeit von acht Monaten wurden alle Implantate freigelegt und mit EsthetiCone Distanzhülsen versehen (Abb. 5). Die provisorische Versorgung wurde in Form von Verbundkronen aus Kunststoff mit reduziertem Okklusalrelief auf beiden Seiten eingegliedert und ein Jahr lang gemäß den Regeln des „Progressiv Bone Loading" (siehe Hinweiskasten S. 131) getragen (Abb. 6).

Prothetische Versorgung

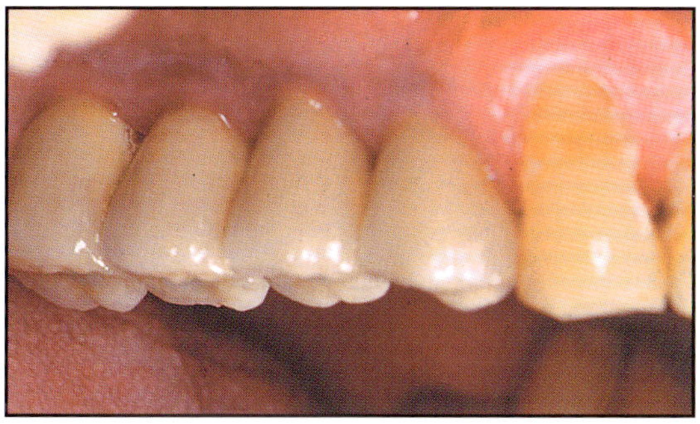

Abb. 7 Definitive Keramikbrücke.

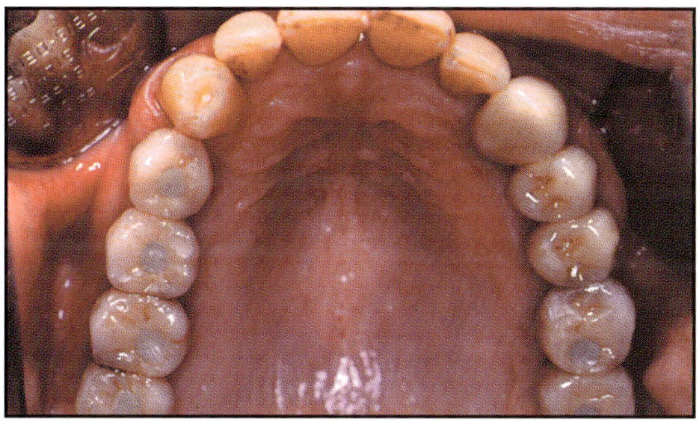

Abb. 8 Mit Composit verschlossene Zugangskanäle.

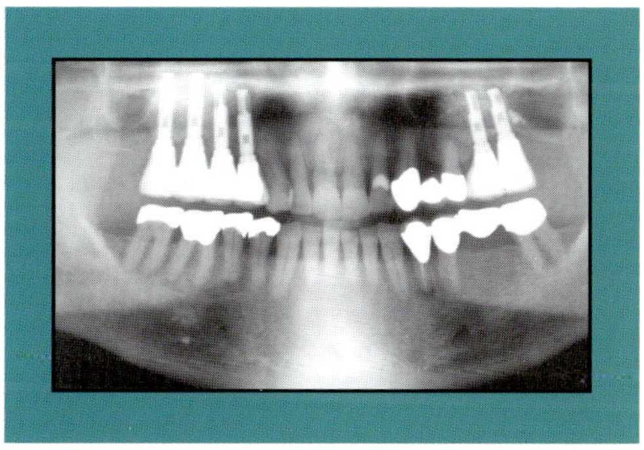

Abb. 9 OPG Kontrolle nach sechs Jahren.

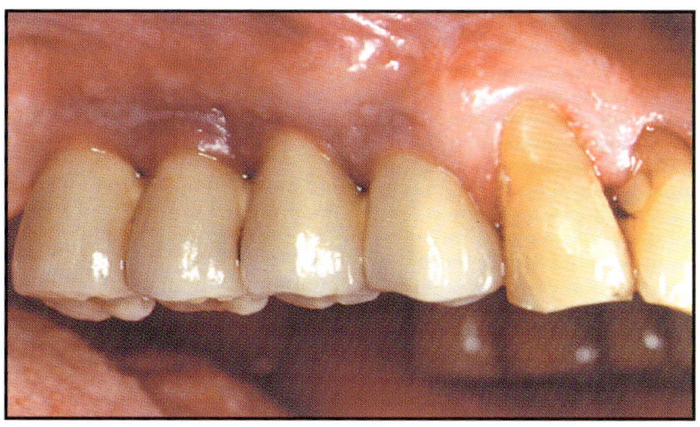

Abb. 10 Klinische Situation nach sechs Jahren.

Nach einem Jahr wurden die Implantate mit Keramikverblendkronen versorgt (Abb. 7). Die Schraubenöffnungen wurden mit Kompositfüllungen verschlossen (Abb. 8). Abb. 9 zeigt eine Röntgenkontrolle sechs Jahre nach der durchgeführten Sinusbodenelevation und Abb. 10 die Versorgung zum gleichen Zeitpunkt.

Achtung: Die Theorie des „Progressiv Bone Loading" wurde von Misch Anfang der neunziger Jahre vorgestellt und fand in implantologischen Fachkreisen eine breite Akzeptanz. Die Belastung der Implantate soll dabei langsam und schrittweise erfolgen. Besonders betrifft das die Implantate, die im qualitativ schwachen Knochen (dazu zählt der augmentierte Knochen nach einer Sinusbodenelevation) eingesetzt wurden. Die erste provisorische Versorgung aus Kunststoff sollte leicht in Infraokklusion stehen. Sie sollte keine ausgeprägten Zahnhöcker aufweisen und schmal gestaltet werden. Bei Laterotrusion sollte sie ganz entlastet werden. Schrittweise soll die Infraokklusion reduziert werden, die Höcker aufgebaut und das Okklusalrelief erweitert und am Ende in vollständige Artikulationsfunktion erreicht werden. Nach einem Jahr in Funktion kann sie gegen eine VMK Versorgung ausgetauscht werden.

Chirurgie:
Dr. Christoph T. Sliwowski

Prothetik:
Dr. Uwe Hildebrandt

Zahntechnik:
Horst Mosch

Atypischer Behandlungsablauf – schwierige Ausgangsituation

Erscheint ein einzeitiges Vorgehen anhand des Knochenvolumens in der OPG Aufnahme als sinnvoll, ist zu beachten, dass das OPG nur zweidimensionale Aufnahmen liefern kann (vertikale Knochenhöhe). Die dritte Dimension d. h. die Breite des Kieferkammes, bleibt jedoch ungewiss. Um vollständige Informationen über alle drei Dimensionen des Kiefers zu erhalten, ist deshalb ein CT (Computertomographie) erforderlich.

Implantation mit Sinusbodenelevation bei gleichzeitiger Wurzelspitzenresektion und seitlichem Knochenaufbau

Ausgangssituation

Bei der Patientin konnte anhand der OPG Aufnahme auf der rechten Seite von einem ausreichenden Knochenangebot für das einzeitige Vorgehen (Sinusbodenelevation und gleichzeitige Implantation) ausgegangen werden (Abb. 1). Die Computertomographie zeigte jedoch, dass der Kieferkamm zu schmal war, um eine Primärstabilität bei der Verankerung der Implantate zu gewährleisten. Auf dem horizontalen Schnittbild des Kiefers kann die Breite des rechten Kieferkamms mit dem linken (Regio 26) verglichen werden (Abb. 2). Noch deutlicher wird die Problematik auf dem senkrechten Schnittbild des Kieferkamms in Regio 14 (Abb. 3). Die zwei weißen Balken unten auf Abb. 3 stellen die Wände der ersten Titanhülse (Innendurchmesser 2 mm) hinter dem endständigen Zahn auf Abb. 1 dar. Das in Position 14 mit dem Simplant-Programm visuell platzierte Implantat (13 mm lang und 3,75 mm Durchmesser) erscheint bereits auf dem Bildschirm breiter als der vorhandene Kieferkamm (Abb. 4). Die Achse des Implantats wurde durch das Programm dem Knochenverlauf und nicht der prothetischen Planung angepasst.

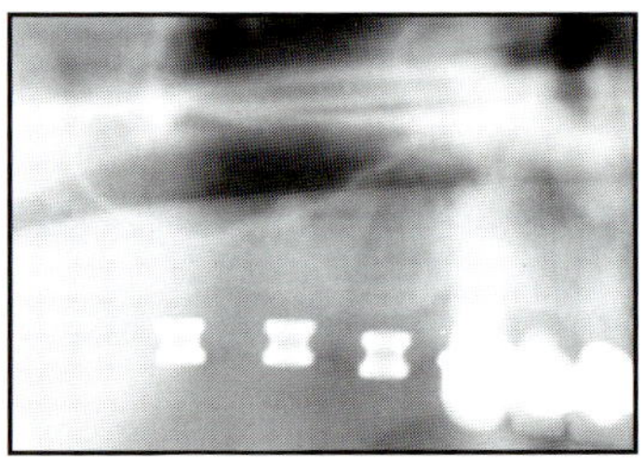

Abb. 1 Anscheinend ausreichende Kieferkammhöhe für das einzeitige Vorgehen.

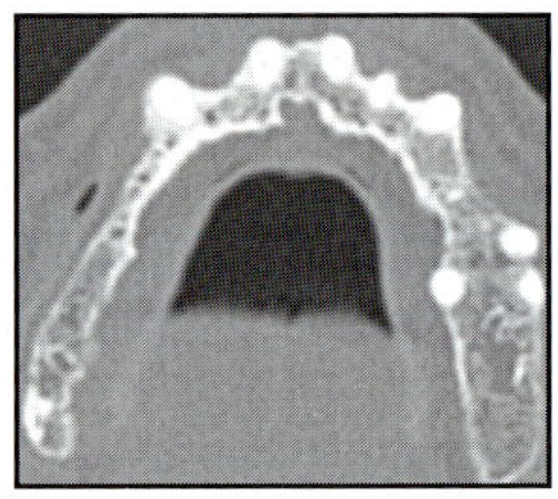

Abb. 2 Unterschiedliche Breiten des Kieferkammes links und rechts.

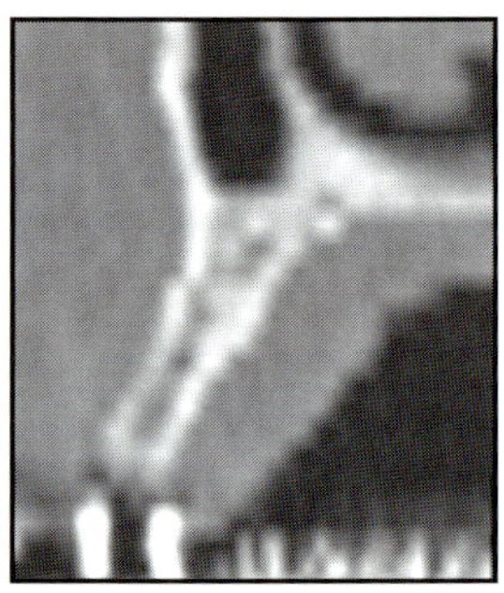

Abb. 3 Querschnitt in Regio 14.

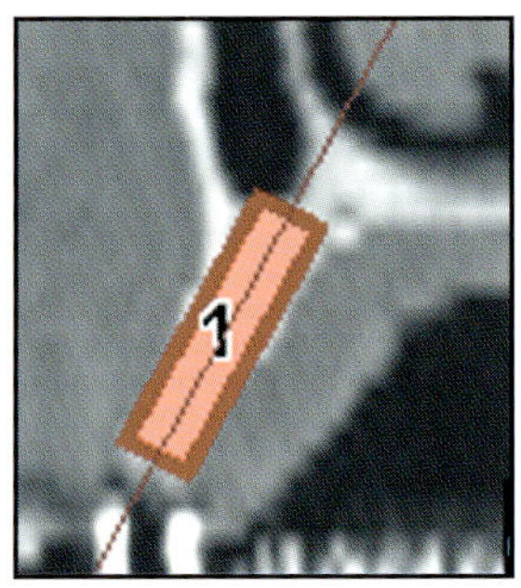

Abb. 4 Größerer Durchmesser des Implantates als die Breite des Kieferkammes.

Sinusbodenelevation und Wurzelspitzenresektion

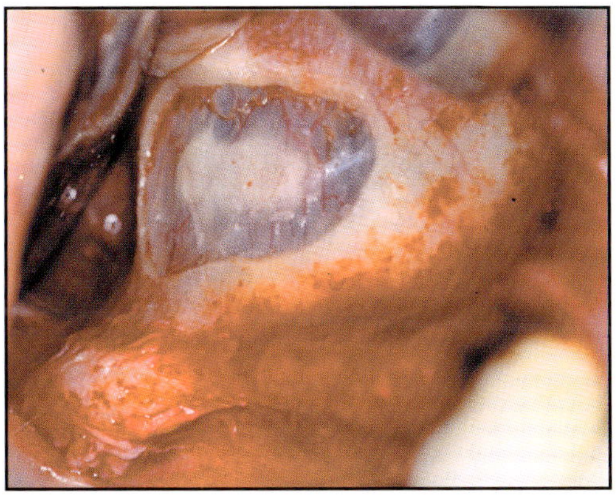

Abb. 5 Fensterung der Kieferhöhlenwand.

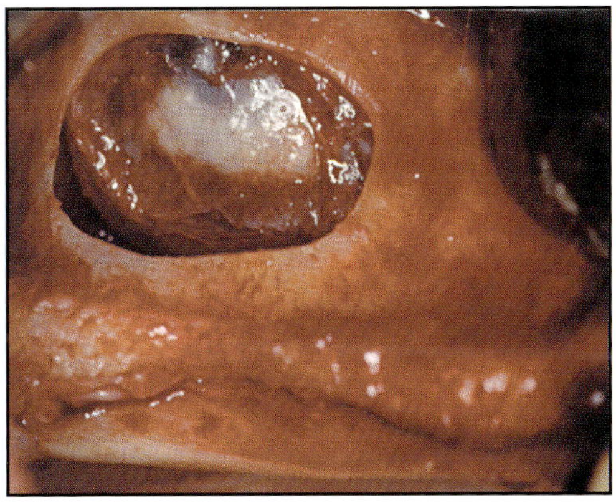

Abb. 6 Präparation der Kieferhöhlenschleimhaut. Beachte den schmalen Kieferkamm.

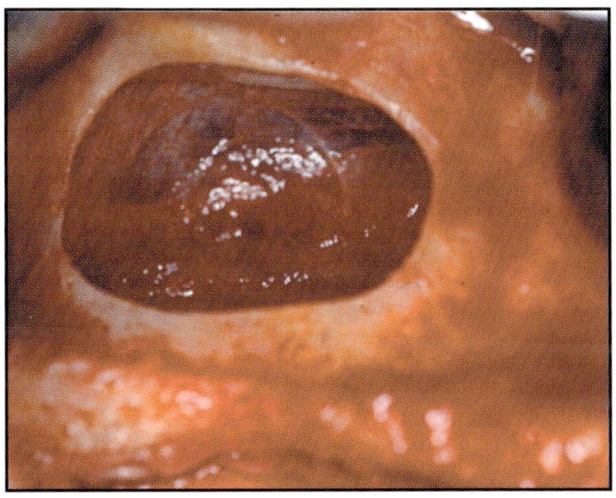

Abb. 7 Kieferhöhlenschleimhaut beim Einatmen.

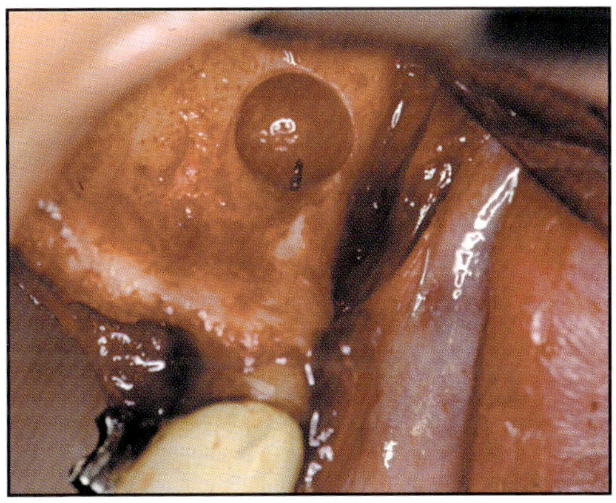

Abb. 8 Wurzelspitzenresektion 13.

Nach Fensterung der seitlichen Kieferhöhlenwand (Abb. 5), war deutlich zu erkennen, wie sich die abgelöste Kieferhöhlenschleimhaut mit dem Knochendeckel beim Ein- und Ausatmen bewegte (Abb. 6 und 7). Bei der Präparation war darauf zu achten, dass die sehr dünne Kieferhöhlenschleimhaut (Abb. 7) nicht perforiert wurde. Die auf der Röntgenaufnahme sichtbare apikale Entzündung (Aufhellung) an Zahn 13 (Abb. 1) wurde durch eine Wurzelspitzenresektion zum Zeitpunkt der Sinusbodenelevation behandelt (Abb. 8).

Die endodontische Versorgung des Zahnes wurde unter Sicht durchgeführt (Abb. 8). Der Hohlraum in der Kieferhöhle und der nach der Wurzelspitzenresektion entstandene Defekt wurden mit dem Knochenersatzmaterial Bio-Oss aufgefüllt (Abb. 9).

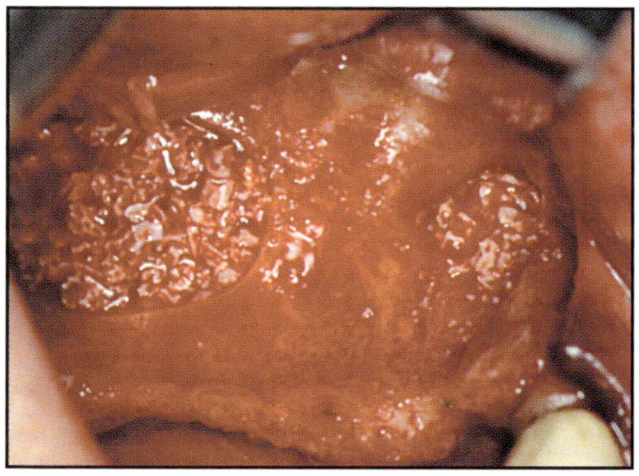

Abb. 9 Auffüllen der Hohlräume mit Bio-Oss.

Seitlicher Knochenaufbau

Um den Kieferkamm zu verbreitern, wurde zusätzlich eine laterale Augmentation mit Bio-Oss durchgeführt (Abb. 10). Der seitliche Knochenaufbau wurde mit der resorbierbaren Membran Bio-Gide abgedeckt. Um ein Verschieben des Aufbaumaterials zu vermeiden, wurde die Membran mit kleinen Titannägeln stabil befestigt (Abb. 11). Die postoperative Röntgenaufnahme zeigt das Ausmaß der vertikalen Augmentation und das Ergebnis der endodontischen Behandlung des Zahnes 13 (Abb. 12).

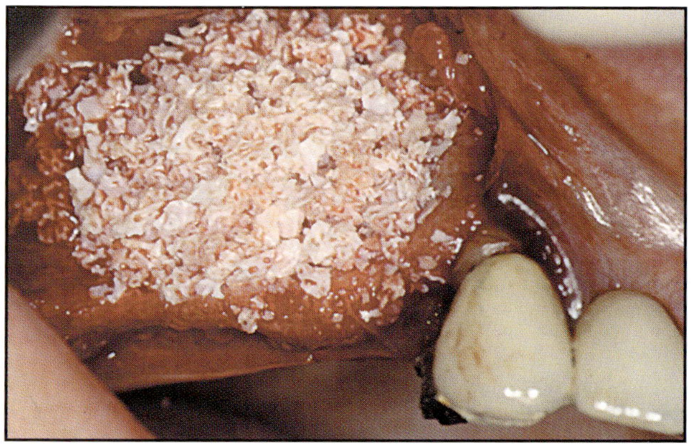

Abb. 10 Seitliche Augmentation.

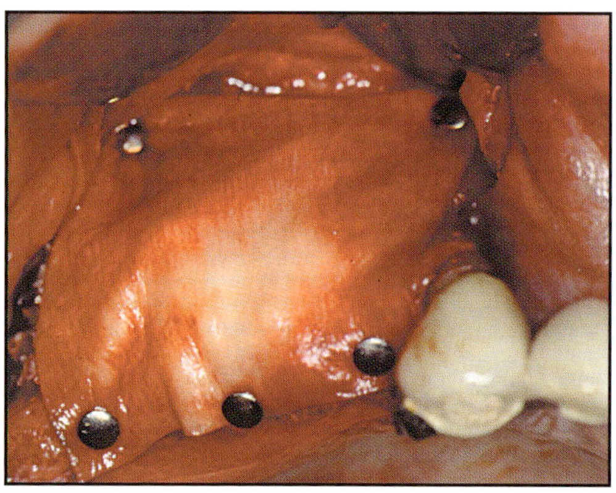

Abb. 11 Befestigte resorbierbare Membran.

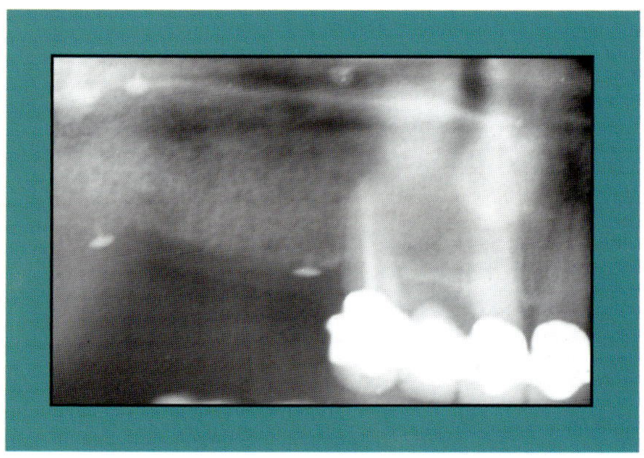

Abb. 12 Postoperative Röntgenkontrolle.

Implantation

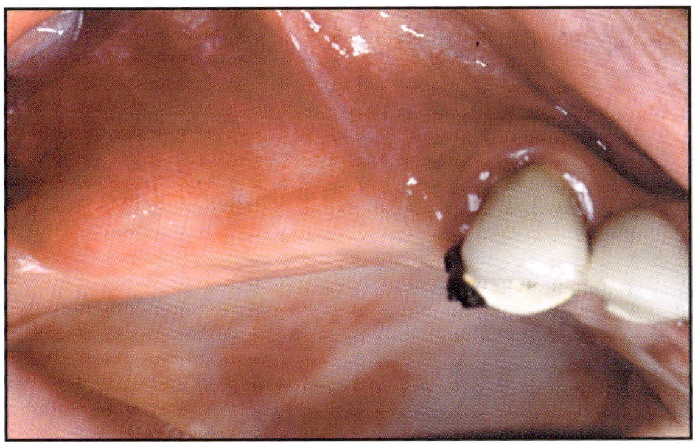

Abb. 13 Klinische Situation vor Implantation.

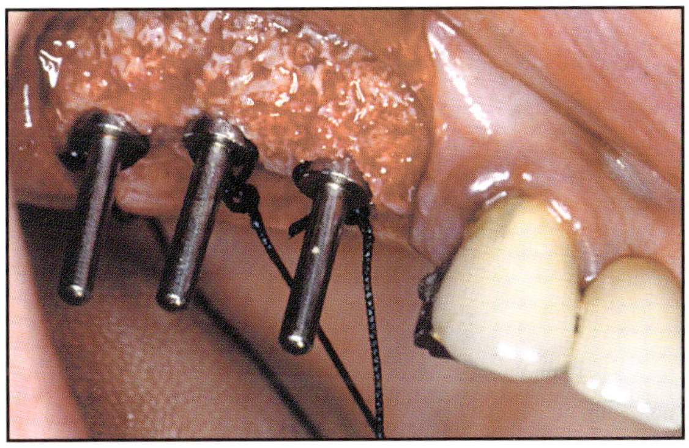

Abb. 14 Präparation der Implantatbetten.

Die 10-monatige Einheilphase verlief komplikationsfrei (Abb. 13). Bei der Implantation zeigte sich eine gute Regeneration des seitlichen Aufbaus, obwohl die Bio-Oss Partikel noch deutlich zu erkennen waren (Abb. 14). Die drei Implantatbetten konnten im neu gebildeten Gewebe, gleich dem natürlichen Knochen, präpariert werden (Abb. 15).

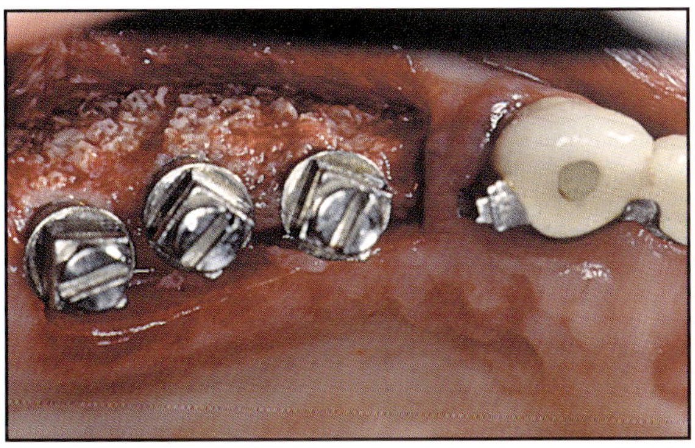

Abb. 15 Breite des Kieferkammes nach der Augmentation.

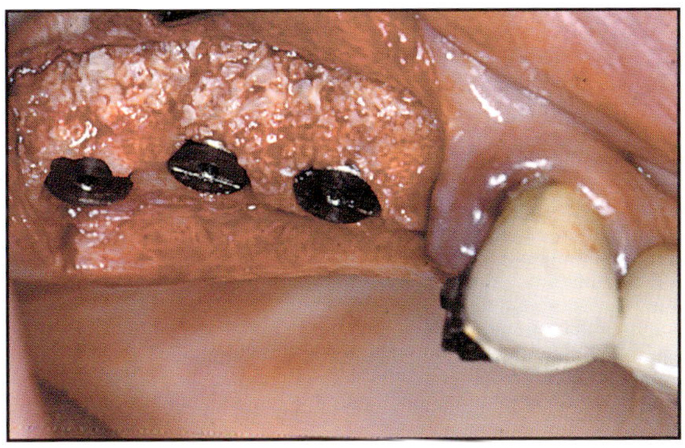

Abb. 16 Vollständig versenkte Implantate.

Die drei MK II Fixturen wurden vollständig im regenerierten Kieferkamm versenkt (Abb. 16). Lage und Längen der Implantate sowie die ausreichende Höhe des Augmentats sind der Röntgenaufnahme zu entnehmen (Abb. 17).

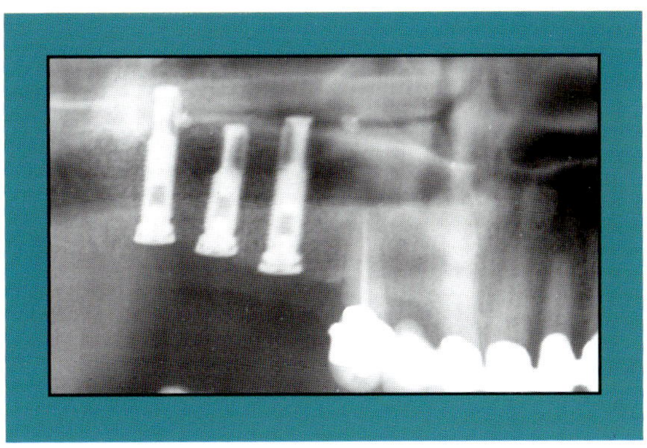

Abb. 17 OPG Kontrolle.

Freilegung mit der Cosinuskurven-Technik

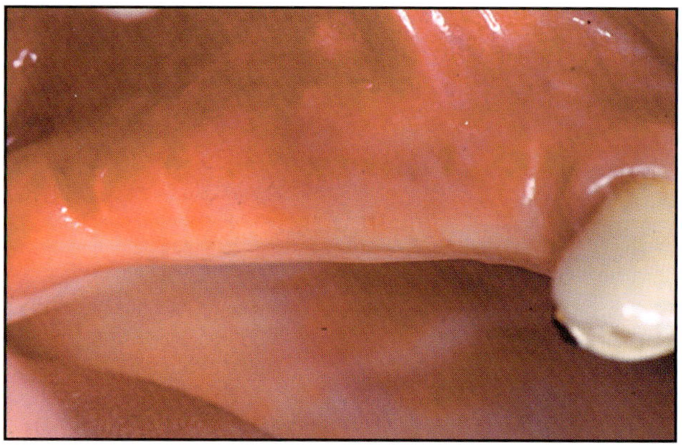

Abb. 18 Kieferkamm vor der Freilegung.

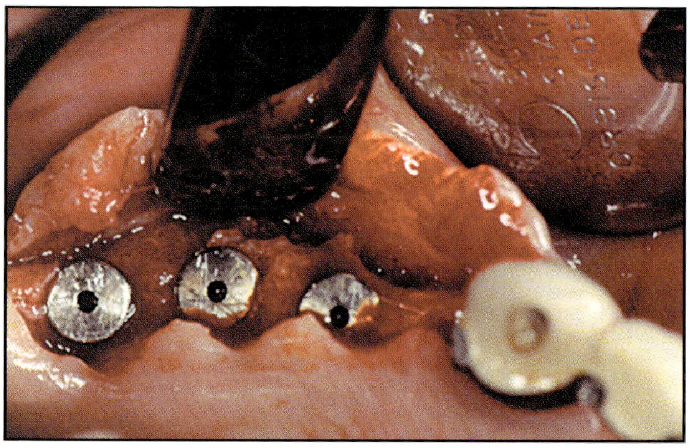

Abb. 19 Schnittverlauf in der Cosinuskurven-Technik.

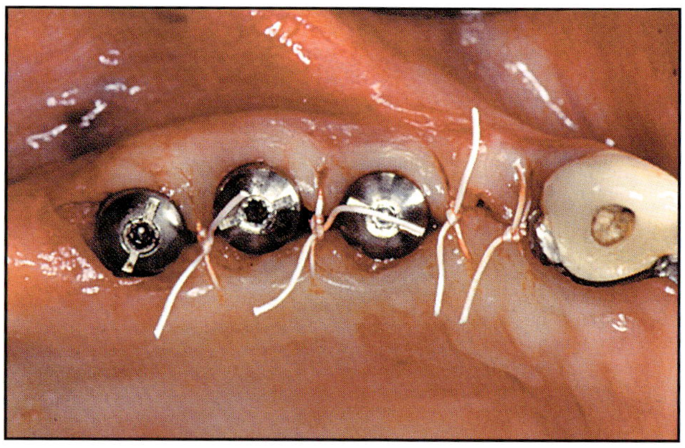

Abb. 20 Adaptation des Zahnfleisches um die Distanzhülsen.

Für die Einheilung der Implantate wurden weitere 8 Monate vorgesehen (Abb. 18). Der fortschreitende Umbau des seitlichen Augmentats konnte bei der Freilegung beobachtet werden. Letztere erfolgte mit der Schnittführung in der Cosinuskurven-Technik, die eine Verbreiterung der befestigten Gingiva ermöglichte (Abb. 19). Der auf diese Weise leicht mobilisierte Lappen ließ sich gut um die Heilungsdistanzhülsen adaptieren, das Zahnfleisch konnte dicht vernäht werden (Abb. 20) (siehe S. 92). Durch diese Freilegungstechnik ging kein Weichgewebe verloren.

Prothetische Versorgung

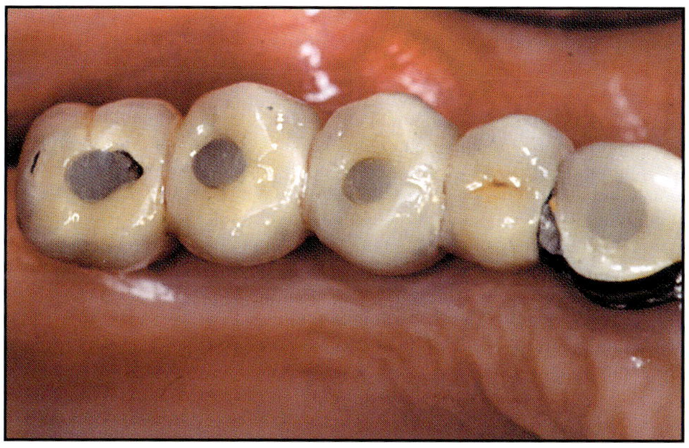

Abb. 21 Füllungen zeigen die langen Achsen der Implantate.

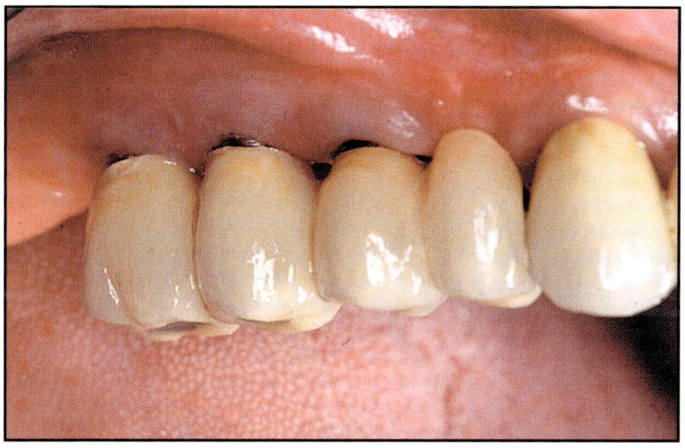

Abb. 22 Klinische Situation nach zwei Jahren.

Die Implantate wurden mit den verschraubten Verbundkronen 17, 16, 15 und einem Anhänger 14 auf den EsthetiCone Distanzhülsen prothetisch versorgt. Durch die separate Gestaltung der Implantatkonstruktion konnte die Brücke 13–27 fast unverändert erhalten bleiben. Es wurde lediglich das distale Geschiebe Regio 13 reduziert. Die Zugangskanäle zu den Befestigungsschrauben 17, 16, 15 wurden mit Füllungen verschlossen (Abb. 21). Die Füllung 13 erinnerte an die durchgeführte Wurzelbehandlung. Das Abschlussbild (Abb. 22) zeigt die klinische Situation zwei Jahre nach Eingliederung der Suprakonstruktion. Abbildung 23 zeigt die OPG Aufnahme zum gleichen Zeitpunkt.

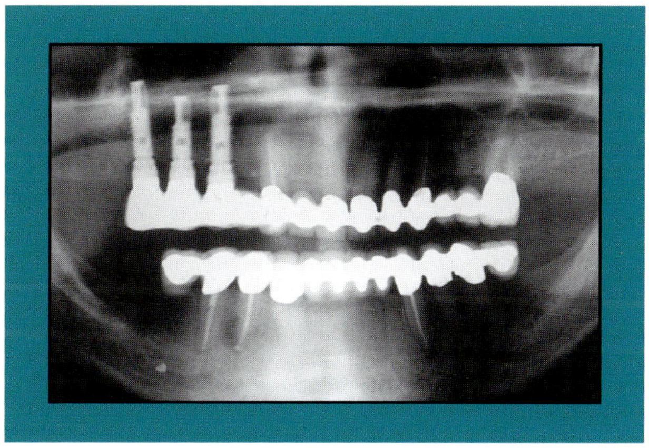

Abb. 23 Knochensituation nach zwei Jahren.

Chirurgie:	Prothetik:
Dr. Christoph T. Sliwowski	Dr. Eberhard Helbig

Einzeitige Implantation und Sinusbodenelevation in der durch ein Septum geteilten Kieferhöhle

Ausgangssituation

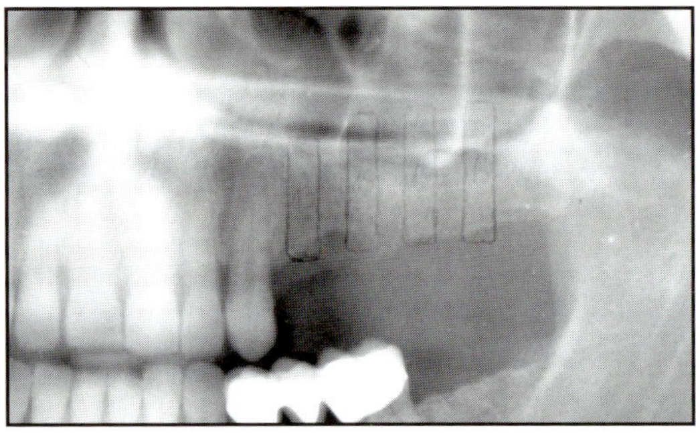

Abb. 1 OPG Aufnahme vor Implantation.

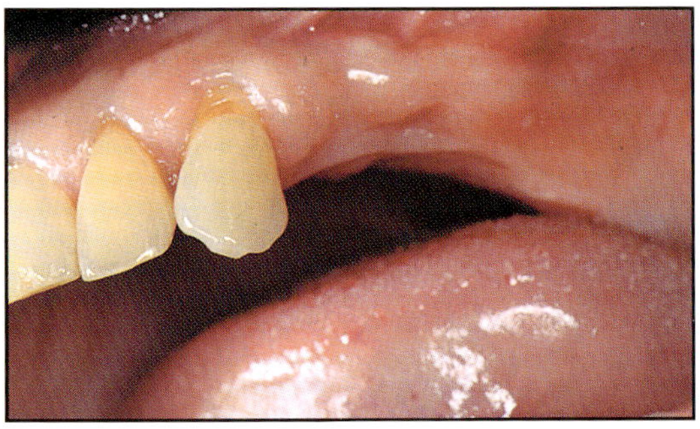

Abb. 2 Klinische Ausgangssituation.

Bei der Patientin lag eine einseitige Freiendsituation im linken Oberkiefer vor. Endständig war Zahn 23. Die OPG Aufnahme zeigte im Seitenzahnbereich eine Restknochenhöhe von ca. 8–10 mm, was für ein einzeitiges Vorgehen sprach (Abb. 1). Die Breite des Kieferkamms war ebenfalls ausreichend (Abb. 2).

Implantation und Sinusbodenelevation

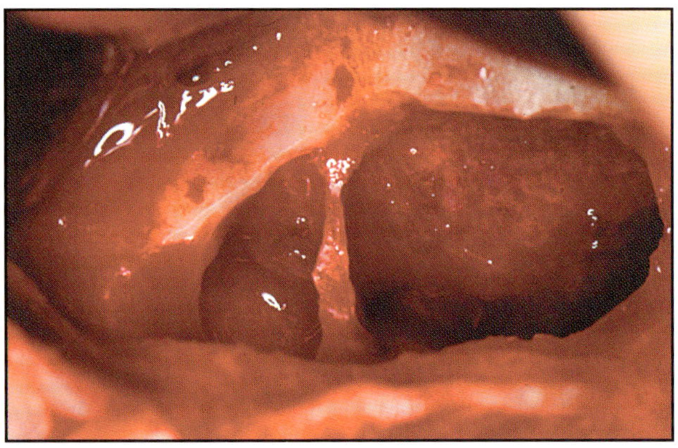

Abb. 3 Knochenseptum in der Kieferhöhle.

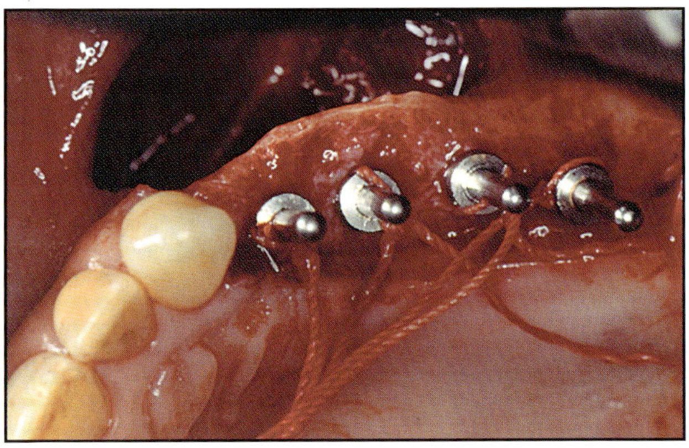

Abb. 4 Richtungsindikatoren.

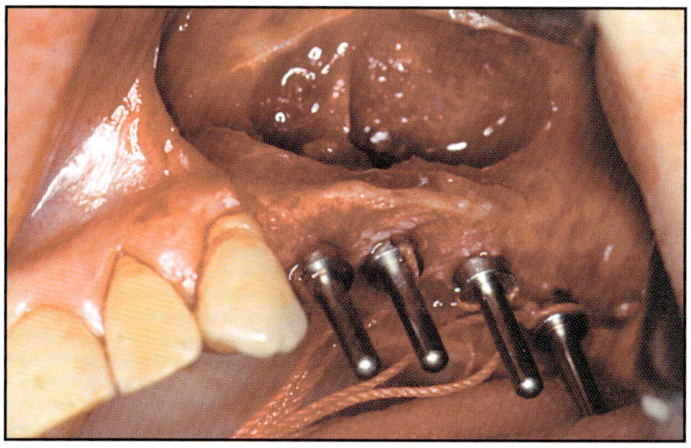

Abb. 5 Schützen der Kieferhöhlenschleimhaut bei Bohrungen.

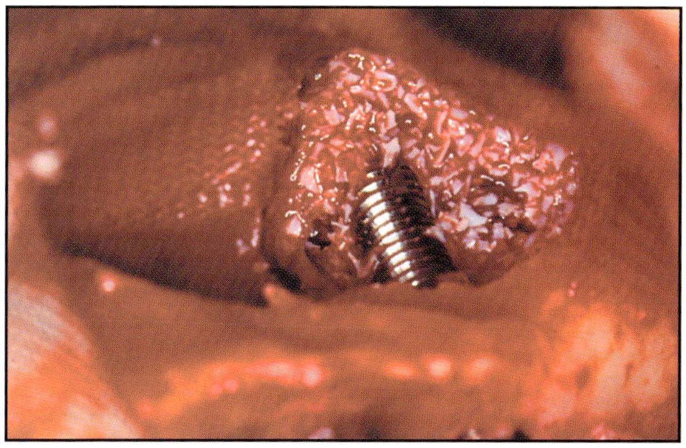

Abb. 6 Zeitgleiches Auffüllen und Implantation.

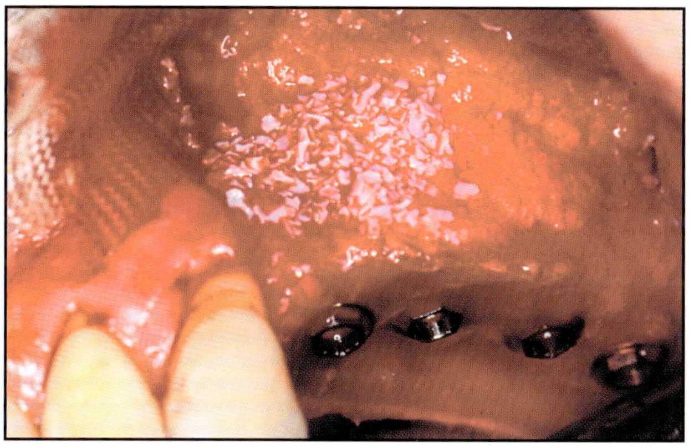

Abb. 7 Aufschichten von Knochenspänen und Bio-Oss.

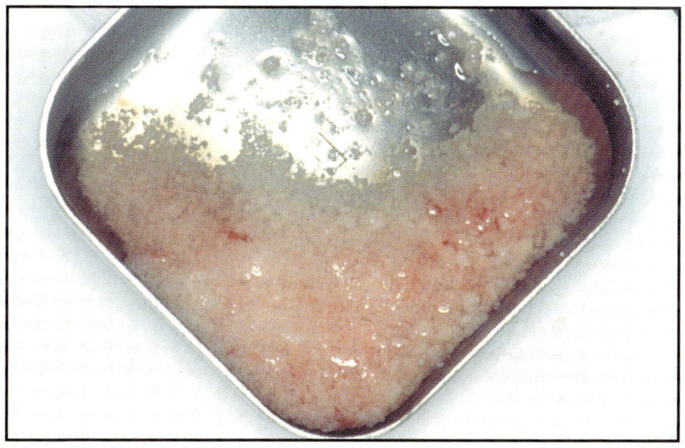

Abb. 8 Bei der Fensterung gesammelte Knochenspäne.

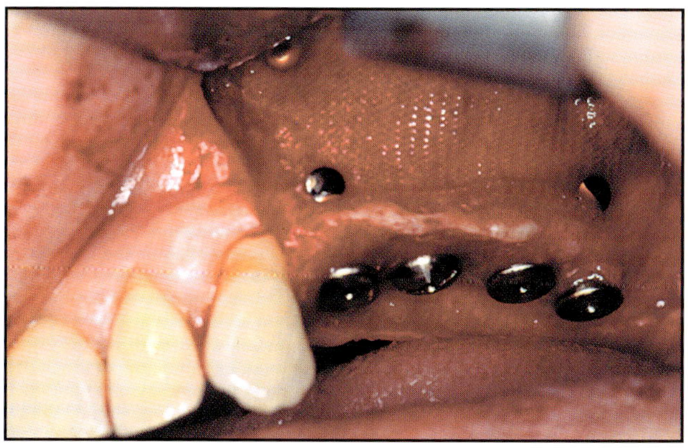

Abb. 9 Resorbierbare Vicryl Membran mit Nägelchen befestigt.

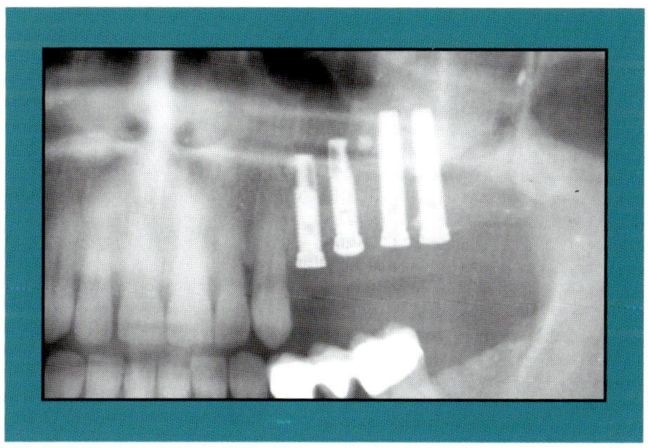

Abb. 10 Postoperative Röntgenaufnahme.

Bereits auf der CT Aufnahme war ersichtlich, dass die linke Kieferhöhle in zwei Kammern unterteilt war. Dies bestätigte sich bei der Fensterung (Abb. 3). Die Breite des Kieferkamms erlaubte es, die Implantate aus prothetischer Sicht optimal zu positionieren (Abb. 4). Zunächst wurde jedoch die Präparation für die Sinusbodenelevation durchgeführt. Die angehobene Kieferhöhlenschleimhaut musste dabei geschützt werden (Abb. 5). Die Einbringung des Knochenaufbaumaterials und die Insertion der Implantate erfolgte in mehreren Schritten: Bevor das distale Implantat inseriert werden konnte, erfolgte zunächst der disto-palatinale Aufbau. Dann folgte der mesio-palatinale und palatinale Aufbau mit der anschließenden Insertion der weiteren

Implantate (Abb. 6). Das Aufbaumaterial aus alloplastischem Knochenersatz und Eigenknochen mit Eigenblut bzw. PRP-Konzentrat (siehe S. 150) wurde in diesem Fall einzeln in Schichten aufgebracht. Die innere Schicht wurde mit alloplastischem Material angelegt. Das Eigengewebe (Blut und Knochen) wurde rund um die Implantate platziert und die äußere Schicht wieder aus Knochenersatzmaterial gebildet, das zugunsten einer besseren Heilung mit Eigenknochen angereichert worden war (Abb. 7). Die dazu benötigten Knochenspäne wurden zuvor mit einem Knochenfilter beim Ausfräsen des seitlichen Knochenfensters gesammelt (Abb. 8). Die Sicherung des Augmentats erfolgte mit einer Vicryl Membran, die mit Titannägelchen befestigt worden war (Abb. 9). Die postoperative Röntgenaufnahme zeigte das Ausmaß des Knochenaufbaus und die Verteilung der Implantate (Abb. 10).

Freilegung und prothetische Versorgung

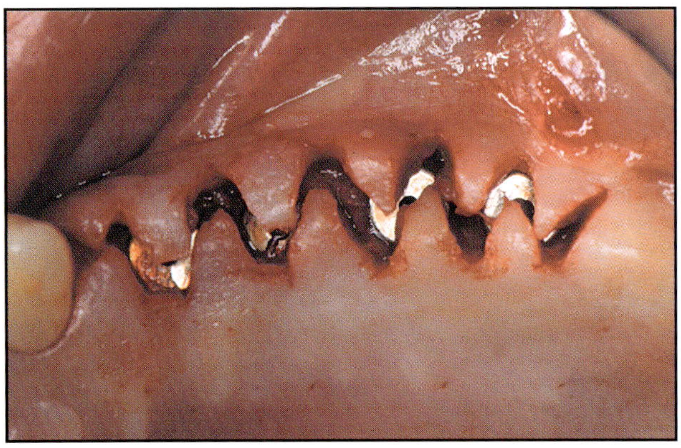

Abb. 11 Schnittführung in der Cosinuskurven-Technik.

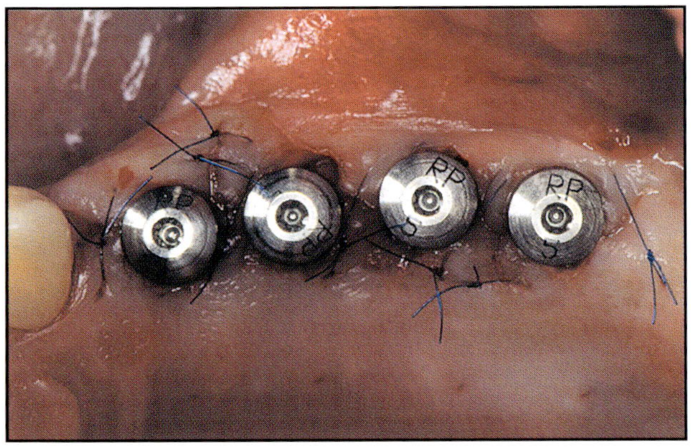

Abb. 12 Adaptation des Lappens mit den mikrochirurgischen Nähten.

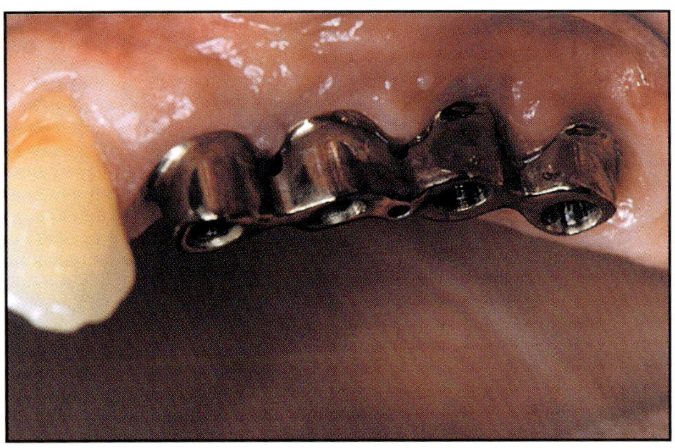

Abb. 13 Gefräster Steg aufgeschraubt als Mesiostruktur auf die Implantate.

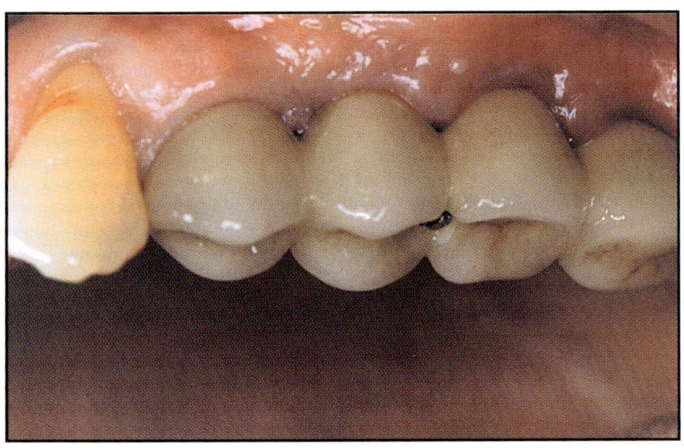

Abb. 14 Sitz der Suprakonstruktion mit einer Minischraube gesichert.

Elf Monate nach der Implantation wurden die Implantate mit der Cosinuskurven-Technik freigelegt (Abb. 11). Die Spitzen der Cosinuskurve wurden um die Heilungsdistanzhülsen adaptiert und mit mikrochirurgischen Nähten stabilisiert (Abb. 12). Die Suprakonstruktion bestand aus zwei Teilen. Auf die Implantate wurde als Mesiostruktur ein gefräster Steg mit einem Gewinde für Minischrauben montiert (Abb. 13). Die verblendete Suprakonstruktion wurde mit einem provisorischen Zement befestigt und mit einer Minischraube zusätzlich auf der Mesiostruktur fixiert (Abb. 14).

Chirurgie:	Prothetik:	Zahntechnik:
Dr. Christoph T. Sliwowski	**Dr. Michael Weber**	**Horst Mosch**

Schwierigkeiten und Komplikationen

Erschwerte Präparation bei Sinusbodenelevation: Rechts durch ein Gefäß und links durch Perforation der Kieferhöhlenschleimhaut

Ausgangssituation

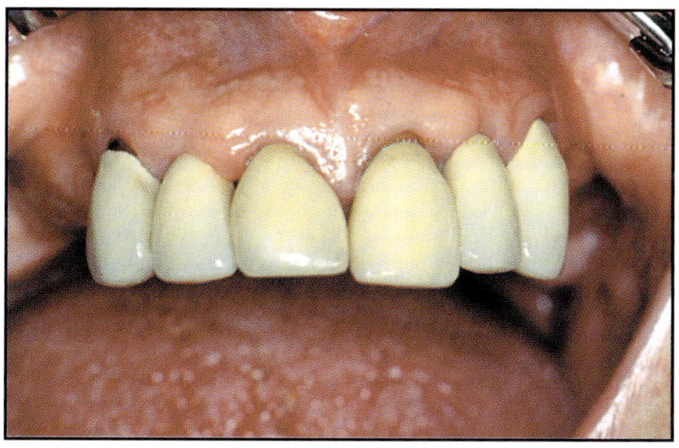

Abb. 1 Ausgangssituation.

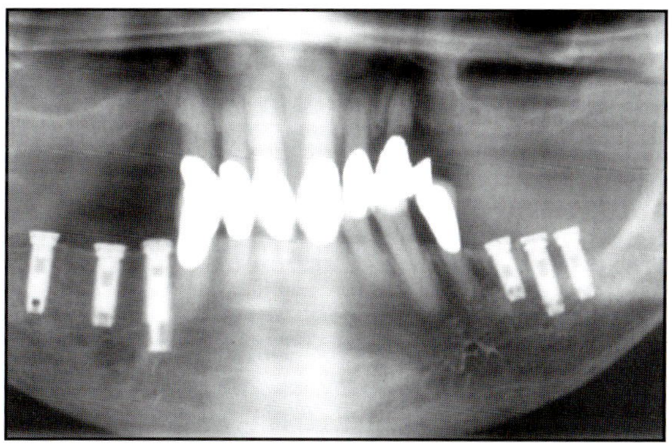

Abb. 2 OPG Aufnahme.

Die Patientin zeigte eine Restbezahnung im anterioren Oberkiefer (Abb. 1). Aufgrund einer Prothesenphobie wünschte sie ausdrücklich einen festsitzenden Zahnersatz.

Um dies realisieren zu können, wurde anhand von OPG- und CT Aufnahmen eine Implantatversorgung der Seitenzahnbereiche mittels einer Sinusbodenelevation geplant (Abb. 2).

Sinusbodenelevation mit Gefäßumgehung

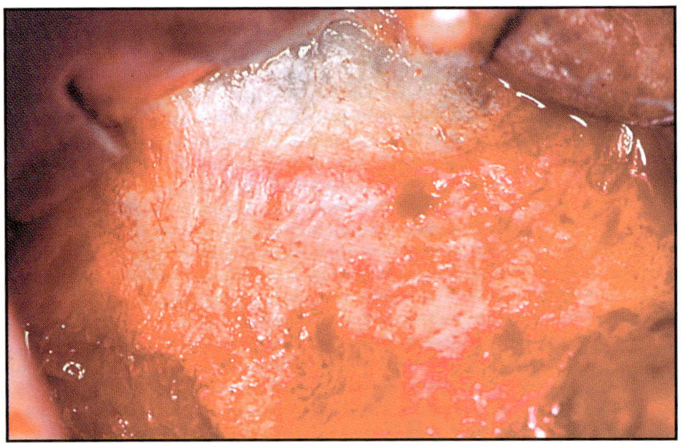

Abb. 3 Blutgefäss in der Kieferhöhlenwand.

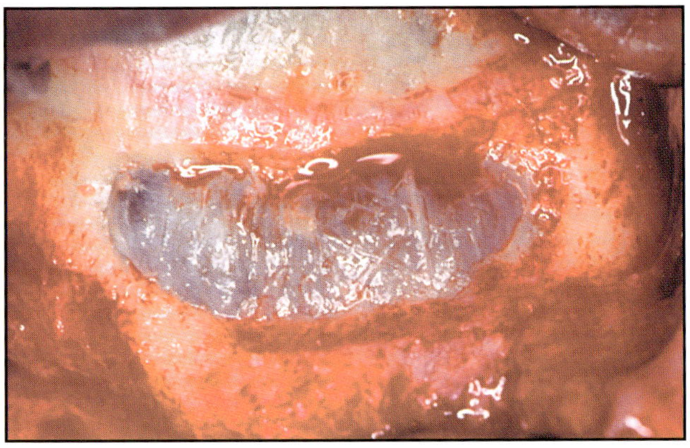

Abb. 4 Fensterung unter dem Gefäß.

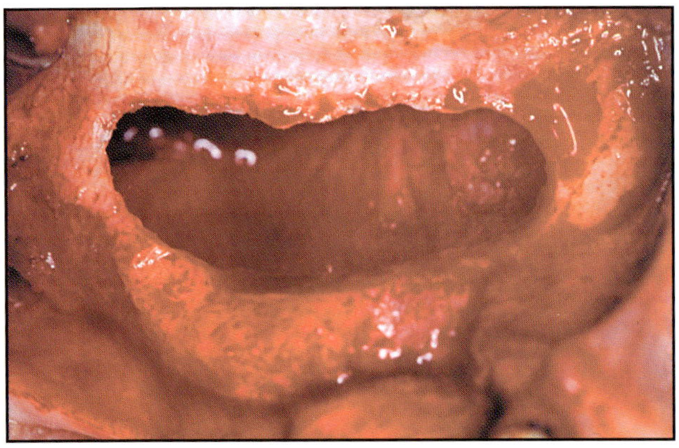

Abb. 5 Fenster ähnlich der Briefkastenöffnung.

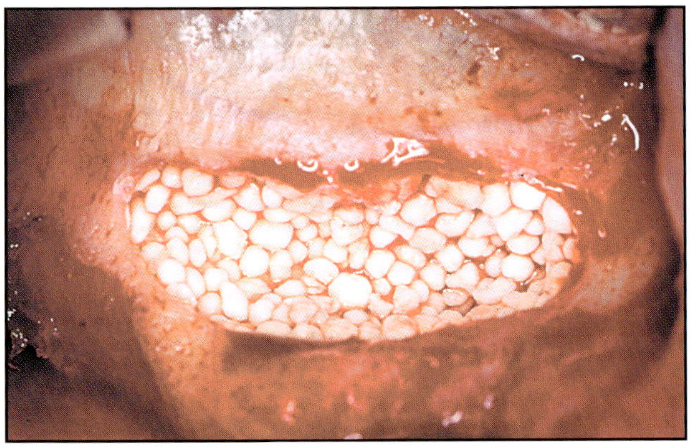

Abb. 6 Auffüllen des Hohlraums.

Bei der Fensterung der rechten Kieferhöhle zeigte sich in der Knochenwand überraschenderweise ein Gefäß (Abb. 3). Die Gefahr war groß, das Gefäß zu verletzen und damit eine starke Blutung zu verursachen. In diesem Fall wäre eine Schleimhautpräparation unter Sicht nicht mehr möglich gewesen. Das Fenster wurde deshalb nach kaudal verlagert und schmaler, wie eine Briefkastenöffnung, gestaltet (Abb. 4). Der vorbereitete Hohlraum (Abb. 5) wurde mit Cerasorb aufgefüllt (Abb. 6).

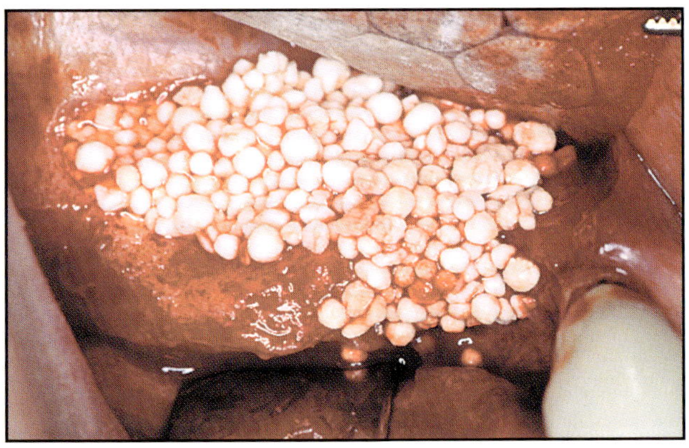

Abb. 7 Vertikale und horizontale Augmentation des Kieferkammes.

Anschließend wurde für die seitliche Augmentation eine resorbierbare Membran Osseoquest apikal mit Titannägelchen befestigt. Der Knochendefekt in Regio 14, sowie die seitliche Konkavität wurden mit dem gleichen Material aufgefüllt (Abb. 7). Nach der Adaptation wurde die Membran abschließend stabil befestigt (Abb. 8).

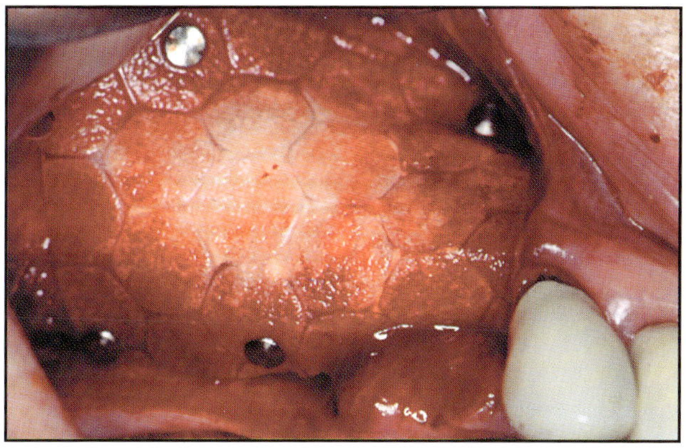

Abb. 8 Resorbierbare Membran mit Nägelchen befestigt.

Perforation der Schleimhaut

Auf der linken Seite war die Kieferhöhle in zwei Kammern unterteilt. Bei der Präparation der Kieferhöhlenschleimhaut kam es zu einer Perforation (Abb. 9).

Eine Augmentation der Kieferhöhle bei Perforation Schneider'scher Membran hätte eine Infiltration der gesamten Kieferhöhle mit Knochengranulat zur Folge gehabt. Dies führt in der Regel zu chronischen Sinusiten. Eine Abdichtung der Membran war daher vor der Knochenaugmentation unbedingt erforderlich. Zu diesem Zweck wurde eine resorbierbare Membran Vicryl-Mesh auf die Kieferhöhlenschleimhaut gelegt und mit Titannägeln befestigt (Abb. 10). Die Platzierung der Membran wurde durch das Knochenseptum erschwert.

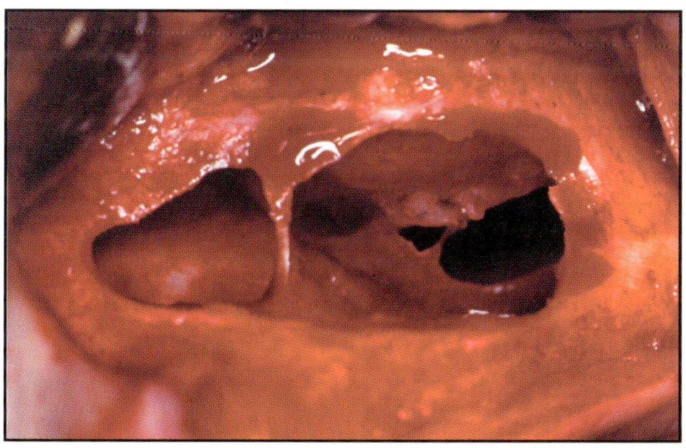

Abb. 9 Knochenseptum und Perforation der Kieferhöhlenschleimhaut auf der linken Seite.

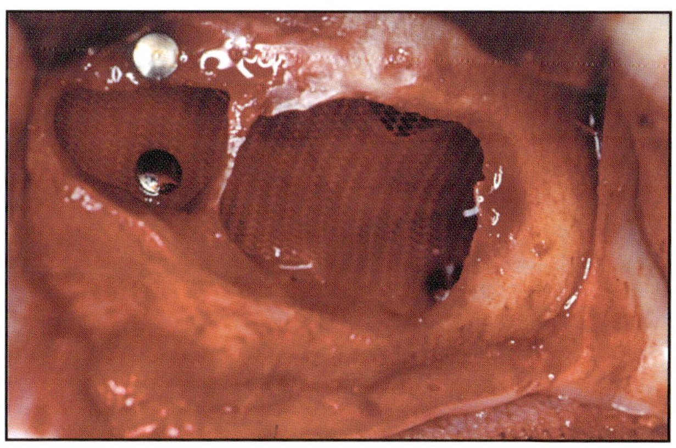

Abb. 10 Abdichtung der Perforation mit einer resorbierbaren Membran.

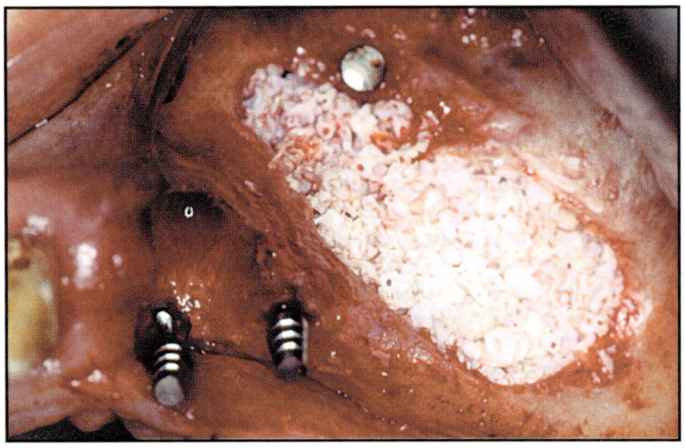

Abb. 11 Auffüllen des Hohlraumes und Insertion von zwei provisorischen Implantaten.

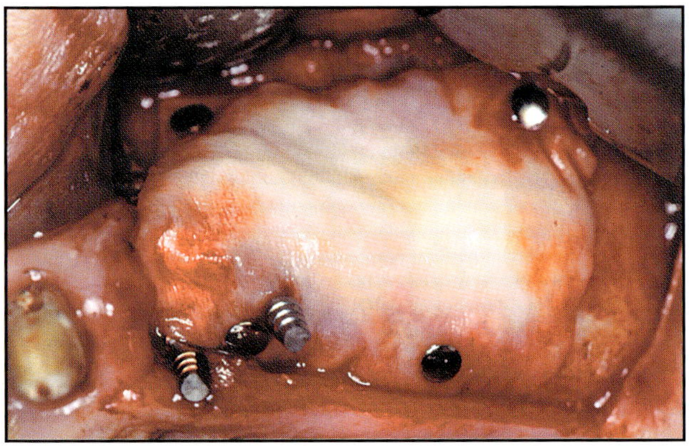

Abb. 12 Befestigung der resorbierbaren Membran mit Nägelchen.

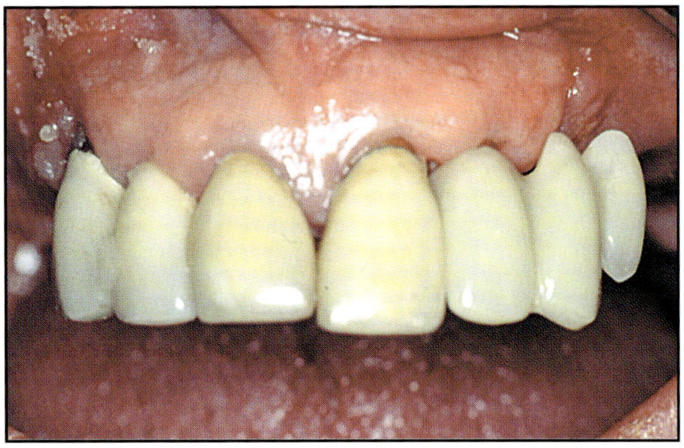

Abb. 13 Langzeitprovisorium auf dem Zahn 22 und beiden provisorischen Implantaten.

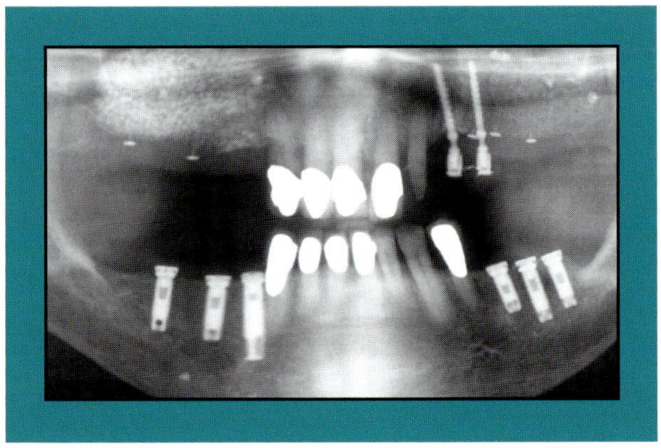

Abb. 14 OPG Kontrolle.

Um im zweiten Quadranten eine Abstützung für ein festsitzendes Langzeitprovisorium zu schaffen, wurden zwei provisorische IPI Implantate inseriert. Nach der Membranabdichtung der Kieferhöhle konnte das Knochenaufbaumaterial (Bio-Oss gemischt mit Eigenknochen) eingebracht werden (Abb. 11). Mit dem gleichen Material wurde der Knochendefekt in Regio 23 aufgefüllt und eine seitliche Augmentation des Kieferkamms durchgeführt. Die augmentierten Areale wurden mit einer resorbierbaren Bio-Gide Membran abgedeckt, die mit Nägelchen befestigt wurde (Abb. 12).

Auf den zwei provisorischen IPI-Implantaten und dem erhaltenen Zahn 22 wurde eine, um den Zahn 24 verlängerte, provisorische Versorgung eingegliedert (Abb. 13). Auf der postoperativen Röntgenaufnahme ist die Augmentation mit zwei verschiedenen Materialien (rechts am Patienten – Cerasorb, links – Bio-Oss), sowie die Position der provisorischen Implantate sichtbar (Abb. 14).

Chirurgie:	Prothetik:	Zahntechnik:
Dr. Christoph T. Sliwowski	**Dr. Uwe Hildebrand**	**Horst Mosch**

SOFORTVERSORGUNG MIT GLEICHZEITIGER SINUSBODENELEVATION

AUSGANGSSITUATION

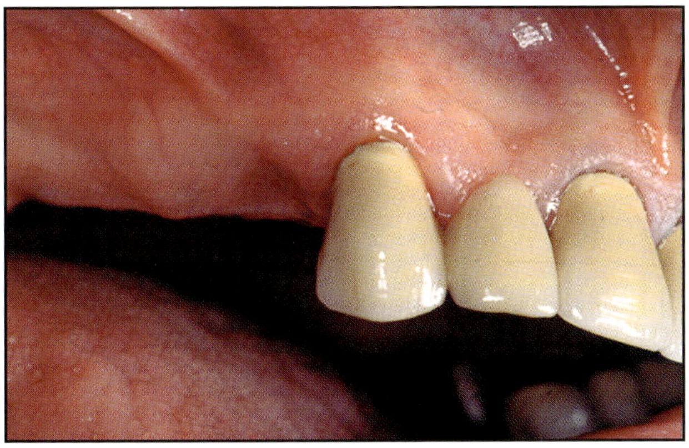

Abb. 1 Freiendsituation im ersten Quadranten.

Der Patient hatte beide tragenden Pfeiler der Brücke 14–17 verloren, so dass im rechten Oberkiefer eine Freiendsituation prothetisch versorgt werden musste (Abb. 1). Der Patient wünschte eine festsitzende, implantatgetragene Versorgung. Da der Seitenzahnbereich zu wenig Knochensubstanz aufwies, um Implantate zu verankern, war eine Sinusbodenelevation erforderlich. Für den Patienten war es aus ästhetischen Gründen wichtig, für die Einheilungszeit mindestens im Prämolarenbereich festsitzend versorgt zu werden. So wurde geplant, zeitgleich mit der Sinusbodenelevation zwei provisorische Implantate IPI in Regio 15 zu inserieren und auf den Pfeilern 11–13–15 ein Langzeitprovisorium anzufertigen.

Sinusbodenelevation und Insertion IPI

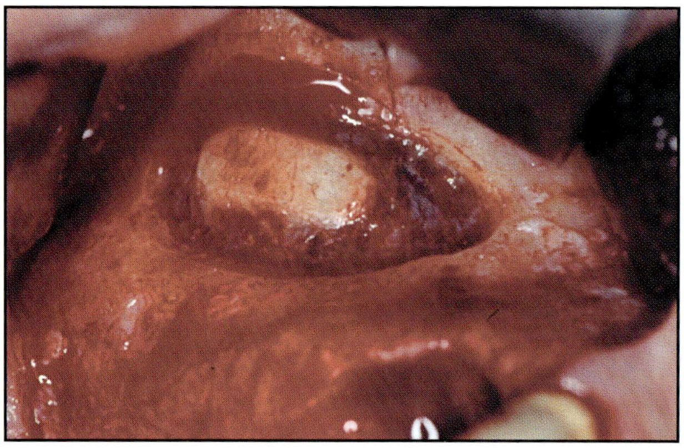

Abb. 2 Fensterung der Kieferhöhlenwand.

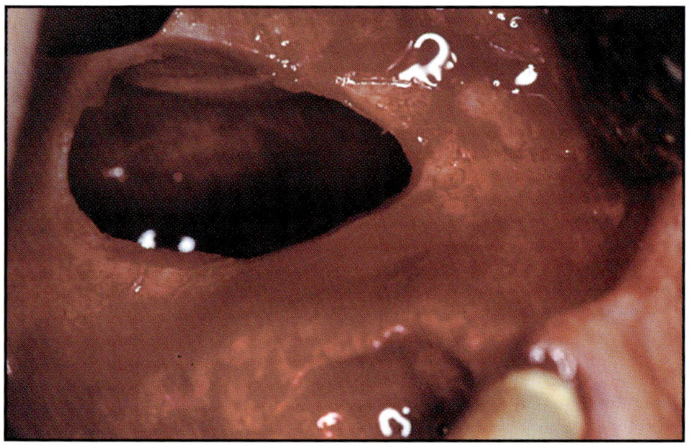

Abb. 3 Präparation der Kieferhöhlenschleimhaut.

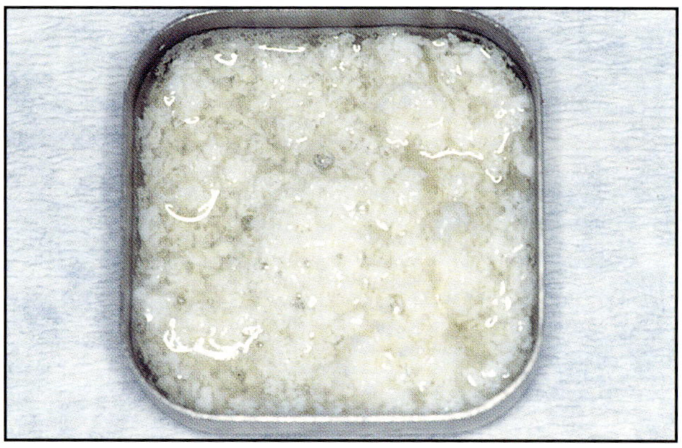

Abb. 4 Bio-Oss mit Thrombozytenkonzentrat PRP.

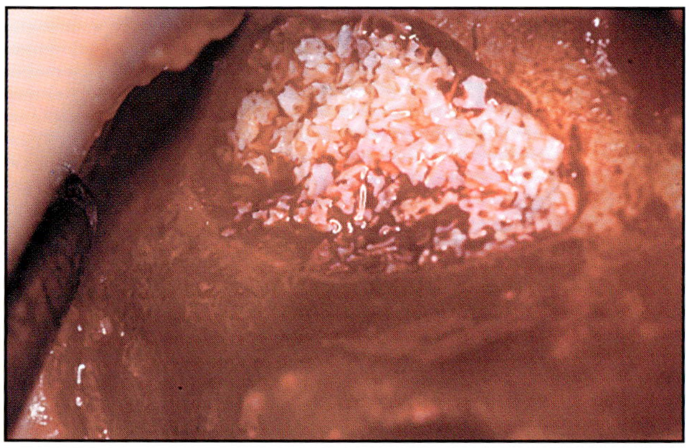

Abb. 5 Ausgefüllter Hohlraum.

Nach dem Aufklappen der seitlichen Kieferhöhlenwand und Darstellung des Knochendefekts 14 wurde eine Fensterung angelegt (Abb. 2). Durch die Präparation der Kieferhöhlenschleimhaut wurde Raum für das Aufbaumaterial geschaffen (Abb. 3). Dieses setzte sich aus Bio-Oss und Thrombozytenkonzentrat (PRP) zusammen, welches zuvor aus dem Eigenblut des Patienten gewonnen worden war (Abb. 4) (siehe S. 150). Zum Zweck der Gerinnung wurde das Gemisch zusätzlich mit Blut angereichert, bevor der vorbereitete Raum schließlich ausgefüllt wurde (Abb. 5). Die Abdeckung des Fensters erfolgte mit Atrisorb Flüssigmembran (Abb. 6).

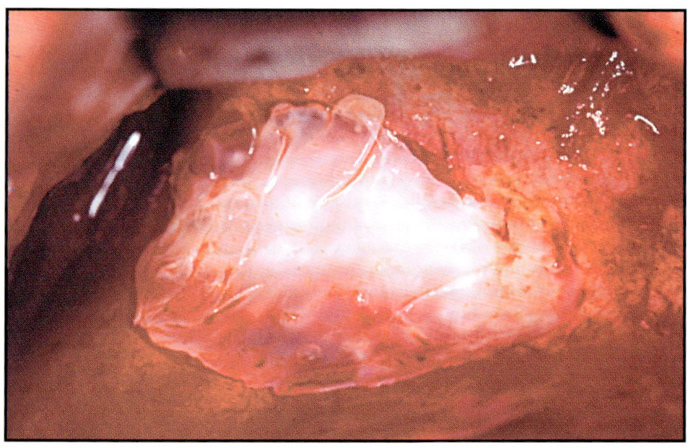

Abb. 6 Abdichtung des Fensters mit einer flüssigen Membran.

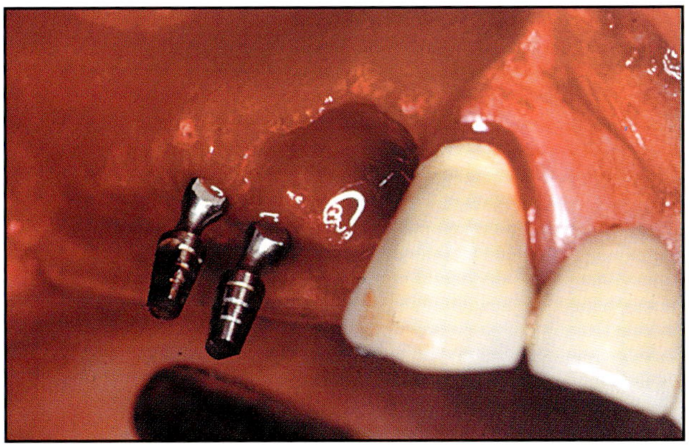

Abb. 7 Insertion von zwei provisorischen Implantaten.

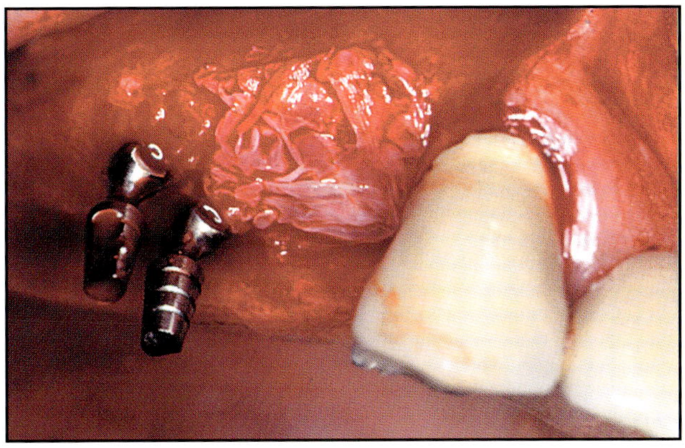

Abb. 8 Augmentation des Knochendefektes nach der Extraktion des Zahnes 14.

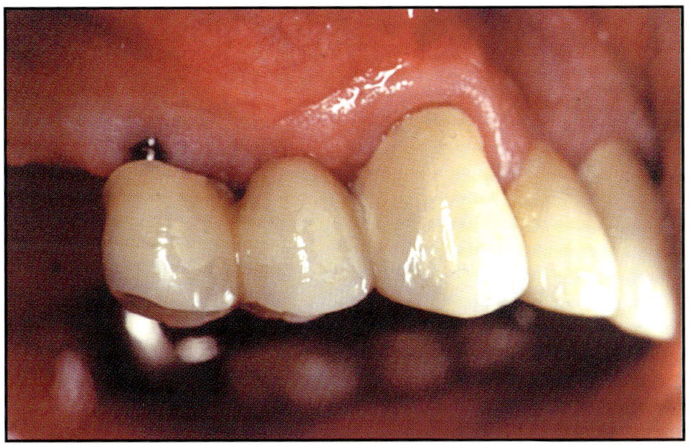

Abb. 9 Langzeitprovisorium auf den Zähnen 11, 13 und den IPI Implantaten Regio 15.

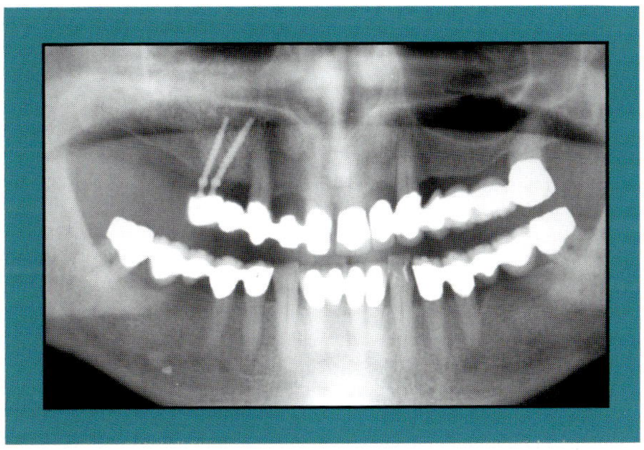

Abb. 10 OPG Kontrolle.

Im nächsten Schritt wurden zwei IPI-Implantate leicht nach mesial geneigt unter die vordere Kieferhöhlenwand inseriert. Die Positionierung der provisorischen Implantate richtete sich nach statischen Gesichtspunkten (Abb. 7). Anschließend wurde der Knochendefekt 14 mit dem gleichen Material aufgefüllt und ebenfalls mit einer Atrisorb Membran abgedeckt (Abb. 8). Als Langzeitprovisorium wurde auf den natürlichen Zähnen 11 und 13 sowie auf den beiden temporären Implantaten Regio 15 eine fünfgliedrige Brücke eingegliedert (Abb. 9). Die OPG Aufnahme stellte die Situation nach dem Eingriff dar (Abb. 10).

Implantation

Nach 9-monatiger Einheilungszeit konnte die Implantation im augmentierten Knochen erfolgen. Es wurden vier Implantate für die Versorgung der Freiendsituation geplant (Regio 14, 16, 17 mesial und 17 distal). Nach der Implantationsplanung wurde festgestellt, dass für das Implantat Regio 14 nicht genügend Platz in Bezug zum palatinalen IPI-Implantat Regio 15 bestand. Das provisorische Implantat in der palatinalen Position musste daher entfernt werden.

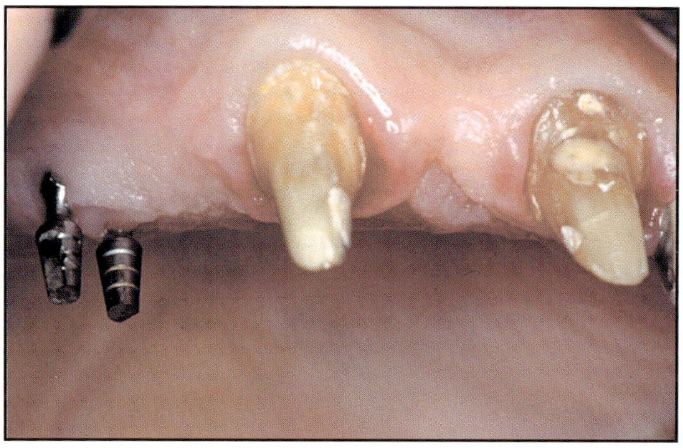

Abb. 11 Klinische Situation vor der Freilegung.

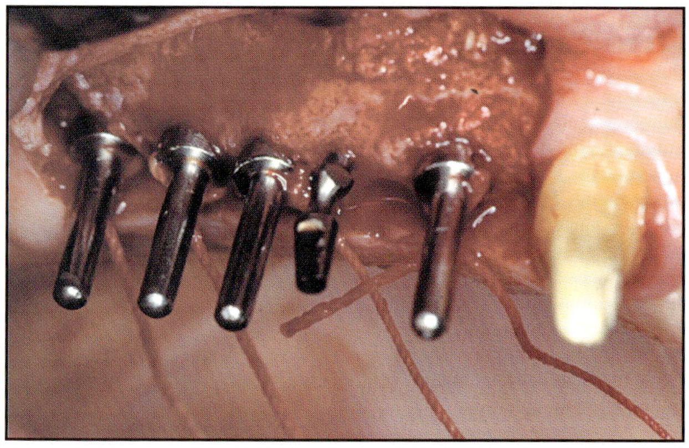

Abb. 12 Explantation des palatinalen IPI.

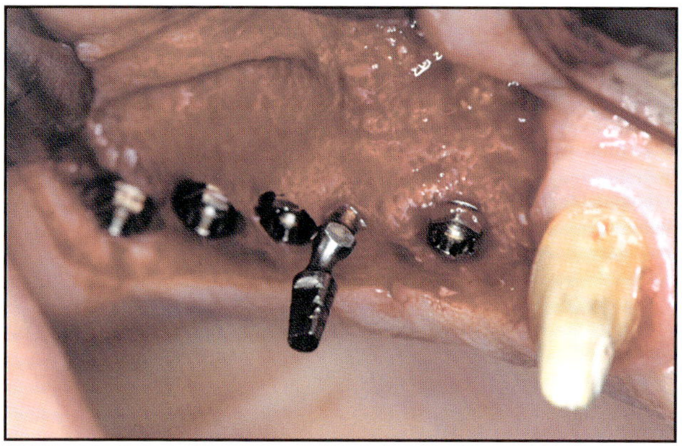

Abb. 13 Insertion von vier definitiven Implantaten.

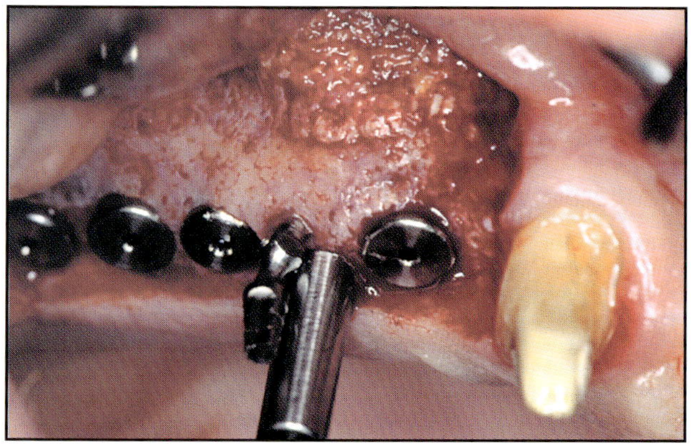

Abb. 14 Präparation eines neuen Bettes für das palatinale provisorische Implantat.

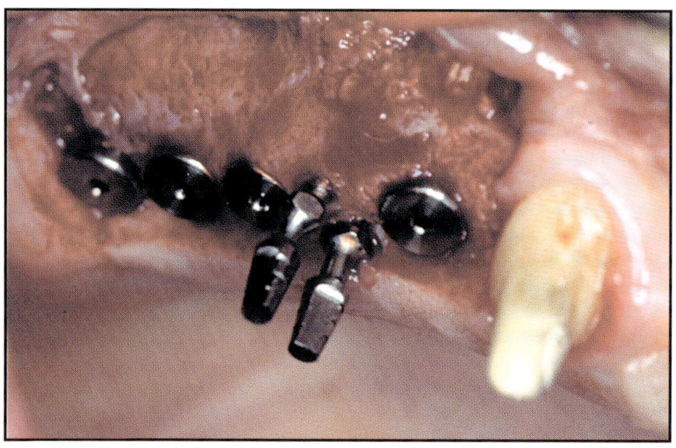

Abb. 15 An die gleiche Stelle eingesetztes palatinales provisorisches Implantat.

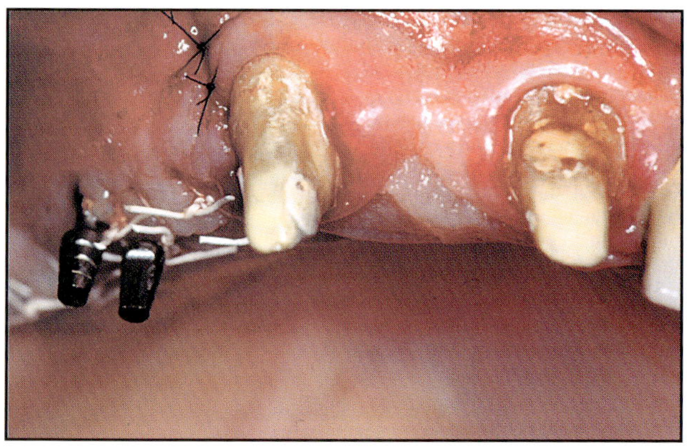

Abb. 16 Nahtverschluss.

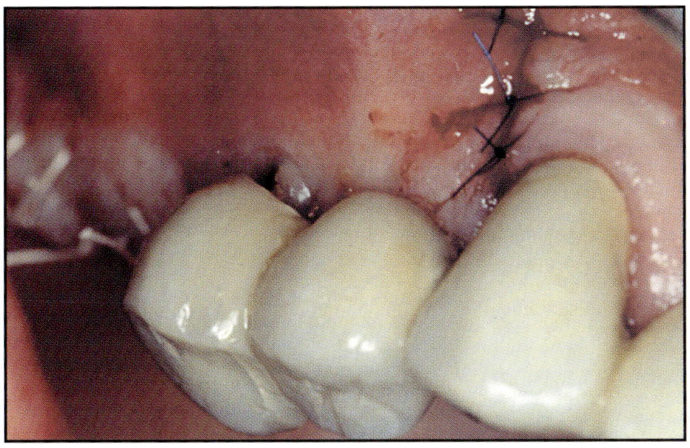

Abb. 17 Eingliederung des vorhandenen Langzeitprovisoriums.

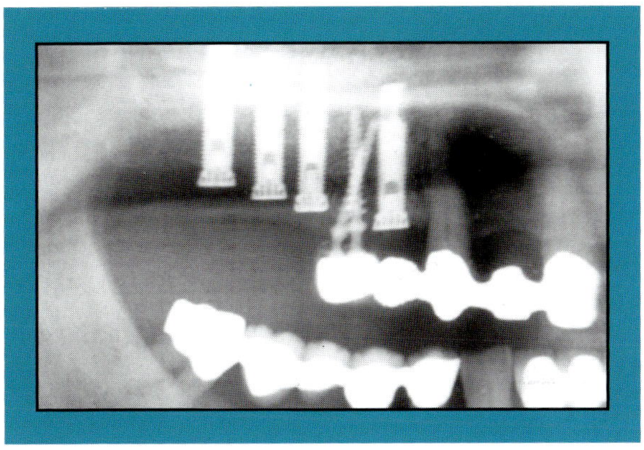

Abb. 18 OPG Kontrolle nach dem Eingriff.

Nach Abnahme der Brücke konnte festgestellt werden, dass die beiden IPI Implantate völlig stabil waren (Abb. 11). Das palatinale IPI wurde, wie geplant, ausgedreht und die Bohrungen für die dauerhaften Implantate durchgeführt (Abb. 12). Alle vier Implantate wurden an den geplanten Positionen inseriert (Abb. 13). Nach dem Aufbringen der Deckschrauben wurde ein neues Bett für das palatinale IPI vorbereitet. Die Bohrung wurde an der gleichen Stelle angesetzt und sollte möglichst parallel zum Kopf des vorhandenen IPI verlaufen (Abb. 14). Ziel des Vorgehens war, den Implantatkopf des palatinalen IPI wieder an der gleichen Stelle und unter der gleichen Neigung zu platzieren wie es zuvor inserieret war (Abb. 15). Es folgte ein dichter Nahtverschluss (Abb. 16). Die vorhandene provisorische Brücke konnte ohne Korrektur eingesetzt werden (Abb. 17). Auf diese Weise gelang es, das Anfertigen eines neuen Langzeitprovisoriums zu vermeiden. Die postoperative OPG Aufnahme zeigte die Positionen der dauerhaften Implantate sowie die des versetzten palatinalen IPI in Regio 15 (Abb. 18).

Freilegung und prothetische Versorgung

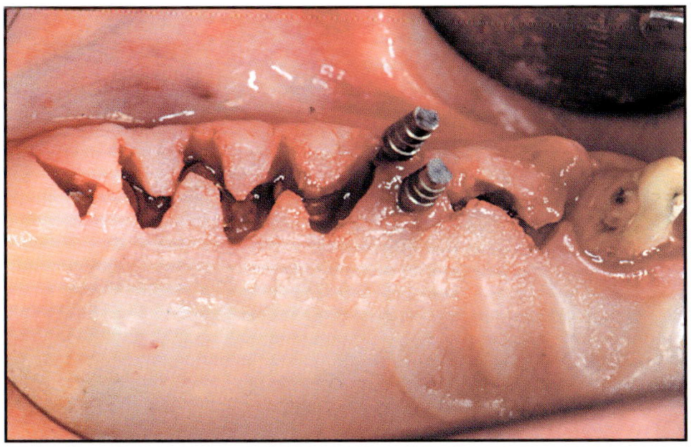

Abb. 19 Cosinuskurven-Technik unter Berücksichtigung der provisorischen Implantate.

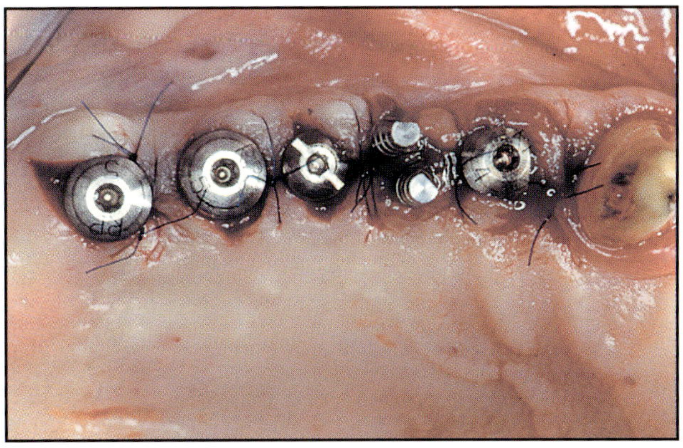

Abb. 20 Adaptation des Lappens und mikrochirurgischer Nahtverschluss.

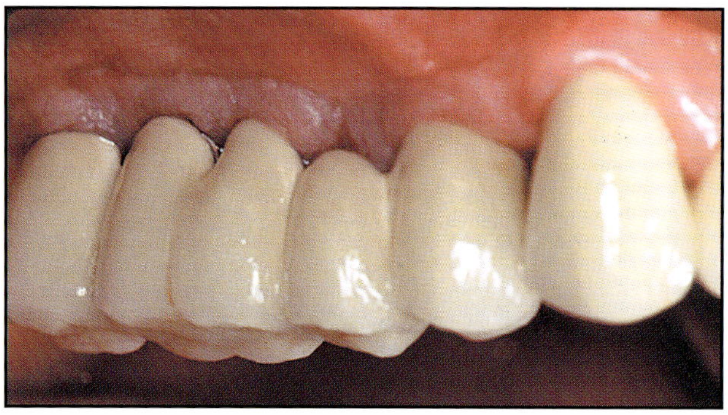

Abb. 21 Keramische Verbundkronen zementiert auf den individuellen Distanzhülsen.

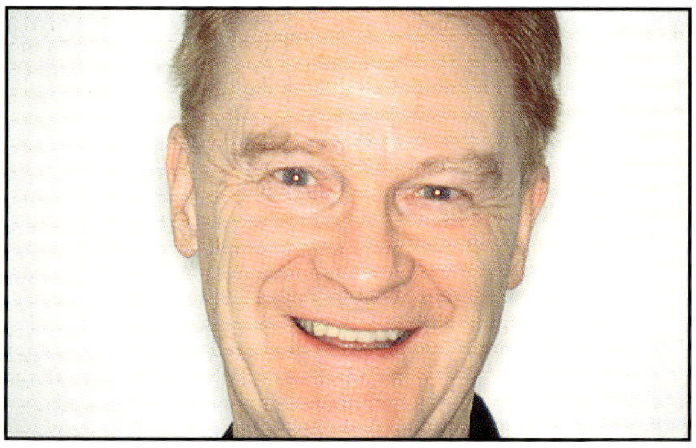

Abb. 22 Patient nach Abschluss der Behandlung.

Nach achtmonatiger Einheilphase konnten die Implantate freigelegt werden. Nach der Abnahme des Langzeitprovisoriums 11–13–15 konnte festgestellt werden, dass die beiden IPI-Implantate noch völlig stabil waren. Die Freilegung erfolgte mit der Cosinuskurven-Technik (Abb. 19). Um das Provisorium weiterhin erhalten zu können, wurden möglichst kurze Heilungsdistanzhülsen ausgewählt (Abb. 20). Die-IPI Implantate blieben so lange in situ, bis die permanente prothetische Versorgung eingegliedert werden konnte. Diese wurde auf den individuellen Distanzhülsen mit TempBond zementiert, unabhängig von der 11–13 Brücke (Abb. 21). Anstelle der provisorischen Implantate in Regio 15 wurde ein Brückenglied eingearbeitet. Der Patient hatte die prothetische Versorgung sehr schnell und mit großer Zufriedenheit adaptiert (Abb. 22).

Achtung: PRP – Platelet-rich plasma (Thrombozytenreiches Plasma, Thrombozytenkonzentrat) ist eine aus dem Blut des Patienten gewonnene Substanz. Diese Substanz beinhaltet Wachstumsfaktoren, die den Heilungsprozess unterstützen und die Knochenregeneration anregen. PRP wird vom Blut durch das Zentrifugieren gewonnen, wobei verschiedene Fraktionen, wie Erythrozyten oder Plasma, entstehen. PRP beinhaltet mehrere Wachstumsfaktoren wie: PDGF (Platelet Derived Growth Factor), TGF ß1 und TGF ß2 (Transforming Growth Factor Beta 1 und Beta 2) und IGF 1 und 2 (Insulin Like Growth Factor 1 und 2). Die Konzentration von diesen Faktoren ist im Vergleich zu Vollblut 3–20 mal höher. Diese Faktoren regen die Osteoblasten an und hemmen die Osteoklasten. Sie stimulieren die Angiogenese, was zu einer besseren Durchblutung des operierten Bereiches führen kann. Die langfristige Wirkung von PRP sollte noch durch Multicenterstudien bestätigt werden.

Chirurgie:	Prothetik:	Zahntechnik:
Dr. Christoph T. Sliwowski	Dr. Michael Weber	Horst Mosch

Literaturverzeichnis

1. *Anitua E.*: Plasma Rich in Growth Factors: Preliminary Results of Use in the Preparation of Future Sites for Implants. Int J Oral Maxillofac Implants 14; 529–535 (1999)
2. *Bahat O, Fontanessi R.V.*: Erfolgssaussichten der Implantation nach Knochenaugmentation zur dreidimensionalen Rekonstruktion im Seitenzahnbereich. Int J Par Rest Zahnheikd 21/3; 203–213 (2001)
3. *Bahat O.*: Behandlungsplanung für komplizierte chirurgische und prothetische Rekonstruktionen. Implantologie 1; 11–23 (1998)
4. *Bahat O.*: Brånemark System Implants in the Posterior Maxilla: Clinical Study of 660 Implants Followed for 5 to 12 Years. Int J Oral Maxillofac Implants 15; 646–653 (2000)
5. *Bergh J. et al.*: Sinusfloor elevation and grafting with autogenous iliac crest bone. Clin Oral Impl Res 9; 429–435 (1998)
6. *Blomqvist J.E, Alberius P, Isaksson S, Lindhe A, Obrant K.*: Importance of bone graft quality for implant integration after maxillary sinus reconstruction. Oral Surg Oral Med Oral Pathol 86; 268–274 (1998)
7. *Buser D, Dahlin C, Schenk R.K.*: Guided Bone Regeneration in Implant Dentistry. Quintessence Book (1994)
8. *Eymer H, Preusse F.E.*: Platelet-Rich Plasma: Erste klinische Beobachtungen mit autologen Wachstumsfaktoren zur Verbesserung augmentativer Verfahren mit autologem, xenogenem sowie synthetischem Knochenersatzmaterial. Implantologie 4; 399–406 (1999)
9. *Fugazzotto P.A, Kirsch A, Ackermann K-L, Neuendorff G.*: Implant/Tooth-Connected Restorations Utilizing Screw-Fixed Attachments: A Survey of 3096 Sites in Function for 3 to 14 Years. Int J Oral Maxillofac Implants 14; 819–823 (1999)
10. *Fugazzotto P.A.*: Sinus Floor Augmentation at the Time of Maxillary Molar Extraction: Technique and Report of Preliminary Results. Int J Oral Maxillofac Implants 14; 536–542 (1999)
11. *Garg A.K.*: Augmentation grafting of the maxillary sinus for placement of dental implants: Anatomy, physiology and procedures. Implant Dent 8; 36–46 (1999)
12. *Grunder U et al.*: A 3-Year Prospective Multicenter Follow-up Report on the Immediate and Delayed-Immediate Placement of Implants. Int J Oral Maxillofac Implants 14; 210–216 (1999)
13. *Gustmann J.*: Mit plättchenreichem Plasma Knochen schneller und sicher regenerieren. Implant J 1; 26–35 (2000)
14. *Hürzeler M.B et al.*: Maxillary sinus augmentation using different grafting materials and dental implants in monkeys. Part I. Clin Oral Impl Res 8; 476–486 (1997)
15. *Jensen O.T.*: The Sinus Bone Graft. Quintessence Book (1999)
16. *Kaptein M.L.A, De Putter C, De Lange G.L, Blijdorp P.A.*: Survival of cylindrical implants in composite grafted maxillary sinuses. J Oral Maxillofac Surg 56; 1376–1380 (1998)
17. *Khoury F.*: Augmentation of the Sinus Floor with Mandibular Bone Block and Simultaneous Implantation: A 6-Year Clinical Investigation. Int J Oral Maxillofac Implants 14; 557–564 (1999)
18. *Krekmanov L, Kahn M, Rangert B, Lindström H.L.*: Tilting of posterior Mandibular and Maxillary Implants for Improved Prosthesis Support. Int J Oral Maxillofac Implants 15; 405–414 (2000)
19. *Lekholm U. et al.*: Survival of the Brånemark Implant in Partially Edentulous Jaws: A 10-Year Prospective Multicenter Study. Int J Oral Maxillofac Implants 14; 639–645 (1999)
20. *Lynch S.E, Genco R.G, Marx R.E.*: Plateled-Rich Plasma: A Source of Multiple Autologous Growth Factors for Bone Grafts. Tissue Engineering. Chapt. 4 (1999)
21. *Maiorana C et al.*: Treatment of Maxillary Ridge Resorption by Sinus Augmentation with Iliac Cancellous Bone, Anorganic Bovine Bone and Endosseous Implants: A Clinical and Histologic Report. Int J Oral Maxillofac Implants 15; 873–878 (2000)
22. *Maiorana C. et al*: Evaluation of the Use of Iliac Cancellous Bone and Anorganic Bovine Bone in the Reconstruction of the Atrophic Maxilla with Titanium Mesh: A Clinical and Histologic Investigation. Int J Oral Maxillofac Implants 16; 427–432 (2001)
23. *Marx R.E et al.*: Plateled-rich plasma. Growth factor enhancement for bone grafts. Oral Surg Oral Med Oral Pathol 85; 6; 638–646 (1998)
24. *Marx R.E.*: Clinical application of bone biology to mandibular and maxillary reconstruction. Clin Plast Surg 21; 377–392 (1994)
25. *Mazor Z, Peleg M, Gross M.*: Sinus Augmentation for Single-Tooth Replacement in the Posterior Maxilla: A 3-Year Follow-up Clinical Report. Int J Oral Maxillofac Implants 14; 55–60 (1999)
26. *McAllister B.S et al.*: Eighteen-month Radiographic and Histologic Evaluation of Sinus Grafting with Anorganic Bovine Bone in the Chimpanzee. Int J Oral Maxillofac Implants 14; 361–368 (1999)
27. *Nemcovsky C.E, Artzi Z.*: Geteilter palatinaler Lappen. II. Chirurgisches Vorgehen bei Freilegung oberer Implantate mit reduziertem keratinisierten Gewebe: Technik und klinische Ergebnisse. Int J Par Rest Zahnheikd 19; 379–385 (1999)
28. *Nevins M, Mellonig J.T, Clem D.S, Reiser G.M, Buser D.A.*: Implantate in regeneriertem Knochen: Langzei-

tüberlebens-Studie. Int J Par Rest Zahnheikd 18; 35–45 (1998)
29. *Palacci P.*: Ästhetische Implantologie. Weich- und Hartgewebe-Management. Quintessenz Buch (2001)
30. *Peleg M, Mazor Z, Garg A.K.*: Augmentation Grafting of the Maxillary Sinus and Simultaneous Implant Placement in Patients with 3 to 5 mm of Residual Alveolar Bone Height. Int J Oral Maxillofac Implants 14; 549–556 (1999)
31. *Pesun I.J, Steflik D.E, Parr G.R, Hanes P.J.*: Histologic Evaluation of the Periodontium of Abutment Teeth in Combination Implant/Tooth Fixed Partial Denture. Int J Oral Maxillofac Implants 14; 342–350 (1999)
32. *Rosen P.S, Summers R, et al.*: The Bone-Added Ostotome Sinus Floor Elevation Technique: Multicenter Retrospective Report of Consecutively Treated Patients. Int J Oral Maxillofac Implants 14; 853–858 (1999)
33. *Schwarz-Arad D, Dolev E.*: The Challange of Endosseous Implants Placed in the Posterior Partially Edentulous Maxilla: A Clinical Report. Int J Oral Maxillofac Implants 15; 261–264 (2000)
34. *Simion M, Jovanovic S.A, Trisi P, Scarano A, Piatelli A.*: Vertikale Kieferkammerhöhung um Implantate mit einer Membrantechnik und autogenem Knochen oder Allografts am Menschen. Int J Par Rest Zahnheikd 18; 9–23 (1998)
35. *Sliwowski C.T.*: Die Gingiva mit der – Cosinuskurve – Freilegungstechnik modellieren. DZW Spezial 10; 26-28 (2000)
36. *Sliwowski C.T.*: Implantatprothetik: Provisorisch, aber festsitzend. Praxiserfahrungen mit den IPI-Implantaten. Implantologie Journal 3; 70–75 (2001)
37. *Sonnleitner D, Huemer P, Sullivan D.Y.*: A Simplified Technique for Producing Platelet-Rich Plasma and Platelet Concentrate for Intraoral Bone Grafting Techniques: A Technical Note. Int J Oral Maxillofac Implants 15; 879–882 (2000)
38. Stockham C.D.: Using CT and SIM/Plant to Plan Implant Therapy. Alpha Omega, 89; 35–38 (1996)
39. *Tarnow D.P, Wallace S.S, Froum S.J, Rohrer M.D, Cho S.C.*: Histologischer und klinischer Vergleich bilateraler Sinusbodenelevation mit und ohne Verwendung einer Barrieremembran bei zwölf Patienten: Teil 3 einer laufenden prospektiven Studie. Int J Par Rest Zahnheikd 20; 117–125 (2000)
40. *Taylor T.D, Agar J.R, Vogiatzi T.*: Implant Prosthodontics: Current Perspective and Future Directions. Int J Oral Maxillofac Implants 15; 66–75 (2000)
41. *Wiltfang J et al.*: Endoscopic and ultrasonographic evaluation of the maxillary sinus after combined sinus floor augmentation and implant insertion. Oral Surg Oral Med Oral Pathol 89; 288–291 (2000)

Teil 3

Der zahnlose Oberkiefer

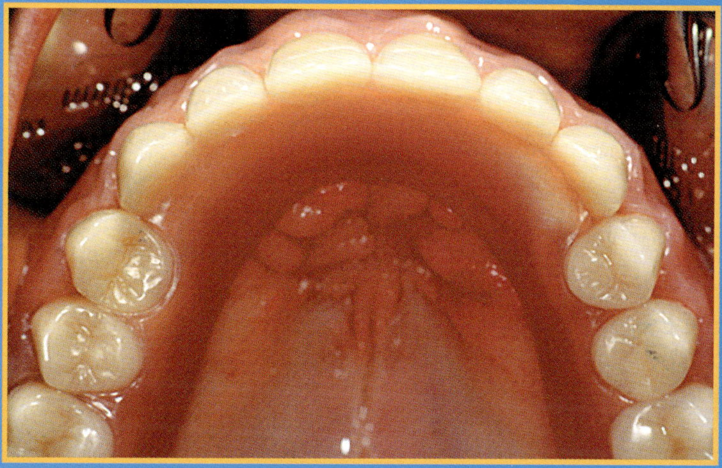

Der zahnlose Oberkiefer

Die Planung und Durchführung der Implantatbehandlung im zahnlosen Oberkiefer ist schwieriger und umfangreicher als die jeder anderen Indikation. Sie erfordert eine sehr sorgfältige Diagnostik, die standardmäßig auch die Computertomographie mit einer individuellen Schablone beinhalten sollte. Es handelt sich dabei um ein aufwändiges aber effektives Verfahren, das routinemäßig angewendet werden soll.

Standarddiagnostik mit individueller Schablone

In der Regel ist der zahnlose Implantationspatient bereits mit einer totalen Prothese versorgt. Im Falle, dass eine korrekte Zahnaufstellung gegeben ist, kann die Prothese als Grundlage für die Herstellung der Implantatschablone herangezogen werden. Dabei wird sie in vollem Umfang dubliert und in eine Schablone aus durchsichtigem Kunststoff überführt (Abb. 1). Wenn die alte Versorgung aber nicht den Erwartungen des Patienten oder des Arztes entspricht, müssen die Zähne nach den Prinzipien der Totalprothetik neu aufgestellt und dubliert werden, um die optimalen Implantatpositionen ermitteln zu können. Wenn die fertige Schablone zur Verfügung steht, kann mit der konkreten Planung der Implantatversorgung begonnen werden. Dabei ist es vorteilhaft, zunächst eine größere Anzahl Implantate zu planen, als tatsächlich benötigt werden. Wird bei der Auswertung der CT Aufnahme oder bei der Implantation die anatomische Struktur des Kieferknochens deutlich, besteht die Möglichkeit, die günstigsten Lokalisationen auszuwählen.

An den geplanten Implantatpositionen wird in die Schablone jeweils ein Kanal vorgebohrt, welcher die Längsachse des Implantates wiedergeben sollte (Abb. 2).

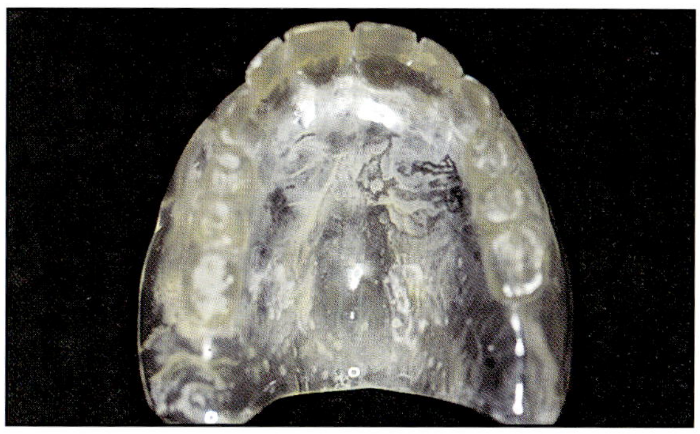

Abb. 1 Vorhandene Totalprothese im Kunststoff dubliert.

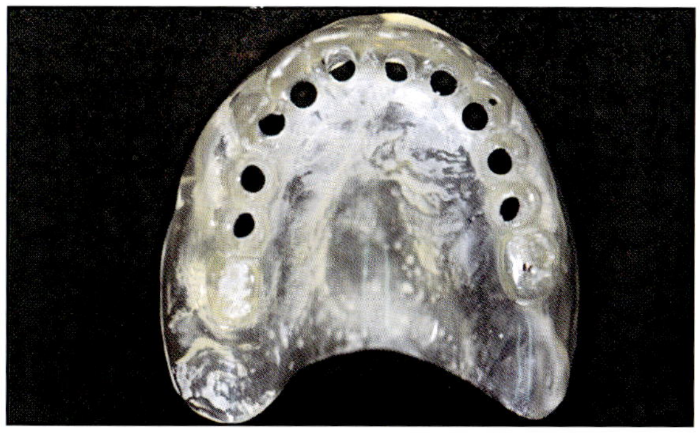

Abb. 2 Bohrkanäle in den geplanten Implantatpositionen.

In diese Bohrkanäle werden speziell dazu entwickelte Titanhülsen (kein Stahl) eingebettet (Abb. 3). Die Positionen und Achsenneigungen der Hülsen können mit Hilfe der mitgelieferten Stifte überprüft werden (Abb. 4).

Eine erste Übersicht liefert zunächst eine OPG Aufnahme mit Schablone (Abb. 5). Auf dieser Aufnahme ist die Länge der jeweiligen Titanhülse von Bedeutung. Teilt man diesen Wert durch die reale Länge der Hülse, ergibt dies den Vergrößerungsfaktor. (Der durchschnittliche Wert des OPG liegt etwa bei 1,3.) Anhand dieses Wertes kann mit Hilfe der bei den Implantatherstellern erhältlichen Implantatplanungs-Folien die erforderliche Länge der Implantate ermittelt werden (Abb. 6).

Im OPG lässt sich zwar die vertikale Dimension des Knochens im geplanten Implantationsbereich ermitteln, es liefert aber keinerlei Informationen über die horizontale Breite des Kieferkammes (Siehe S. 132). Um detaillierte Daten über das Knochenangebot zu erhalten, wird daher standardmäßig eine Computertomographie (CT) durchgeführt (Abb. 7). Dabei ist es wichtig, den Kopf des Patienten so zu lagern, dass der auf den Oberkiefer gerichtete Röntgenstrahl parallel zum harten Gaumen verläuft (Abb. 8). Die Schablone muss stabil platziert sein.

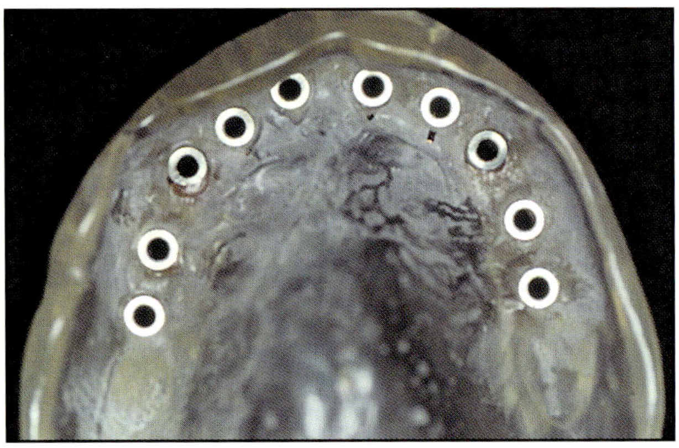

Abb. 3 Titanhülsen integriert in die Schablone.

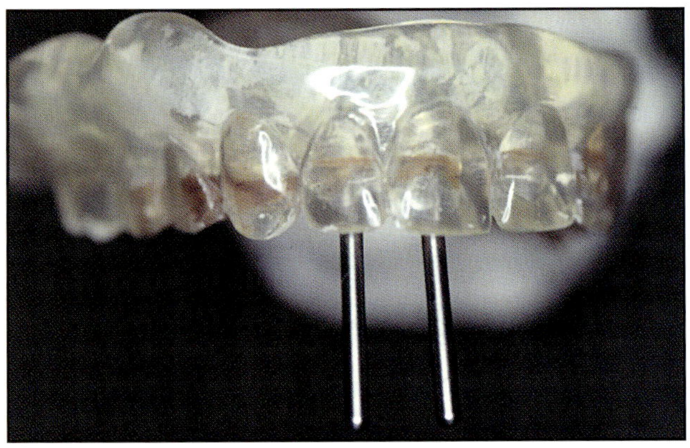

Abb. 4 Überprüfung der Bohrrichtung.

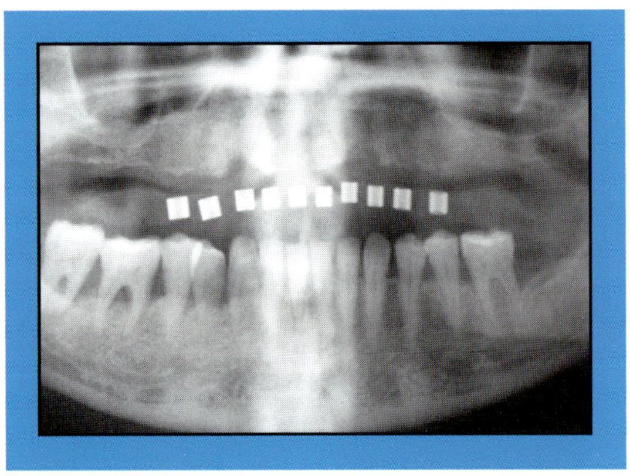

Abb. 5 OPG Aufnahme mit der Schablone.

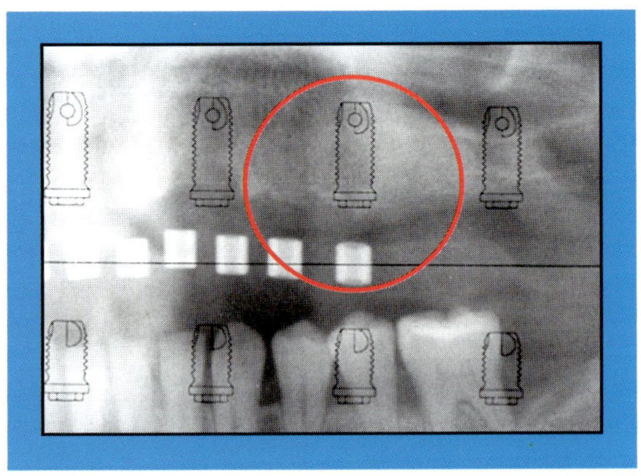

Abb. 6 Messung der Knochenhöhe mit der Messfolie.

Bei der Computertomographie werden von den Titanhülsen in der Schablone bis kurz vor den Foramina infraorbitale Schichtbilder im Abstand von 1 mm angefertigt (Abb. 9). Die fertigen Bilder stellen jede Schicht als horizontalen Schnitt durch den Schädel (Abb. 10) dar, so dass die Höhe der geplanten Implantate über mehrere Schichtbilder verläuft (z.B. erfordert ein 13 mm langes Implantat ca. 13 Schnittbilder). Man sollte sich deshalb eines speziellen Computerprogramms bedienen, welches die Schichtbilder in unterschiedlichen Dimensionen verrechnen und so darstellen kann (Abb. 11).

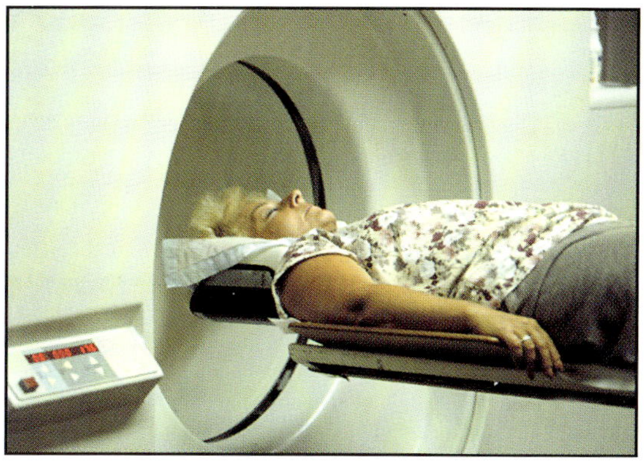

Abb. 7 Computertomograph (CT). Patientin vorbereitet für die Aufnahme.

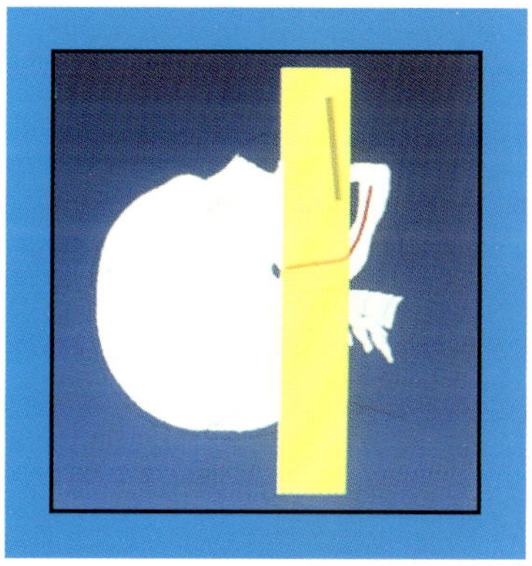

Abb. 8 Lagerung des Patientenkopfes*.

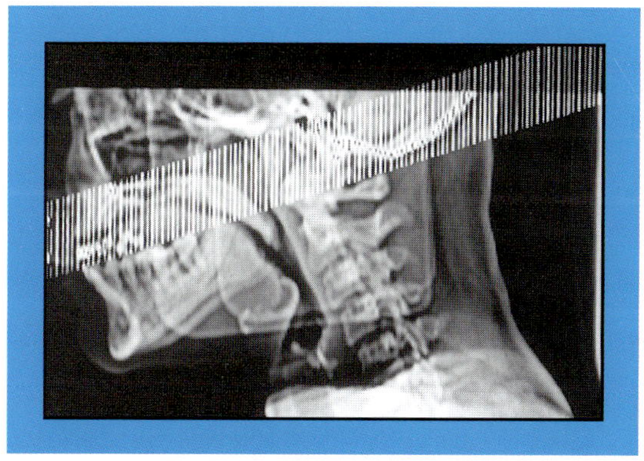

Abb. 9 Schichtdicke 1 mm.

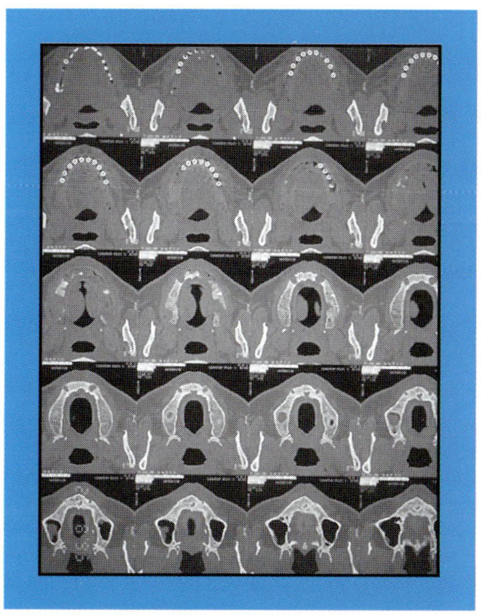

Abb. 10 Horizontale Schnitte durch den Oberkiefer.

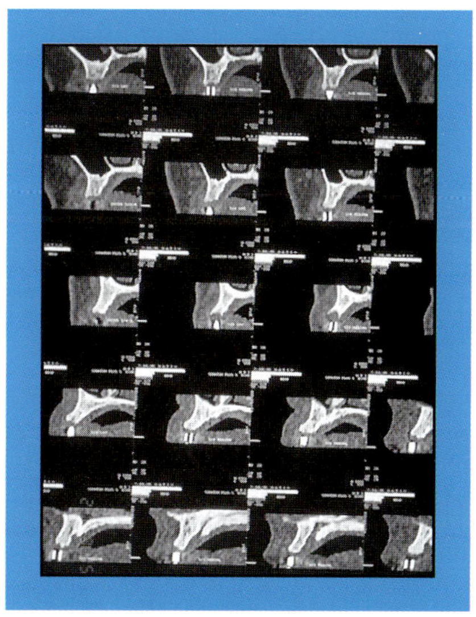

Abb. 11 Senkrechte Schnitte durch den Kieferkamm.

* Abb. 8 – mit freundlicher Genehmigung Dr. Konrad Jacobs, Marburg.

Die Aufnahme zeigt, dass die geplante Achse des Implantates der Längsachse der Titanhülse in der Schablone entspricht. Die zwei weißen senkrechten Balken (Abb. 12 unten) zeigen die palatinale und vestibuläre Wand der Titanhülse, die durch die Schleimhaut vom Kieferkamm getrennt ist. Der schwarze Balken zwischen den weißen entspricht dem Bohrkanal für die Pilotbohrung des Implantatbettes (Abb. 12). In diesem Fall lässt es die Anatomie des Kiefers zu, die Pilotbohrung durch die Titanhülse in der Schablone durchzuführen und dabei eine optimale Platzierung des Implantats zu erreichen. Das ist allerdings nicht immer möglich. Bei einem ungünstigen Knochenverlauf würde die Pilotbohrung durch die Hülsen in das Weichgewebe führen, so dass eine feste Verankerung des Implantates nicht gewährleistet wäre (Abb. 13). Es ist daher wichtig, den Kieferknochen mit den Titanhülsen (welche die gewünschten Implantatpositionen markieren) und deren Relation zueinander zu analysieren.
Außer der Analyse der horizontalen und vertikalen Dimension ist es von Vorteil, sich auch das gesamte Operationsfeld, als 3D-Darstellung visualisiert, anzuschauen (Abb. 14 und 15)

Den Behandlungsablauf siehe Seite 161.

Achtung: Um bei einem ungünstigen Knochenverlauf nicht auf den Gebrauch der Schablone während der Operation als Orientierungshilfe verzichten zu müssen, kann der vestibuläre Teil der Schablone, der bei der Präparation des Implantatbettes ohnehin Sicht und Kühlmittelzufuhr behindert, abgetragen werden. So entsteht eine chirurgische Bohrschablone, die eine gute Übersicht bietet (Abb. 16). Außerdem müssen die unflexiblen Titanhülsen entfernt werden, um die Implantatneigung an die anatomischen Verhältnisse anpassen zu können.

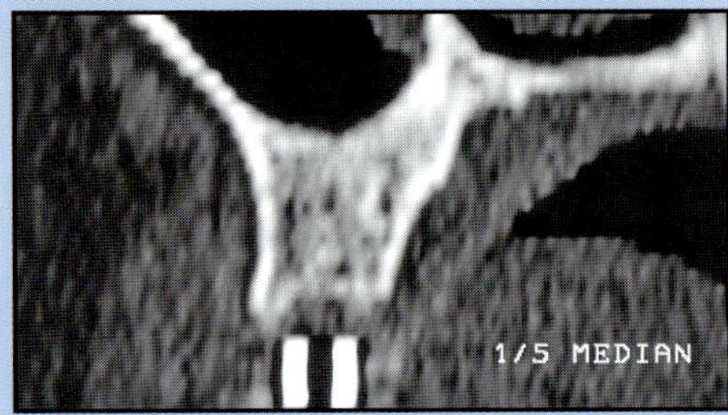

Abb. 12 Anatomie des Kieferkammes erlaubt die geplante Implantatposition.

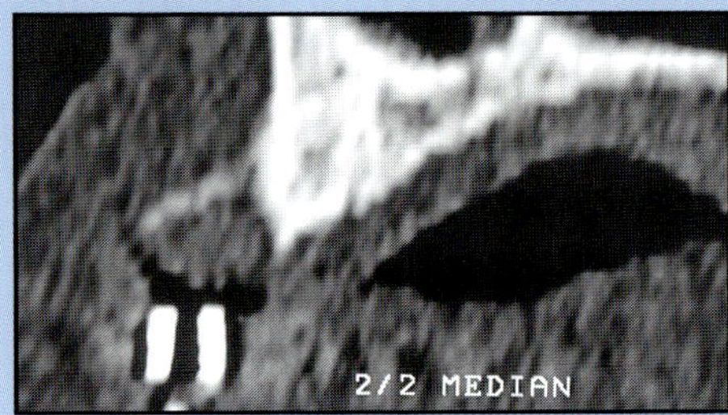

Abb. 13 Geplante Neigung des Implantates muss modifiziert werden.

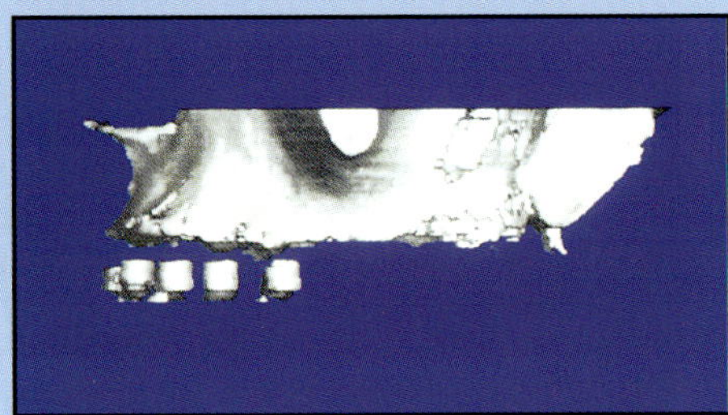

Abb. 14 3-D Analyse; seitlicher Anblick.

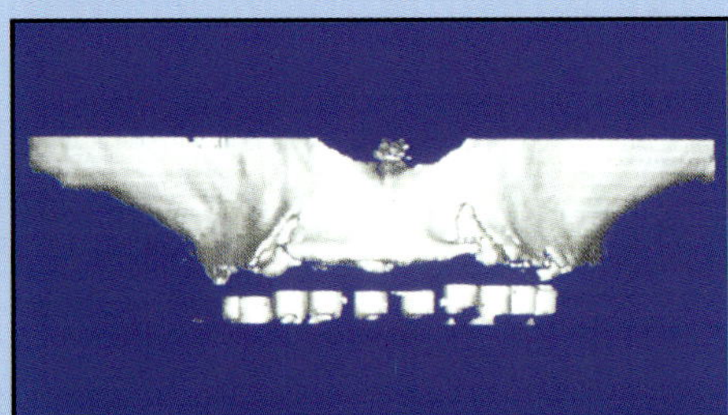

Abb. 15 3-D Analyse; Frontansicht.

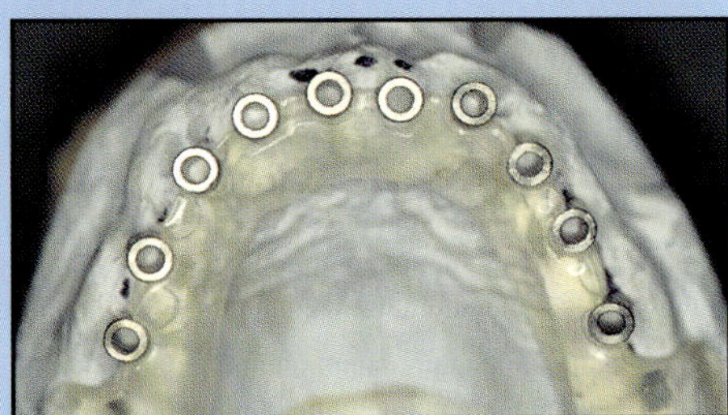

Abb. 16 Umfunktionieren der Röntgenschablone in die chirurgische Schablone.

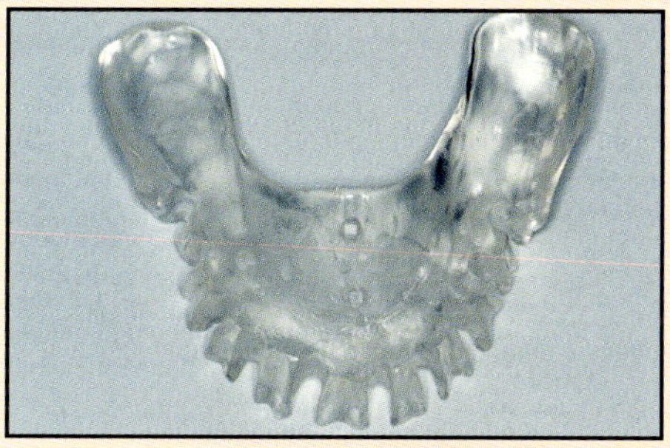

Abb. 1

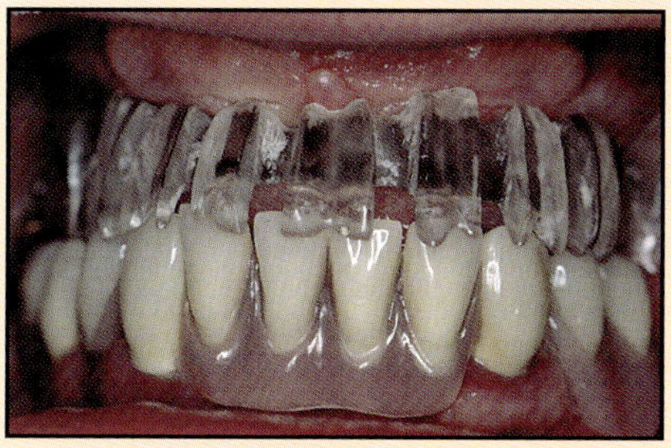

Abb. 2

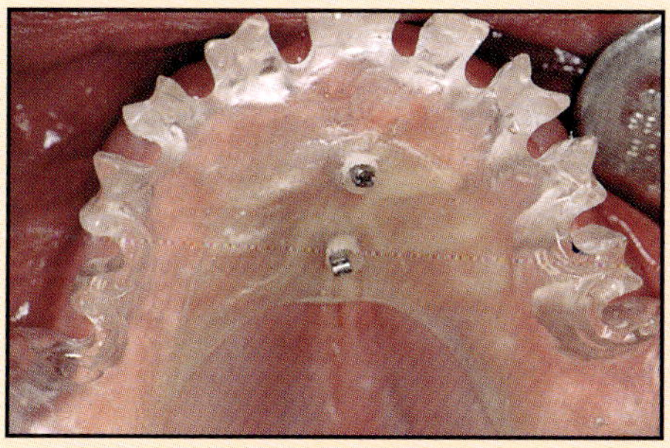

Abb. 3

Ist der Schnitt palatinal zum Kieferkamm geplant, kann die chirurgische Schablone auf andere Weise gestaltet werden. Der Gaumenanteil muss nicht ausgespart werden, sondern kann zusätzlich zu den Tuberbereichen als Abstützung dienen (Abb. 1). Es können auch eine oder zwei Perforationen entlang der Gaumennaht im Kunststoff präpariert werden, wodurch eine stabile Platzierung der Schablone auf den im Gaumen eingedrehten Schrauben gewährleistet wird (Abb. 1). Die Implantatbohrkanäle können wie bei der andern schon beschriebenen Schablonen nach vestibulär geöffnet werden. Dabei sollten die Zahnfacetten so weit wie möglich erhalten werden (Abb. 2). Sind die Schneidekanten und Okklusalflächen der Zähne einigermaßen intakt, kann die Schablone, genau wie eine Prothese, auf der Gegenkieferbezahnung stabilisiert werden. (Abb. 2). Die erhaltenen Facetten geben dem Operateur eine zusätzlich bessere räumliche Orientierung.

Ist die Lage der Schablone bei geschlossenem Mund definiert worden, sollte sie bei der Öffnung lagestabil bleiben. Die Stabilisierungsschrauben werden durch die Perforationen in den Gaumen eingedreht. Die Schrauben sollten kopflos sein und einen kleineren Durchmesser als die Perforationen haben. Die Ausrichtung der Schrauben sollte parallel sein und der Einschubrichtung der Schablone entsprechen (Abb. 3). Diese Schrauben dienen als Führungsstifte, die die Lage der Schablone zum Kiefer beim Einsetzen eindeutig definieren.

Versorgung ohne Rekonstruktion des seitlichen Oberkiefers

Bei der implantologischen Versorgung des zahnlosen Oberkiefers vereinigen sich die ästhetischen Gesichtspunkte der Frontzahnbehandlung mit den funktionellen Gesichtspunkten der Seitenzahnversorgung. Vor allem muss die Frage geklärt werden, wie die Kaukräfte im Molarenbereich (Kauzentrum) aufgefangen werden können. Problematisch ist im seitlichen Oberkiefer, dass nach Zahnverlusten oft nur sehr wenig Knochensubstanz vorhanden ist, die zudem aufgrund ihrer spongiösen Struktur nur wenig Retention für Implantate bietet. Ohne Aufbau des seitlichen Oberkiefers (Sinusbodenelevation) ist eine Implantation meist nur im Frontzahnbereich möglich, wo das Knochenangebot in der Regel ausreichend ist. Auch wenn auf diese Weise keine vollständige Rehabilitation des Kauorgans erreicht werden kann, hat sich auch diese Art der Versorgung wissenschaftlich bewährt. Auf den Implantaten kann eine Hybridprothese oder eine festsitzende Extensionsbrücke bei verkürzter Zahnreihe (bis zum ersten Molar) befestigt werden.

HERAUSNEHMBARE VERSORGUNG AUF ACHT IMPLANTATEN*

*Dieser Behandlungsfall schließt nahtlos an die Standarddiagnostik.

AUSGANGSSITUATION

Der Patientin fehlten im Oberkiefer alle Zähne (Abb. 1). Nach Durchführung der Standarddiagnostik (siehe S. 155) wurde geplant, acht Implantate ohne Augmentation des seitlichen Kieferknochens zu inserieren.

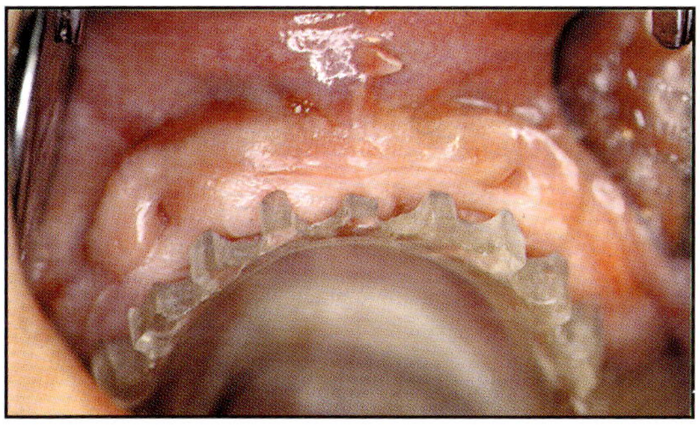

Abb. 1 Anprobe der chirurgischen Schablone.

Implantation

Aufgrund der geplanten Schnittführung im Vestibulum musste die Operationsschablone zwei Voraussetzungen erfüllen. Erstens musste der Gaumenanteil ausgespart werden, damit ausreichend Platz für die Präparation des Mukoperiostlappen vorhanden war. Zweitens musste der Anteil im Tuberbereich eine exakte Positionierung der Schablone ermöglichen, da die abpräparierten Weichteile im vorderen Bereich keine Abstützung mehr bieten konnten (Abb. 2). Es ist von Vorteil für die exakte Positionierung der Schablone, die ersten zwei bis drei Bohrungen mit einem 2 mm Spiralbohrer durchzuführen und die Schablone durch eingesteckte Richtungsindikatoren zu stabilisieren (Abb. 3). Auf diese Weise konnten die weiteren Bohrungen einfacher und präziser angelegt werden (Abb. 4). Im dargestellten Beispiel musste die Neigung des Implantats in Regio 13 korrigiert werden, damit es im Knochen vollständig versenkt werden konnte.

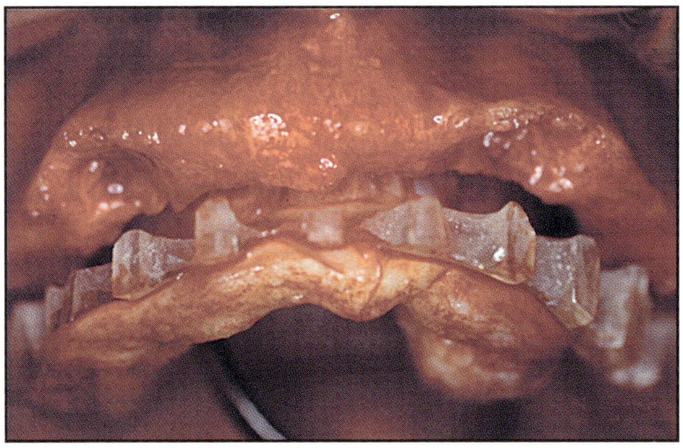

Abb. 2 Abpräparierter palatinaler Lappen hilft bei Stabilisierung der Schablone.

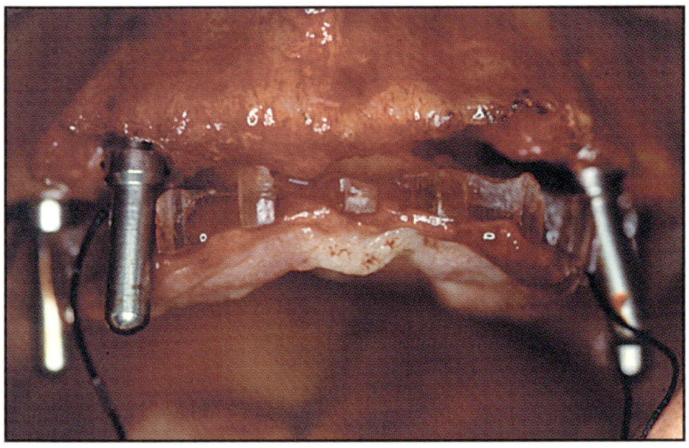

Abb. 3 Stabilisierung der Schablone mit den Richtungsindikatoren.

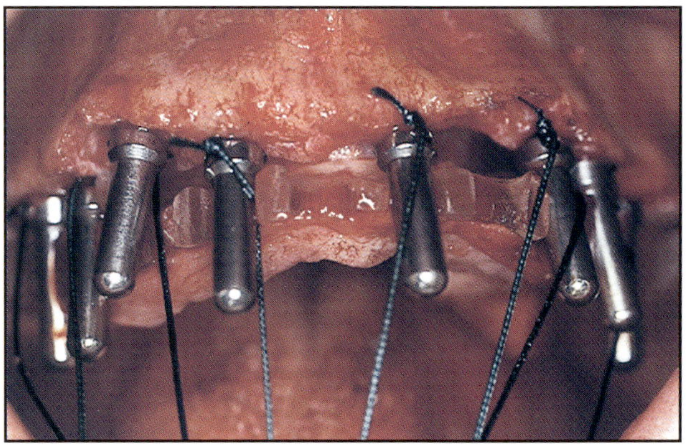

Abb. 4 Präparation der Implantatbetten.

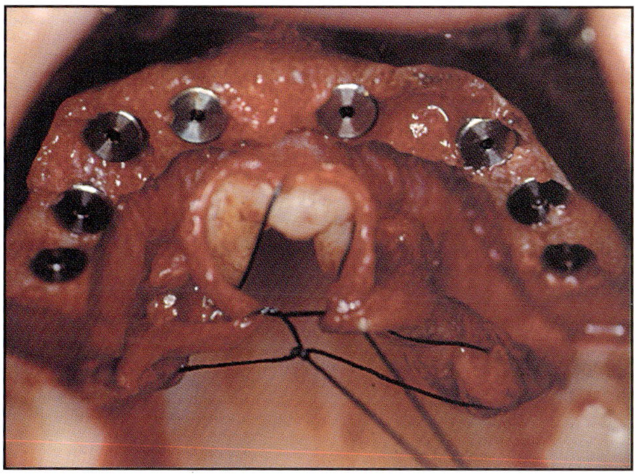

Abb. 5 Inserierte Implantate.

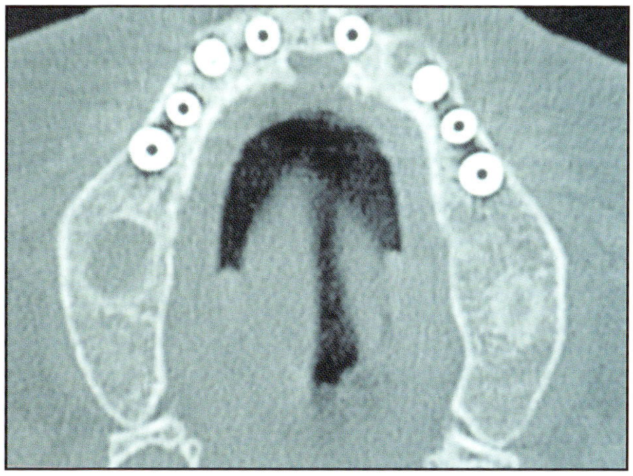

Abb. 6 Implantate im Querschnitt auf der CT Kontrollaufnahme.

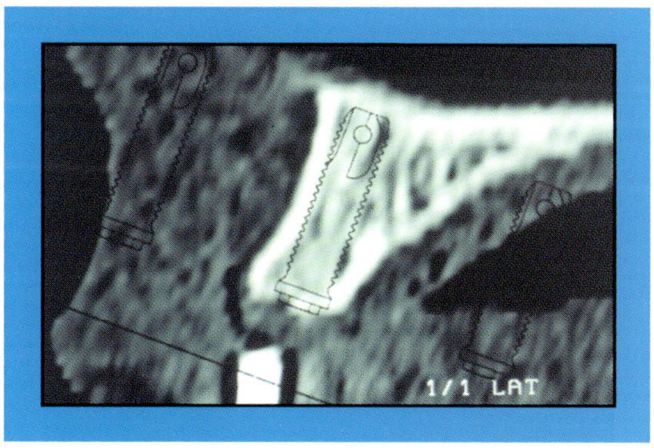

Abb. 7 Geplante Lage des Implantates.

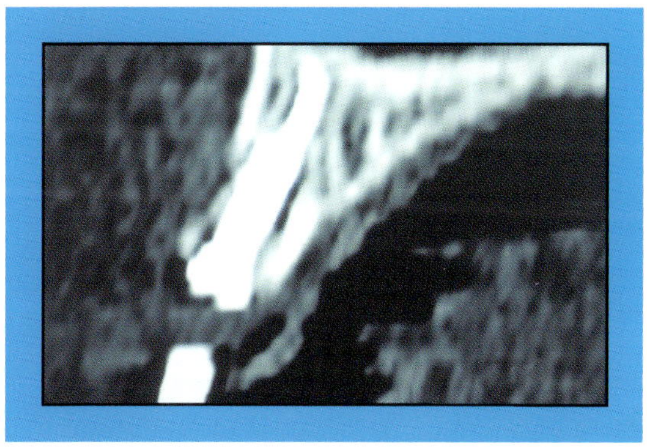

Abb. 8 Erreichte Lage des Implantates.

Von den zehn zur Verfügung stehenden Implantatpositionen (zwischen 15 und 25), wurden acht geeignete ausgewählt. Position 11 und 22 wurden ausgeschlossen (Abb. 5). Das postoperative CT bestätigte die Lokalisation der Implantate (Abb. 6 zeigt keine Hülsen, sondern stellt die Implantate im Querschnitt dar). In den Positionen 15 und 25 wurden breite Implantate mit 5 mm Durchmesser inseriert, um in dem zwar breiten aber in der Höhe reduzierten Kieferkamm die Aufnahme der Kaukräfte zu optimieren. Abb. 7 und 8 zeigen die ursprünglich geplante und die nach der Modifizierung der Neigung erreichte Position des Implantates.

Prothetische Versorgung

Die prothetische Suprakonstruktion wurde für die Optimierung der Hygienemaßnahmen als gaumenfreie herausnehmbare Prothese gestaltet. Die vier vorderen Implantate wurden mit Einzelteleskopen versehen. Für eine gleichmäßige Kräfteverteilung wurden die hinteren Implantate mit jeweils einem gefrästen Steg miteinander verbunden und mit einem distalen Riegel versehen (Abb. 9 und 10). Erst nach Öffnung der Riegel wurde die Prothese abnehmbar (Abb. 11). Der harmonische Zahnfleischverlauf konnte bei diesem Typ der Suprakonstruktion problemlos durch rosa Kunststoff gestaltet bzw. korrigiert werden (Abb. 12).

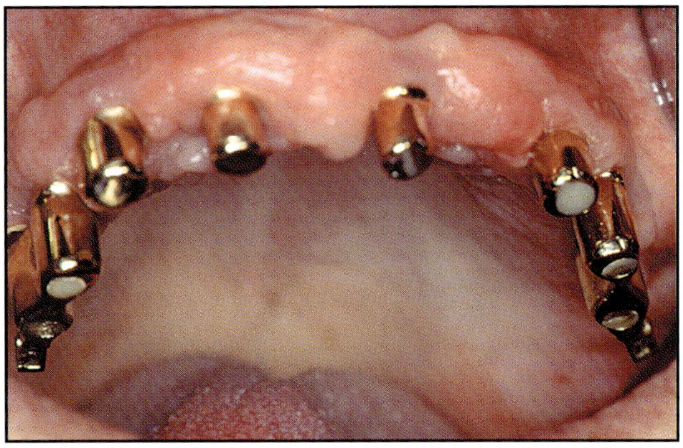

Abb. 9 Individuelle Distanzhülsen in distalen Bereichen verblockt.

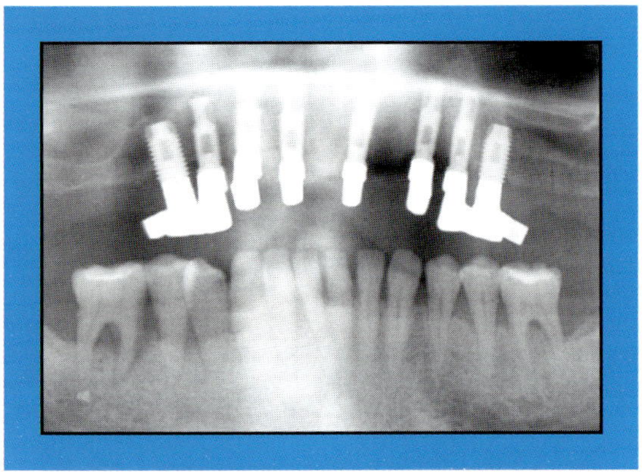

Abb. 10 Distale Geschiebe auf beiden Seiten.

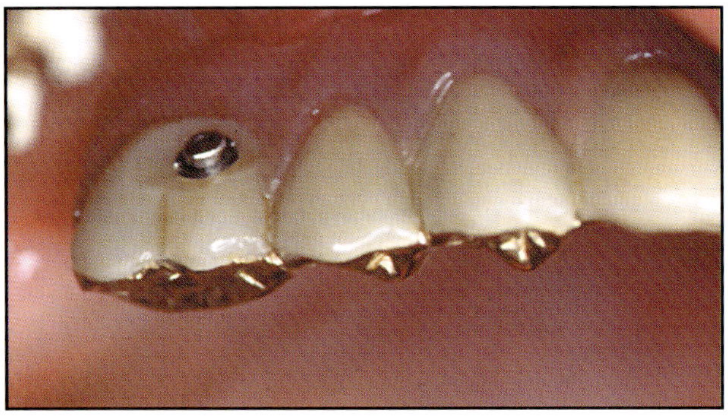

Abb. 11 Öffnungsmechanismus des Geschiebes.

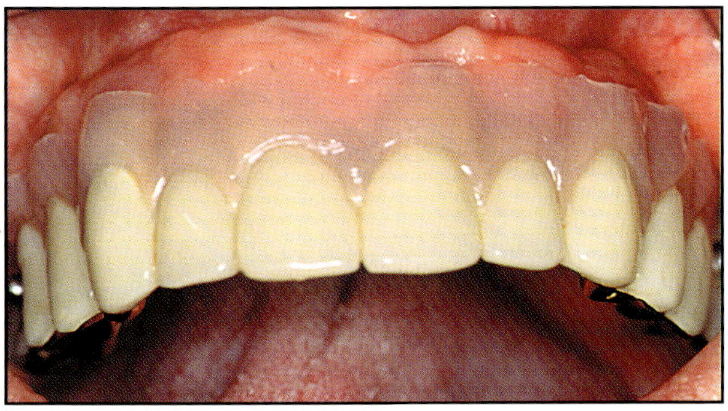

Abb. 12 Prothetische Suprakonstruktion in situ.

Chirurgie:	Prothetik:	Zahntechnik:
Dr. Christoph T. Sliwowski	**Dr. Michael Weber**	**Horst Mosch**

AUSGANGSSITUATION

Die Patientin war im Oberkiefer zahnlos und wollte von vornherein mit einer festsitzenden Brücke versorgt werden. Nach der CT- und OPG Analyse wurden nach prothetischen Gesichtspunkten die Implantatpositionen festgelegt und auf einer individuellen Schablone berücksichtigt (Abb. 1).

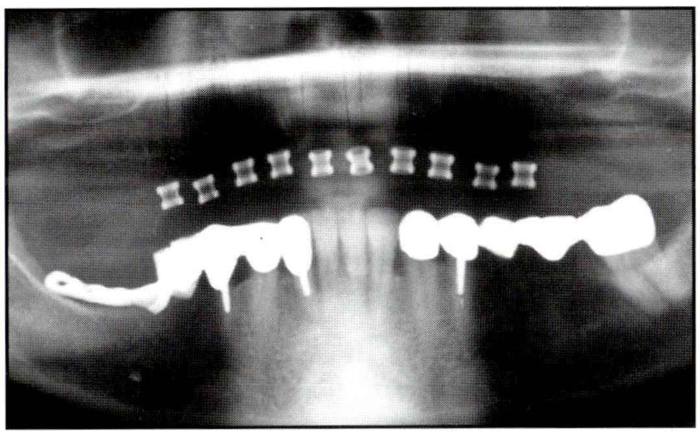

Abb. 1 OPG Aufnahme mit der Schablone.

Implantation und prothetische Versorgung

An den geplanten Positionen konnten alle zehn Implantate eingesetzt werden (Abb. 2). Bei der Freilegung stellte sich jedoch heraus, dass das 8,5 mm lange Implantat an Position 25 nicht osseointegriert war. Es musste deshalb wieder entfernt werden. Auf den neun osseointegrierten Implantaten wurde entsprechend dem „Progressiv Bone Loading" Konzept (siehe Seite 131) ein Langzeitprovisorium angefertigt (Abb. 3). Dieses Provisorium wurde aus Kunststoff mit einer Metallarmierung hergestellt und auf EsthetiCone Distanzhülsen verschraubt (Abb. 4). (Wegen der Überlastungsgefahr der Implantate durfte das Langzeitprovisorium nicht nach distal extendiert werden.)

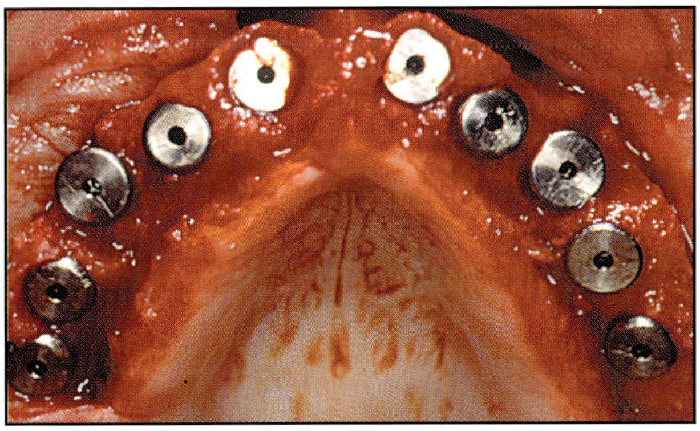

Abb. 2 Implantate in situ.

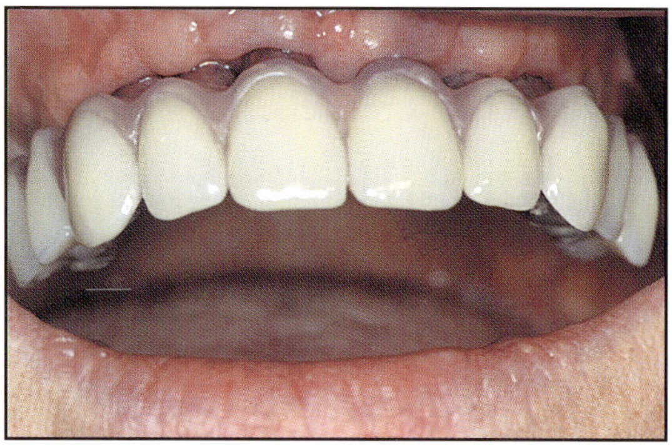

Abb. 3 Langzeitprovisorium.

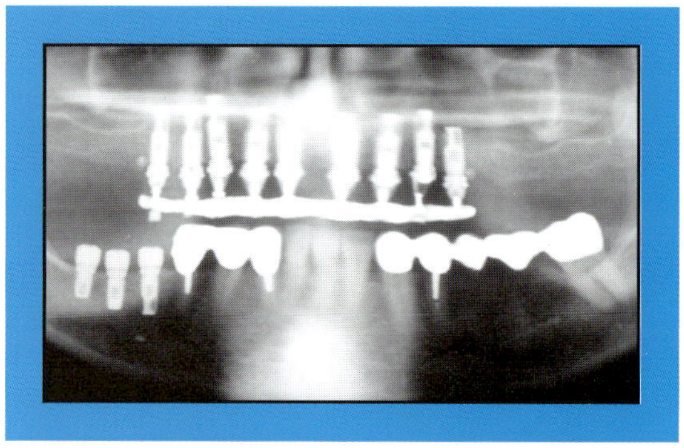

Abb. 4 OPG Kontrolle.

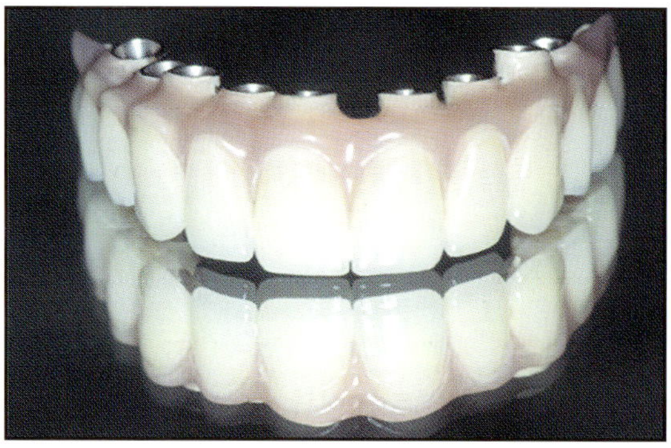

Abb. 5 Definitive Suprakonstruktion.

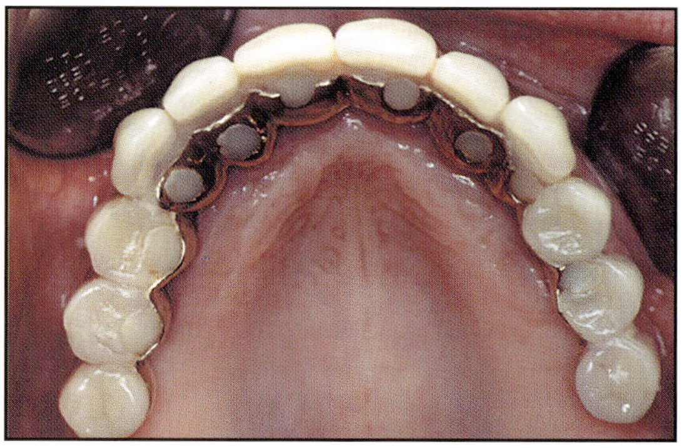

Abb. 6 Nach einem Jahr eingegliederte Suprakonstruktion mit distalen Anhängern.

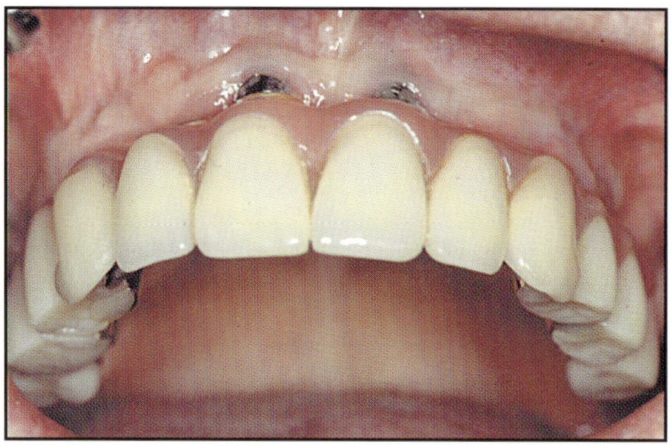

Abb. 7 Klinische Situation nach 5 Jahren.

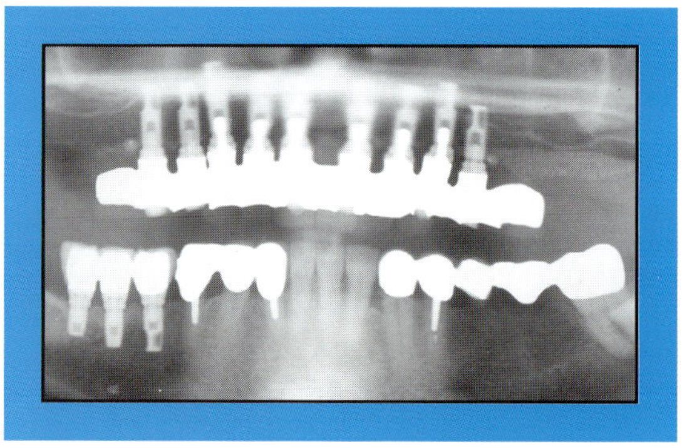

Abb. 8 Stabile Knochensituation.

Nach einjähriger Tragedauer des festsitzenden Provisoriums wurde die endgültige Brücke angefertigt (Abb. 5). Eine Extension nach distal war nun für die definitive Arbeit möglich (Abb. 6). Nach 5 Jahren in situ war die frontale Ansicht der Brücke sehr zufriedenstellend (Abb. 7). Die OPG Aufnahme zeigte zu diesem Zeitpunkt eine stabile Knochensituation und das Ausmaß der distalen Extensionen (Abb. 8).

Chirurgie:	Prothetik:	Zahntechnik:
Dr. Christoph T. Sliwowski	Dr. Michael Weber	Horst Mosch

Atypischer Behandlungsablauf – schwierige Ausgangssituation

Herausnehmbare Versorgung – Zufallsbefund durch das CT

Ausgangssituation

Die Patientin war über mehrere Jahre mit einer Teleskopprothese im Oberkiefer versorgt. Die beiden Eckzähne, auf denen die Prothese stabilisiert worden war, mussten jedoch extrahiert werden (Abb. 1). Deshalb wurde auf sechs Implantaten eine Stegversorgung mit herausnehmbarer Prothese geplant.

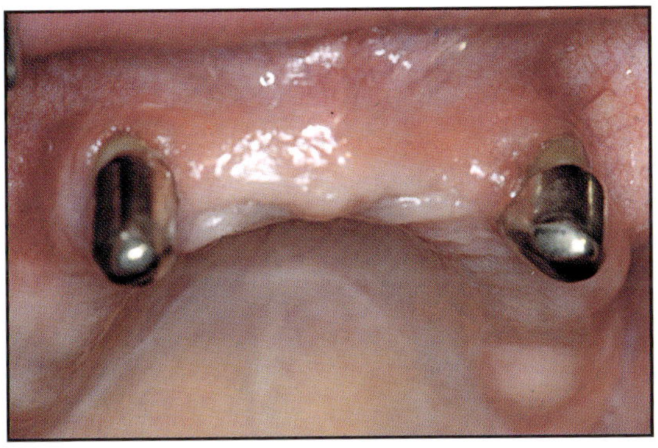

Abb. 1 Nicht erhaltungswürdige Eckzähne dienten als Verankerung für eine Teleskopprothese.

Implantation und Extraktion

Die Diagnostik zur Versorgung die Patientin ergab einen Zufallsbefund. Auf der OPG Aufnahme (Abb. 2) war schwach zu erkennen, dass sich im Kieferknochen in Regio 21–23 ein verlagerter, impaktierter Zahn befand. Die Wurzelspitze des Zahnes lag an der geplanten Implantatposition (Abb. 3).

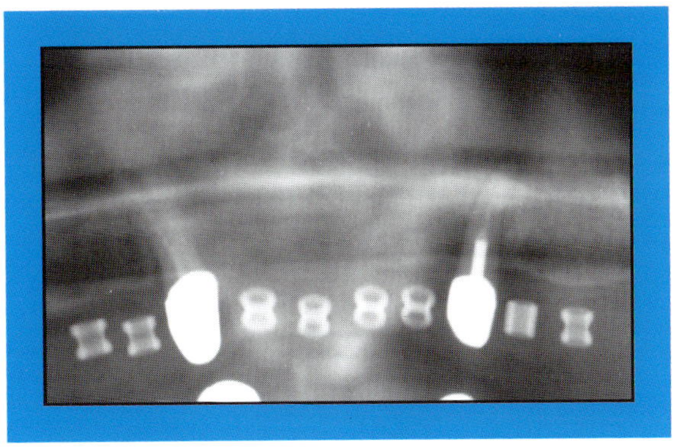

Abb. 2 OPG mit Schablone. Ein retinierter Zahn kaum sichtbar.

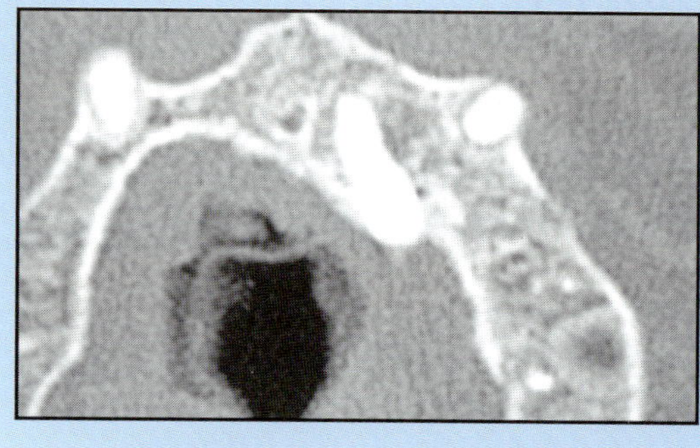

Abb. 3 Der retinierte Zahn auf der CT Aufnahme.

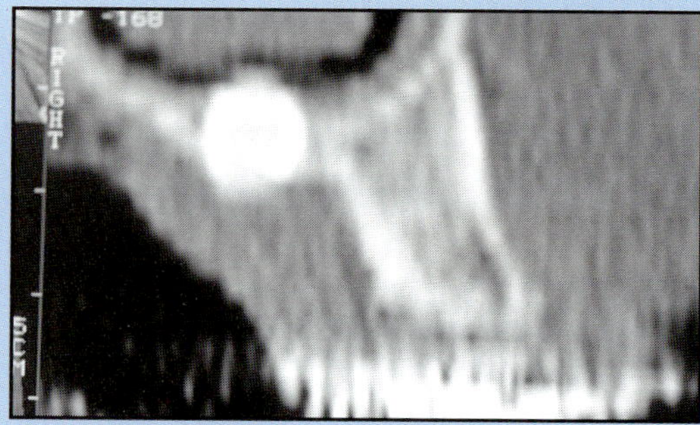

Abb. 4 Seitliche Ansicht des Zahnes.

Die genaue Lage des Zahnes konnte durch die dreidimensionale Darstellung durch die Computertomographie ermittelt werden. Die senkrechten Schnittbilder verdeutlichten, dass der Korpus des Zahnes vom Gaumen bis in die Nasenhöhle verlief (Abb. 4). Während der Implantation wurde die palatinale Schleimhaut abpräpariert, der Zahn geteilt und entfernt. Der extrahierte Zahn ist auf Abb. 5 zu sehen. Nach der Extraktion konnten, wie geplant, in Regio 21 sowie an fünf weiteren Positionen die Implantate inseriert werden.

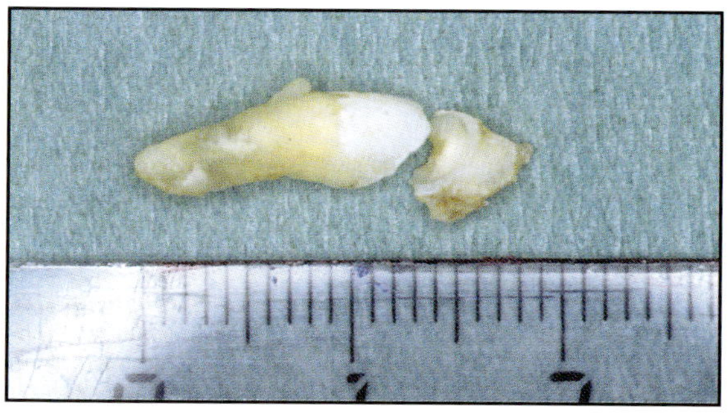

Abb. 5 Der retinierte Zahn nach der Extraktion.

Prothetische Versorgung

Bis zur Fertigstellung der neuen prothetischen Versorgung wurden die natürlichen Eckzähne belassen, um darauf weiterhin die Teleskopprothese befestigen zu können (Abb. 6). Fünf Wochen nach der Freilegung, wurde auf den sechs Implantaten ein durchgehender konfektionierter Steg befestigt (Abb. 7). Die distalen Riegel sicherten den Halt der gaumenfreien Prothese (Abb. 8).
Der Steg und die Schleimhautsituation waren fünf Jahre nach der prothetischen Versorgung nach wie vor stabil (Abb. 9). Der Zustand der Prothese war zufriedenstellend (Abb. 10). Die OPG Kontrollaufnahme nach fünf Jahren zeigte einen stabilen Knochenverlauf (Abb. 11).

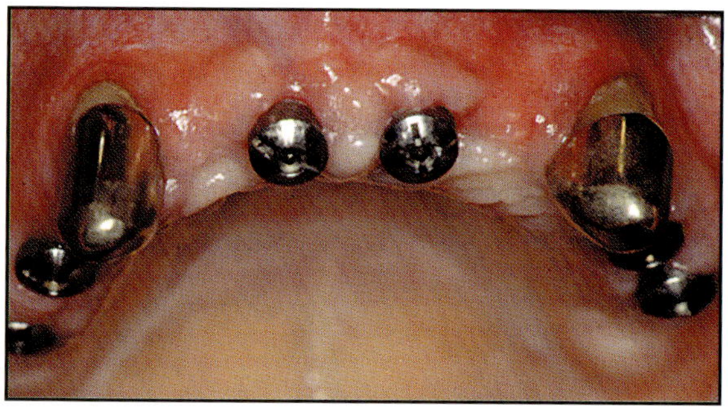

Abb. 6 Implantate nach der Freilegung bei noch erhaltenen Zähnen.

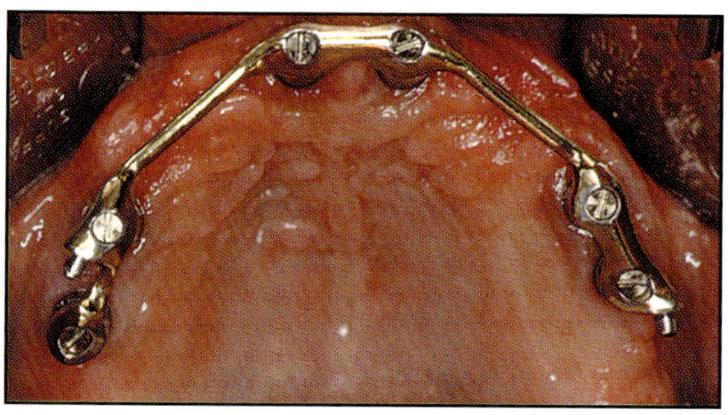

Abb. 7 Stegversorgung.

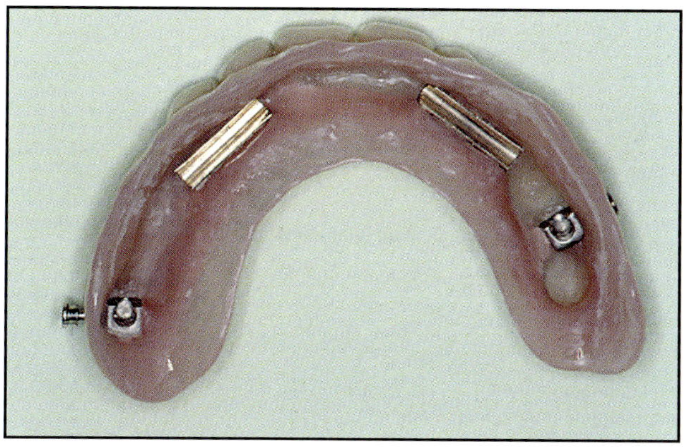

Abb. 8 Verankerungselemente in der Prothese.

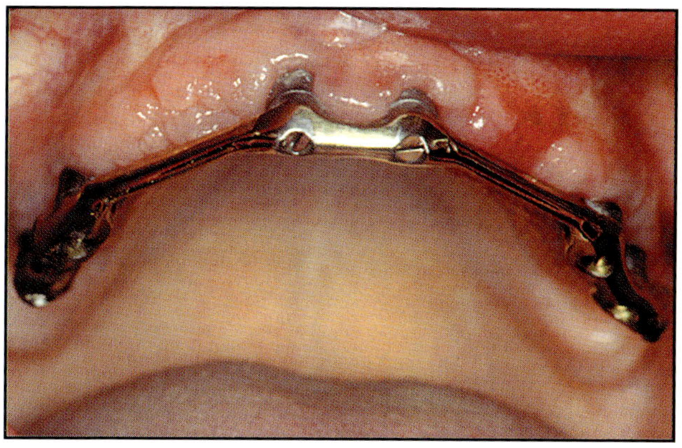

Abb. 9 Steg nach fünf Jahren in Funktion.

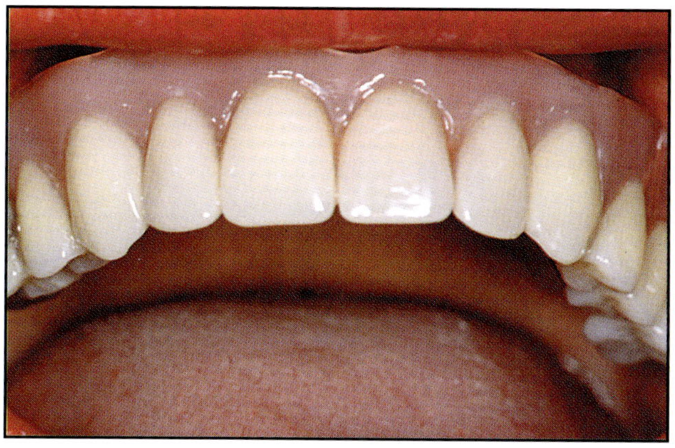

Abb. 10 Overdenture Prothese nach fünf Jahren.

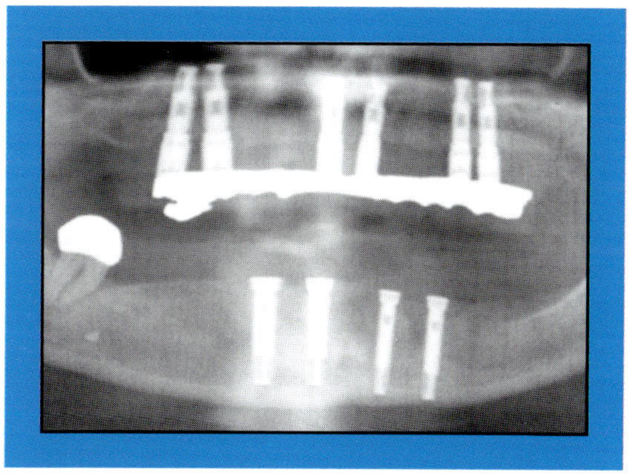

Abb. 11 Stabile Knochensituation zum gleichen Zeitpunkt.

Chirurgie:
Dr. Christoph T. Sliwowski

Prothetik:
Dr. Michael Weber

Zahntechnik:
Horst Mosch

Durchgehend festsitzende Versorgung mittels zahngetragener und implantatgetragener Provisorien

Ausgangssituation

Der Oberkiefer des vorgestellten Patienten (Abb. 1) wies noch eine Restbezahnung auf (Zähne 13, 11 und 26). Es wurde wegen des Komforts des Patienten geplant, die implantologische Behandlung und prothetische Versorgung stufenweise vorzunehmen.

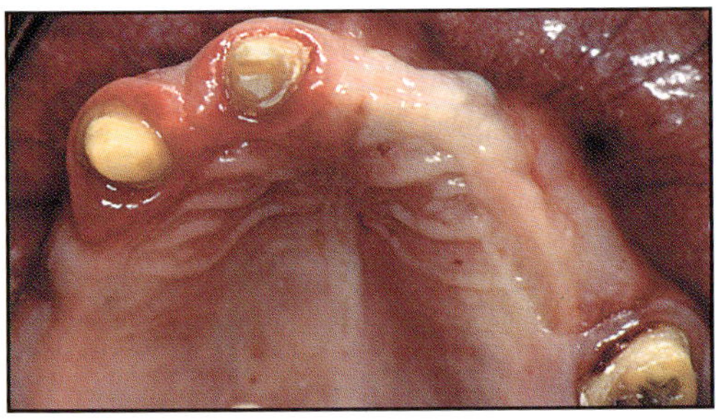

Abb. 1 Restbezahnung im Oberkiefer.

Implantation und prothetische Versorgung

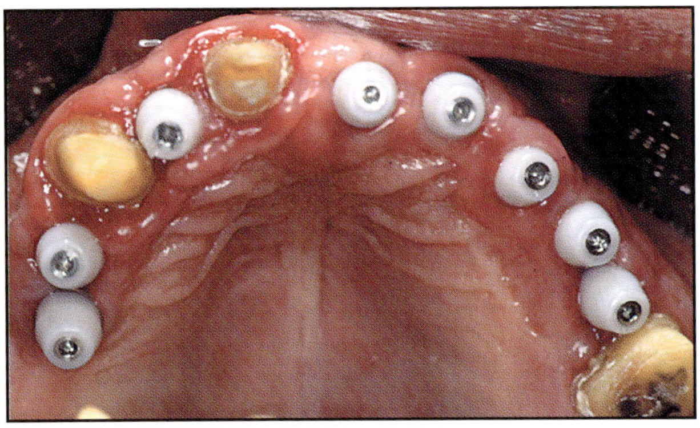

Abb. 2 Erhaltung der Zähne, bis das Provisorium auf den Implantaten fertig gestellt wurde.

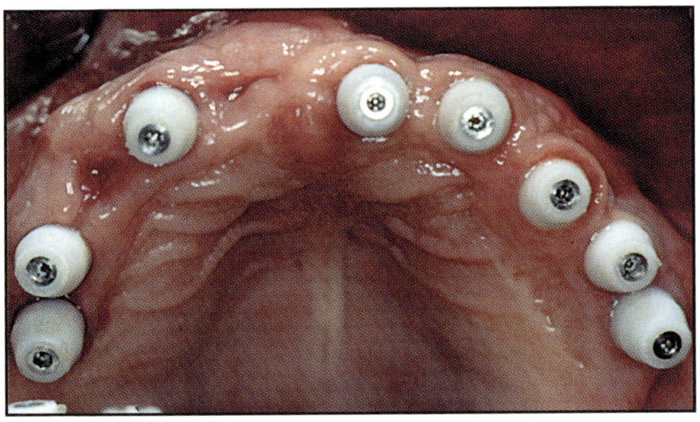

Abb. 3 Extraktion der Zähne.

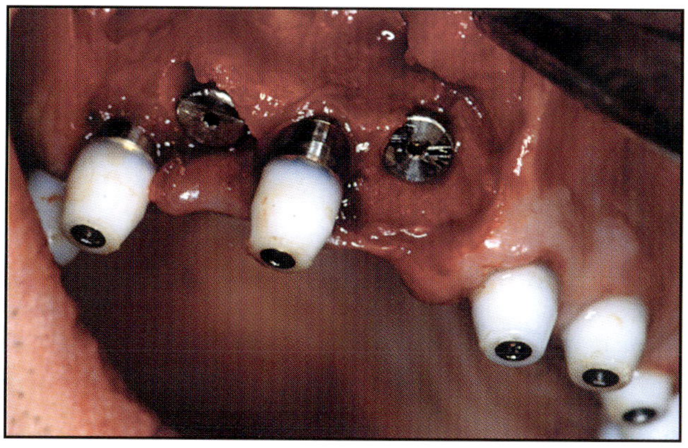

Abb. 4 Insertion der restlichen Implantate.

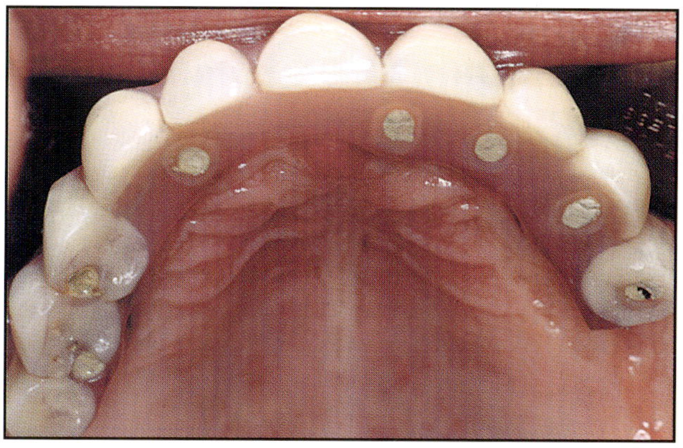

Abb. 5 Langzeitprovisorium.

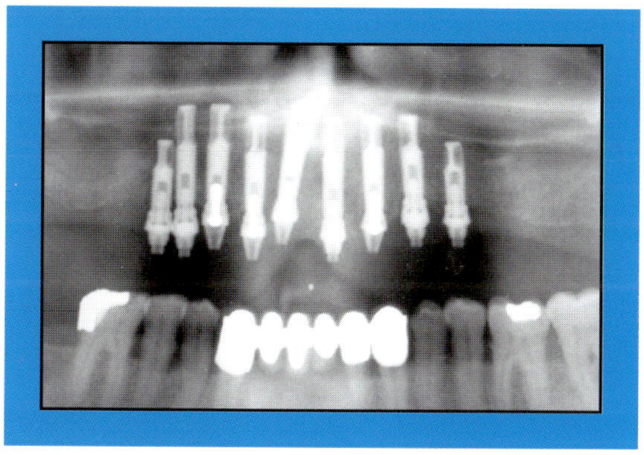

Abb. 6 OPG Kontrolle.

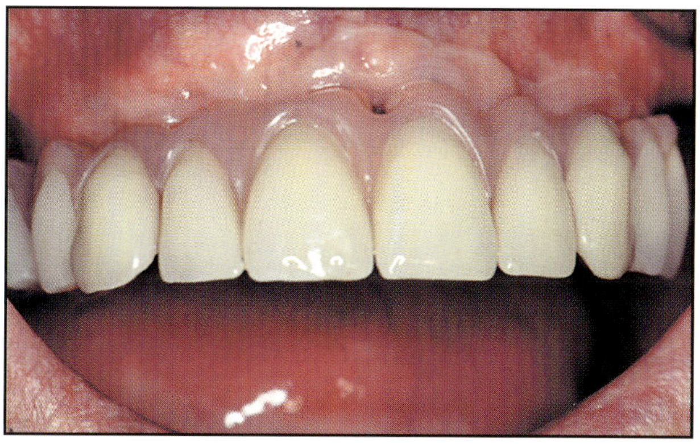

Abb. 7 Definitive Suprakonstruktion.

Im ersten Schritt wurden die Implantate inseriert. Für die gesamte Dauer der Einheilungszeit wurde der Patient mit einer festsitzenden Brücke versorgt, die auf den Restzähnen 11, 13 und 26 befestigt wurde (Abb. 2). Mit der Freilegung und der Montage von EsthetiCone Distanzhülsen wurden die natürlichen Pfeilerzähne extrahiert (Abb. 3). Die Brücke wurde durch ein implantatgetragenes Provisorium ersetzt. Nach Ausheilung der Alveolen wurden in Regio 11 und 13 zwei weitere Implantate inseriert (Abb. 4). Das Implantatprovisorium konnte weiterhin getragen werden (Abb. 5). Nach der Einheilung der letzten beiden Implantate wurde auf allen Implantaten die Gesamtrestauration angefertigt (Abb. 6 und 7).

Chirurgie:
Dr. Christoph T. Sliwowski

Prothetik:
Dr. Michael Weber

Zahntechnik:
Horst Mosch

Schwierigkeiten und Komplikationen

Herausnehmbare Brücke auf Teleskopen – Fistelung in der Einheilungsphase

Kann eine ausreichende Zahl (Minimum 8–10) von Implantaten (min. 13 mm lange) positioniert werden, ist es möglich, auf eine primäre Verblockung der Implantate zu verzichten. Die Implantate können als Einzelteleskope versorgt werden und sind dadurch für den Patienten leicht zu reinigen.

Ausgangssituation

Bei dem Patienten war der zahnlose Oberkiefer noch nicht stark atrophiert, so dass elf Implantate ohne zusätzlichen Knochenaufbau inseriert werden konnten. Nach ca. viermonatiger Einheilungszeit wurde jedoch am Implantat 14 eine Fistelung festgestellt und röntgenologisch ein Knochenabbau diagnostiziert (Abb. 1).

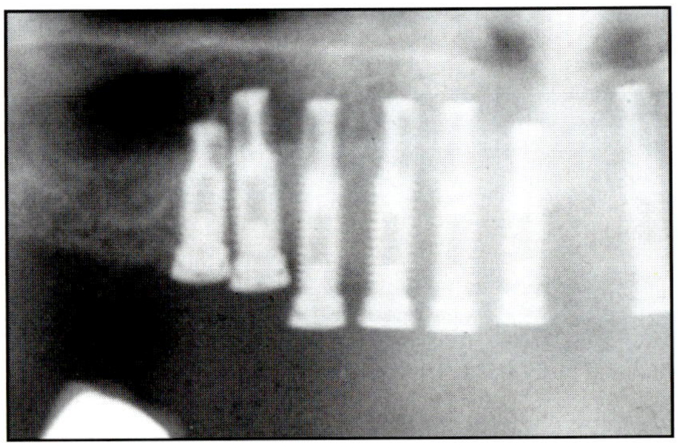

Abb. 1 Knochenabbau am Implantat 14.

Augmentation

Die Augmentation am Implantat 14 sollte idealerweise noch vor der Freilegung durchgeführt werden. Nach dem Aufklappen des Mukoperiostlappens wurde das Ausmaß des Knochendefektes um Implantat 14 deutlich (Abb. 2). Bevor mit den augmentativen Maßnahmen begonnen werden konnte, erfolgte die Säuberung des Implantates und des umgebenden Gewebes. Der Knochendefekt wurde mit dem Knochenaufbaumaterial Bio-Oss aufgefüllt und der resorbierbaren Bio-Gide Membran abgedeckt (Abb. 3). Durch eine Periostschlitzung konnte die Mobilisierung des Lappens und dadurch eine vollständige Abdeckung des Augmentats erreicht werden (Abb. 4).

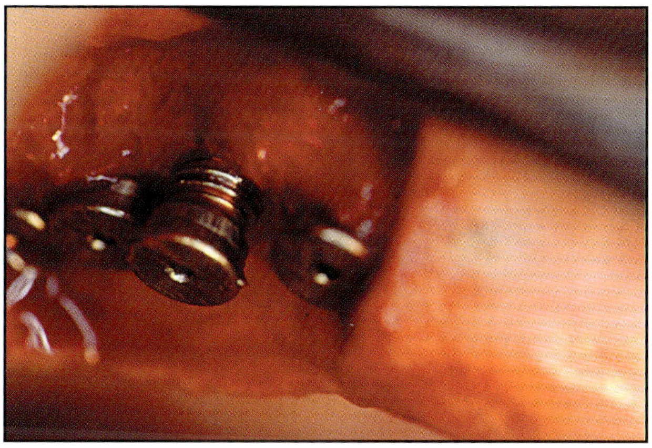

Abb. 2 Knochendefekt nach dem Aufklappen.

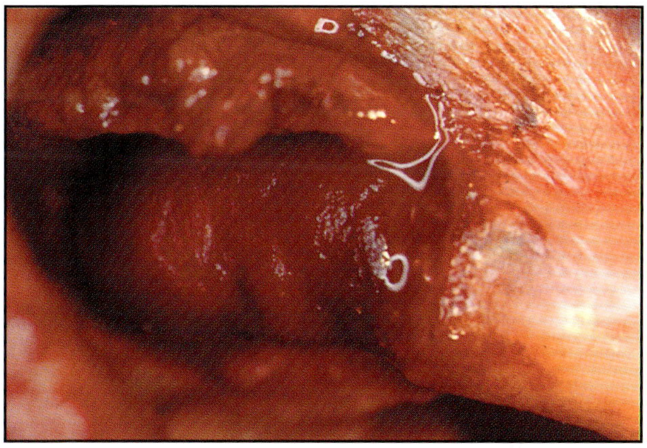

Abb. 3 Augmentation.

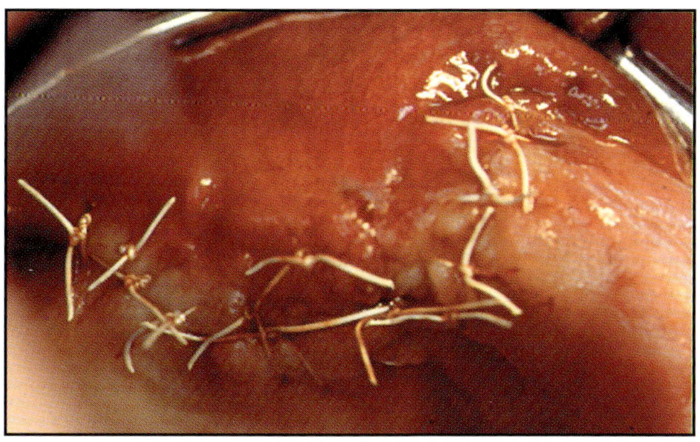

Abb. 4 Mobilisation des Lappens.

Schleimhauttransplantation und Freilegung

Die fünfmonatige Einheilungszeit des Augmentats verlief komplikationsfrei, jedoch bei der Freilegung musste die Schleimhautsituation noch korrigiert werden. Wie bei den meisten dieser Fälle ging durch das Mobilisieren des Lappens bei der Augmentation die befestigte Gingivazone verloren, so dass die bewegliche Mukosa bis zur Spitze des Kieferkamms reichte (Abb. 5).

Bei der Freilegung haben die Schnittführung und die Lappenbildung einen entscheidenden Einfluss auf das Verhältnis zwischen beweglicher Mukosa und befestigter Gingiva. Der Schnitt erfolgte ca. 10 mm palatinal von den Implantaten, wurde aber nur bis in das subepitheliale Bindegewebe gelegt, so dass ein gestielter Mukosalappen vom darunter liegenden periostalen Bindegewebe abpräpariert werden konnte. Erst ab Mitte des Kieferkamms wurde der vollständige Mukoperiostlappen vom Knochen und Augmentat angehoben. Dabei wurde ersichtlich, dass sich der Knochen um das Implantat 14 vollständig regeneriert hatte (Abb. 6). Der umfangreiche Lappen mit der keratinisierten Gingiva wurde nach vestibulär transplantiert (Abb. 7). Die auf den Implantaten verschraubten Distanzhülsen dienten als mechanische Barriere und boten gleichzeitig eine Verankerungsmöglichkeit für das Transplantat (Abb. 8). Die keratinisierte Gingivazone vestibulär der Implantate 13–16 konnte wiederhergestellt werden (Abb. 9). Die Freilegung der Implantate 11 und 12 erfolgte nach der Stabilisierung des Transplantates. Der Schleimhautdefekt palatinal granulierte vollständig in den nächsten Wochen zu.

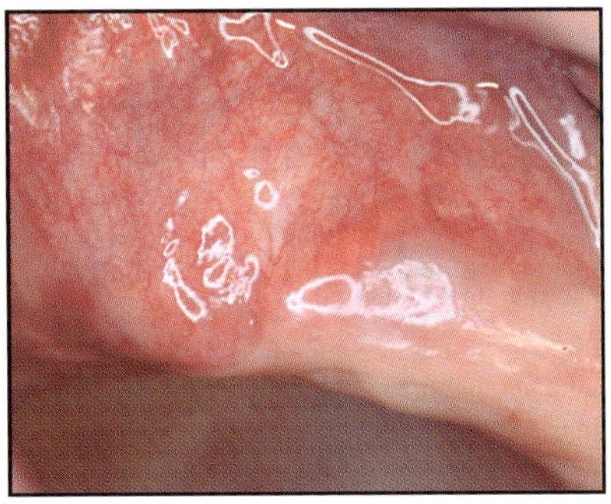

Abb. 5 Vestibuläre Mukosa auf dem Kieferkamm.

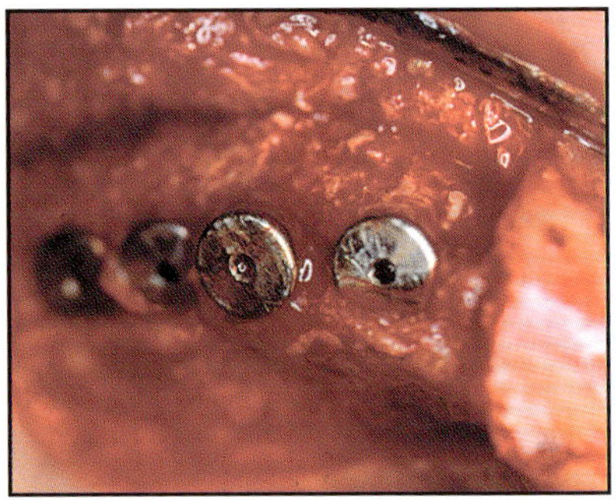

Abb. 6 Vollständige Knochenregeneration.

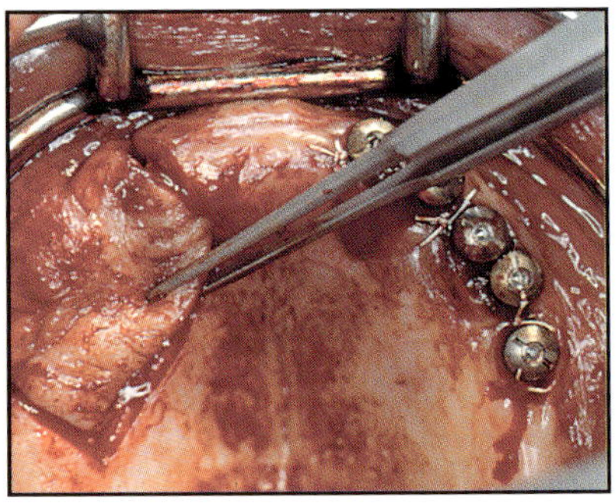

Abb. 7 Gingivatransplantat vom Gaumen.

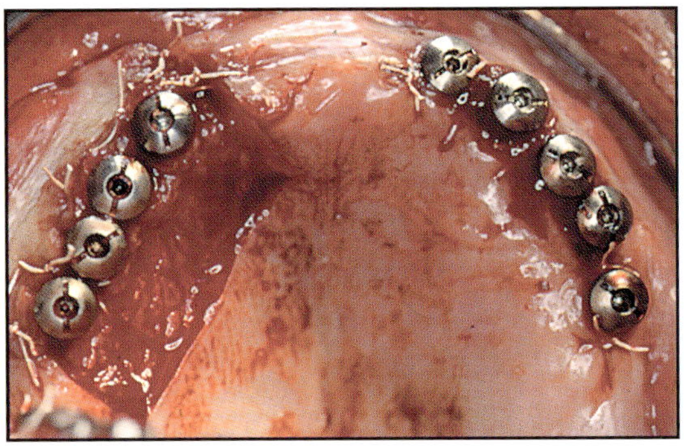

Abb. 8 Stabilisierung des Transplantates auf den Heilungsdistanzhülsen.

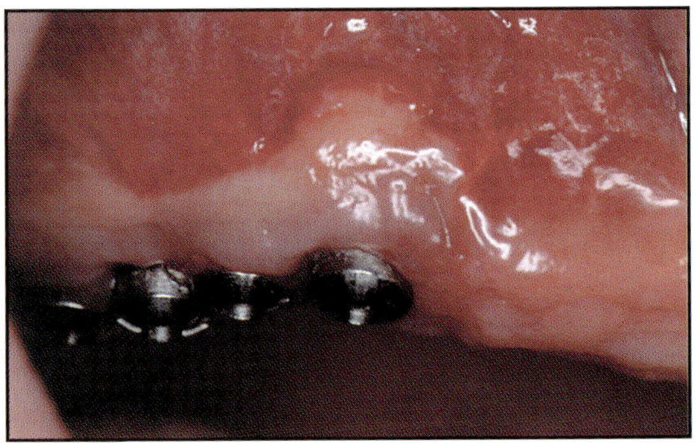

Abb. 9 Wiederhergestellte Zone der befestigten Gingiva.

Prothetische Versorgung

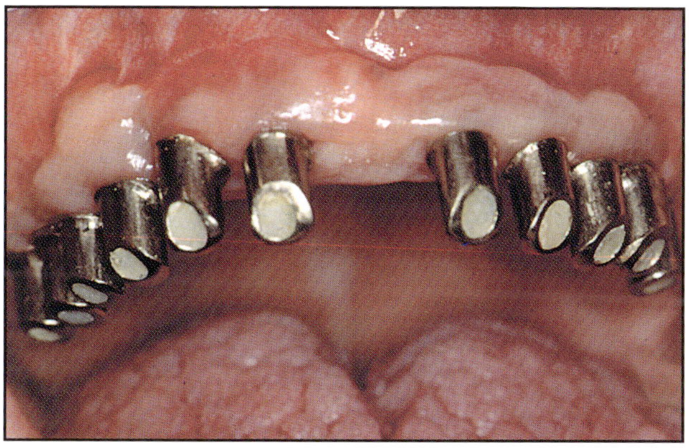

Abb. 10 Individuelle Distanzhülsen-Teleskope.

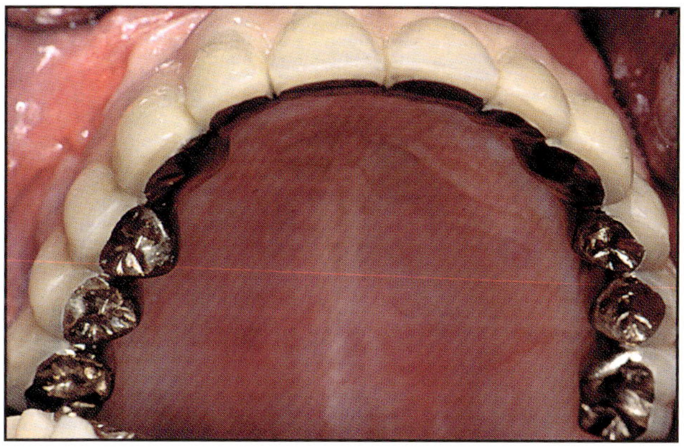

Abb. 11 Suprakonstruktion in Form einer abnehmbaren Teleskopbrücke.

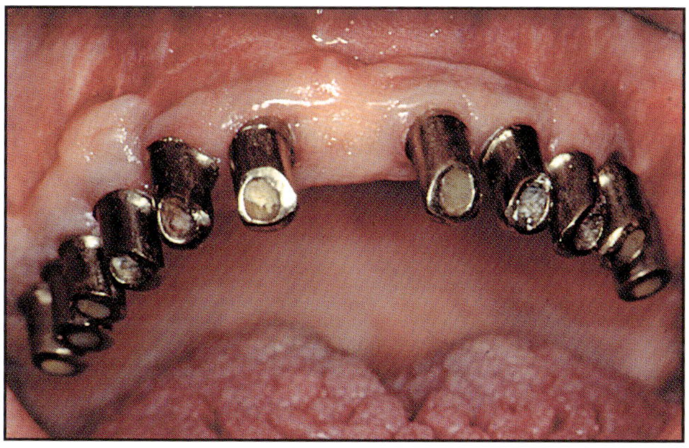

Abb. 12 Teleskope nach fünf Jahren in Funktion.

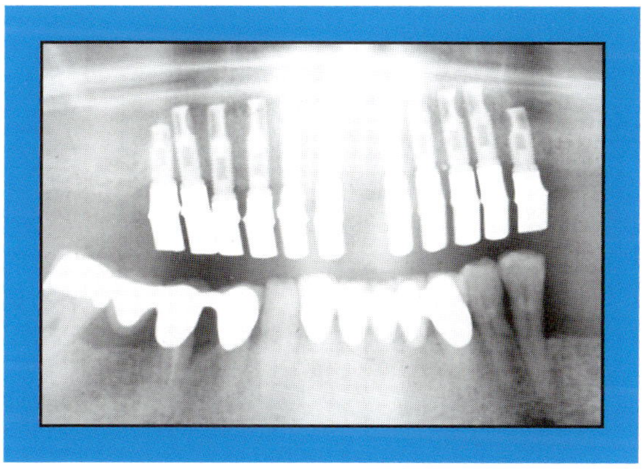

Abb. 13 OPG Kontrolle nach fünf Jahren.

Nach der insgesamt zehnmonatigen Einheilungszeit wurden alle elf Implantate mit Einzelteleskopen versorgt. Die Schraubenöffnungen wurden mit lichthärtendem Kunststoff verschlossen, so dass sich keine Speisereste dort sammeln konnten (Abb. 10). Die Suprakonstruktion in Form einer Teleskopbrücke (Abb. 11) kann vom Patienten für die Hygienemaßnahmen herausgenommen und wieder eingesetzt werden. Nach fünf Jahren Tragezeit mussten die Verschlussfüllungen erneuert werden (Abb. 12). Die OPG Kontrollaufnahme zeigte eine stabile Knochensituation (Abb. 13). Der Patient ist bis heute mit seiner herausnehmbaren Brücke sehr zufrieden (Abb. 14).

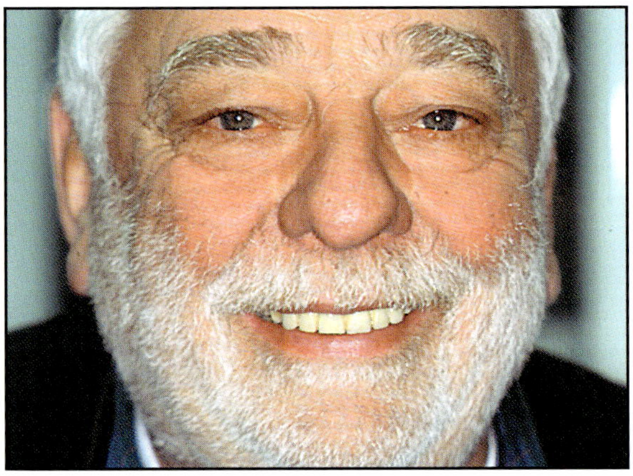

Abb. 14 Patient zum gleichen Zeitpunkt.

Hinweis

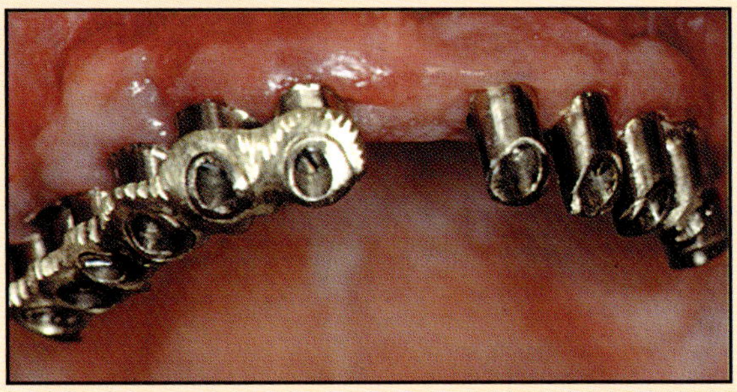

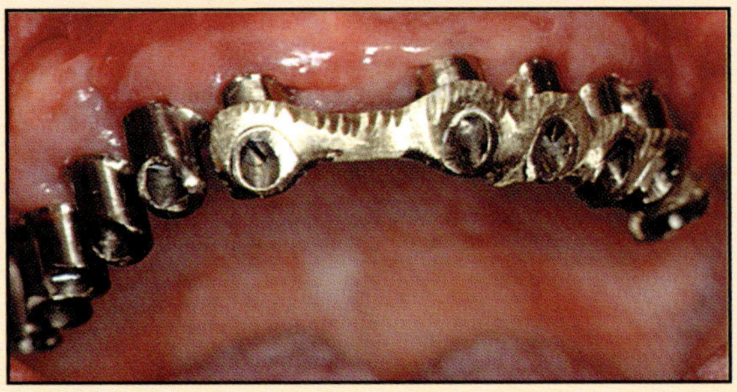

Es ist eine sehr schwierige Aufgabe, Einzelteleskope so vom Modell in den Mund des Patienten zu übertragen, dass die Parallelität und die optimale Positionierung der einzelnen Teleskope gewährleistet bleibt. Für die Übertragung ist ein Transferschlüssel notwendig (Abb. 1).

Dieser kann für eine einfachere Handhabung geteilt werden (Abb. 2). Die Teleskope sollten in ihrer Reihenfolge nummeriert und gekennzeichnet werden, damit es keine Verwechslungen geben kann (siehe auch Seite 99).

Chirurgie:	Prothetik:	Zahntechnik:
Dr. Christoph T. Sliwowski	**Dr. Michael Weber**	**Horst Mosch**

Festsitzende Versorgung mit Änderung der Implantatneigung – mechanische Komplikation

Ausgangssituation

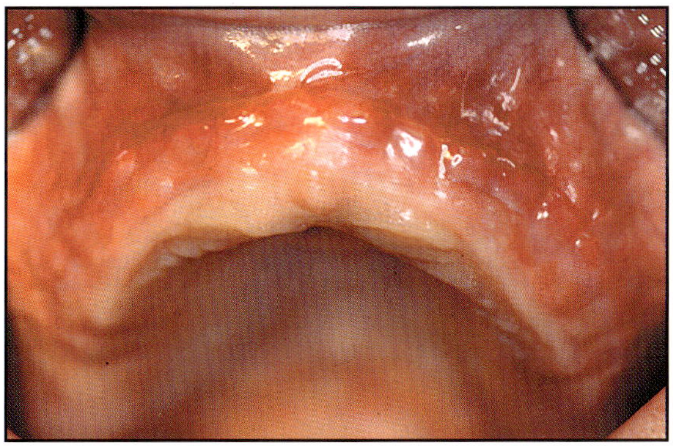

Abb. 1 Zahnloser Oberkiefer.

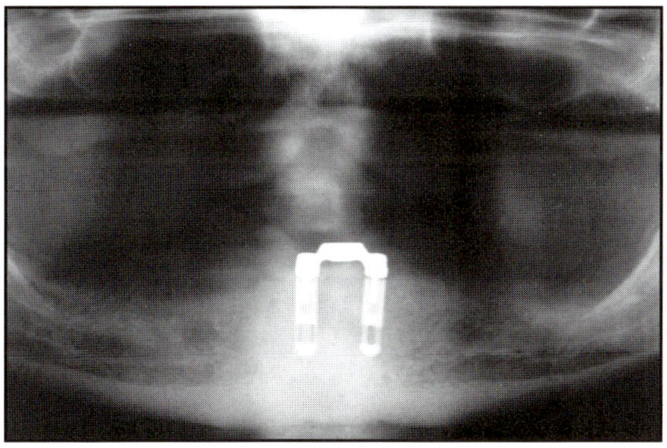

Abb. 2 OPG Aufnahme.

Der bereits seit 15 Jahren zahnlose Patient (Abb. 1) wurde im Oberkiefer mit einer Totalprothese versorgt. Die Deckprothese im Unterkiefer war hingegen mit Hilfe von zwei Implantaten und einem Steg stabilisiert worden. Der Patient wünschte sich für den Oberkiefer eine festsitzende Versorgung. Beide Kieferhöhlen waren jedoch stark pneumatisiert, so dass im vorderen Bereich des Oberkiefers nur ein sehr begrenztes Knochenangebot zur Verfügung stand (Abb. 2).

Implantation und Freilegung

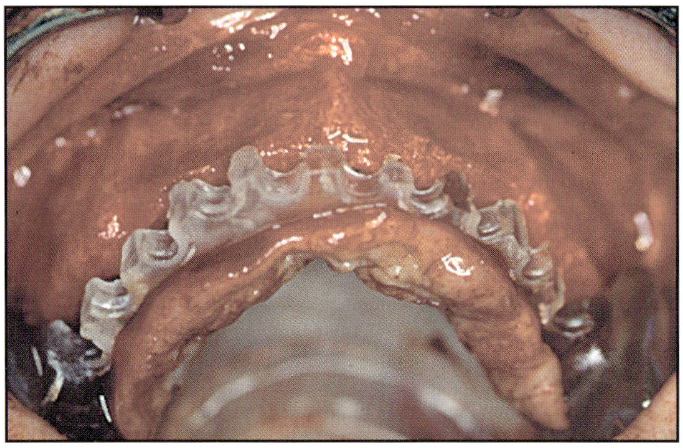

Abb. 3 Chirurgische Schablone nach dem Aufklappen.

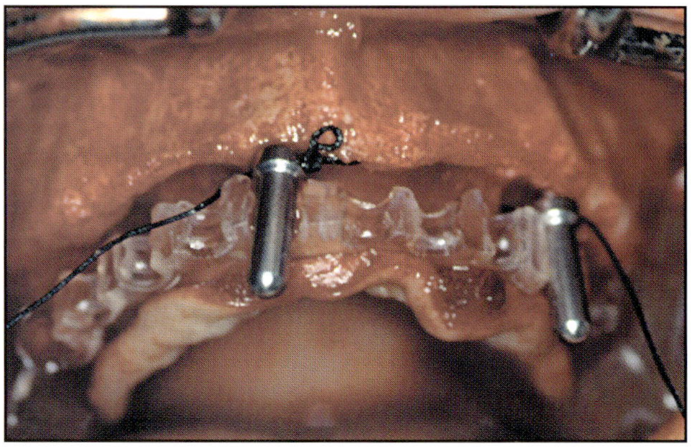

Abb. 4 Stabilisierung der Schablone mit den Richtungsindikatoren.

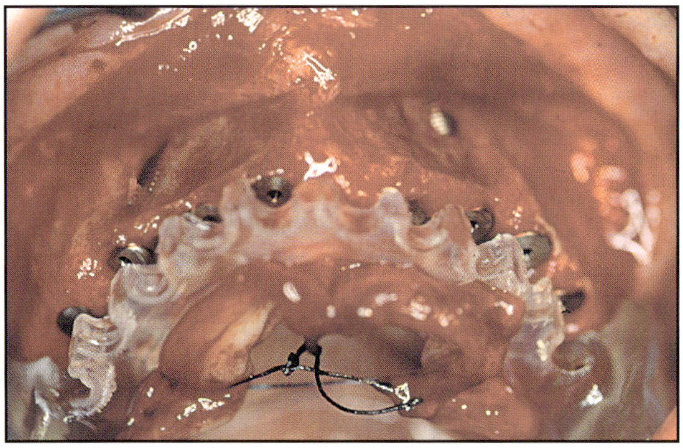

Abb. 5 Mehr palatinal als geplant inserierte Implantate.

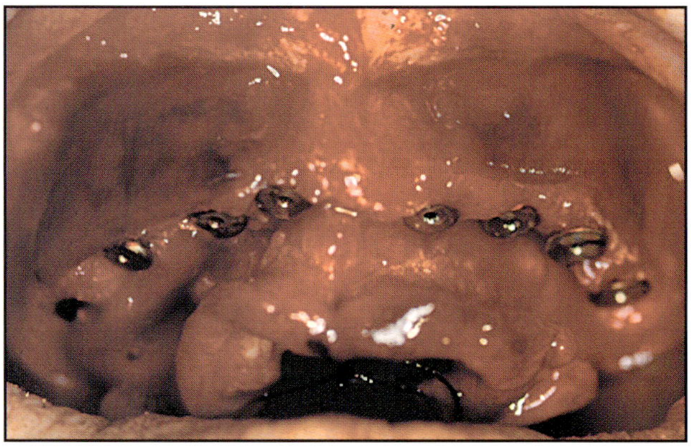

Abb. 6 Knochenaugmentation.

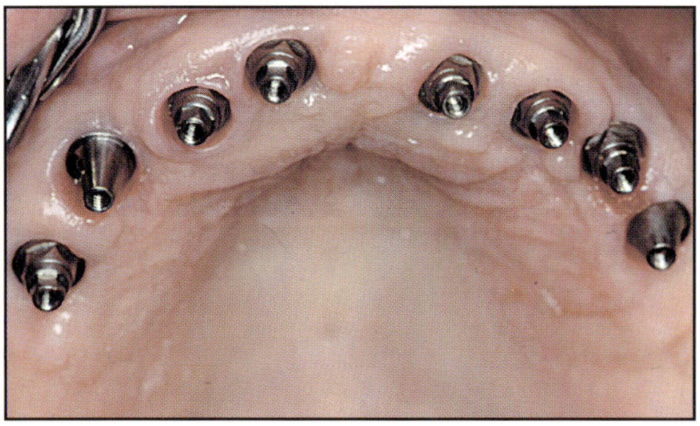

Abb. 7 EsthetiCone Distanzhülsen.

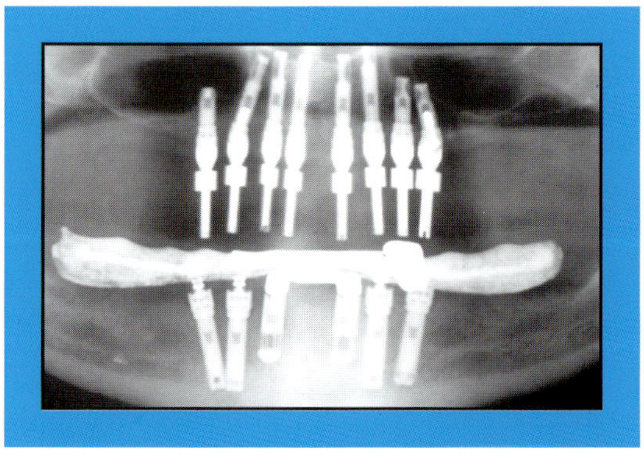

Abb. 8 Abgewinkelte Distanzhülsen für die Korrektur der Implantatneigung.

Die individuelle chirurgische Schablone mit den gewünschten Implantatpositionen wurde im Labor angefertigt und nach dem Aufklappen im Operationsfeld platziert (Abb. 3). Da die Schablone wegen des hohen Anteils an beweglicher Schleimhaut keinen sicheren Halt hatte, wurde sie nach den ersten zwei Bohrungen mit Richtungsindikatoren stabilisiert. Erst dann wurden die Bohrungen für die restlichen Implantate durchgeführt (Abb. 4).

Der Kieferkamm hatte sich während der 15-jährigen Tragezeit der Totalprothese stark zurückgebildet und war schmaler als der Implantatdurchmesser. Die Implantatgewinde lagen sowohl vestibulär als auch palatinal frei. Zudem mussten die Implantate weiter palatinal platziert werden, als ursprünglich geplant worden war (Abb. 5). Die Knochenaugmentation wurde mit einem Gemisch aus Bio-Oss und Knochenspänen nicht nur vestibulär, sondern auch palatinal durchgeführt (Abb. 6). Zur Abdeckung wurden Bio-Gide Membranen verwendet.

Nach der Einheilung und Freilegung wurden die Implantate mit EsthetiCone bzw. abgewinkelten Distanzhülsen versehen (Abb. 7). Die absichtlich erzielte Neigung der Implantate 13 und 25 zum Umgehen der Kieferhöhle wurde durch um 17° abgewinkelte Distanzhülsen ausgeglichen (Abb. 8).

Prothetische Versorgung

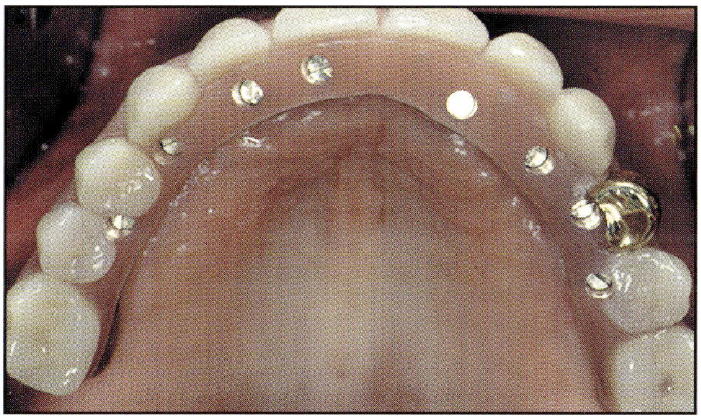

Abb. 9 Aufgeschraubte Extensionsbrücke.

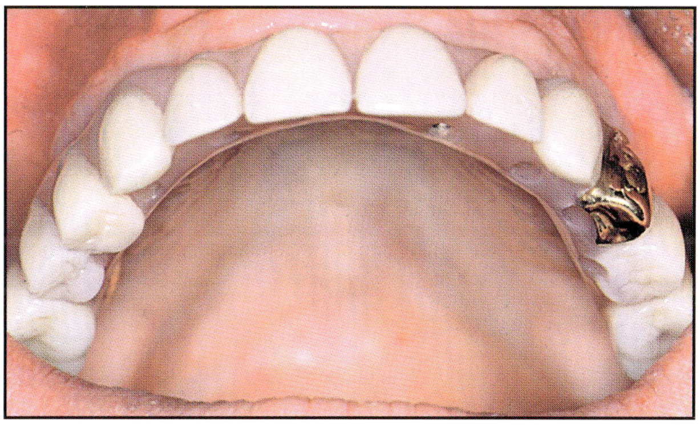

Abb. 10 Auf Wunsch des Patienten goldene Krone 24.

Die festsitzende Extensionsbrücke mit Extension in Position 16 und 26 wurde von okklusal auf den Implantaten verschraubt (Abb. 9). Auf Wunsch des Patienten wurde die Krone 24, genau wie in seiner ehemaligen Totalprothese, aus Gold angefertigt (Abb. 10).

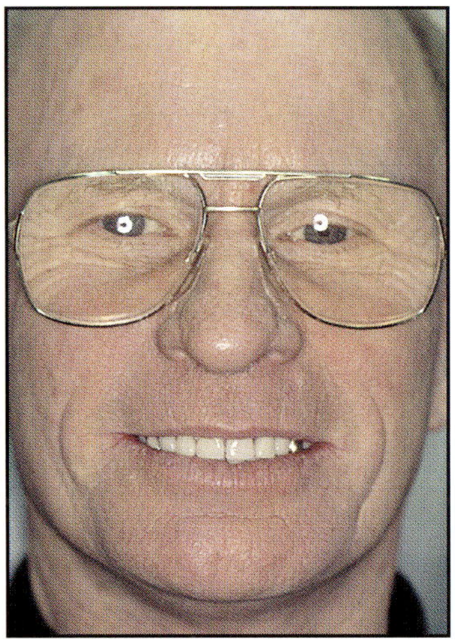

Abb. 11 Der Patient fünf Jahre nach Abschluss der Behandlung.

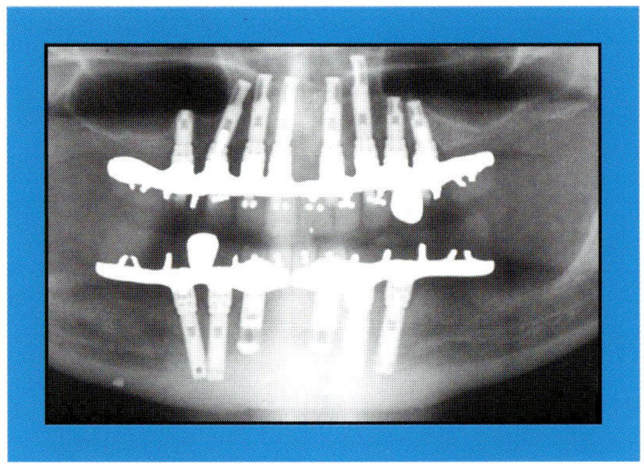

Abb. 12 Stabile Knochensituation zum gleichen Zeitpunkt.

Der Patient war mit der festsitzenden Restauration beider Kiefer sehr zufrieden (Abb. 11). Die Röntgenkontrolle nach fünf Jahren Tragezeit bestätigte auch bei den geneigten Implantaten Regio 13 und 25 sowie in Regio 15 an dem 8,5 mm kurzen Implantat einen stabilen Knochenverlauf (Abb. 12).

Hinweis

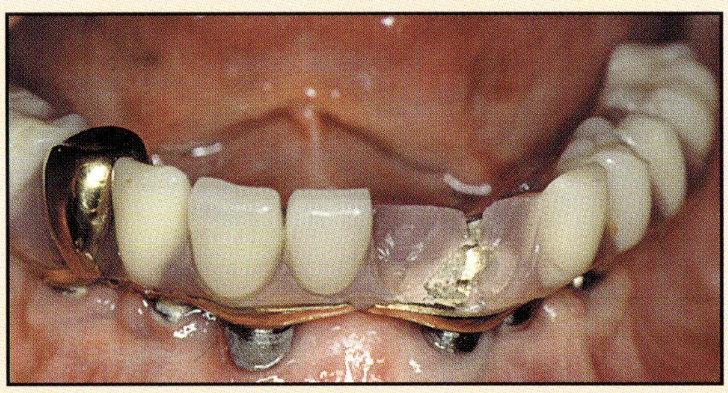

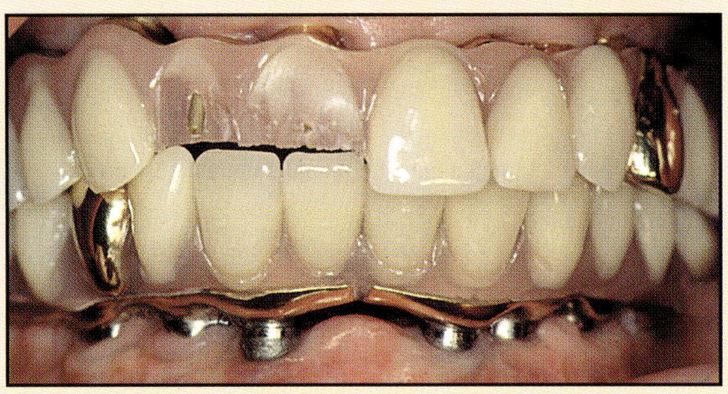

Patienten mit festsitzenden Implantatversorgungen in beiden Kiefern entwickeln oft enorme Kaukräfte, da die Restaurationen sehr stabil und belastbar sind. Gleichzeitig büßt der Kauapparat jedoch einen Großteil seiner Sensibilität ein (keine parodontale Rückkoppelung), so dass nicht selten mechanische Komplikationen, wie Bruch bzw. Abspringen der Prothesenzähne, entstehen (Abb. 1 und 2). Diese Gefahr kann minimiert werden, wenn die Zähne in balancierter Artikulation aufgestellt und alle Frühkontakte eliminiert werden.

Chirurgie und Prothetik:

Dr. Christoph T. Sliwowski

Zahntechnik:

Horst Mosch

Provisorische Implantate

Totale Oberkiefersofortversorgung

Ausgangssituation

Die Patientin wünschte sich nach dem Verlust aller Zähne im Oberkiefer eine optimale Versorgung. Für die Einheilungszeit der Implantate sollte die provisorische Versorgung ebenfalls festsitzend sein. Aufgrund des recht gut erhaltenen Kieferkamms wurde nach der CT Analyse die Insertion von zehn dauerhaften und fünf bis sechs provisorischen Implantaten geplant (Abb. 1).

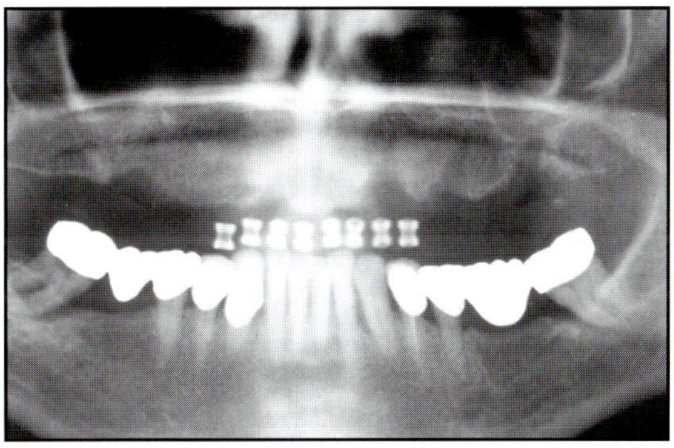

Abb. 1 OPG mit Schablone.

Implantation und provisorische Versorgung

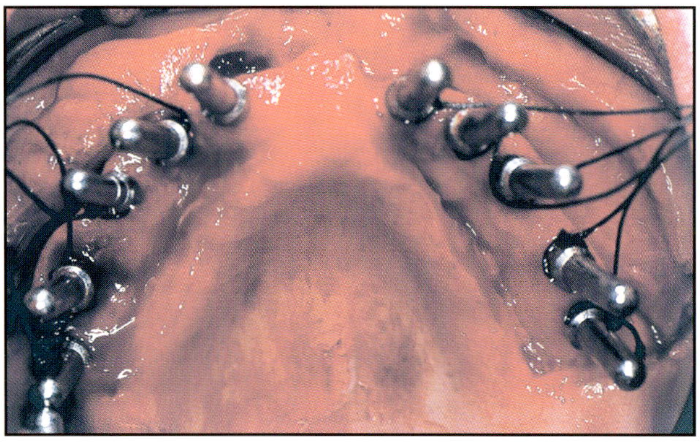

Abb. 2 Präparation für definitive Implantate.

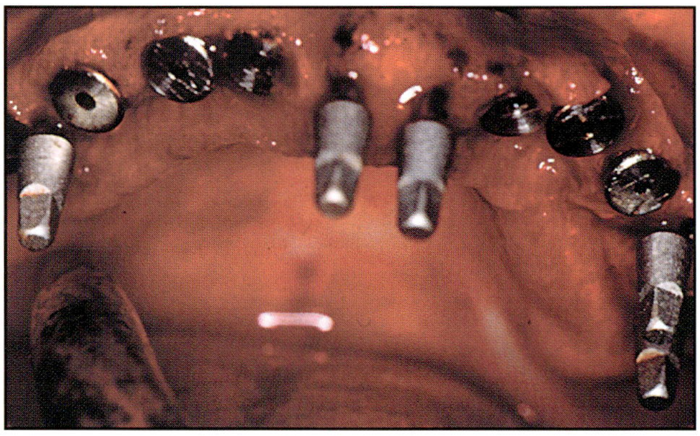

Abb. 3 Definitive und provisorische Implantate.

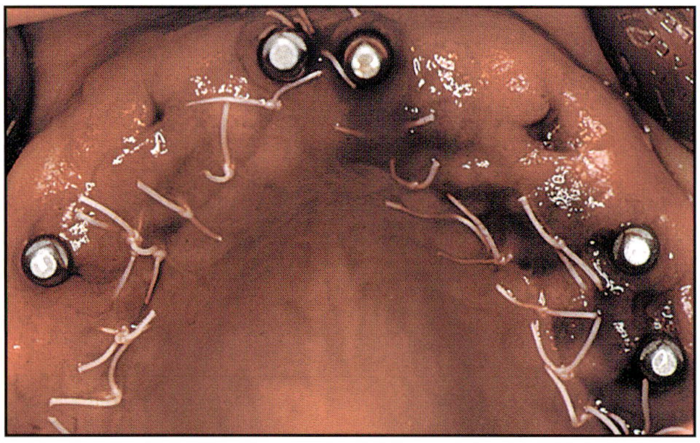

Abb. 4 Entlastungsschnitte für provisorische Implantate.

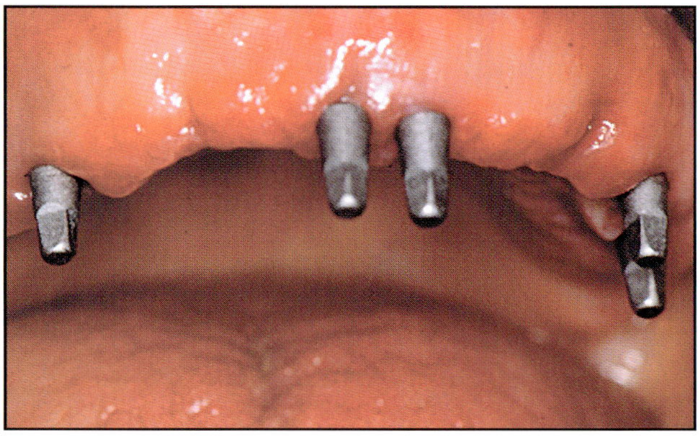

Abb. 5 Provisorische Implantate in der Einheilphase.

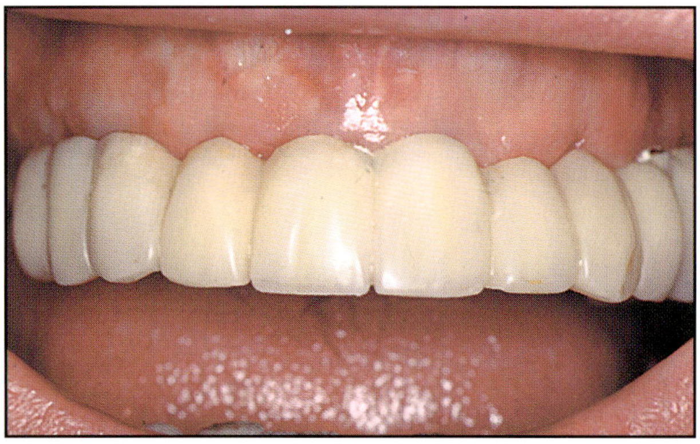

Abb. 6 Langzeitprovisorium auf den temporären Implantaten.

Nach dem Aufklappen des Mukoperiostlappens wurden die Präparationen für die dauerhaften Implantate durchgeführt (Abb. 2). Nach deren Insertion wurden die fünf provisorischen Implantate gesetzt und parallelisiert (Abb. 3). Um einen dichten Nahtverschluss zu erreichen, wurden senkrechte Entlastungsschnitte für die provisorischen Implantate angelegt (Abb. 4). Die Einheilungszeit verlief komplikationsfrei. Das auf den temporären Implantaten angefertigte Provisorium (siehe Hinweis S. 184) konnte getragen werden, bis die definitive Versorgung fertig gestellt worden war (Abb. 5 und 6).

Prothetische Versorgung

Für eine optimale Ästhetik wurden für die sechs Implantate im Frontzahnbereich keramische CerAdapt Distanzhülsen verwendet (Abb. 7). Die Seitenzahnimplantate wurden mit individuellen Golddistanzhülsen versehen, die eine zusätzliche Verschraubung ermöglichten. Neben der Befestigung mit provisorischem Zement wurde die Suprakonstruktion durch zwei okklusale Minischrauben im Seitenzahnbereich gesichert (Abb. 8).

Abbildung 9 zeigt die mit Keramik verblendete Suprakonstruktion nach fünf jähriger Tragezeit. Abbildung 10 zeigt die OPG Kontrolle (ebenfalls nach fünf Jahren) mit der nachträglichen Implantatversorgung im Unterkiefer.

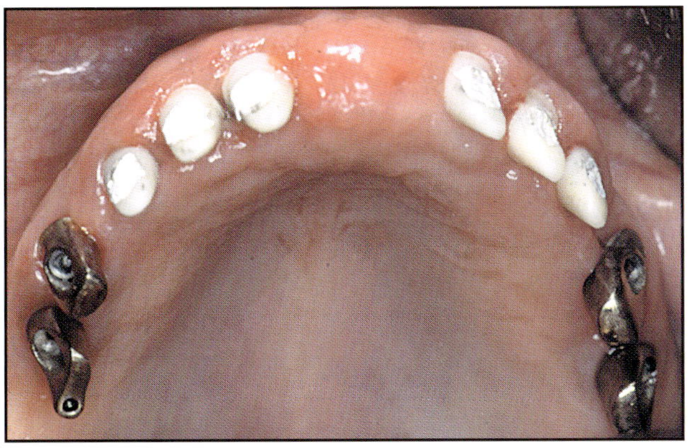

Abb. 7 CerAdapt und individuelle Distanzhülsen.

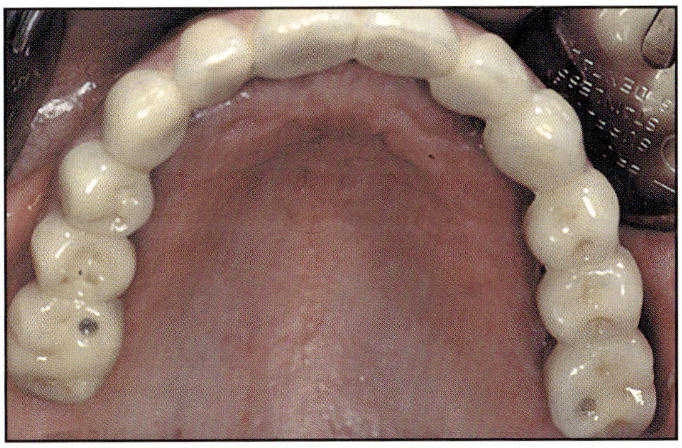

Abb. 8 Sicherung der Suprakonstruktion mit zwei Minischräubchen.

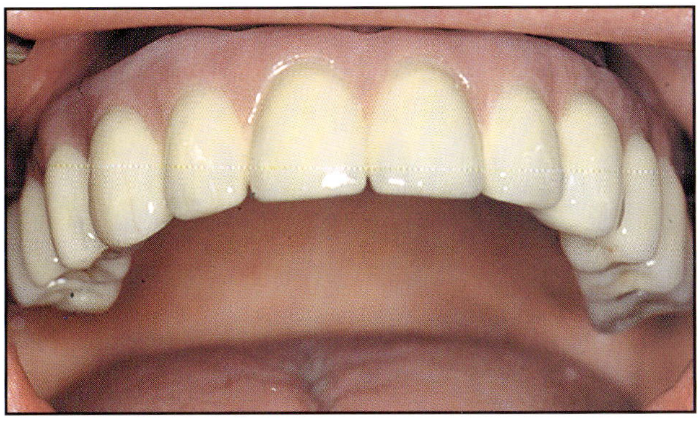

Abb. 9 Mit Keramik verblendete Suprakonstruktion nach fünf Jahren.

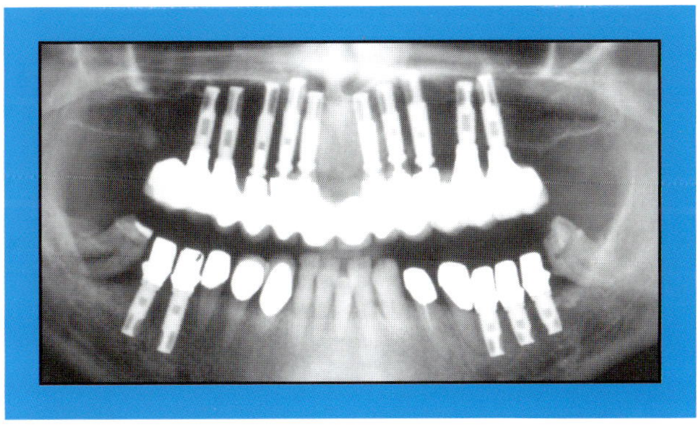

Abb. 10 OPG Aufnahme zum gleichen Zeitpunkt.

HINWEIS ZUR ANFERTIGUNG DES PROVISORIUMS

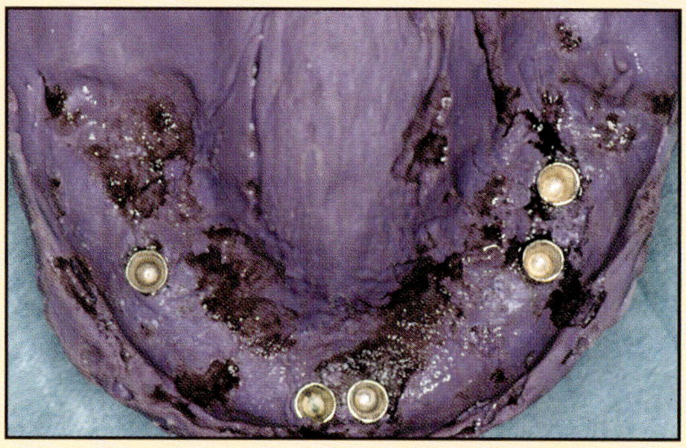

Abb. 1 Impregumabdruck mit der Tiefziehfolie.

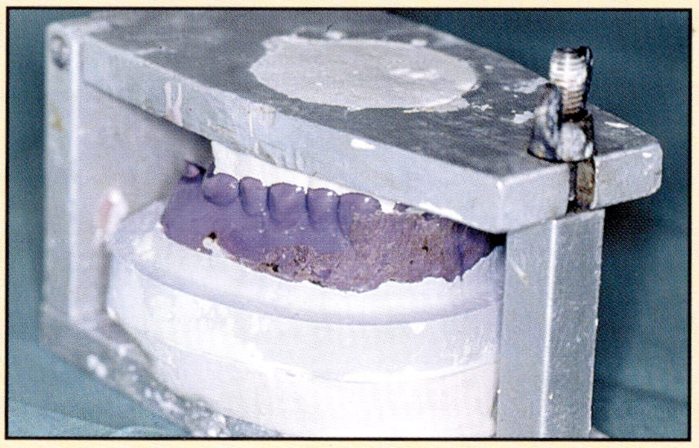

Abb. 2 Eingipsen des Modells Okkludator.

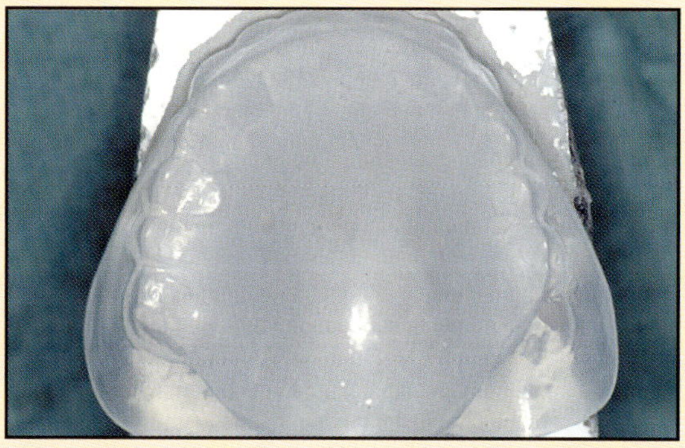

Abb. 3 Entfernung der Abdruckmasse.

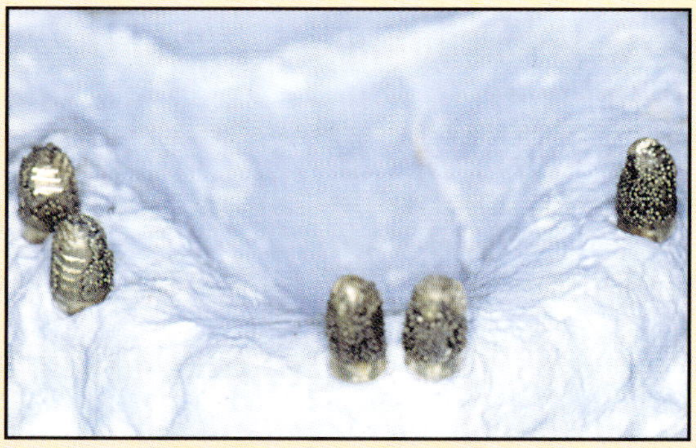

Abb. 4 Auf die Modellimplantate aufgesetzte Goldkäppchen.

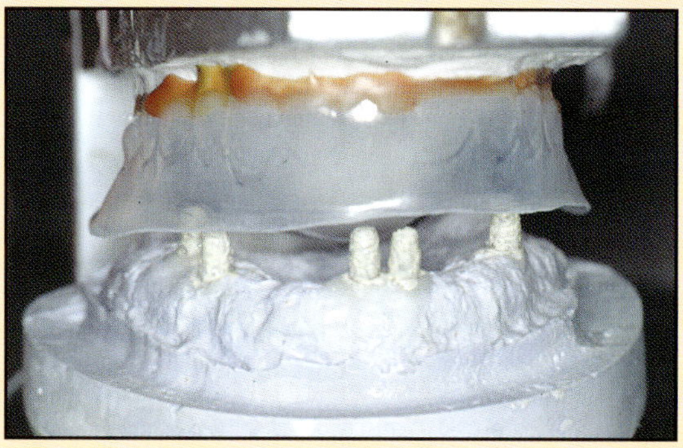

Abb. 5 Ausfüllen des Hohlraums mit Kunststoff.

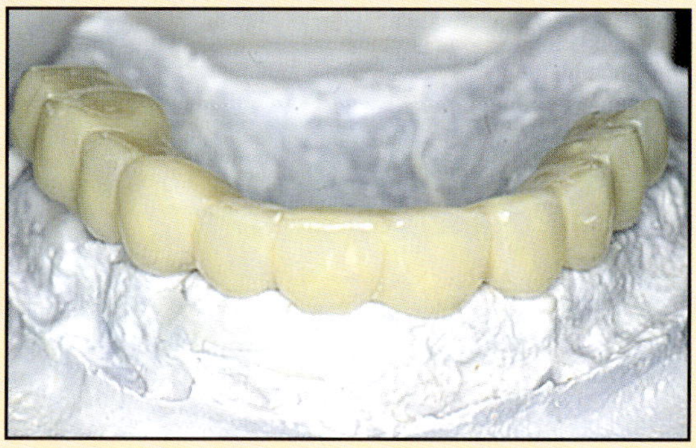

Abb. 6 Ausarbeiten des Provisoriums.

Im zahntechnischen Labor wurde zuerst ein Wax-up und Set-up des Oberkiefers gegen das artikulierte Unterkiefermodell erstellt. Die fertig gestellte Situation wurde im Gips dubliert und über das Modell hiernach eine thermoplastische Folie tiefgezogen. Diese Folie sollte später als Abformlöffel dienen.

Auf die provisorischen Implantate wurden im Vorfeld vorbereitete Goldkäppchen aufgesetzt. Die Tiefziehfolie wurde mit Impregum gefüllt und auf den Unterkieferzahnkranz aufgesetzt. Durch Führen des Unterkiefers in die Ruhelage wurde bei einem geschlossenen Mund der Oberkiefer abgeformt (Abb. 1). Die Abformung wurde unter Einbeziehung von Modellimplantatanalogen ausgegossen und das Modell mit der Abformung ungetrennt im Okkludator montiert, so dass das Modell auf einer Seite und die Tiefziehfolie auf der anderen Seite des Okkludators befestigt waren (Abb. 2). Die Okklusalfläche der Tiefziehfolie wurde zusätzlich mit einem Klebewachs an die Gegenseite des Okkludators geklebt und die Abdruckmasse entfernt (Abb. 3).

Auf die Modellimplantate wurden die aus der Abformmasse entfernten Käppchen gesetzt (Abb. 4). Nachfolgend wurde der Hohlraum mit Kaltpolymerisat aufgefüllt (Abb. 5). Das so entstandene Provisorium wurde ausgearbeitet und poliert (Abb. 6) und konnte zwei Stunden nach der Implantation bei der Patientin eingegliedert werden (Abb. 7).

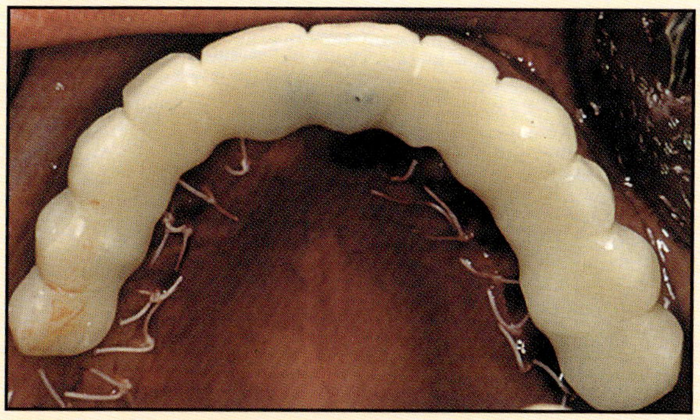

Abb. 7 Langzeitprovisorium in situ.

Liegt bei einem Patienten bereits eine verwendbare Interimsprothese vor, so kann ähnlich vorgegangen werden. An den Positionen der temporären Implantate wurde die Prothese großzügig hohlgeschliffen. Ist die Okklusion wieder störungsfrei herzustellen, dient die Prothese als Abformlöffel für die temporären Implantate. Die in der Ruhelage gewonnene Abformung wird zusammen mit der Prothese in den Okkludator eingegliedert. Die Goldkäppchen werden hier in die Interimsprothese mit Kunststoff einpolymerisiert. Die Prothese kann nachfolgend in Form einer Brücke, auf den provisorischen Implantaten abgestützt, eingegliedert werden.

Chirurgie:
Dr. Christoph T. Sliwowski

Prothetik:
Dr. Michael Weber

Zahntechnik:
Horst Mosch

Versorgung mit Rekonstruktion des seitlichen Oberkiefers

Infolge von Zahnverlusten im Molarenbereich ist häufig ein erheblicher Knochenabbau im Bereich der Kieferhöhle zu beobachten. Ihre Ausdehnung schreitet nach kaudal und mesial fort. Um hier ein tragfähiges „Fundament" zu schaffen, hat sich die so genannte Sinusbodenelevation bzw. Sinuslift etabliert (siehe Seite 127). Dabei handelt es sich um ein hoch effektives chirurgisches Verfahren, mit dem sich eine vollständige prothetische Rehabilitation der Seitenzahnbereiche des Oberkiefers erzielen lässt.
Während sich die vorangegangenen Behandlungsbeispiele – ohne Rekonstruktion der distalen Kieferkammabschnitte – durchschnittlich über einen Behandlungszeitraum von sechs bis neun Monaten erstreckten, sind für Sinusbodenelevation und Implantation bei zweizeitigem Vorgehen durchschnittlich 18 bis 24 Monate zu veranschlagen. So ist es nicht verwunderlich, dass sich die meisten Patienten für eine direkt festsitzende Versorgung auf provisorischen Hilfsimplantaten entscheiden, um die lange Wartezeit bis zur Fertigstellung des definitiven Zahnersatzes zu überbrücken. Die Anwendung der provisorischen Implantate in Verbindung mit der Rekonstruktion des seitlichen Kiefers bedeutet eine komplexe Behandlung, die auf verschiedene Weisen durchgeführt werden kann. Um die möglichen Therapieabläufe zu systematisieren, werden am Ende dieses Kapitels die vier wichtigsten Konzepte vorgestellt und anhand von klinischen Beispielen erläutert (Seite 206).

Sofortversorgung mit provisorischen Implantaten*

*Konzept I (Beschreibung Seite 206).

Ausgangssituation

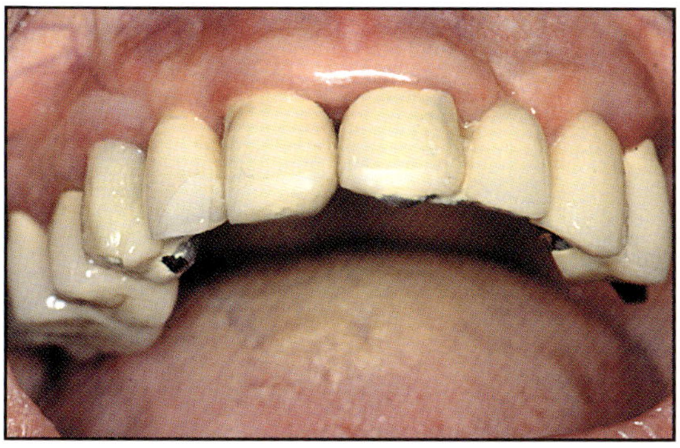

Abb. 1 Ausgangssituation.

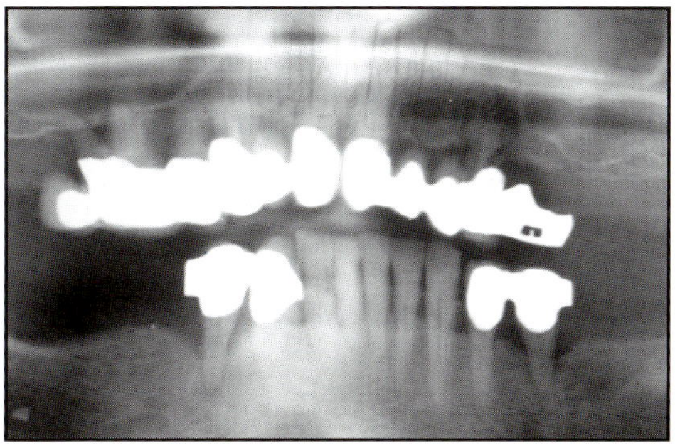

Abb. 2 OPG Aufnahme.

Die Patientin zeigte im Bereich der Oberkieferfront eine nichterhaltungswürdige Restbezahnung (Abb. 1). Die Kieferhöhlen waren stark pneumatisiert, so dass es im Seitenzahnbereich für Implantate keine Verankerungsmöglichkeit gab (Abb. 2). Nach Abnahme der alten Brückenversorgung bestätigte sich ein Teil der Röntgendiagnose: Der distale Pfeiler der linken Brücke war nahezu vollständig zerstört (Abb. 3). Durch den Verlust dieses Pfeilerzahnes war eine durchgehend festsitzende Versorgung des linken Oberkiefers ohne provisorische Implantate nicht mehr denkbar.

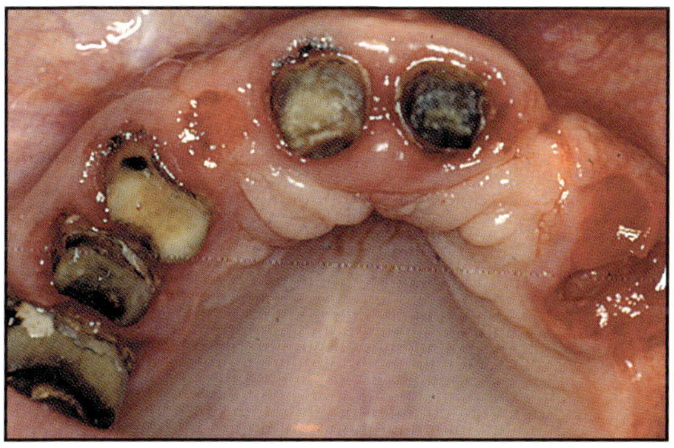

Abb. 3 Klinische Situation nach Entfernung der Altversorgung.

Step I: Sanierung und Implantation im Frontbereich

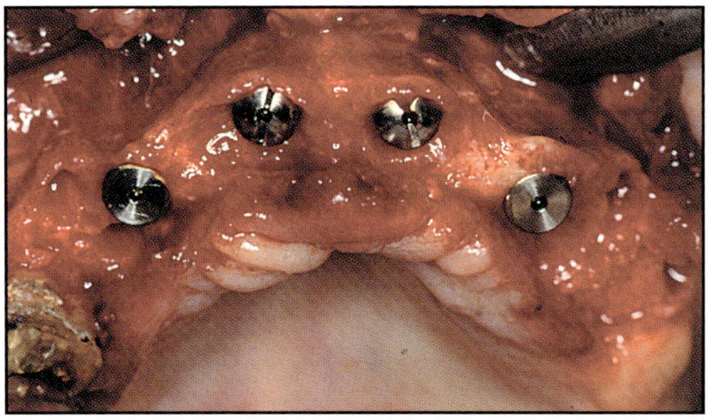

Abb. 4 Insertion von vier definitiven Implantaten in der Front.

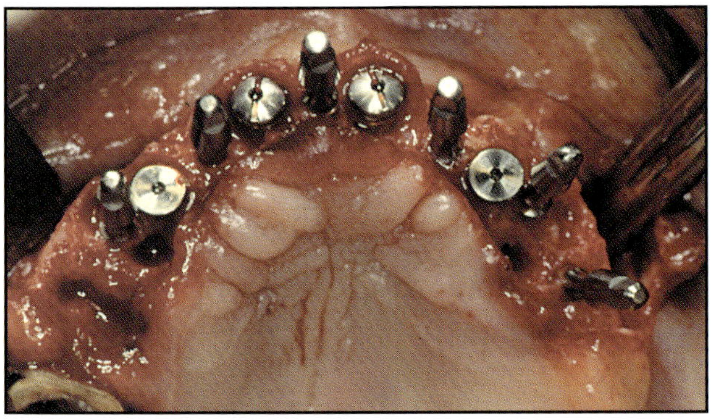

Abb. 5 Insertion von sechs provisorischen Implantaten.

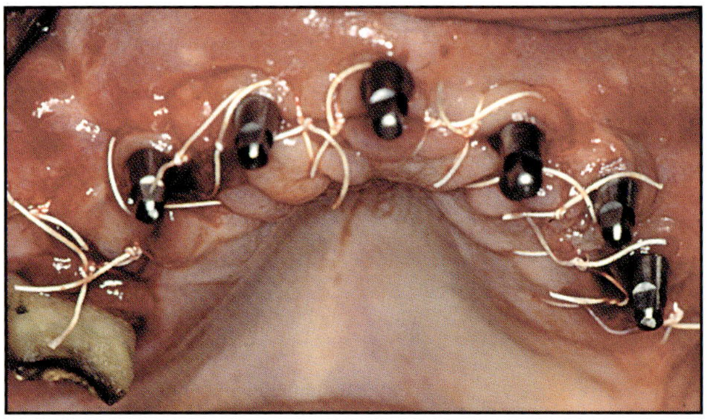

Abb. 6 Parallelisierung der provisorischen Implantate.

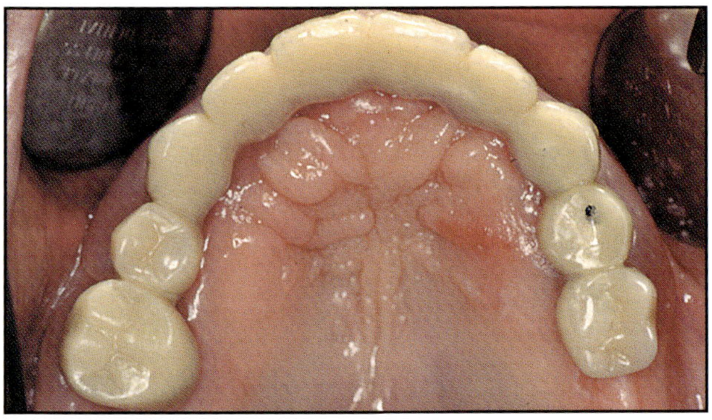

Abb. 7 Langzeitprovisorium.

Die Zähne 11, 14, 15, 21 sowie die Wurzel 24 wurden nach dem Aufklappen des Zahnfleisches vorsichtig, ohne Knochenverlust, extrahiert. Vier Implantate wurden in der Front inseriert (Abb. 4). Zahn 16, obwohl ebenfalls extraktionswürdig, wurde zunächst als zusätzlicher Pfeiler für das Provisorium belassen. In die intraalveolären Septen und zwischen die dauerhaften Implantate wurden sechs provisorische Implantate eingesetzt (Abb. 5). Nach der Knochenaugmentation und dem Nahtverschluss wurden die temporären Implantate so ausgerichtet, dass sie in der Einschubrichtung parallel zu Zahn 16 standen (Abb. 6). Auf den provisorischen Implantaten und Zahn 16 wurde ein metallverstärktes Langzeitprovisorium angefertigt, das die Patientin über die gesamte Behandlungsdauer tragen konnte (Abb. 7). Die OPG Kontrollaufnahme zeigte die Lage der Implantate (Abb. 8).

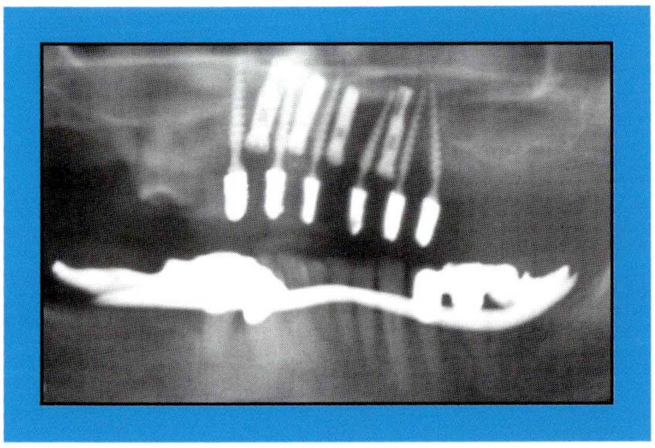

Abb. 8 OPG Kontrolle.

Step II: Sinusbodenelevation

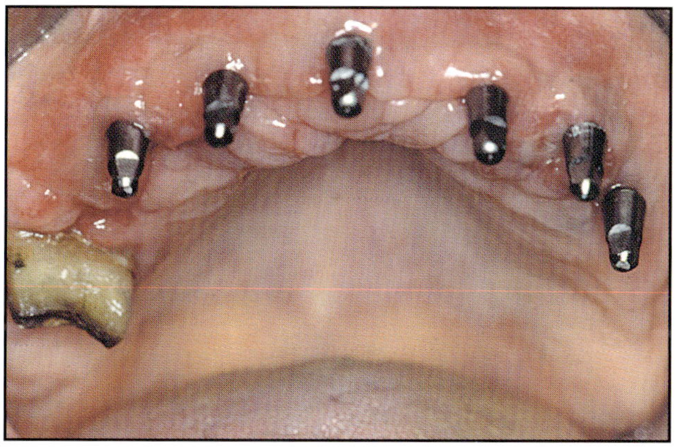

Abb. 9 Klinische Situation nach drei Monaten.

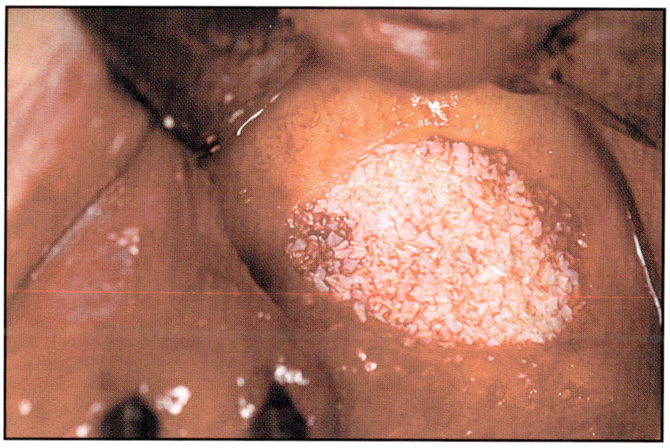

Abb. 10 Auffüllung der linken Kieferhöhle.

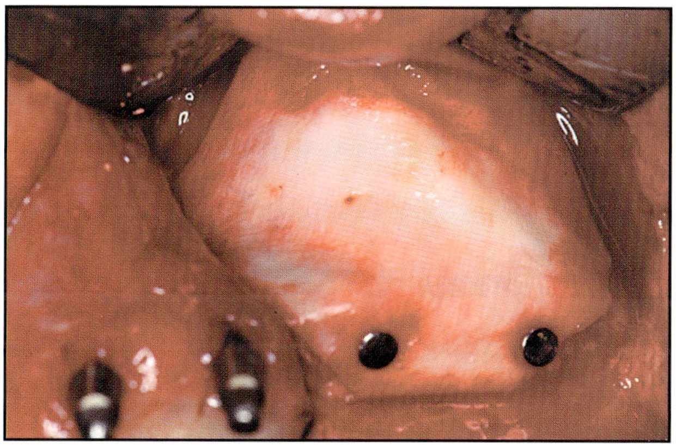

Abb. 11 Resorbierbare Membran.

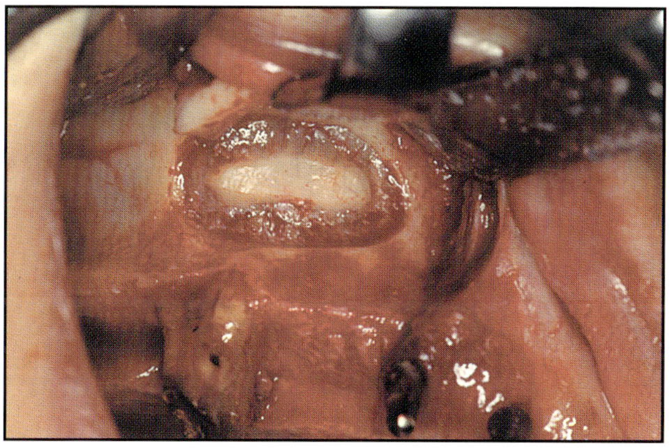

Abb. 12 Fensterung der rechten Kieferhöhle.

Nach dreimonatiger Heilungszeit war die Knochen- und Schleimhautsituation stabil, so dass die Sinusbodenelevation durchgeführt werden konnte (Abb. 9). Auf der linken Seite wurde die Kieferhöhle mit einem Gemisch aus Bio-Oss und Knochen aufgefüllt (Abb. 10) und der Zugang mit der resorbierbaren Bio-Gide Membran abgedeckt (Abb. 11). Auf der rechten Seite musste die Fensterung apikal der Wurzeln des Zahnes 16 vorbereitet werden (Abb. 12).

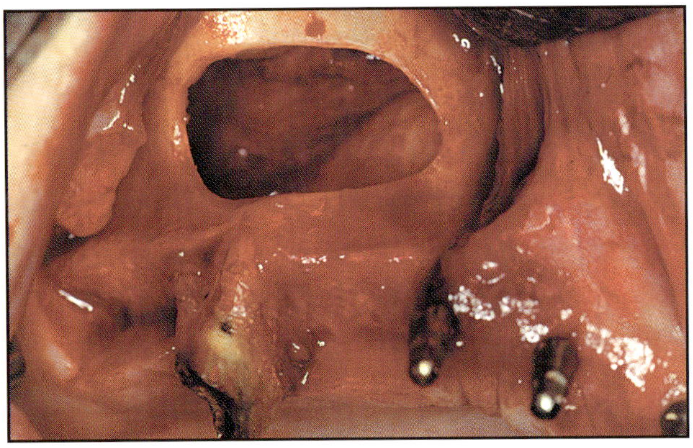

Abb. 13 Präparation der Kieferhöhlenschleimhaut.

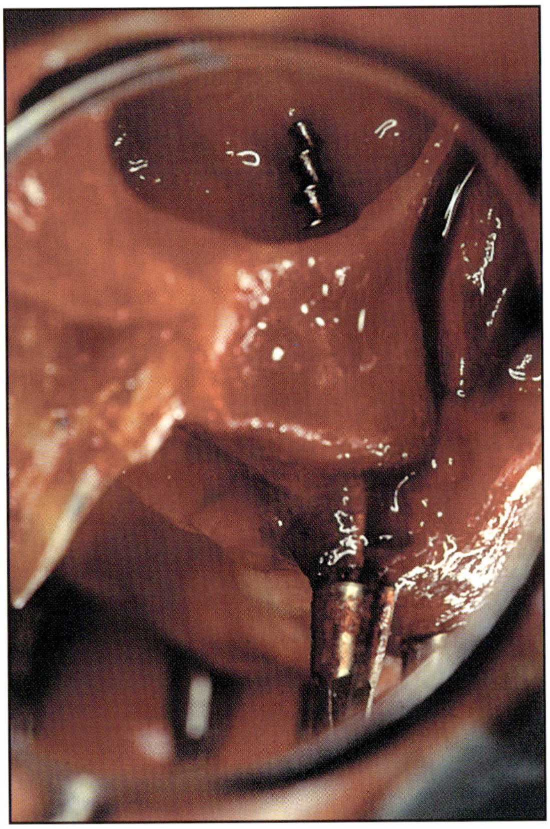

Abb. 14 Penetration eines provisorischen Implantates in die Kieferhöhle.

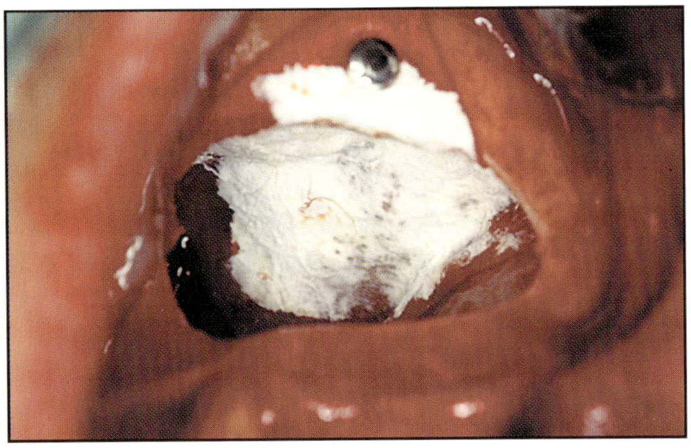

Abb. 15 Abdichtung der Perforation der Kieferhöhlenschleimhaut mit einer Membran.

Auch bei der Präparation der Kieferhöhlenschleimhaut mussten die knöchernen Ausformungen im Bereich der Wurzeln berücksichtigt werden (Abb. 13). Schwieriger war die Präparation im anterioren Kieferhöhlenanteil, da ein provisorisches Implantat unbeabsichtigt in die Kieferhöhle einragte und zwangsläufig eine Perforation der Schleimhaut verursacht hatte (Abb. 14). Diese Perforation wurde mit einer resorbierbaren Bio-Gide Membran abgedichtet, die ebenfalls mit Titannägelchen befestigt wurde (Abb. 15). Der Hohlraum wurde mit Cerasorb aufgefüllt (Abb. 16) und der Flüssigmembrane Atri-

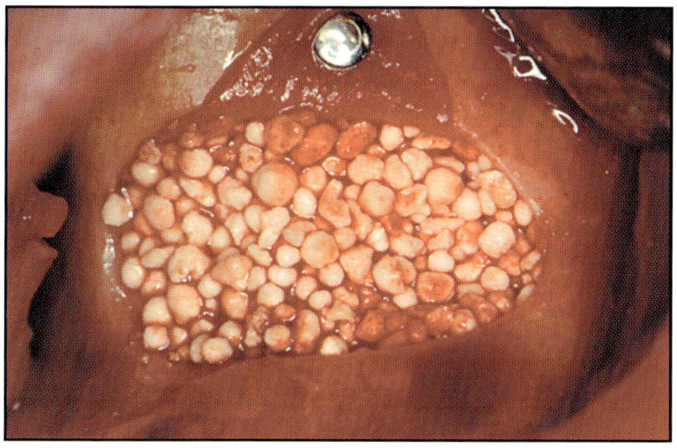

Abb. 16 Auffüllung der rechten Kieferhöhle.

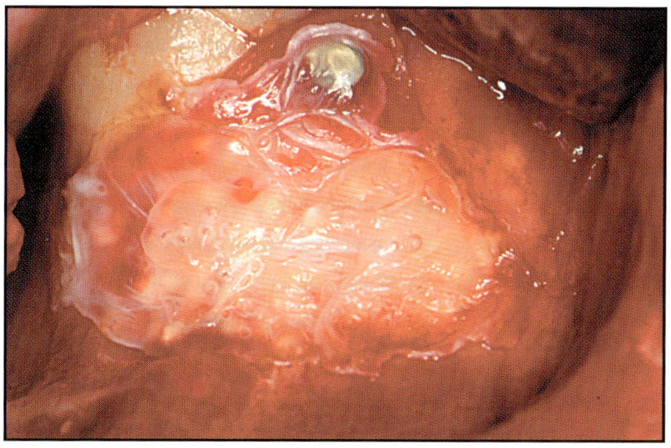

Abb. 17 Verschluss des Fensters mit einer flüssigen Membran.

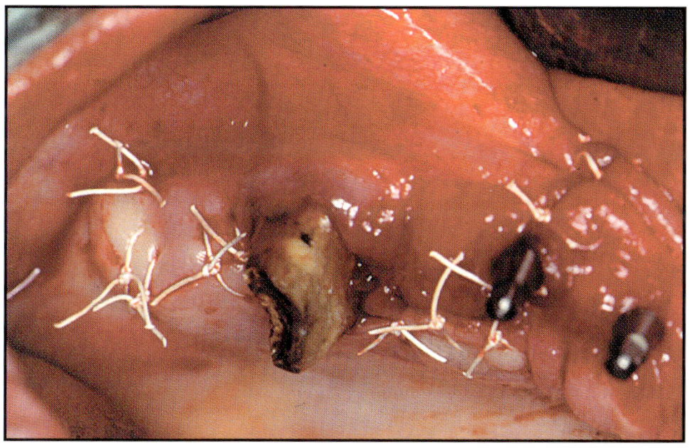

Abb. 18 Dichter Nahtverschluss.

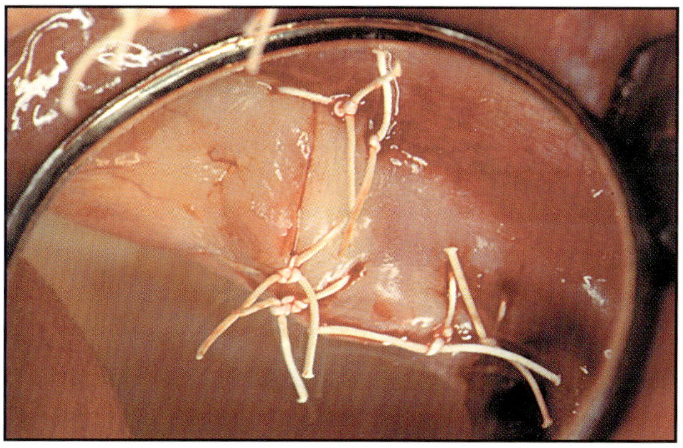

Abb. 19 Besondere Dehiszenzgefahr im Bereich des distalen Entlastungsschnittes.

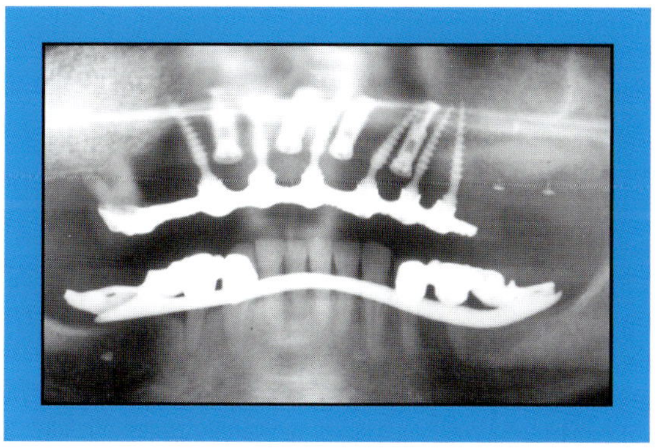

Abb. 20 OPG Kontrolle (Bio-Oss vs. Cerasorb).

sorb verschlossen (Abb. 17). Anschließend erfolgte ein dichter Nahtverschluss (Abb. 18). Besonders wichtig war die präzise Anpassung und Nahtfixierung an den distalen Entlastungsschnitten, weil es dort am häufigsten zu Nahtdehiszenzen kommt (Abb. 19). Auf der Röntgenaufnahme unterschieden sich die Aufbaumaterialien im Kontrast: Bio-Oss, auf der linken Seite von der Patientin, ist weniger röntgenopak als Cerasorb auf der rechten Seite (Abb. 20).

Step III: Implantation

Die Einheilungszeit von neun Monaten verlief ohne Komplikationen, abgesehen davon, dass es unter der etwas zu weit ausgelagerten Brücke durch den schwierigen Zugang für die Hygienemaßnahmen zur Reizung der Schleimhaut gekommen war (Abb. 21). Auf der rechten Seite wurden zwei Implantatbetten angrenzend an Zahn 16 präpariert und zwei MK IV Implantate eingesetzt (Abb. 22). Auf der linken Seite wurden entsprechend drei MK IV Implantate inseriert (Abb. 23). Bei der Implantation war gut zu erkennen, wie sich die Konsistenz des Aufbaumaterials in der neunmonatigen Heilungsphase verändert hatte: Der Aufbau mit Cerasorb zeigte ziemlich lockere Partikel (Abb. 22), während das Bio-Oss gut konsolidiert und angewachsen war (Abb. 23). Auch auf dem Kontrollröntgenbild ist eine Mineralisation der augmentierten Areale durch einen Vergleich mit dem OPG post operationem deutlich nachweisbar, besonders auf der linken Seite (vergleiche Abb. 20 und 24).

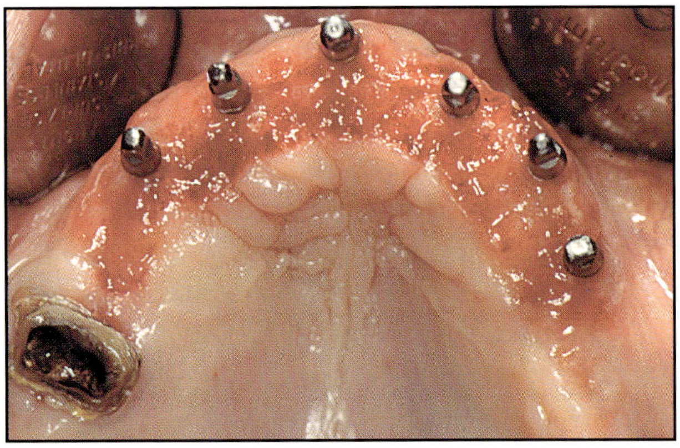

Abb. 21 Leichte Entzündungsreaktion der Schleimhaut unter der Brücke.

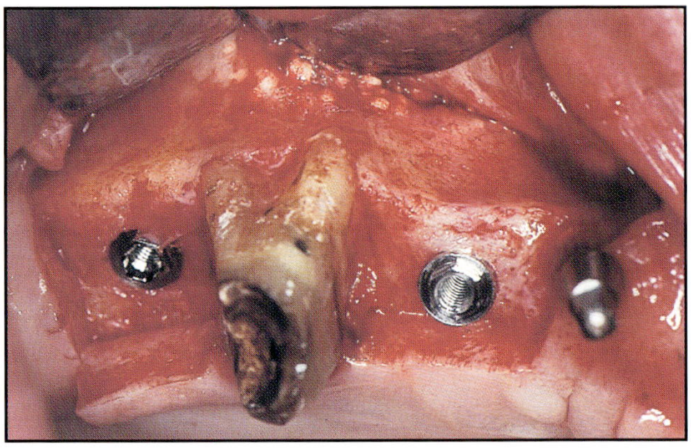

Abb. 22 Zwei inserierte Implantate rechts. Material Cerasorb sichtbar.

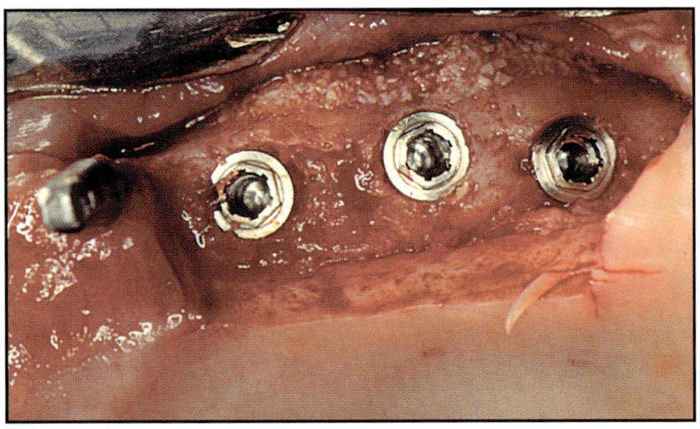

Abb. 23 Drei Implantate auf der linken Seite. Material Bio-Oss sichtbar.

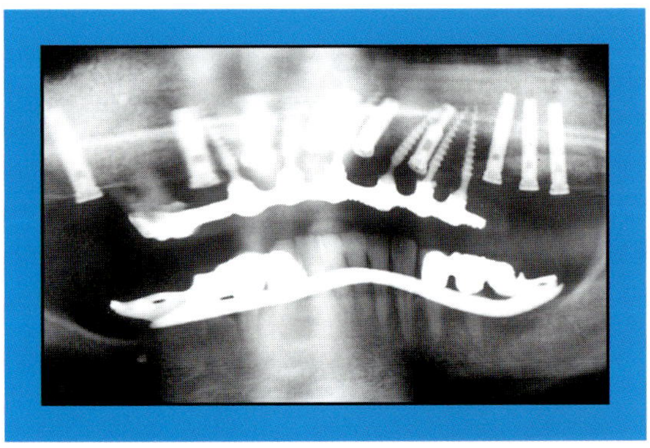

Abb. 24 OPG Aufnahme nach der Implantation.

Step IV: Freilegung und prothetische Versorgung

Die gleiche provisorische Versorgung konnte weiterhin getragen werden (Abb. 25). Die Freilegung erfolgte in der bereits beschriebenen Weise (Cosinuskurven-Technik) acht Monate nach der Implantation (Abb. 26). Auf den Implantaten wurden im Anguss-Coping Verfahren individuelle Distanzhülsen angefertigt und mit Hilfe eines Transferschlüssels in den Mund übertragen (Abb. 27). Es wurde ein Überabdruck genommen. Es erfolgte eine Anprobe der diagnostischen Zahnaufstellung und Überprüfung der ästhetischen und funktionellen Parameter (Abb. 28). Im Labor wurden auf den Distanzhülsen die Außenteleskope in Galvanotechnikverfahren und darüber ein separates Metallgerüst hergestellt.

Nach Abschluss der zahntechnischen Vorarbeiten wurden die provisorischen Implantate und der Zahn 16 entfernt (Abb. 29). Erst jetzt konnte das Metallgerüst in situ mit den Galvanokäppchen verklebt werden. Es erfolgte die Verblendung. Die Patientin konnte am gleichen Tag mit der fertigen Suprakonstruktion die Klinik verlassen (Abb. 30). Die Prothese wies eine grazile Gestaltungsform und eine perfekte Passung auf (Abb. 31). Sie war sehr leicht im Vergleich zu konventionell gegossenen Suprakonstruktionen. Die Zugänglichkeit für die Hygienemaßnahmen ließ sich durch diese Konstruktionsart sehr patientenfreundlich gestalten, so dass eine gute Heilung und Verbesserung der Zahnfleischsituation schon nach kurzer Zeit beobachtet werden konnte (Abb. 32 und OPG auf der Seite 206, Abb. 4).

Die letzten Bilder zeigen die Patientin am Anfang und am Ende der Behandlung, zwischen denen über zwei Jahre vergangen waren (Abb. 33 und 34).

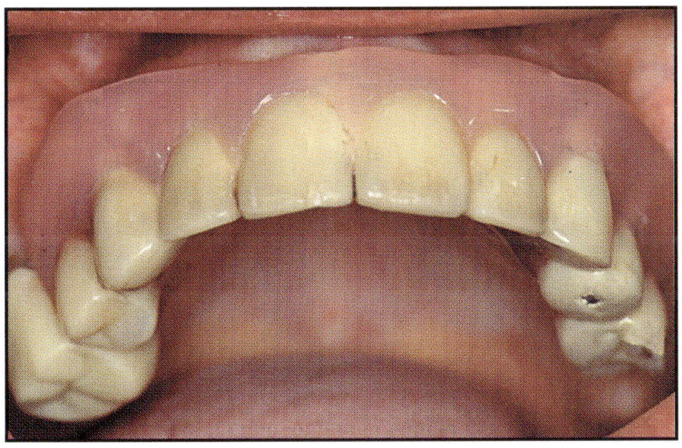

Abb. 25 Langzeitprovisorium.

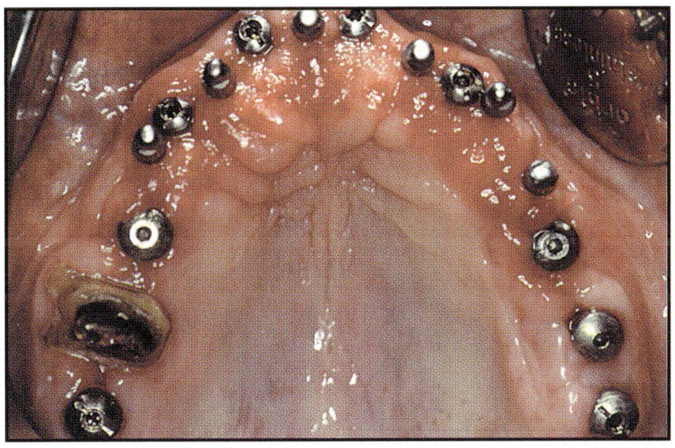

Abb. 26 Freilegung der Implantate.

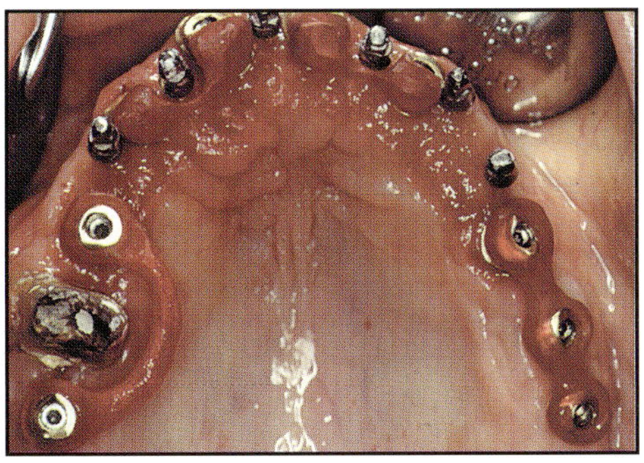

Abb. 27 Individuelle Distanzhülsen mit einem Transfer verbunden.

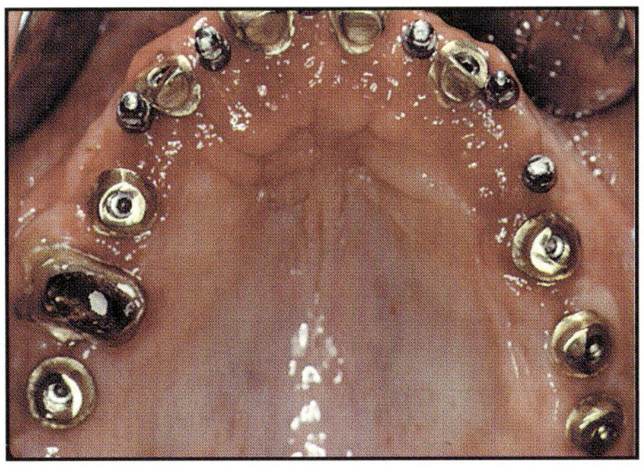

Abb. 28 Aufgeschraubte individuelle Distanzhülsen.

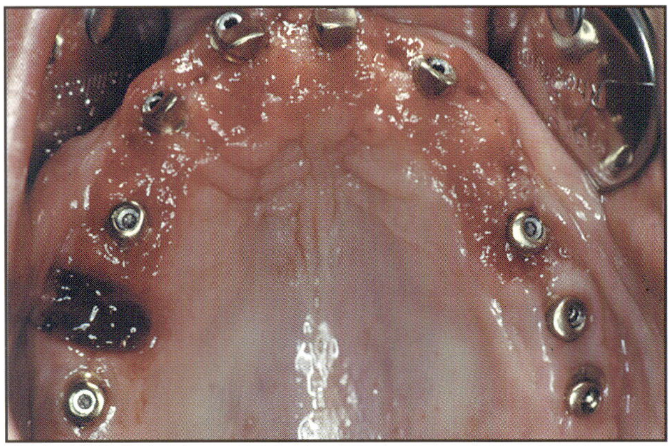

Abb. 29 Explantation der provisorischen Implantate und Extraktion des Zahnes 16.

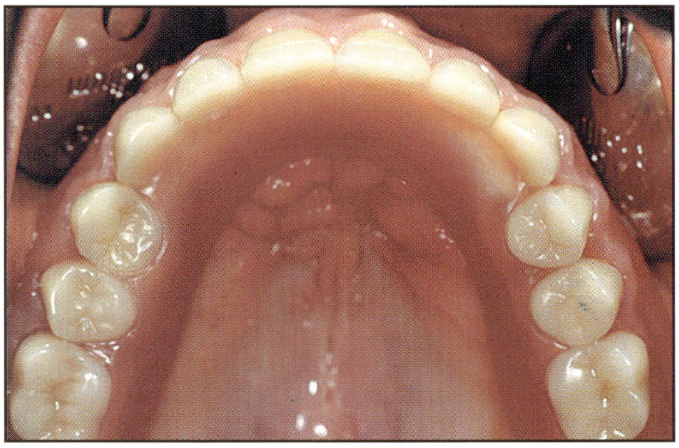

Abb. 30 Suprakonstruktion in Form einer Overdenture.

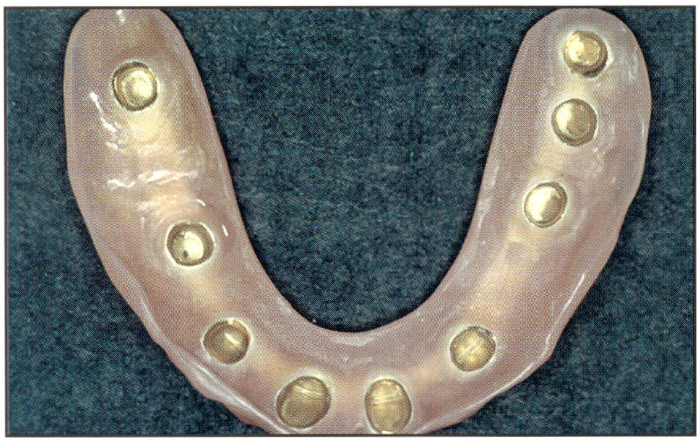

Abb. 31 Grazile Form der Suprakonstruktion.

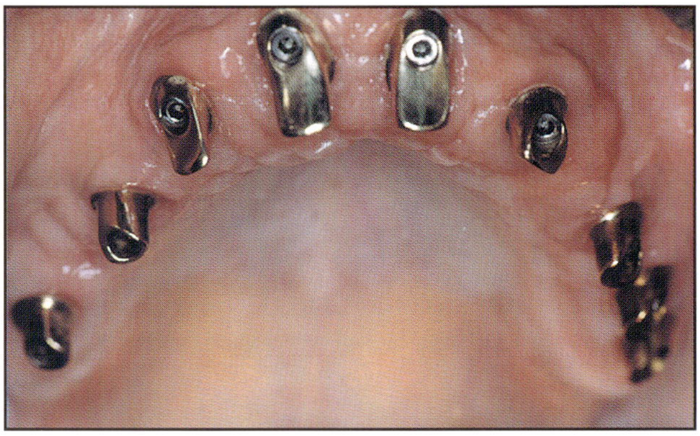

Abb. 32 Klinische Situation nach einem halben Jahr.

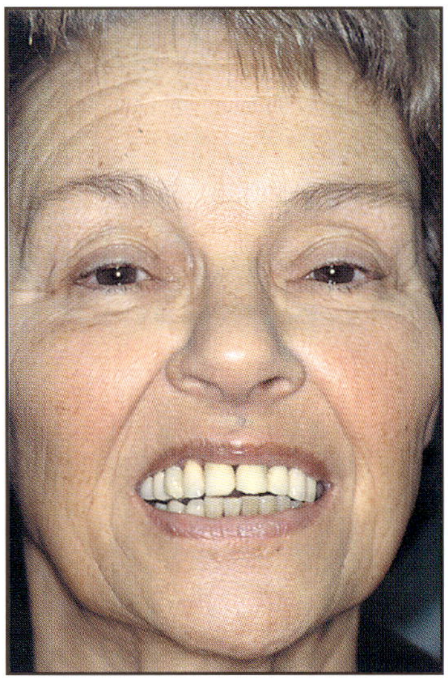

Abb. 33 Patientin vor der Behandlung.

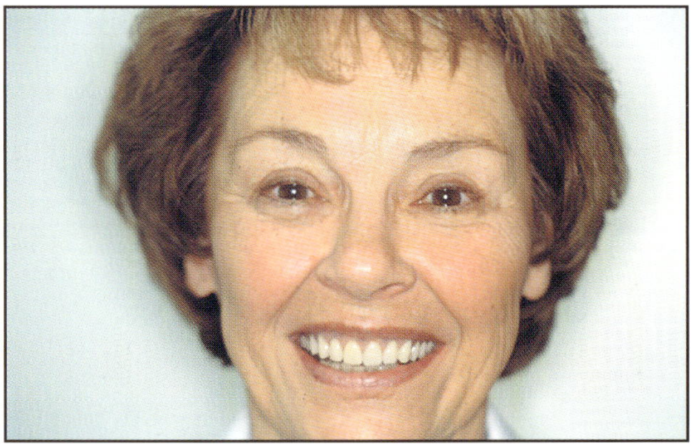

Abb. 34 Patientin nach Abschluss der Behandlung.

Chirurgie:
Dr. Christoph T. Sliwowski

Prothetik:
Dr. Michael Weber

Zahntechnik:
Horst Mosch

Sinusbodenelevation und spätere Implantation mit Sofortversorgung*

*Konzept 2 (Beschreibung Seite 207).

Ausgangssituation

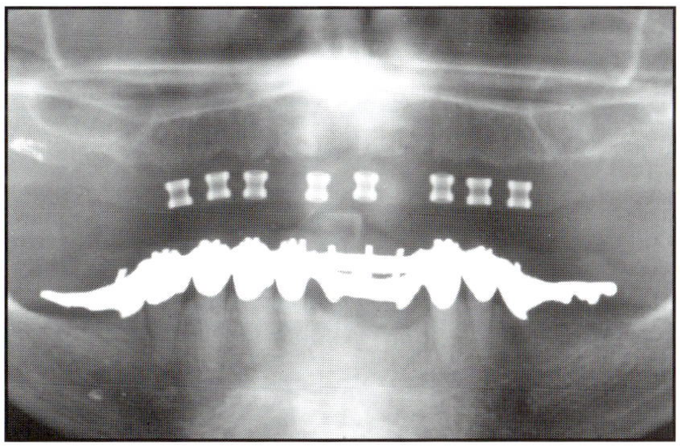

Abb. 1 OPG vor der Behandlung.

Die vorgestellte Patientin mit zahnlosem Oberkiefer wünschte sich kompromisslos eine festsitzende Versorgung. Zur Rehabilitation des Kiefers wurde eine zweizeitige Sinusbodenelevation und Implantation geplant (Abb. 1).

Sinusbodenelevation und Implantation

Die Sinusbodenelevation konnte ohne Komplikationen entsprechend der konventionellen Vorgehensweise durchgeführt werden. Zusätzlich wurde mit Bio-Oss und der langsam resorbierbaren Resolut Membran der seitliche Knochenaufbau des Kieferkamms vorgenommen (Abb. 2). Nach neunmonatiger Regenerationsphase war das Augmentat ausreichend stabil für eine Implantation (Abb. 3). Der augmentierte Kieferkamm war breit und hart genug, um auf jeder Seite jeweils vier dauerhafte und zwei provisorische Implantate einzusetzen (Abb. 4). Im vorderen Bereich (Regio 11 und 21) wurden zusätzlich zwei provisorische Implantate transgingival inseriert (Abb. 5).

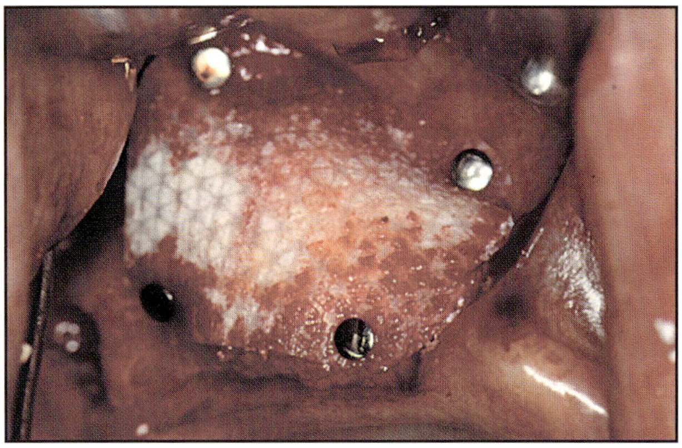

Abb. 2 Sinuslift und seitliche Augmentation des Kieferkammes.

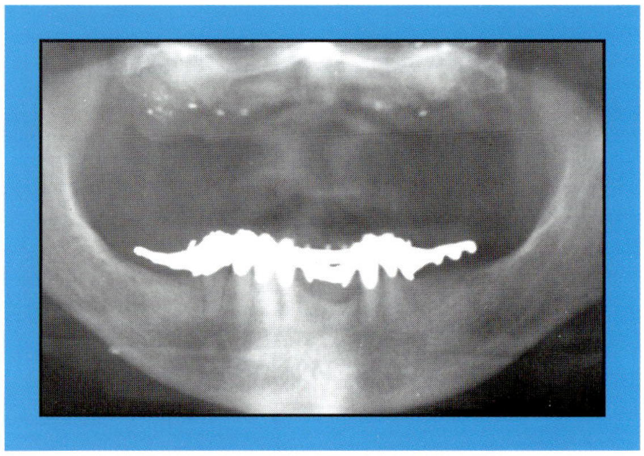

Abb. 3 OPG Kontrolle.

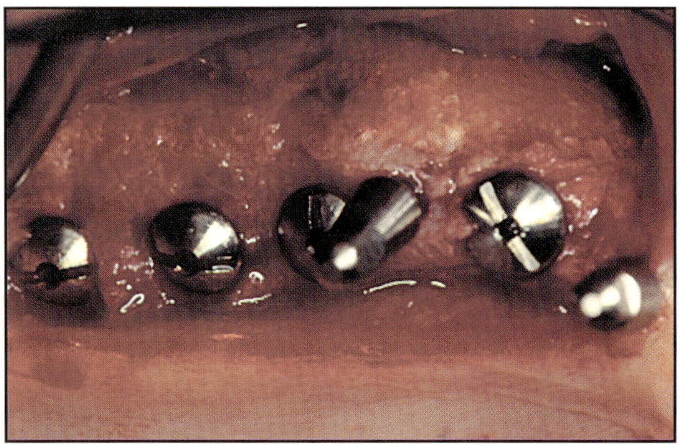

Abb. 4 Ein verbreiteter Kieferkamm. Inserierte vier definitive und zwei provisorische Implantate.

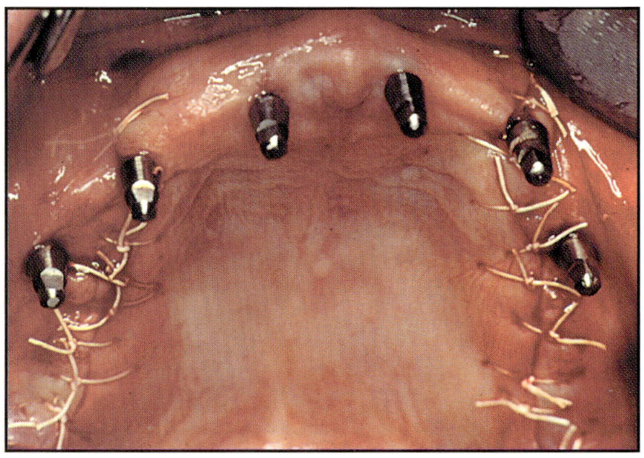

Abb. 5 Transgingival inserierte zwei provisorische Implantate.

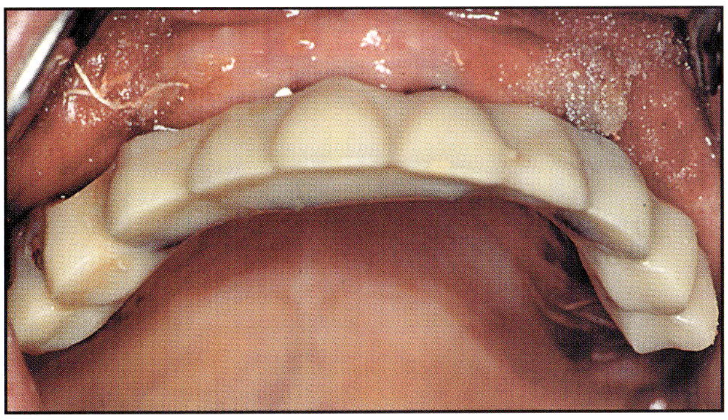

Abb. 6 Sofortversorgung.

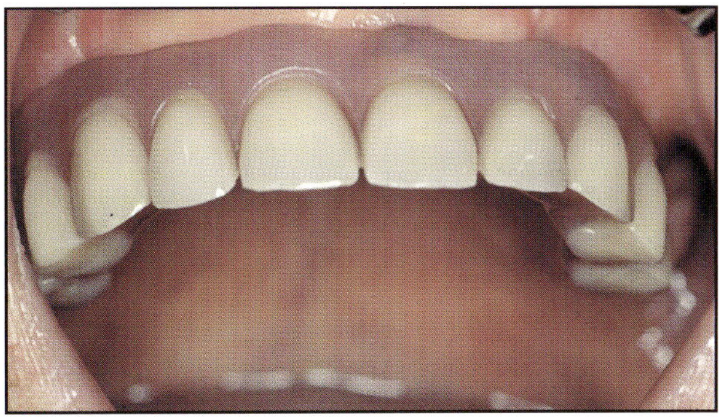

Abb. 7 Langzeitprovisorium.

Auf den sechs provisorischen Implantaten wurde intraoperativ mit Hilfe einer Tiefziehfolie ein einfaches Kunststoffprovisorium hergestellt (Abb. 6). Eine Woche später konnte gleichzeitig mit der Nahtentfernung ein laborgefertigtes Langzeitprovisorium eingegliedert werden (Abb. 7). Die OPG Kontrollaufnahme zeigte die Lokalisation der Implantate: Die temporären Implantate wurden überwiegend im Frontzahnbereich inseriert, die dauerhaften Implantate im Seitenzahnbereich (Abb. 8).

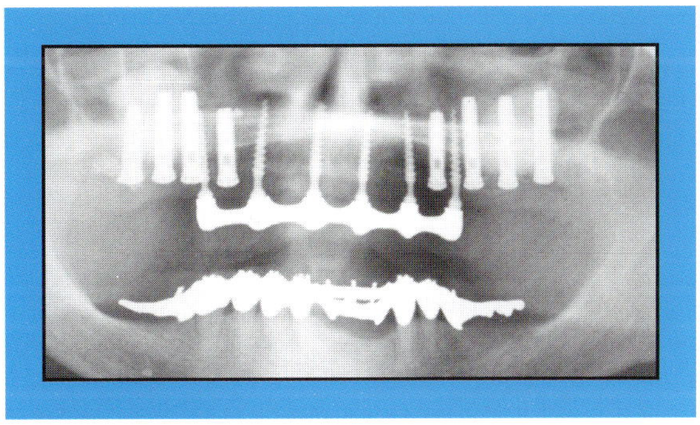

Abb. 8 OPG Kontrolle.

Freilegung und prothetische Versorgung

Die Freilegungsoperation erfolgte nach weiteren acht Monaten. Nach der Abnahme des Langzeitprovisoriums zeigte sich jedoch eine entzündliche Reaktion um das temporäre Implantat 23. Zusätzlich zu dem Implantat 23 erwies sich auch Implantat 15 als gelockert (Abb. 9). Die Implantate 13 und 25 wiesen eine minimale Beweglichkeit auf. Es wurde entschieden, die provisorischen Implantate 15, 13, 23 und 25 zu entfernen und stattdessen die vier dauerhaften mesialen Implantate in die provisorische Konstruktion mit einzubeziehen. Die Implantate 14,15, 24 und 25 wurden mit EsthetiCone Distanzhülsen und 16,17, 26 und 27 mit Heilungsdistanzhülsen versehen. Anschließend erfolgte die Abdrucknahme in Regio 15 bis 25 (Abb. 10). Für die Implantate 14, 15, 24 und 25 wurden auf die EsthetiCone Distanzhülsen vorbereitete Kunststoffzylinder aufgeschraubt (Abb. 11). Auf diesen Kunststoffzylindern sowie auf den temporären Implantaten 11 und 21 wurde ein zweites Langzeitprovisorium angefertigt und mit Temp-Bond befestigt (Abb. 12).

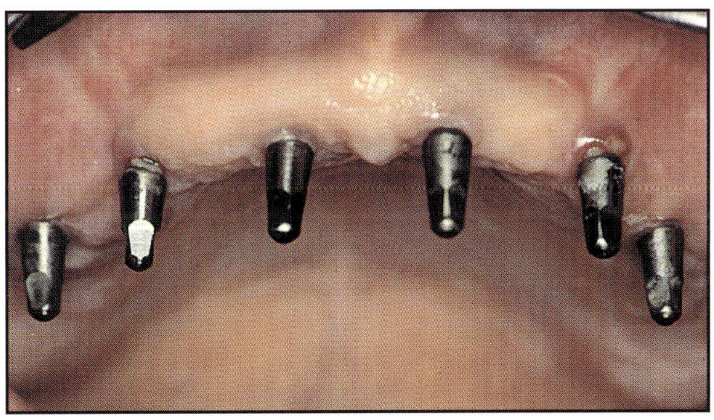

Abb. 9 Entzündliche Reaktion am provisorischen Implantat 23.

Nach der Stabilisierung der Zahnfleischsituation wurden auf den restlichen vier distalen Implantaten EsthetiCone Distanzhülsen montiert und ein neuer Gesamtabdruck genommen (Abb. 13). Die acht dauerhaften Implantate und die zwei provisorischen in der Front dienten als Pfeiler für das umgearbeitete Langzeitprovisorium. Das Provisorium wurde gemäß Progressiv Bone Loading Theorie (siehe S. 131 und 205) ein Jahr lang getragen (Abb. 14). Nach einem Jahr wurde das Langzeitprovisorium durch eine endgültige Brücke ersetzt (Abb. 15).

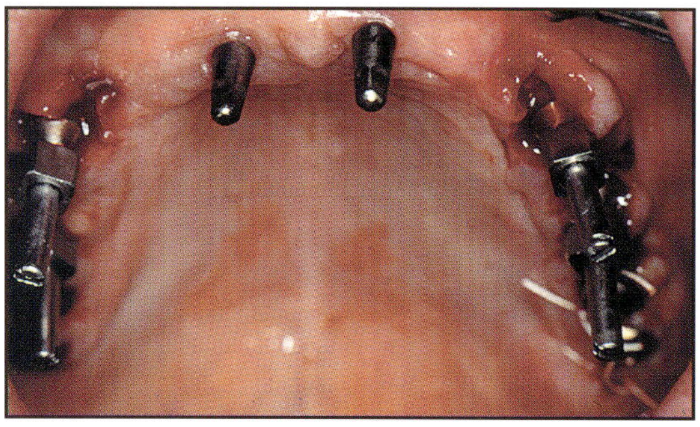

Abb. 10 Freilegung der Implantate und zeitgleiche Abdrucknahme.

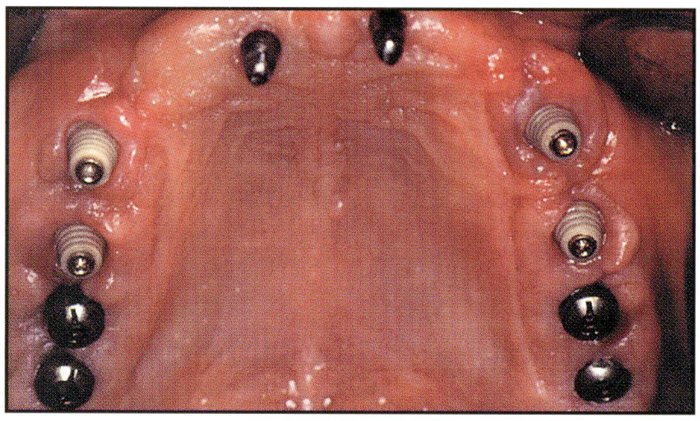

Abb. 11 Provisorische Kunststoffzylinder als Pfeiler für ein neues Langzeitprovisorium.

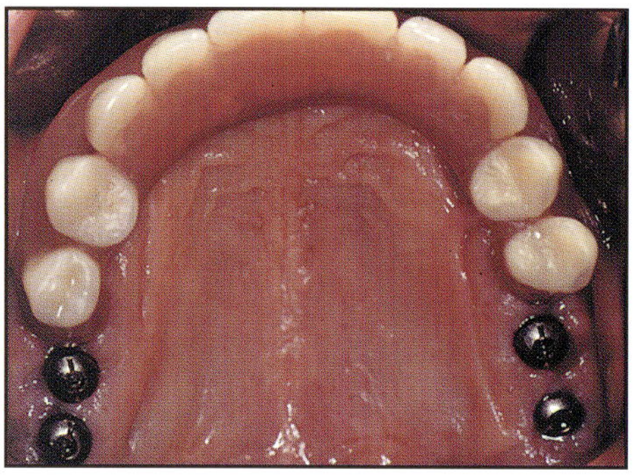

Abb. 12 Das neue Langzeitprovisorium noch mit verkürzter Zahnreihe.

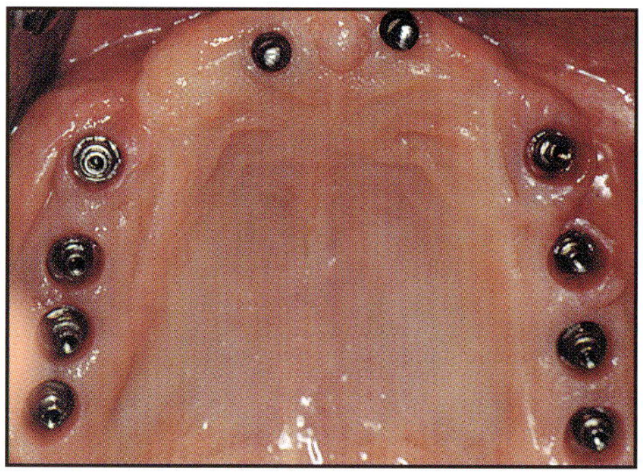

Abb. 13 Alle Implantate mit EsthetiCone Distanzhülsen versehen.

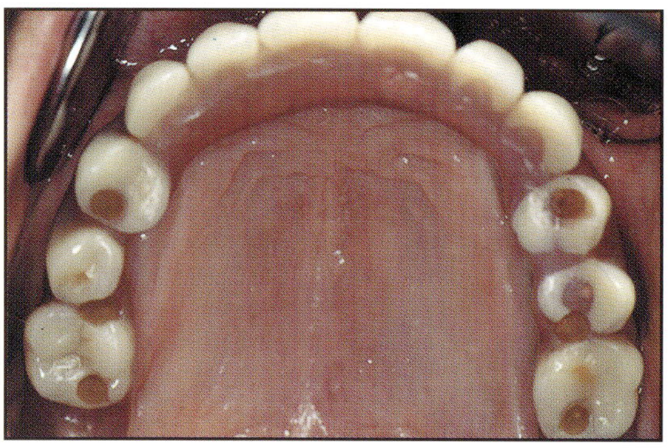

Abb. 14 Erweitertes und modifiziertes Langzeitprovisorium.

Chirurgie:	Prothetik:
Dr. Christoph T. Sliwowski	Dr. Barbara Wonschik

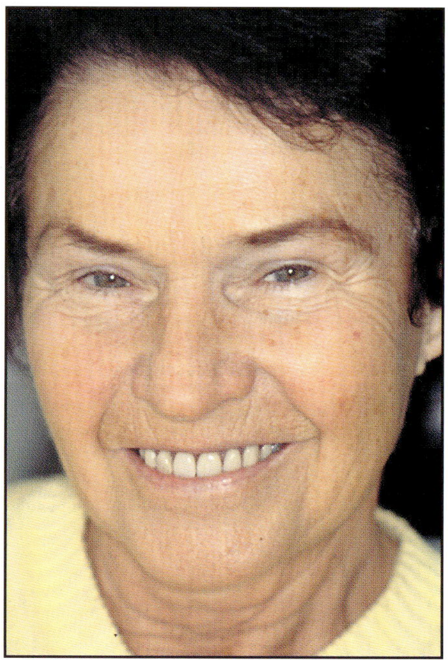

Abb. 15 Patientin nach Abschluss der Behandlung.

Vorzeitiger Verlust von provisorischen Implantaten*

*Konzept 2 (Beschreibung Seite 207).

Ausgangssituation

Der im Oberkiefer zahnlose Patient war starker Raucher und litt unter einer schweren Osteoporose. Der Kieferkamm war stark atrophiert, so dass für seine totale Prothese kaum Halt geboten war. Er wünschte eine festsitzende Versorgung. Um bei den stark pneumatisierten Kieferhöhlen und dem reduzierten Kieferkamm eine Implantatverankerung zu ermöglichen (Abb. 1), wurde auf beiden Seiten eine Sinusbodenelevation geplant.

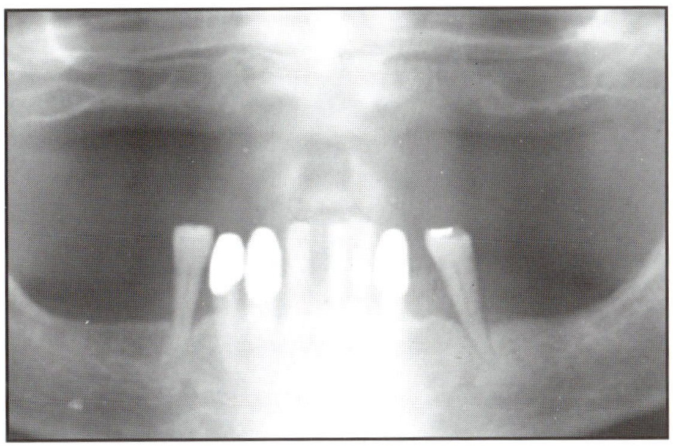

Abb. 1 OPG vor der Behandlung.

Sinusbodenelevation

Die Fensterung der Kieferhöhlen wurde auf konventionelle Weise durchgeführt, die Kieferhöhlenschleimhaut abpräpariert und der Hohlraum mit Bio-Oss aufgefüllt. Zur Abdeckung wurde eine Bio-Gide Membran verwendet und mit Titannägelchen befestigt. Anschließend erfolgte ein dichter Nahtverschluss. Die postoperative OPG Aufnahme zeigte den Umfang der Sinusbodenelevation (Abb. 2).

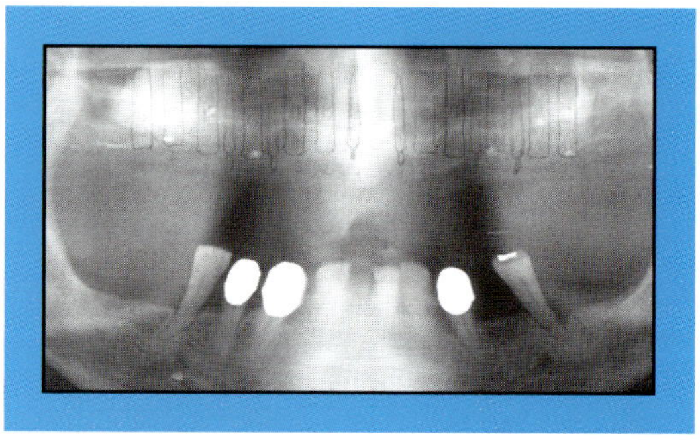

Abb. 2 OPG Kontrolle nach dem doppelseitigen Sinuslift.

Implantation und provisorische Versorgung

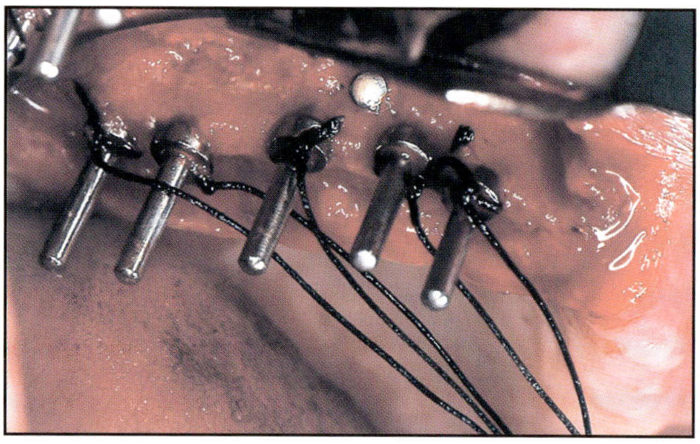

Abb. 3 Erster Quadrant – Insertion von fünf definitiven Implantaten.

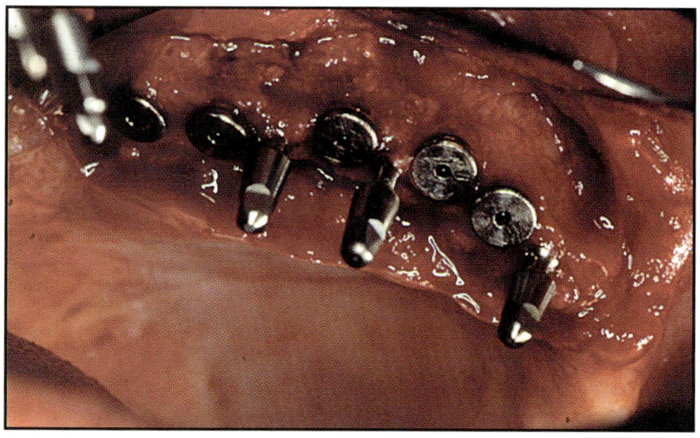

Abb. 4 Insertion von drei provisorischen Implantaten.

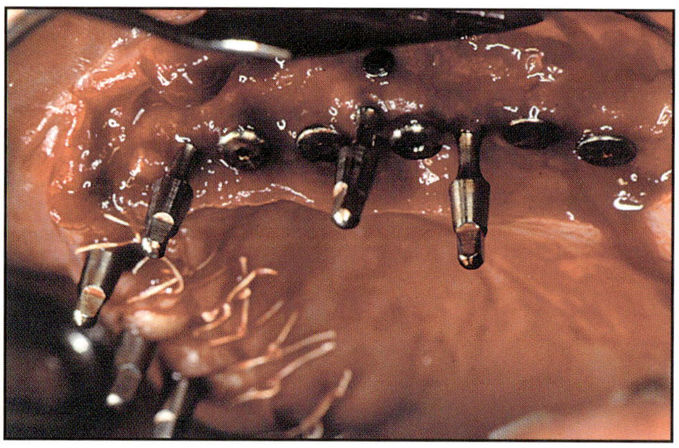

Abb. 5 Insertion von fünf definitiven und drei provisorischen Implantaten im zweiten Quadranten.

Die Einheilungszeit wurde wegen der Osteoporose und des starken Rauchens des Patienten auf zwölf Monate ausgedehnt. Aus dem gleichen Grund wurden mindestens zehn dauerhafte Implantate geplant. Zunächst wurde die rechte Seite implantiert (Abb. 3). Es wurden fünf dauerhafte Implantate und drei temporäre Implantate (Abb. 4) inseriert. Anschließend wurde die linke Seite auf die gleiche Weise versorgt (Abb. 5). Die postoperative OPG Aufnahme zeigte die Lokalisation der Implantate (Abb. 6).

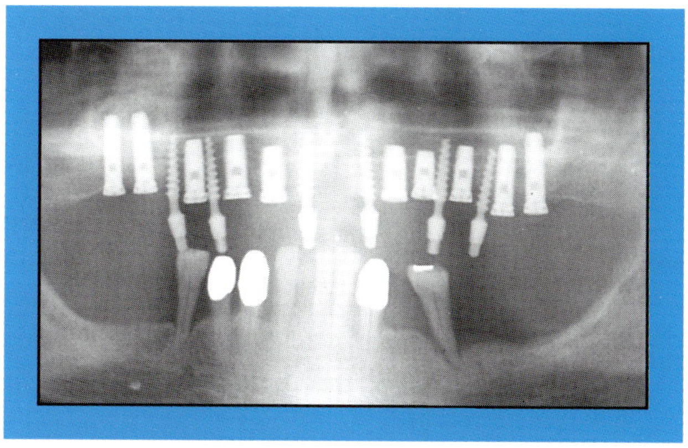

Abb. 6 OPG Kontrolle nach der Implantation.

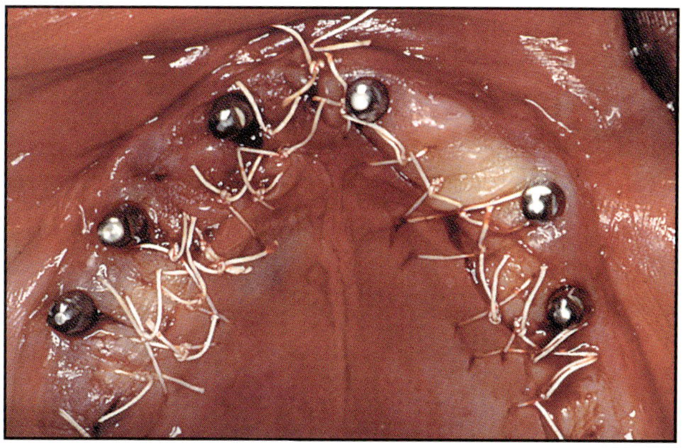

Abb. 7 Parallelisierung der provisorischen Implantate durch die Biegung.

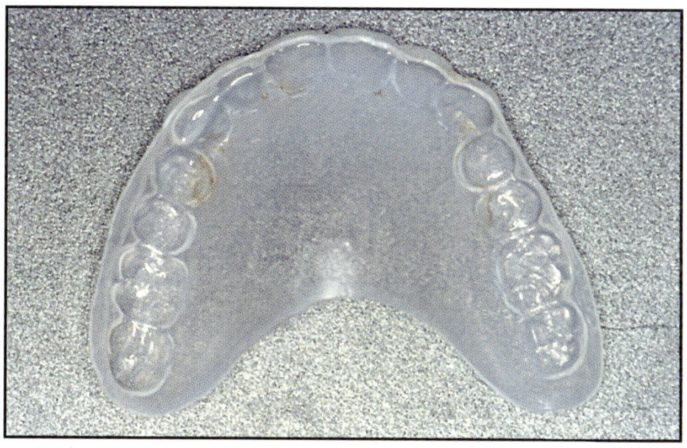

Abb. 8 Vorbereitete Tiefziehfolie.

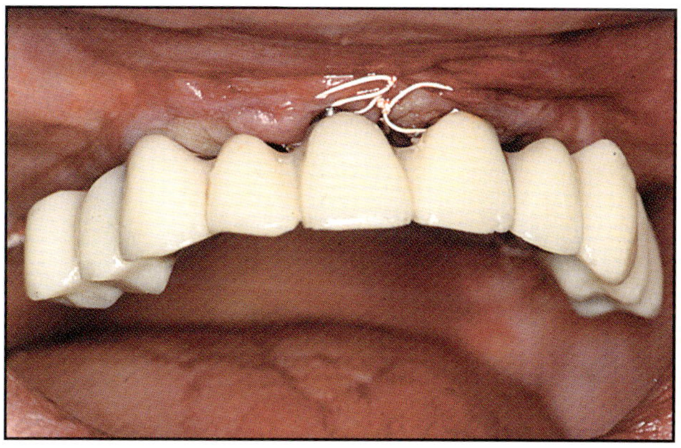

Abb. 9 Sofortversorgung.

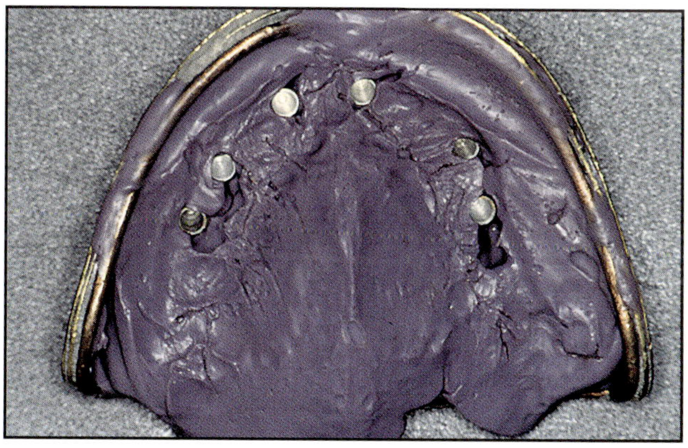

Abb. 10 Abdrucknahme.

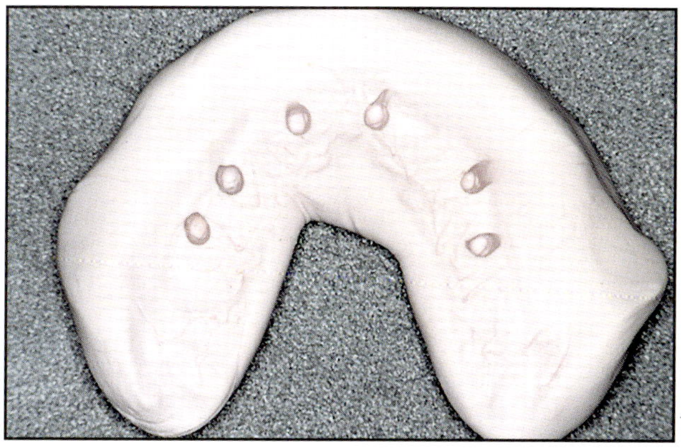

Abb. 11 Registrierung der Kieferrelationen.

Für die prothetische Versorgung mussten die Köpfe der temporären Implantate parallel zueinander stehen, was durch die Biegezone ermöglicht wurde (Abb. 7). Mit Hilfe der vorbereiteten Tiefziehfolie (Abb. 8) konnte direkt nach der Implantation ein Provisorium eingegliedert werden (Abb. 9). Gleichzeitig wurde ein Abdruck vom Oberkiefer genommen (Abb. 10). Im Labor wurde anhand des Abdrucks und der Bissnahme (Abb. 11) ein Langzeitprovisorium angefertigt. Dieses wurde bei der Nahtentfernung – nach etwa einer Woche – an Stelle des ersten Provisoriums eingesetzt (Abb. 12).

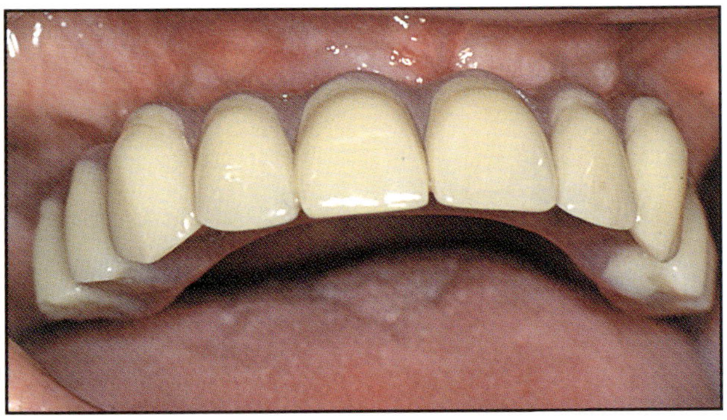

Abb. 12 Langzeitprovisorium.

Komplikation

Nach ungefähr drei Monaten erschien der Patient unerwartet, da eine Lockerung der Brücke aufgetreten war. Dies bestätigte sich bei der Untersuchung. Nach der Abnahme der Brücke war in Regio 12 und 23 eine Fistelbildung sowie die Beweglichkeit der temporären Implantate 13, 11 und 23 festzustellen (Abb. 13). Wegen der Gefahr einer Ausbreitung der Entzündung auf die dauerhaften Implantate wurden alle temporären Implantate entfernt (Abb. 14).

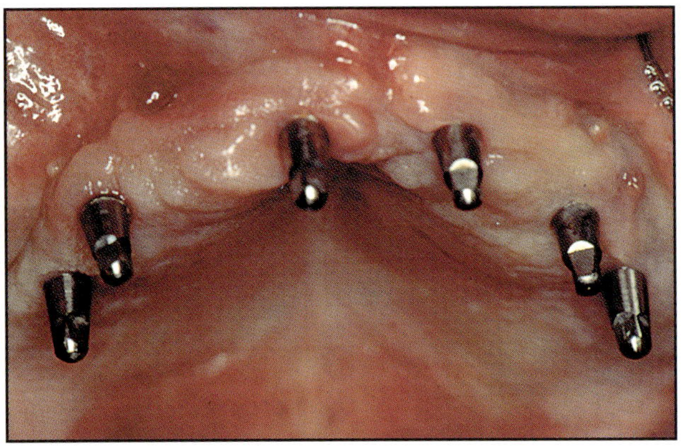

Abb. 13 Fistelung in Regio 12 und 23.

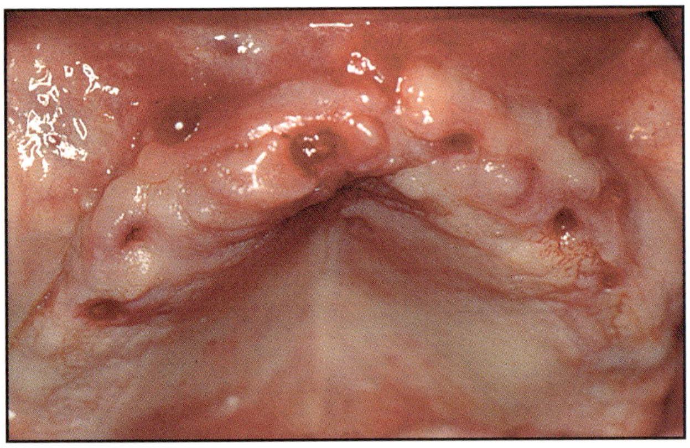

Abb. 14 Explantation aller provisorischen Implantate.

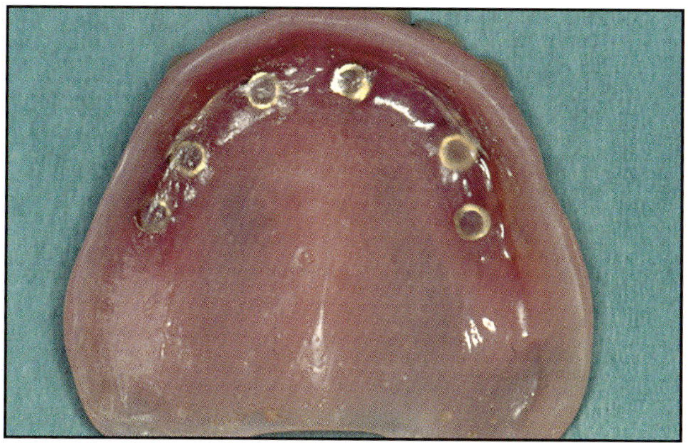

Abb. 15 Brückenlangzeitprovisorium umgearbeitet in eine Totalprothese.

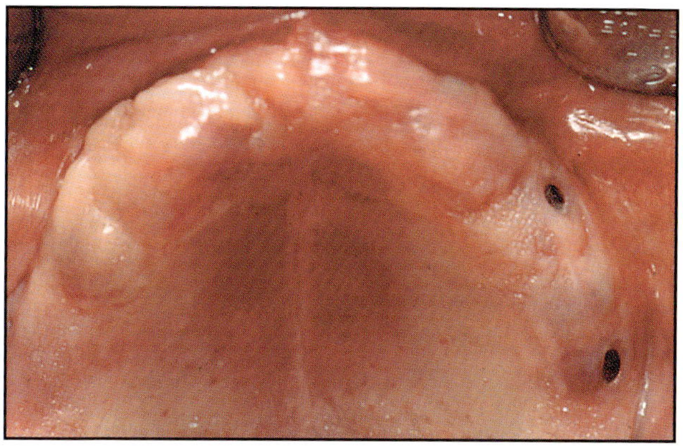

Abb. 16 Schleimhautperforationen über die Implantate.

Da das Provisorium nun unbrauchbar war und die alte Totalprothese nicht mehr existierte, musste die vorhandene Brücke in eine totale Prothese umgearbeitet werden (Abb. 15). Der Abdruck hierfür musste vor der Entfernung der provisorischen Implantate genommen werden, damit der Bezug zum Kieferkamm beibehalten werden konnte. Die gesamte Einheilungszeit post OP betrug zehn Monate. Davon hatte der Patient sieben Monate die totale Prothese getragen. Leider kam es dadurch zu einer druckbedingten Perforation der Schleimhaut (Abb. 16).

Freilegung und prothetische Versorgung

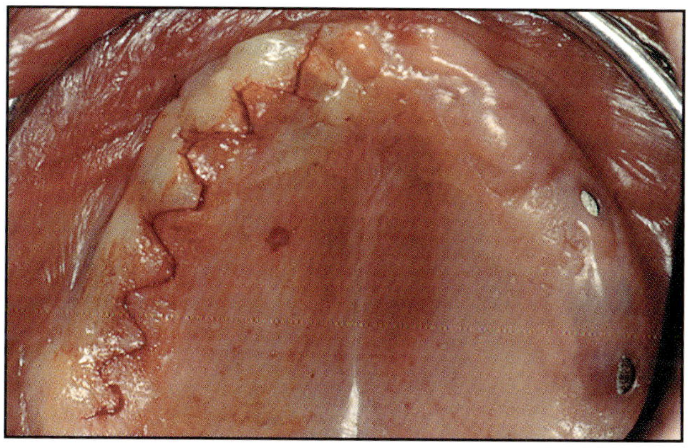

Abb. 17 Freilegung mit der Cosinuskurven-Technik.

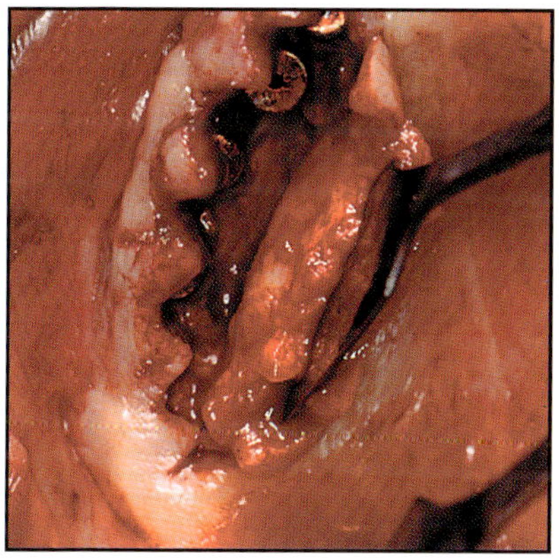

Abb. 18 Entnahme eines Bindegewebstransplantates aus dem Gaumen.

Die Schnittführung wurde mittels Cosinuskurven-Technik (siehe Seite 92) durchgeführt (Abb. 17). Zeitgleich mit der Freilegung wurde ein Bindegewebstransplantat aus dem Gaumen entnommen (Abb. 18). Dieses Transplantat (Abb. 19) sollte aus ästhetischen Gründen die zusätzliche Verbreiterung des Kieferkammes nach vestibulär unterstützen. Nach der Montage der Heilungsdistanzhülsen auf der rechten Seite wurde die linke Seite auf die gleiche Weise freigelegt (Abb. 20).

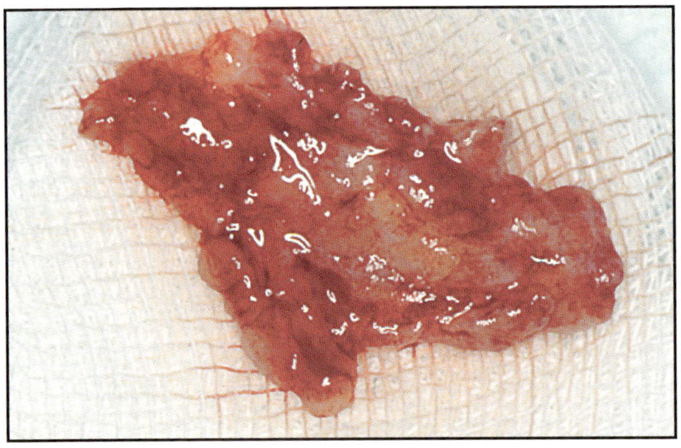

Abb. 19 Bindegewebstransplantat.

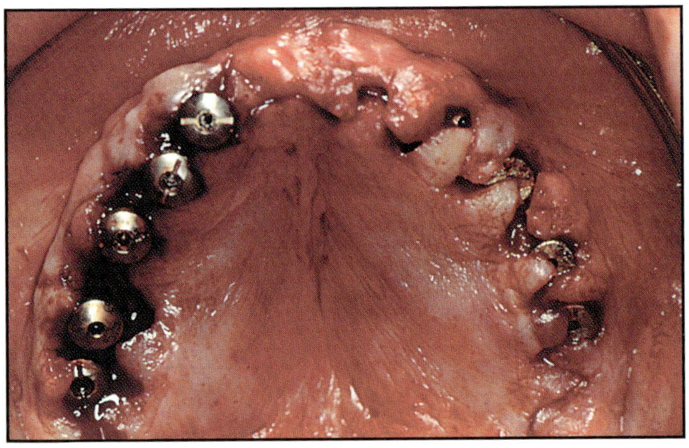

Abb. 20 Freilegung im zweiten Quadranten.

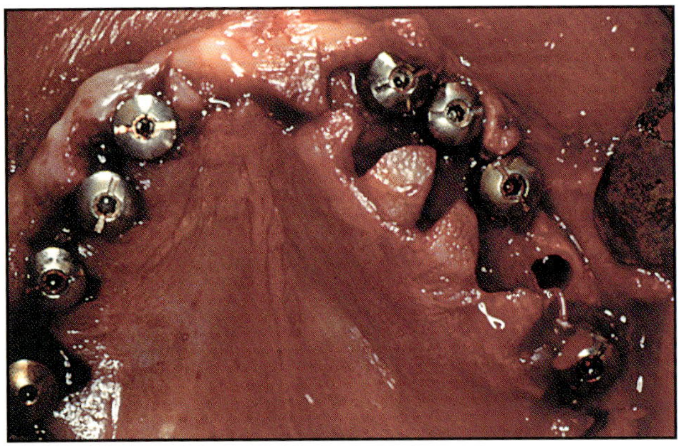

Abb. 21 Explantation des Implantates in Regio 26.

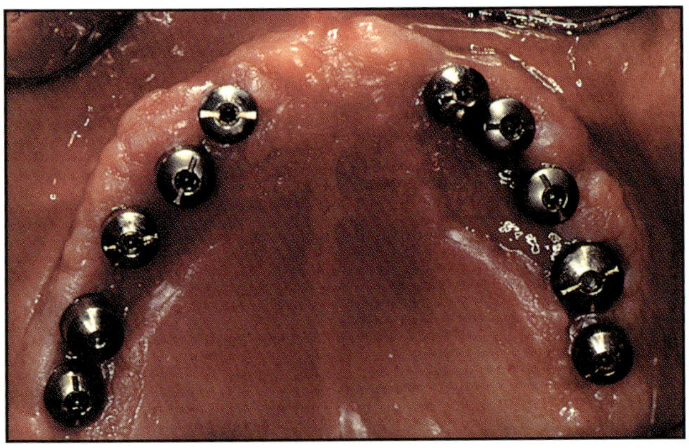

Abb. 22 Sofortinsertion eines breiteren WP Implantates.

Bei der Freilegung stellte sich heraus, dass Implantat 26 nicht osseointegriert war und entfernt werden musste (Abb. 21). Dieses Implantat stand jedoch nicht in Korrelation zu der Entzündung um die temporären Implantate. Es konnte an dieser Stelle auch keine Druckstelle durch die Prothese beobachtet werden.

Direkt nach der Entfernung des Implantates wurde an dieser Position ein breites MK IV-WP-Implantat eingesetzt und mit einer Heilungsdistanzhülse versehen (Abb. 22). Die OPG Aufnahme zeigte die Knochensituation nach der Freilegung (Abb. 23). Der Patient wurde für etwa ein Jahr mit einem festsitzenden Kunststoffprovisorium versorgt (siehe Hinweiskasten) (Abb. 24).

Nach einem Jahr wurde das Langzeitprovisorium durch die dauerhafte Brücke ersetzt (Abb. 25). Die Brücke wurde auf 10 Implantaten von okklusal verschraubt. Die Schraubenöffnungen wurden mit Wattepelets und Kunststofffüllungen verschlossen. Der Patient ist mit der Versorgung trotz der zeitlich aufwändigen Behandlung sehr zufrieden (Abb. 26).

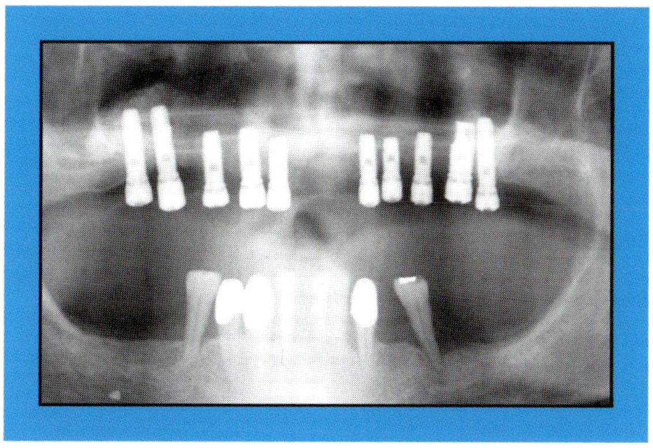

Abb. 23 OPG Kontrolle.

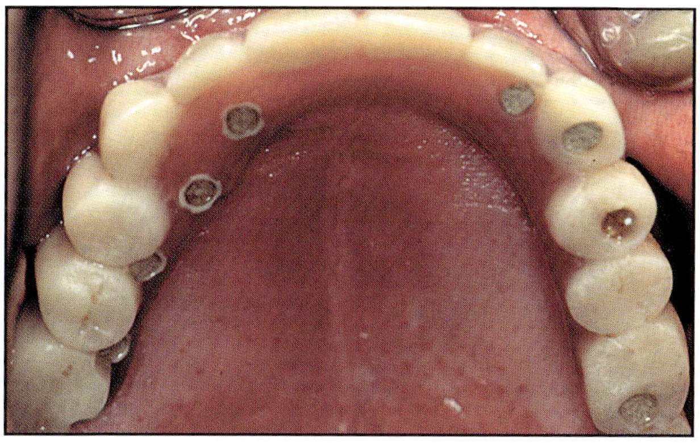

Abb. 24 Langzeitprovisorium.

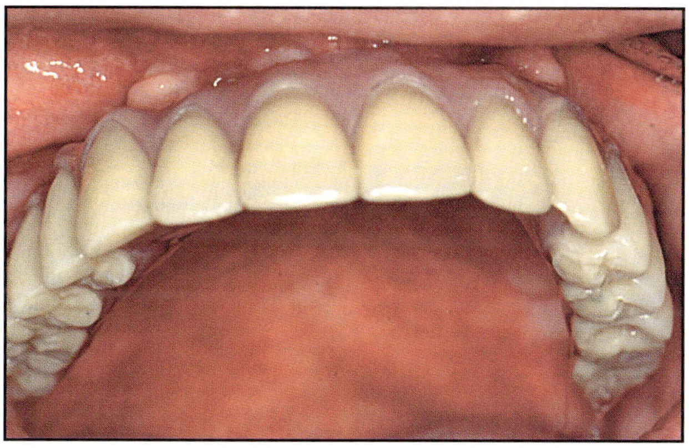

Abb. 25 Definitive Brücke wurde nach einem Jahr eingegliedert.

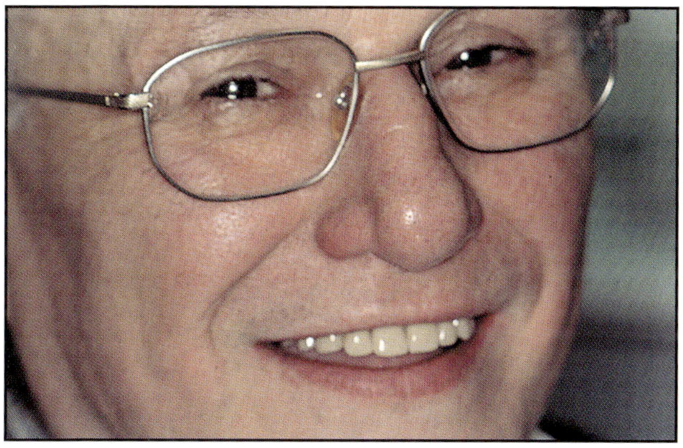

Abb. 26 Patient drei Jahre nach dem Abschluss der Behandlung.

Achtung: Aufgabe des Provisoriums ist es, die Implantate – entsprechend des „Progressiv Bone Loading" Konzeptes (siehe Seite 131) – auf ihre Belastbarkeit zu prüfen. Okklusion und Artikulation müssen sehr genau eingestellt werden. Zudem dürfen gemäß der „Progressiv Bone Loading" – Theorie keine ausgeprägten Zahnhöcker aufgebaut werden, damit die extraaxialen Belastungen reduziert werden.

Chirurgie:	Prothetik:	Zahntechnik:
Dr. Christoph T. Sliwowski	Dr. Michael Weber	Horst Mosch

Provisorische Implantate – Therapeutische Konzepte

Bei der Planung einer Behandlung mit provisorischen Implantaten muss eine grundsätzliche Frage beantwortet werden, welches therapeutische Konzept aus der medizinischen Sicht für den Patienten am meisten indiziert ist. Selbstverständlich müssen auch nach Möglichkeit die individuellen Wünsche des Patienten Berücksichtigung finden. Für die Anwendung von provisorischen Implantaten ist eine ausreichende Menge und Qualität der Knochenhartsubstanz unabdingbar.

Es gibt folgende Indikationen für temporäre Implantate:

1. Der Patient wünscht während der Behandlung eine durchgehend festsitzende Versorgung.
2. Der Patient toleriert keine Totalprothese.
3. Es ist eine für das Hart- und Weichgewebe drucklose Restauration erforderlich z.B. nach Kieferkammaugmentation.

Nach medizinischen Gesichtspunkten und Komfortwünschen des Patienten sind folgende Konzepte zur provisorischen Versorgung des Patienten denkbar:

Konzept 1

Konzept 1 – die Behandlung der Wahl bei Patienten mit extraktionswürdiger Restbezahnung, die eine Konfrontation mit der Totalprothese vermeiden wollen. Diese Behandlung dauert 18–24 Monate, erfordert einen hohen zeitlichen und behandlerischen Aufwand. Das Risiko eines Misserfolges ist weitestgehend reduziert. Das Konzept 1 wurde im Kapitel „Typischer Behandlungsablauf" – Seite 187 detailliert beschrieben.

Step 1 Extraktion, Insertion der provisorischen Implantate und festsitzende Sofortversorgung direkt zu Beginn der Behandlung

▼ 6–8 Wochen Heilungsphase

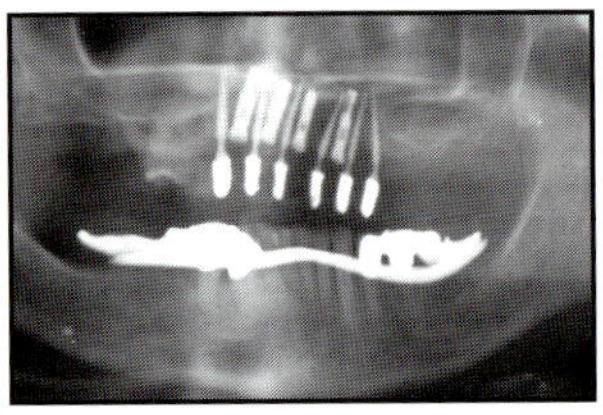

Step 2 Knochenaufbau (Sinuslift) auf beiden Seiten

▼ 6–9 Monate Heilungsphase

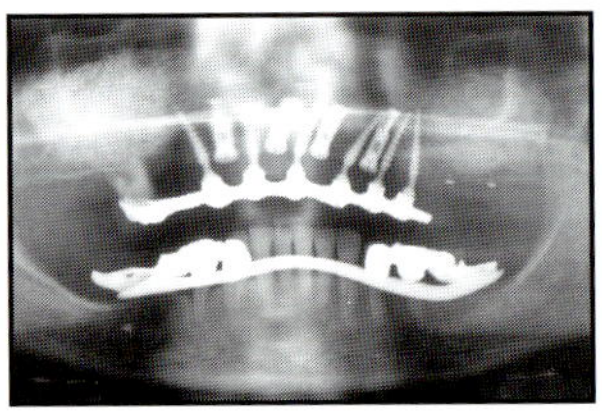

Step 3 Implantation

▼ 6–9 Monate Heilungsphase

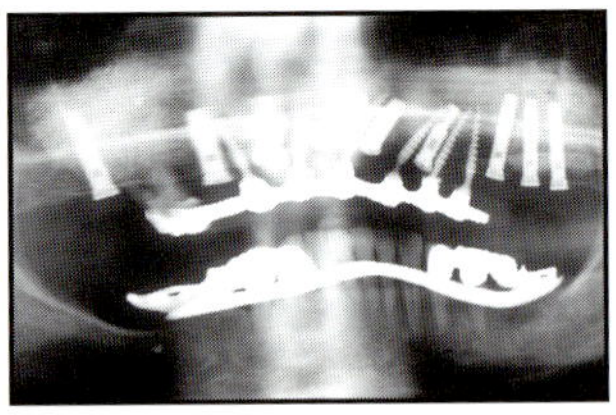

Step 4 Freilegung und prothetische Versorgung

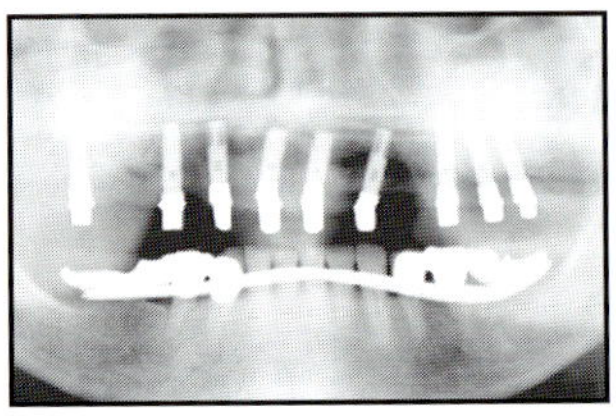

Konzept 2

Konzept 2 – ebenfalls ein sicheres Verfahren ist bei zahnlosen Patienten indiziert, die eine Totalprothese mindestens für die Übergangszeit akzeptieren können. Dieses Verfahren findet Anwendung in Fällen der bereits vorliegenden Zahnlosigkeit.

Step 1 Knochenaufbau (Sinuslift) auf beiden Seiten; Patient trägt eine totale Prothese

▼ 6–9 Monate Heilungsphase

Step 2 Implantation und provisorische Implantate; Patient wird festsitzend sofortversorgt

▼ 6–9 Monate Heilungsphase

Step 3 Freilegung und prothetische Versorgung

Ausgangssituation

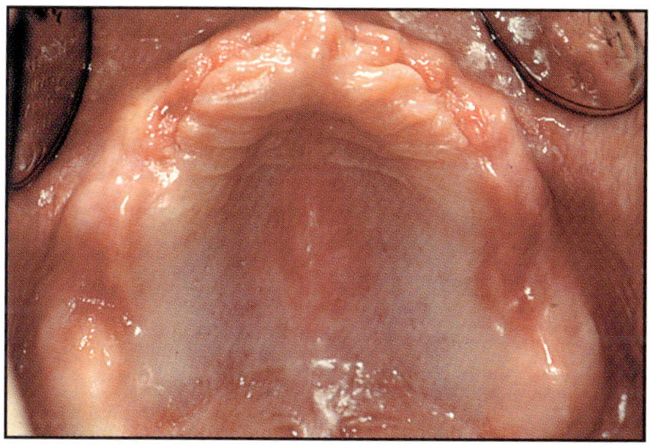

Abb. 1 Ausgangssituation.

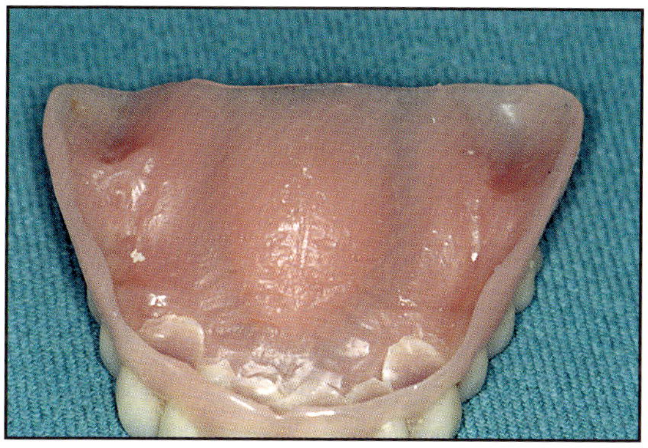

Abb. 2 Totale Oberkieferprothese. Überkonturierung in Molarenbereichen.

Bei der Patientin lag ein atrophierter Oberkiefer mit ausgeprägten vertikalen Knochendefekten im Molarenbereich vor (Abb. 1). Diese Defekte entstanden wahrscheinlich nach der Zahnextraktion und dem Einsetzen der tief ausgeformten Prothese (Abb. 2). Die OPG Aufnahme zeigte eine extreme vertikale Knochenatrophie sowohl im Seiten- als auch im Frontzahnbereich (Abb. 3). Dieser Befund wurde durch die CT Aufnahme bestätigt. Der fatale Zustand der Unterkieferzähne wurde auf Wunsch der Patientin, trotz massiver parodontaler Defekte, zuerst belassen.

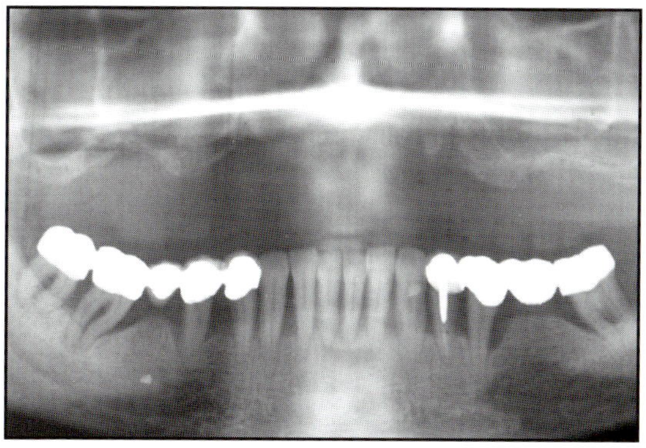

Abb. 3 OPG Aufnahme.

Step 1: Beidseitiger Sinuslift

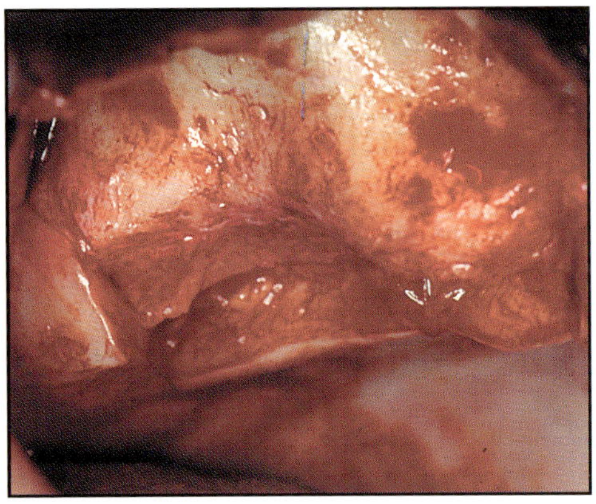

Abb. 4 Vertikaler Knochendefekt.

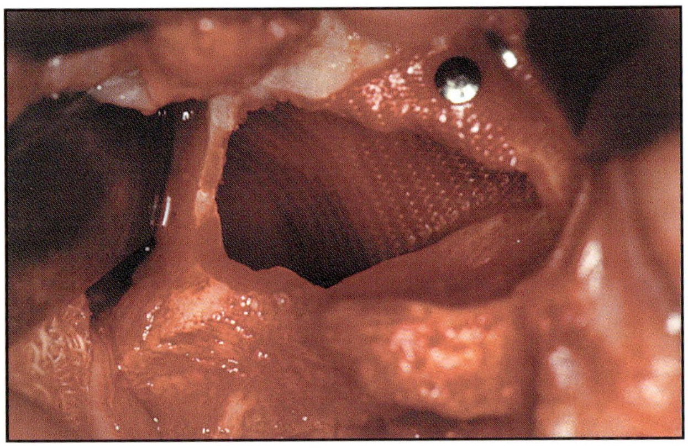

Abb. 5 Abdichtung der Kieferhöhlenschleimhaut.

Nach dem Aufklappen zeigte sich das Ausmaß des vertikalen Knochendefektes von ca. 7–8 mm (Abb. 4). Die Fensterung der seitlichen Kieferhöhlenwand wurde über dem Kammdefekt angelegt und die Schleimhaut abpräpariert. Dabei kam es zu einer Perforation, die mit einer Vicryl Membran abgedichtet wurde (Abb. 5). Der geschaffene Hohlraum wurde mit einem Gemisch aus Bio-Oss und Eigenknochen aufgefüllt. Mit dem gleichen Material wurde der vertikale Knochendefekt aufgebaut (Abb. 6). Über die augmentierten Areale wurde eine Bio-Gide Membran aufgebracht und es erfolgte ein dichter Nahtverschluss. Die gleiche Prozedur wurde auf der anderen Seite wiederholt.

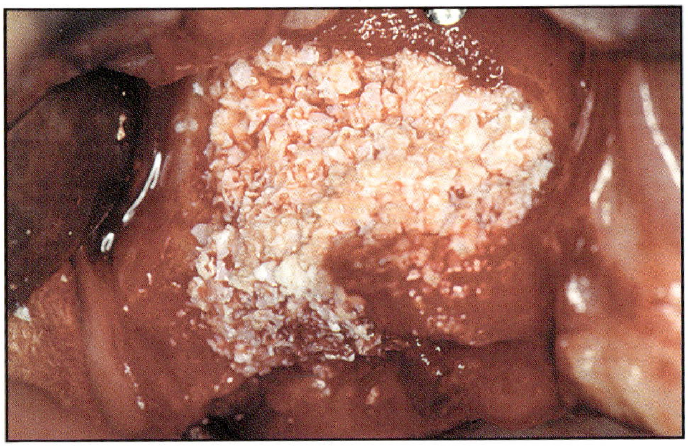

Abb. 6 Vertikale Knochenaugmentation.

Step 2: Implantation und Insertion provisorischer Implantate

Anhand der OPG Aufnahme wurden die Positionen für die endgültigen und provisorischen Implantate geplant (Abb. 7). Der Verlauf des Kieferkammes hatte sich nach der vertikalen Augmentation im Molarenbereich weitgehend verbessert (Abb. 8 vergleiche mit Abb. 1).
Für die Implantation wurde eine chirurgische Schablone angefertigt, in der die Schneidezähne belassen worden waren (Abb. 9). Da-

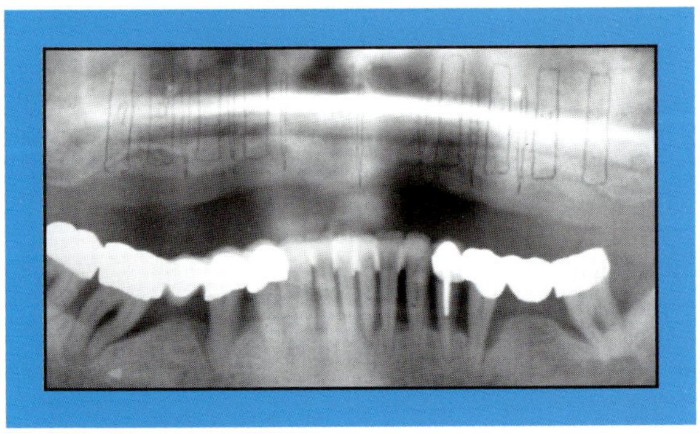

Abb. 7 Planung der Implantation auf der OPG Aufnahme.

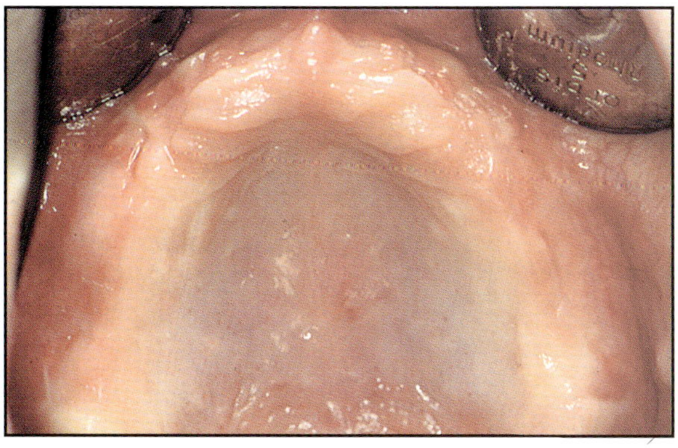

Abb. 8 Ausformung des Kieferkammes nach der Augmentation.

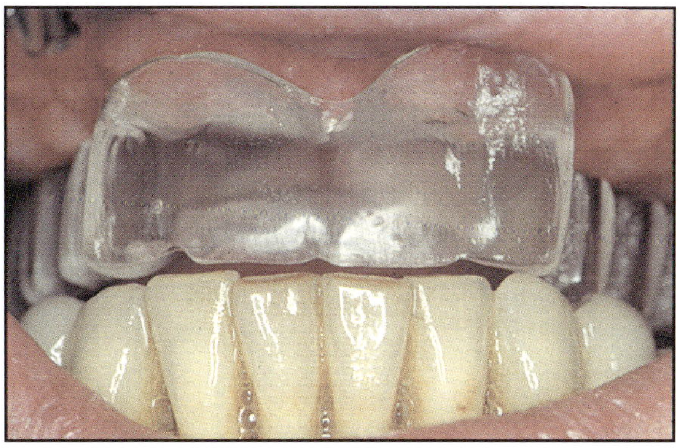

Abb. 9 Orientierung der chirurgischen Schablone.

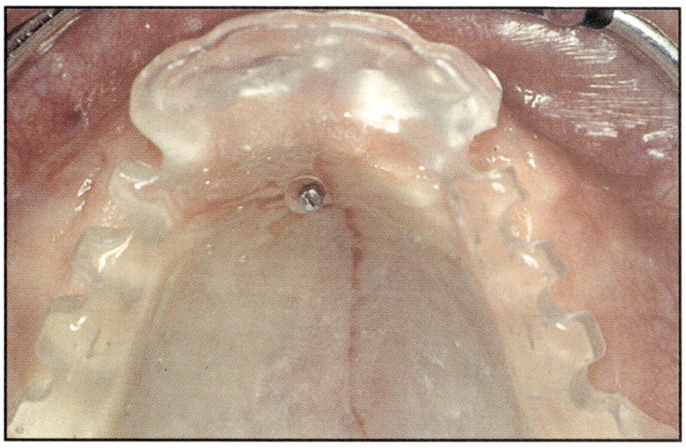

Abb. 10 Stabilisierungsschraube für die Schablone in den harten Gaumen eingedreht.

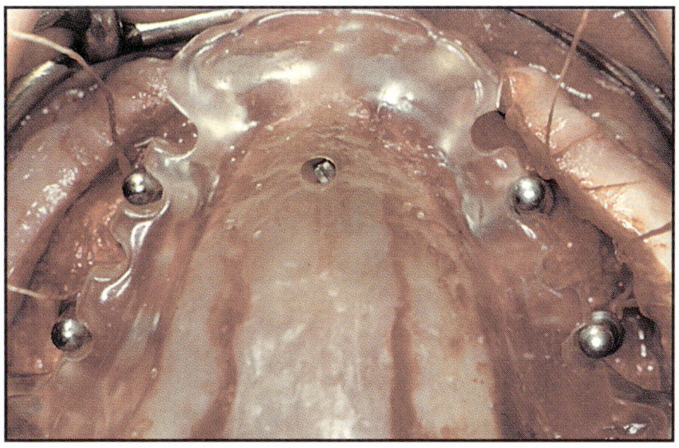

Abb. 11 Zusätzliche Stabilisierung mit den Richtungsindikatoren.

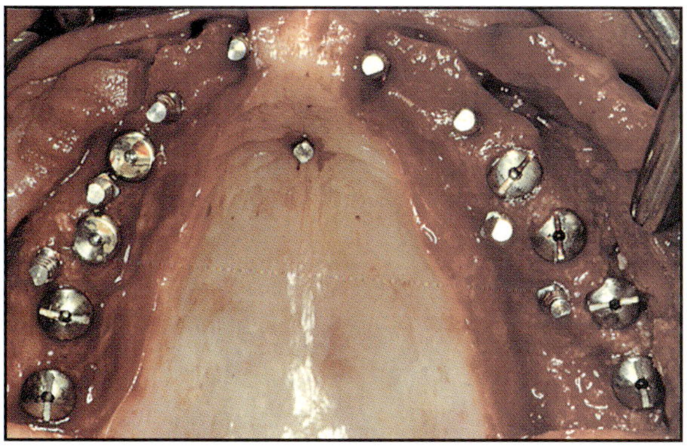

Abb. 12 Insertion von acht definitiven und acht provisorischen Implantaten.

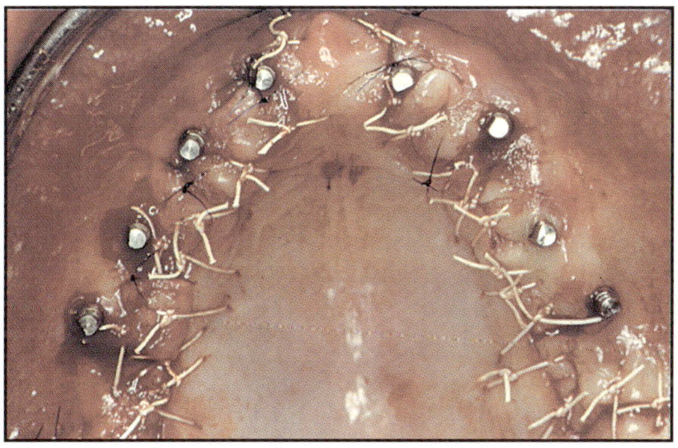

Abb. 13 Parallelisierung der provisorischen Implantate.

durch konnte die richtige Position der Schablone bei geschlossener Zahnreihe schneller lokalisiert werden. Diese Position wurde durch das Eindrehen einer Schraube, durch eine Perforation in der Schablone, in den harten Gaumen fixiert (Abb. 10) (siehe S. 159). Durch diese Führungshilfe konnte die Schablone abgenommen und stets in die gleiche Position reponiert werden. Der Schnitt zur Eröffnung des Weichgewebes erfolgte palatinal und der Lappen wurde nach vestibulär aufgeklappt. Es wurden auf beiden Seiten jeweils zwei Bohrungen durchgeführt und für die bessere Stabilisierung der Schablone Richtungsindikatoren aufgesteckt (Abb. 11).

Dann wurden weitere vier Bohrungen durchgeführt und alle acht endgültigen Implantate an den geplanten Positionen eingesetzt. Die noch verbliebenen stabilen Kieferkammabschnitte wurden für die Insertion der provisorischen Implantate genutzt (Abb. 12). Die provisorischen Implantate wurden ausgerichtet und es erfolgte ein Nahtverschluss (Abb. 13). Auf die temporären Implantate wurden Käppchen aufgesetzt und mit einer Ligatur miteinander verbunden (Abb. 14). Mit einer Tiefziehfolie wurde ein Sofortprovisorium angefertigt und eingegliedert (Abb. 15). Die Kontrollaufnahme zeigte die Platzierung der endgültigen und provisorischen Implantate (Abb. 16). Nach der Nahtentfernung (Abb. 17) wurde ein Langzeitprovisorium eingegliedert (Abb. 18).

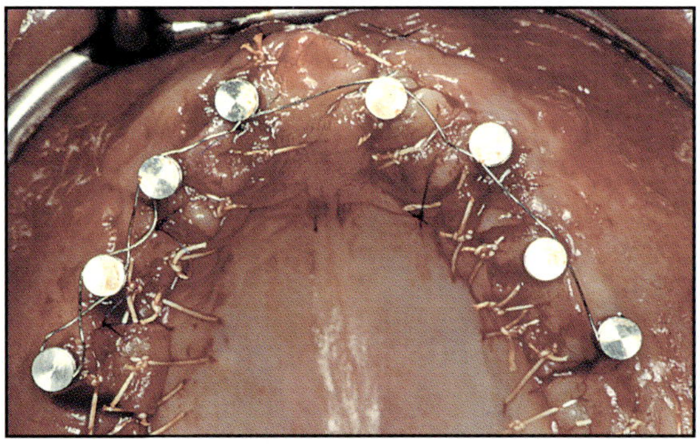

Abb. 14 Abdruckkäppchen mit einer Ligatur verbunden.

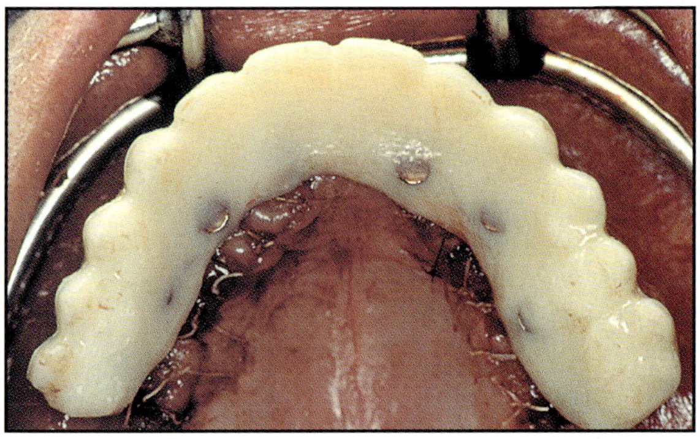

Abb. 15 Sofortversorgung.

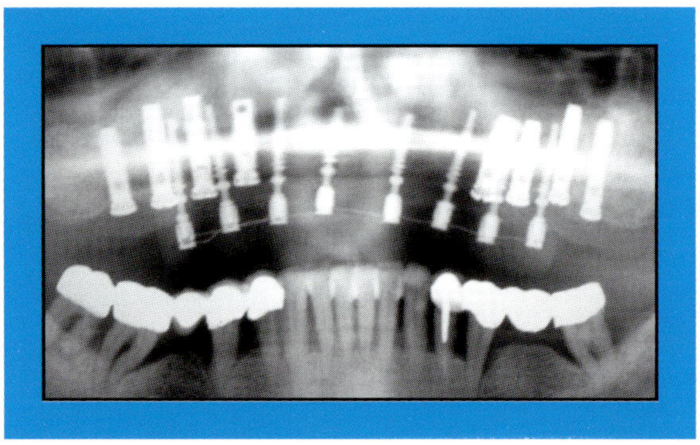

Abb. 16 OPG Kontrolle.

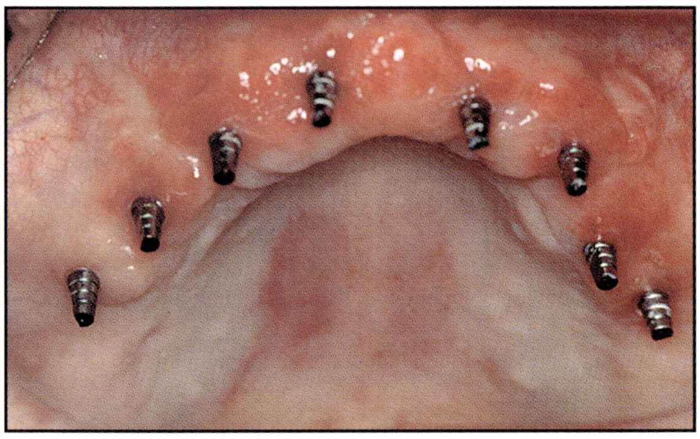

Abb. 17 Klinische Situation.

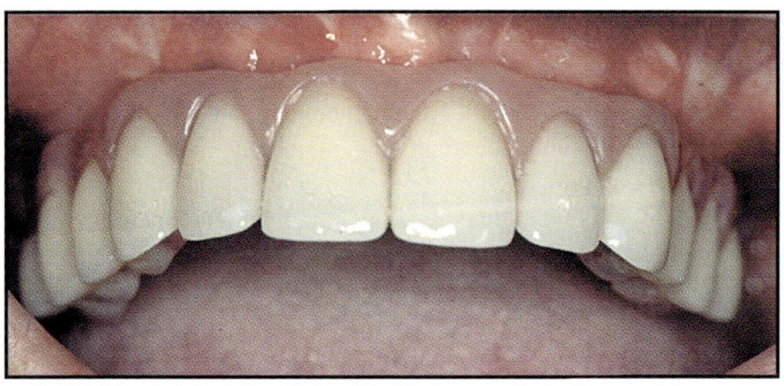

Abb. 18 Langzeitprovisorium.

Chirurgie und Prothetik:

Dr. Christoph T. Sliwowski

Zahntechnik:

Horst Mosch

Konzept 3

Konzept 3 wird bei den Patienten angewendet, die zwar bereits zahnlos sind, aber keine totale Prothese tolerieren. Das Risiko eines Misserfolges ist größer als bei den Konzepten 1 und 2. Diese Lösung ist für den Patienten aber viel komfortabler, weil die totale Prothese direkt durch eine feste Brücke ersetzt wird. Behandlungszeit und Zahl der Sitzungen sind im Vergleich zum Konzept 1 reduziert (gleicht Konzept 2). Die Voraussetzung für Konzept 3 ist eine ausreichende Knochenquantität und -qualität für die Verankerung der provisorischen Implantate.

Step 1 Knochenaufbau (Sinuslift) auf beiden Seiten und provisorische Implantate, festsitzende Sofortversorgung

▼ **6–9 Monate Heilungsphase**

Step 2 Implantation

▼ **6–9 Monate Heilungsphase**

Step 3 Freilegung und prothetische Versorgung

Ausgangssituation

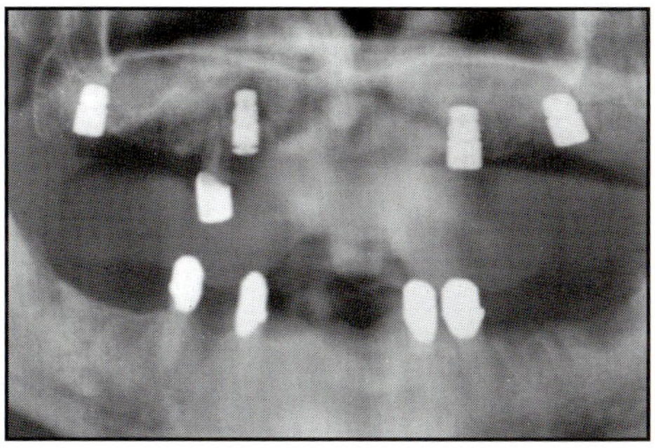

Abb. 1 OPG Aufnahme zwei Jahre zuvor.

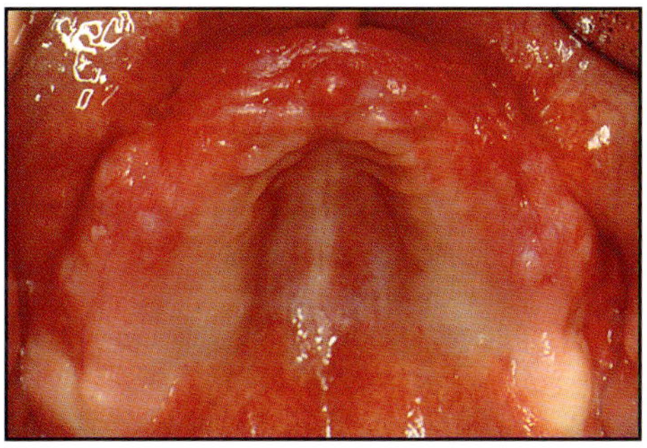

Abb. 2 Ausgangssituation.

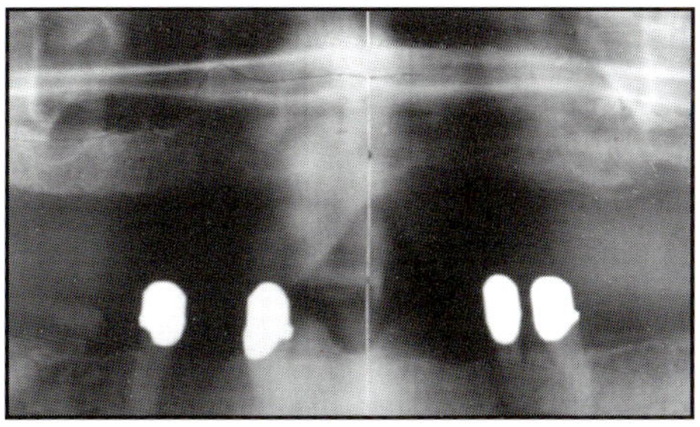

Abb. 3 OPG vor der Behandlung.

Der Patient mit mäßig atrophiertem Oberkiefer litt stark unter dem unsicheren Halt der Totalprothese. Er berichtete, dass bei ihm vor zwei Jahren vier Implantate inseriert worden waren (Abb. 1), jedoch verloren gingen. Verblieben von der Implantation waren die Knochendefekte, besonders auf der linken Seite im Molarenbereich (Abb. 2). Die OPG Aufnahme und die CT Analyse bestätigten, dass für eine dauerhafte Lösung ein Knochenaufbau (beidseitiger Sinuslift kombiniert mit Auflagerungsplastik) notwendig war (Abb. 3). Da im vorderen Kieferbereich ausreichend Knochensubstanz für die Insertion provisorischer Implantate zur Verfügung stand, wurde ein Vorgehen nach Konzept 3 gewählt.

Step 1: Sinusbodenelevation und Insertion provisorischer Implantate

Die genaue Positionierung der Zwischenimplantate wurde im SimPlant Programm nach Analyse der Knochendichte festgelegt. Da im Seitenzahnbereich der Knochen qualitativ und quantitativ schlechter war, wurden kleine Verdickungen des Kieferkammes und Septen der Kieferhöhle für eine bessere Stabilität der provisorischen Implantate genutzt. Erst wurde auf der rechten Seite ein Fenster im Sinus angelegt und die Schleimhaut abpräpariert. Unter Sicht wurden dann die Verdickungen des Kieferkamms lokalisiert und genau dort zwei IPI Implantate nebeneinander inseriert (Abb. 4). Anschließend wurden noch drei weitere IPI-Implantate im vorderen Bereich eingesetzt. Erst nach der stabilen Verankerung der Implantate wurde der Hohlraum mit Bio-Oss, Knochenspänen und einem Thrombozytenkonzentrat (siehe Seite 150) aufgefüllt und das Fenster mit einer Bio-Gide Membran und Titannägelchen verschlossen (Abb. 5). Mit dem gleichen Ersatzmaterial und der gleichen Membran wurde der vertikale Knochendefekt behandelt. Nach Nahtverschluss der rechten Seite konnte die gleiche Prozedur auf der linken Seite durchgeführt werden (Abb. 6). Für die bessere Stabilität der beiden distalen IPI-Implantate wurde, wie geplant, das Septum der Kieferhöhle genutzt (Abb. 7). Es war von großem Vorteil, nach Eröffnung der Kieferhöhle und Präparation der Schleimhaut die Implantate unter

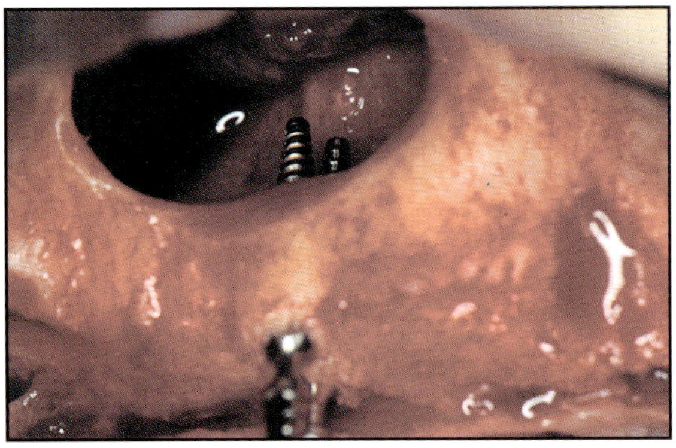

Abb. 4 Insertion der provisorischen Implantate in die Verdickungen des Kieferkammes.

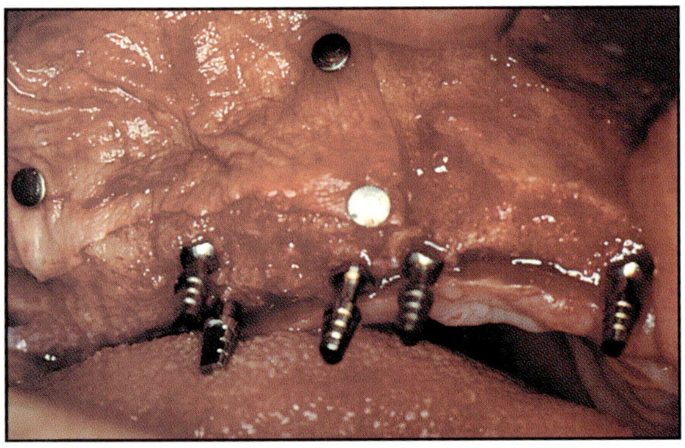

Abb. 5 Auffüllung der Kieferhöhle und Verschluss des Fensters.

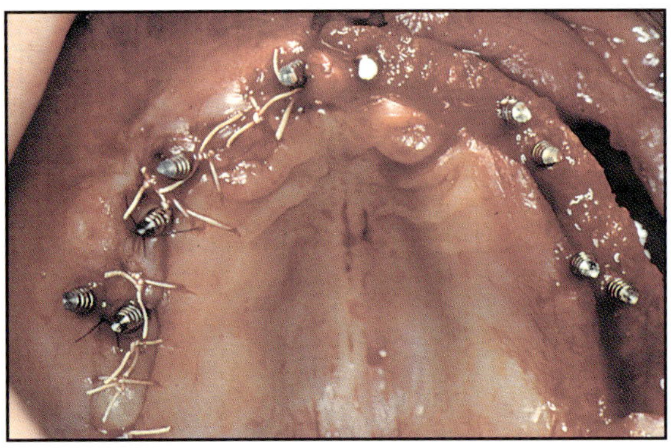

Abb. 6 Nach Abschluss im ersten Quadranten wurde der zweite behandelt.

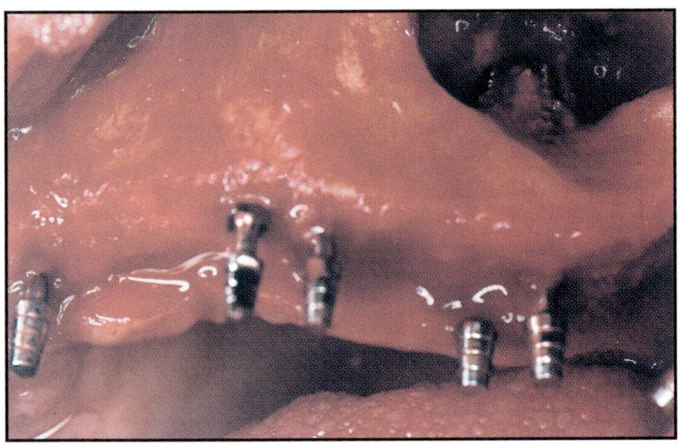

Abb. 7 Provisorische Implantate im Septum der Kieferhöhle verankert.

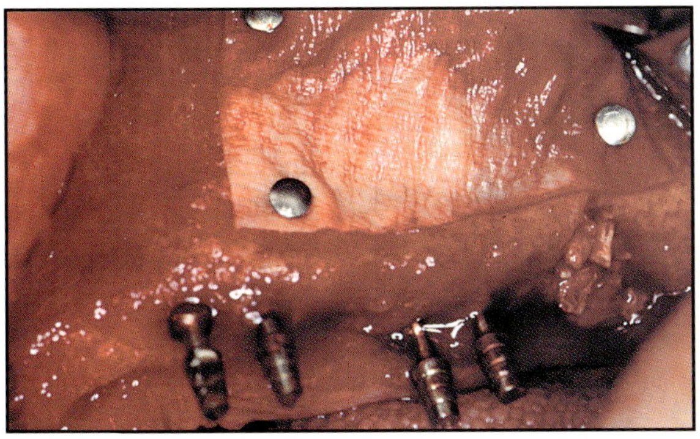

Abb. 8 Membran mit Nägelchen befestigt.

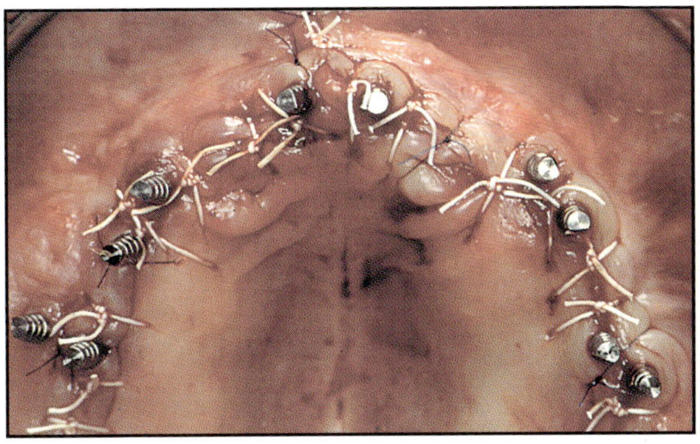

Abb. 9 Parallelisierung der provisorischen Implantate.

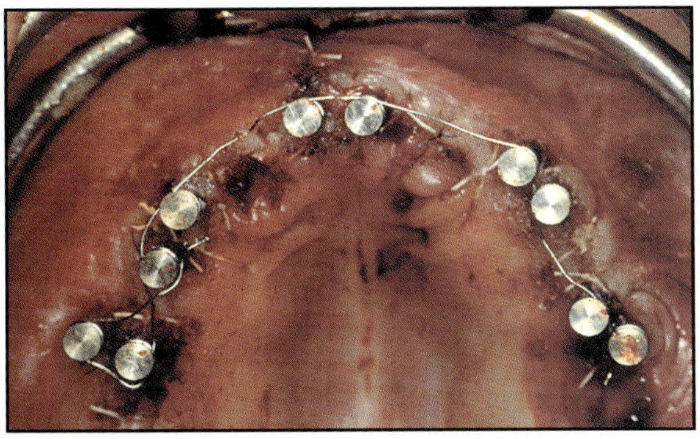

Abb. 10 Abdruckkäppchen mit einer Ligatur verbunden.

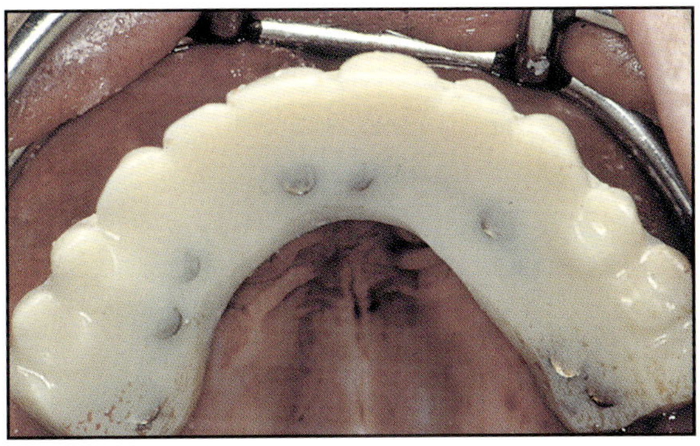

Abb. 11 Sofortversorgung.

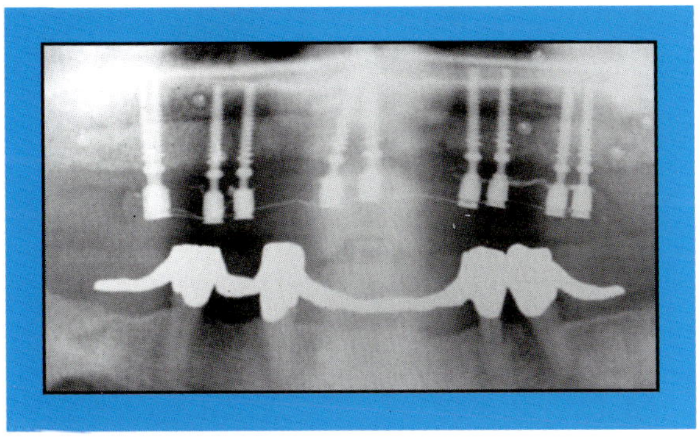

Abb. 12 OPG Kontrolle.

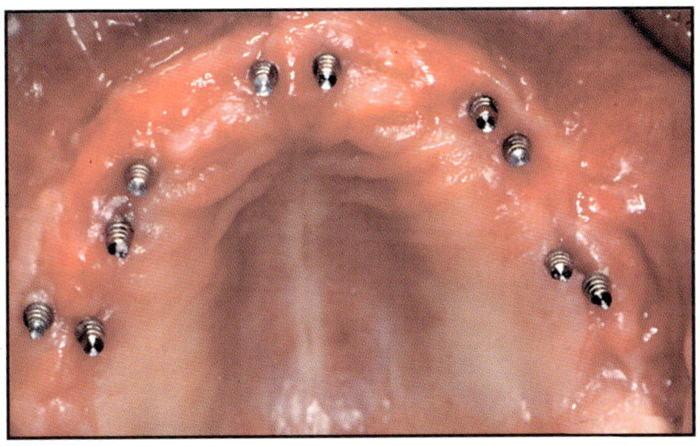

Abb. 13 Klinische Situation nach der Nahtentfernung.

Chirurgie:

Dr. Christoph T. Sliwowski

Prothetik:

Dr. Michael Weber

Zahntechnik:

Horst Mosch

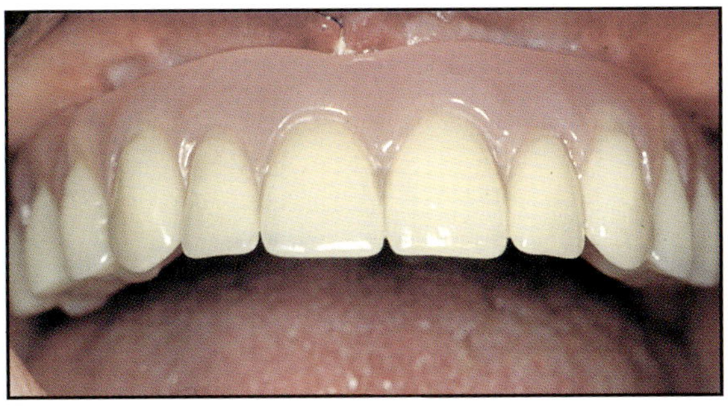

Abb. 14 Langzeitprovisorium.

Sichtkontrolle präzise inserieren zu können. Die weitere Behandlung erfolgte analog der rechten Seite, inklusive der Augmentation des vertikalen Knochendefektes (Abb. 8). Die linke Seite wurde zugenäht und alle zehn provisorischen Implantate ausgerichtet (Abb. 9). Auf die Implantate wurden Käppchen aufgesetzt und mit einer Ligatur verbunden (Abb. 10). Mit einer vorbereiteten Tiefziehfolie wurde ein direktes Provisorium mit einem schnellhärtenden Kunststoff (Trim) angefertigt und eingegliedert (Abb. 11). Die postoperative OPG Aufnahme zeigt den Umfang der Sinusbodenelevation und die Aufteilung und Verankerung der provisorischen Implantate (Abb. 12). Gleichzeitig wurde ein Abdruck genommen, so dass im Labor ein Langzeitprovisorium angefertigt und bei der Nahtentfernung eingesetzt werden konnte (Abb. 13 und 14).

Konzept 4

Konzept 4 beschreibt ein Vorgehen, bei dem das Risiko einer Komplikation am höchsten ist. Aus Sicht des Patienten ist es die schnellste und komfortabelste Behandlungsmethode. Es handelt sich um ein einzeitiges Vorgehen. Die Behandlungsschritte: Knochenaufbau, Implantation, temporäre Implantate und festsitzende Versorgung werden in einer Sitzung durchgeführt. Diese Sitzung bedarf einer detaillierten Vorbereitung, ist zeitintensiv und der Patient muss entsprechend belastbar sein.

Step 1 Sanierung – Extraktion aller Zähne im Oberkiefer; Patientin bekommt eine totale Prothese

▼ 6–8 Wochen Heilungsphase

Step 2 Knochenaufbau (Sinuslift) auf beiden Seiten, Implantation und provisorische Implantate sowie festsitzende Sofortversorgung gleichzeitig

▼ 9–12 Monate Heilungsphase

Step 3 Freilegung und prothetische Versorgung

Ausgangssituation

Die Patientin mit nichterhaltungswürdiger Restbezahnung in der Front wünschte sich, dass die Sinusbodenelevation und die Implantation (provisorische und dauerhafte Implantate) in einer Behandlungssitzung stattfinden sollten. Die seitlichen Kieferbereiche wiesen noch eine Knochenresthöhe von ca. 7 bis 8 mm auf, was eine ausreichende Primärstabilität für die geplanten MK IV Implantate in Aussicht stellte (Abb. 1). Auch war im Frontzahnbereich noch ausreichend Knochenhartsubstanz für die provisorischen Implantate vorhanden, so dass hier ein einzeitiges Vorgehen geplant werden konnte. Die Behandlung der apikalen Entzündung von Zahn 34 sollte auf Wunsch der Patientin erst nach dem Abschluss der Oberkiefersanierung erfolgen.

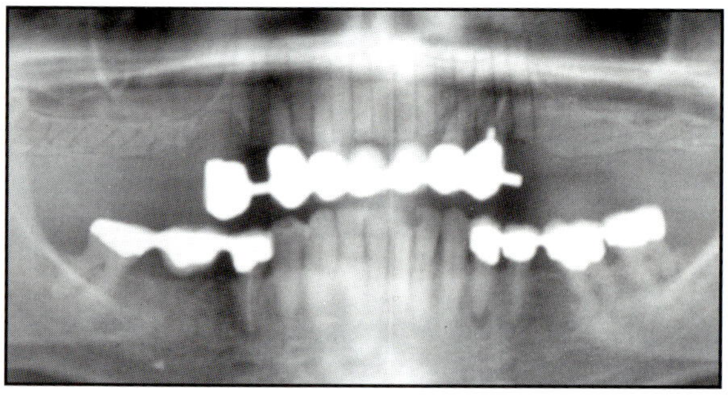

Abb. 1 OPG vor der Sanierung.

Step 2: Sinusbodenelevation, Implantation und Sofortversorgung

Im ersten Schritt wurde die Restbezahnung im Oberkiefer entfernt, damit die Entzündung des Knochens im apikalen Bereich abklingen konnte. Sechs Wochen nach der Extraktion war der Kieferkamm soweit abgeheilt, dass mit der Implantatbehandlung begonnen werden konnte (Abb. 2). Auf der rechten Seite wurde auf die konventionelle Weise eine Fensterung in der seitlichen Kieferhöhlenwand angelegt (Abb. 3). Nach der Präparation und Elevation der Kieferhöhlenschleimhaut wurden die Implantatbetten für fünf Implantate vorbereitet (Abb. 4). Gleichzeitig mit der Implantation wurde Schritt für Schritt der vorbereitete Hohlraum von distal nach mesial aufgefüllt (Abb. 5). Die Abdichtung der Fensterung erfolgte mit der Flüssigmembran Atrisorb (Abb. 6).

Im Seitenzahnbereich wurden drei dauerhafte Implantate und in der Front zwei eingesetzt. Das restliche Knochenangebot in der Front wurde für die Verankerung von drei Zwischenimplantaten genutzt (Abb. 7). Da der Kieferkamm sehr schmal war und die Gewinde der Implantate frei lagen, wurde eine zusätzliche Augmentation durchgeführt (Abb. 8). Auf der Gegenseite wurde identisch verfahren (Abb. 9).

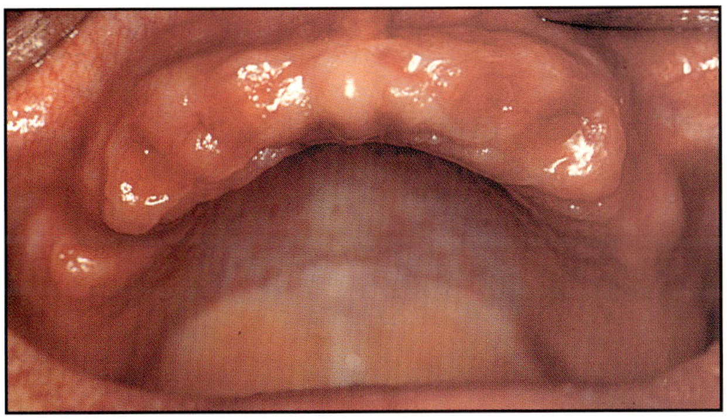

Abb. 2 Klinische Situation vor der Behandlung.

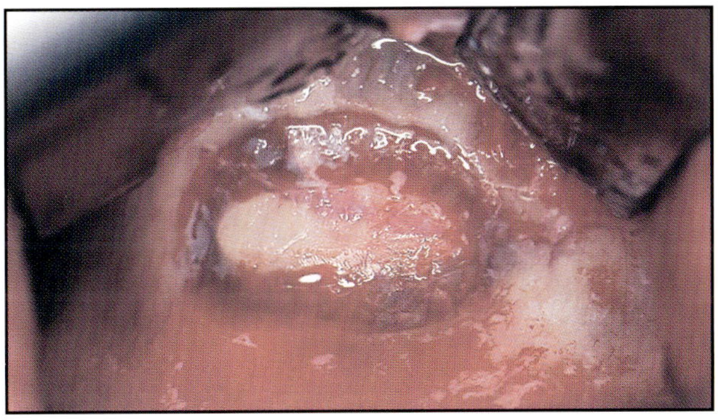

Abb. 3 Fensterung der rechten Kieferhöhle.

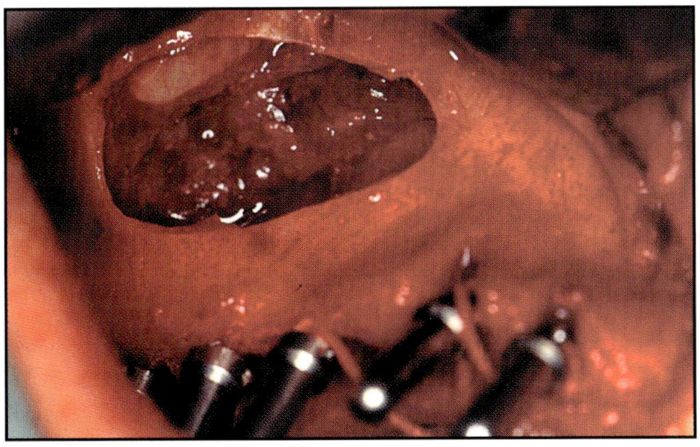

Abb. 4 Nach der Präparation der Kieferhöhlenschleimhaut Vorbereitung der Implantatbetten.

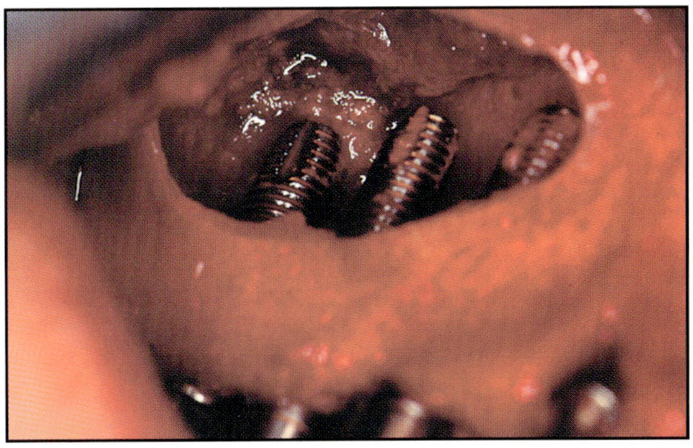

Abb. 5 Zeitgleiche Auffüllung der Kieferhöhle und Insertion der Implantate.

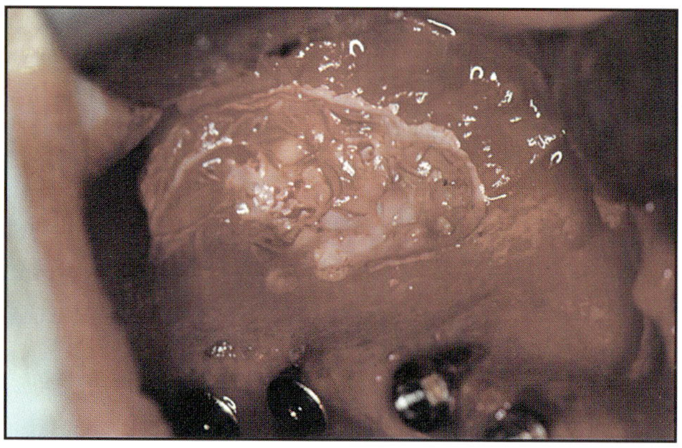

Abb. 6 Verschluss der Fensterung.

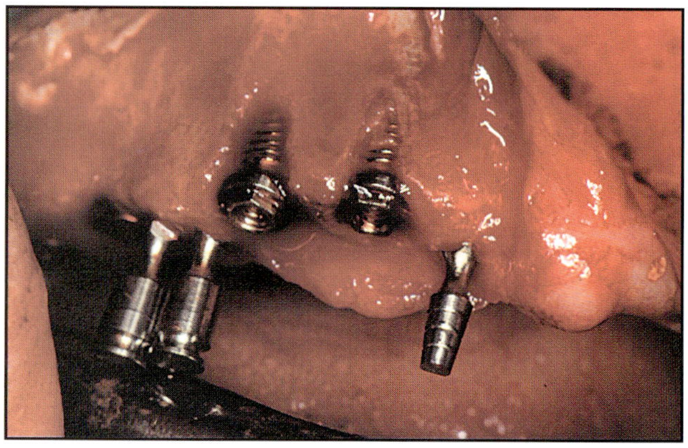

Abb. 7 Insertion der provisorischen Implantate. Knochendehiszenzen.

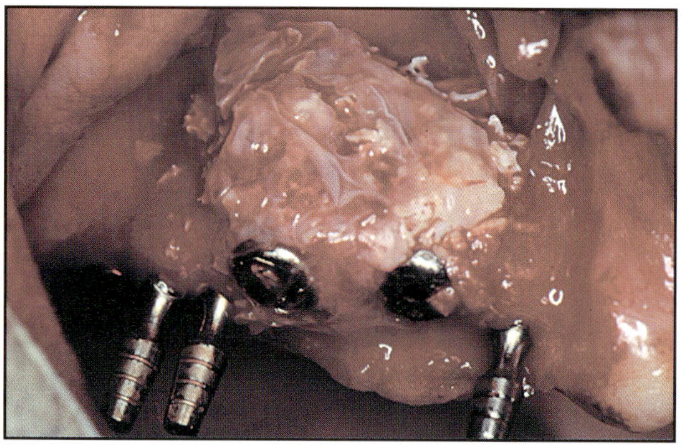

Abb. 8 Seitliche Augmentation des Kieferkammes.

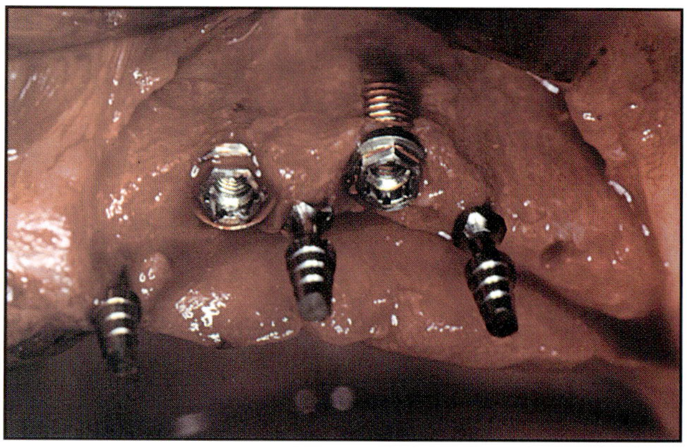

Abb. 9 Gleiche Prozedur im zweiten Quadranten.

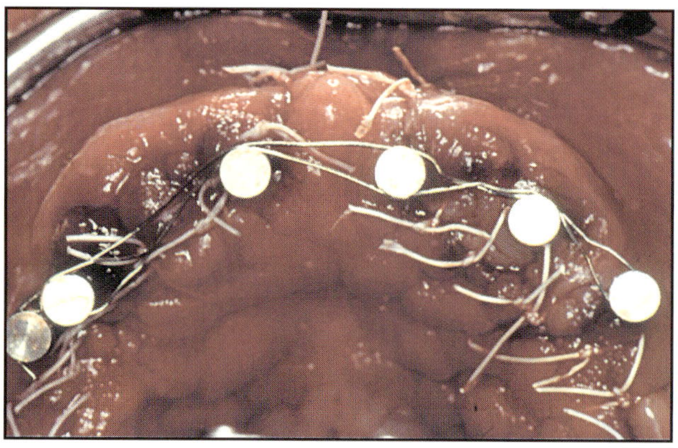

Abb. 10 Abdruckkäppchen mit einer Ligatur verbunden.

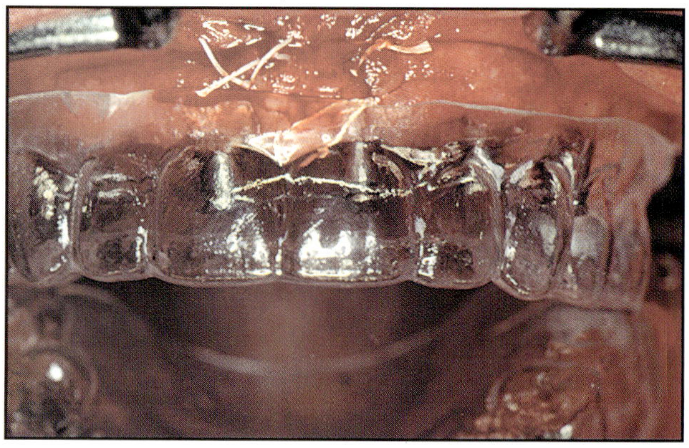

Abb. 11 Anprobe der Tiefziehfolie.

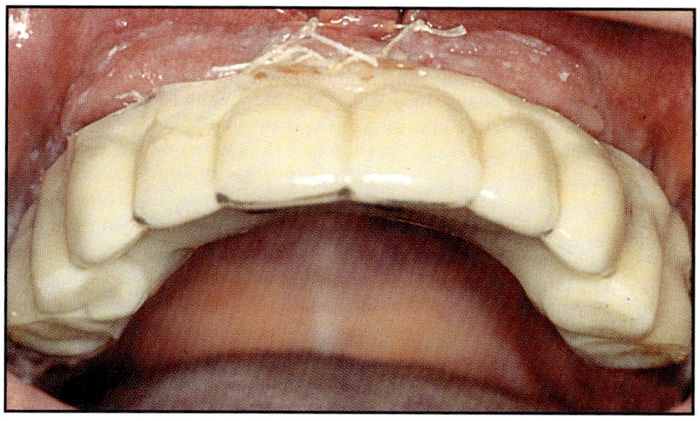

Abb. 12 Sofortversorgung.

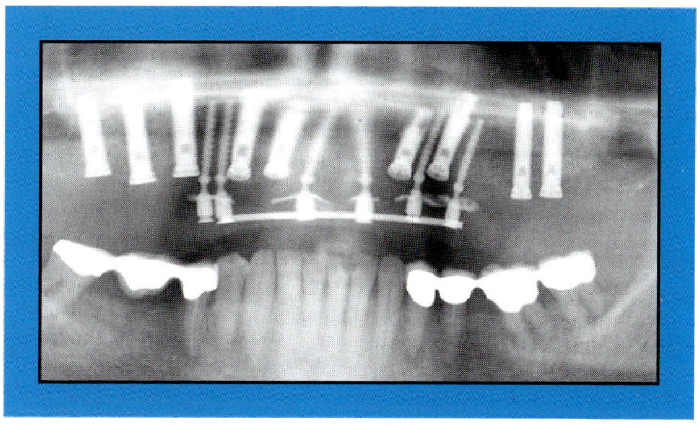

Abb. 13 OPG Kontrolle nach der Operation.

Nach dem dichten Nahtverschluss wurden die temporären Implantate durch Biegung der Implantatköpfe parallelisiert. Auf die IPI Implantate wurden Käppchen aufgesetzt und durch Ligaturen miteinander verbunden (Abb. 10). Die vorbereitete Tiefziehfolie mit dem aufgestellten Zahnkranz wurde auf den Implantaten und in Okklusion anprobiert (Abb. 11). Der Raum zwischen der Folie und den Käppchen wurde mit schnellhärtendem Kunststoff aufgefüllt, und so ein Provisorium angefertigt (Abb. 12). Die Patientin sollte dieses direkte Provisorium ca. eine Woche tragen. Die postoperative OPG Aufnahme zeigte die Lokalisation der Implantate und den Umfang der Sinusbodenelevation (Abb. 13). Bei der Nahtentfernung wurde das direkte Provisorium gegen ein laborgefertigtes Langzeitprovisorium eingetauscht (Abb. 14).

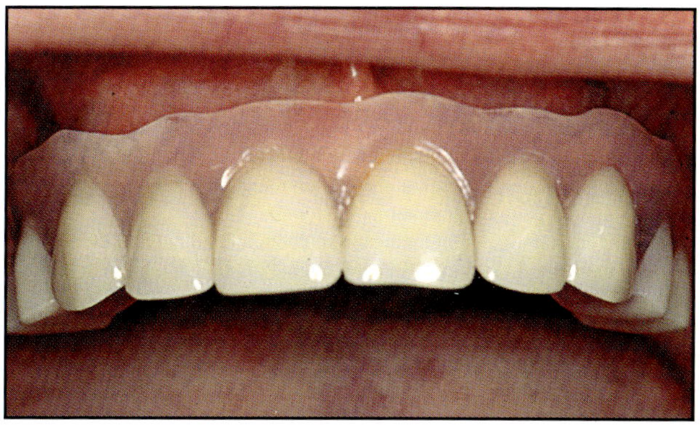

Abb. 14 Langzeitprovisorium.

Chirurgie:	Prothetik:	Zahntechnik:
Dr. Christoph T. Sliwowski	Dr. Michael Weber	Horst Mosch

Literaturverzeichnis

1. *Balshi T.J., Wolfinger G.J., Balshi S.F.*: Analysis of 356 Pterygomaxillary Implants in Edentulous Arches for Fixed Prosthesis Anchorage. Int J Oral Maxillofac Implants 14; 398–406 (1999)
2. *Basten C.H.J., Engelhardt J.P., Schuppan K., Willms H.*: Von der Extraktion zur implantatgetragenen Versorgung ohne herausnehmbaren Zahnersatz – Eine Falldarstellung. Implantologie 4; 379–391 (1997)
3. *Besimo C.E., Marinello C.P.*: Implantatprothetische Planung mit Computertomogrammen – Präzision durch schablonengeführte digitale Bildauswertung. Implantologie 4; 341–353 (1997)
4. *Block M.S. et al.*: Bone maintenance 5 to 10 years after sinus grafting. J Oral Maxillofac Surg 56; 706–714 (1998)
5. *Eder A., Watzek G.*: Treatment of a Patient with Severe Ostheoporosis and Chronic Polyarthritis with Fixed Implant-Supported Prosthesis: A Case Report. Int J Oral Maxillofac Implants 14; 587–590 (1999)
6. *Eger D.E., Gunsolley J.C., Feldman S.*: Comparison of Angled and Standard Abutments and Their Effect on Clinical Outcomes: A Preliminary Report. Int J Oral Maxillofac Implants 15; 819–823 (2000)
7. *Engelman M.J.*: Osseointegration – Behandlungsplanung und klinische Kriterien. Quintessenz Buch (1997)
8. *Gomez-Roman G., Lukas D., Beniashvili R., Schulte W.*: Area-Dependent Enlargement Ratios of Panoramic Tomography on Orthograde Patient Positioning and Its Significance for Implant Dentistry. Int J Oral Maxillofac Implants 14; 248–257 (1999)
9. *Hanisch O. et al.*: Maxillary Sinus Augmentation Prior to Placement of Endosseous Implants: A Histomorphometric Analysis. Int J Oral Maxillofac Implants 14; 329–336 (1999)
10. *Hollinger J.O., Schmitt J.M., Hwang K., Buck D.*: Impact of nicotine on bone healing. J Biomed Mater Res 45; 4; 294–301 (1999)
11. *Hürzeler M.B., Zuhr O., Wachtel H.C., Bolz W., Janousch R.*: Festsitzende Rekonstruktionen auf Implantaten – ein systematisches Behandlungskonzept für einfache und komplexe Fälle. Implantologie 4; 327–341 (1998)
12. *Ivanoff C.-J., Gröndahl K., Bergström C., Lekholm U., Brånemark P.-I.*: Influence of Bicortical or Monocortical Anchorage on Maxillary Implant Stability: A 15-Year Retrospective Study of Brånemark System Implants. Int J Oral Maxillofac Implants 15; 103–110 (2000)
13. *Jensen O.T., Sennerby L.*: Histologic Analysis of Clinically Retrieved Titanium Microimplants Placed in Conjunction with Maxillary Sinus Floor Augmentation. Int J Oral Maxillofac Implants 13; 513–521 (1998)
14. *Johansson B. et al.*: Implants and Sinus-Inlay Bone Grafts in a 1-Stage Procedure on Severely Atrophied Maxillae: Surgical Aspects of a 3-Year Follow-up Study. Int J Oral Maxillofac Implants 14; 811–818 (1999)
15. *Kaptein M.L.A., De Putter C., De Lange G.L., Blijdorp P.A.*: A clinical evaluation of 76 implant-supported superstructures in the composite grafted maxilla. J Oral Rehabil 8; 619–623 (1999)
16. *Keller E.E., Tolman D.E., Eckert S.*: Surgical-Prosthodontic Reconstruction of Advanced Maxillary Bone Compromise with Autogenous Onlay Block Bone Grafts and Osseointegrated Endosseous Implants: A 12-Year Study of 32 Consecutive Patients. Int J Oral Maxillofac Implants 14; 197–209 (1999)
17. *Kinsel R.P., Lamb R.E.*: Development of Gingival Esthetics in the Edentulous Patient with Immediately Loaded, Single-Stage, Implant-Supported Fixed Prostheses: A Clinical Report. Int J Oral Maxillofac Implants 15; 711–721 (2000)
18. *Kinsel R.P., Lamb R.E.*: Development of Gingival Esthetics in the Terminal Dentition Patient Prior to Dental Implant Placement Using a Full-arch Transitional Fixed Prosthesis: A Case Report. Int J Oral Maxillofac Implants 16; 583–589 (2001)
19. *Kraut R.A.*: Interactive CT Diagnostics, Planning and Preparation for Dental Implants. Implant Dentistry 7; 1; 19–25 (1998)
20. *Krekmanov L.*: Placement of Posterior Mandibular and Maxilary Implants in Patients with Severe Bone Deficiency: A Clinical Report of Procedure. Int J Oral Maxillofac Implants 15; 722–730 (2000)
21. *Lekholm U., Wannfors K., Isaksson S., Adielsson B.*: Oral implants in combination with bone grafts. A 3-year retrospective multicenter study using the Brånemark implant system. Int J Oral Maxillofac Surg 28; 181–187(1999)
22. *Mattsson T. et al.*: Implant treatment without bone grafting in severely resorbed edentulous maxillae. J Oral Maxillofac Surg 57; 281–287 (1999)
23. Nevins M., Mallonig J.T.: Implantattherapie. Erfolgreiche klinische Methoden. Band 2. Quintessenz Buch (1999)
24. *Norton M.R., Ferber C.*: Starre abnehmbare Hybridprothese: Behandlung der Wahl für den atrophierten Oberkiefer. Int J Parodontol Rest Zahnheilkd 19; 191–199 (1999)
25. *Piattelli M., Favero G.A., Scarano A., Orsini G., Piattelli A.*: Bone Reactions to Anorganic Bovine Bone (Bio-Oss) Used in Sinus Augmentation Procedures: A Histologic Long-Term Report of 20 Cases in Humans. Int J Oral Maxillofac Implants 14; 835–840 (1999)
26. *Renouard F., Arnoux J.-P., Sarment D.P.*: Five-mm-

Diameter Implants without a Smooth Surface Collar: Report on 98 Consecutive Placements. Int J Oral Maxillofac Implants 14; 101–107 (1999)

27. *Sethi A., Kaus T., Sochor P.*: The Use of Angulated Abutments in Implant Dentistry: Five-Year Clinical Results of an Ongoing Prospective Study. Int J Oral Maxillofac Implants 15; 801–810 (2000)

28. *Schuppan K.*: Implantat-chirurgische Möglichkeiten der prothetischen Sofortversorung. ZMK 1–2; 2–7 (2000)

29. *Schuppan K., Schuppan J.*: Das „Kölner Konzept" der protetischen Sofortversorung. ZM 91;23;58–61 (2001)

30. *Sicilia A., Enrile F.J., Buitrago P., Zubizarreta J.*: Evaluation of the Precision Obtained with a Fixed Surgical Template in the Placement of Implants for Rehabilitation of the Completely Edentulous Maxilla: A Clinical Report. Int J Oral Maxillofac Implants 15; 272–277 (2000)

31. *Spiekermann H.*: Implantologie. Farbatlanten der Zahnmedizin. Thieme Verlag (1994)

32. *Stanford C.M., Brand R.A.*: Toward an understanding of implant occlusion and strain adaptive bone modeling and remodeling. J Prosthet Dent 81; 553–561 (1999)

33. *Timmenga N.M., Raghoebar G.M., Boering G., Van Weissenbruch R.*: Maxillary sinus function after sinus lifts for the insertion of dental implants. J Oral Maxillofac Surg 55; 936–939 (1997)

34. *Wagner W., Kunkel M., Wahlmann U.*: Klasse-D4-Knochen: Diagnostik, Probleme und Lösungsmöglichkeiten für Implantate in einem sehr spongiösen Knochenlager. Implantologie 2; 121–127 (1999)

35. *Wannfors K., Johansson B., Hallman M., Strandkvist T.*: A Prospective Randomized Study of 1- and 2-Stage Sinus Inlay Bone Grafts: 1-Year Follow-up. Int J Oral Maxillofac Implants 15; 625–632 (2000)

36. *Watzek G., Weber R., Bernhart T.H., Ulm C.H., Hass R.*: Treatment of patients with extreme maxillary atrophy using sinus floor augmentation and implants: Preliminary results. Int J Oral Maxillofac Surg 27; 428–434 (1998)

37. *Widmark G. et al.*: Rehabilitation of Patients with Severely Resorbed Maxillae by Means of Implants With or Without Bone Grafts. A 1-Year Follow-up Study. Int J Oral Maxillofac Implants 13; 474–482 (1998)

38. *Witkowski S.*: Präimplantologische Diagnostik aus zahntechnischer Sicht. Implantologie 4; 381–394 (1998)

39. *Zitzmann N.U., Schärer P.*: Die prothetisch determinierte Implantatplanung. Implantologie 4; 363–379 (1998)

40. *Zubery Y., Bichacho N., Moses O., Tal H.*: Sofortbelastung bei Interims-Implantaten (MIT): Histologische und histomorphometrische Analyse am Hund. Int J Par Rest Zahnheikd 19; 335–345 (1999)

Index

A

B

C

D

E

F

G

Materialien

CHIRURGIE

MEDIKAMENTE
Arnica D 12, DHU (Deutsche Homöopathie-Union) Karlsruhe, Deutschland
Dormicum, Roche, Grenzach-Wyhlen, Schweiz
Fortecortin Inject, Merck, Darmstadt, Deutschland
Gentamicin, Ratiopharm, Ulm, Deutschland
Gelonida, Gödecke AG, Berlin, Deutschland
Reparil 40, Madaus, Köln, Deutschland
Solcoseryl Dental Adhäsivpaste, Solco, Grenzach-Wyhlen, Schweiz
Vibravenös SF, Pfizer, Karlsruhe, Deutschland

KNOCHENFILTER
Astra
Bone Collector, Imtec, Ardmore, USA
Surgitip, Roeko, Langenau, Deutschland

NÄGEL
Bio Pin, Imtec, Ardmore, USA
Bone Tack – 3 mm, Imtec, Ardmore, USA
Bone Tack – 5 mm, Imtec, Ardmore, USA
Frios Nägel, Friatec, Mannheim, Deutschland

IMPLANTATE
Brånemark System, Nobel Biocare, Göteborg, Schweden
Replace Select, Nobel Biocare, Yorba Linda, USA

PROVISORISCHE IMPLANTATE
Arrow Titanium Implant, Alpha-Bio, Tikva, Israel
Immediat Provisional Implant (IPI), Nobel Biocare, Yorba Linda, USA
K.S.I.-Bauer-Schraube, Bad Nauheim, Deutschland

KNOCHENAUFBAUMATERIALIEN
Biogran, Orthovita, Malvern, USA
Bio-Oss, Geistlich, Wolhusen, Schweiz
Cerasorb, Curasan, Kleinostheim, Deutschland

MEMBRANEN
Atrisorb, Atrix Lab., Fort Collins, USA
Bio-Gide, Geistlich, Wolhusen, Schweiz
BioSorb, Imtec, Nicea, Frankreich
Bio-Tape, Geistlich, Wolhusen, Schweiz
Frios BoneShield, Friatec, Mannheim, Deutschland
Gore Resolut, Gore, Flagstaff, USA
Gore-Tex, Gore, Flagstaff, USA
OsseoQuest, Gore, Flagstaff, USA
Vicryl Mesh, Ethicon, Johnson & Johnson, Brüssel, Belgien

NAHT MATERIAL
Gore-Tex Suture CV-5, Gore, Flagstaff, USA
Gore-Tex Suture CV-6, Gore, Flagstaff, USA
6-0 Polyprophylene, Resorba, Nürnberg, Deutschland
Surgipro, USSC, Norwalk, USA

PROTHETIK

ZEMENTE UND PROVISORISCHE ZEMENTE
Cavit-G, Espe, Seefeld, Deutschland
Guttapercha Weiß, Roeco, Langenau, Deutschland
Harvard Cement, Berlin, Deutschland
ImProv, Nobel Biocare, Yorba Linda, USA
Temp Bond, Kerr, Bobillot, Italien

ABDRUCKMATERIALIEN
Exabite II NDS, GC, Aichi, Japan
Exaflex, GC, Aichi, Japan
Examix, GC, Aichi, Japan
Impregum, Espe, Seefeld, Deutschland
Imprint SBR, 3M, St. Paul, USA
Permadyne, Espe, Seefeld, Deutschland
Silicon-Knetmasse, Orbis dental, Offenbach, Deutschland

KUNSTSTOFFE
Pattern Resin, GC, Aichi, Japan
Trim, Bosworth Company, Skokie, USA
Visco-gel, Dentsply De Trey, Konstanz, Deutschland
Gingitech, Williams

ZAHNTECHNIK

ARTIKULATOREN
SAM 2, SAM Präzisionstechnik, München, Deutschland
Artex Typ TK, Girrbach, Pforzheim, Deutschland

TIEFZIEHFOLIEN
Erkodur Tiefziehfolien und –platten 1,5 mm), Erkodent, Pfalzgrafenweiler, Deutschland
Erkoleu 1,0 mm, Erkodent, Pfalzgrafenweiler, Deutschland

GIPS
Alabaster I, Wiegelmann Dental, Bonn, Deutschland
Dentona Base 300, Dentona, Dortmund, Deutschland

DISTANZHÜLSEN
Angulated 17°, CerAdapt, CeraOne, EsthetiCone, Mirus-Cone, MultiUnit, Standard, STR, TiAdapt, Nobel Biocare, Göteborg, Schweden
Bio-Esthetic, Nobel Biocare, Yorba Linda, USA
Individuelle: Sub Tec 2, Semados, Bego, Bremen, Deutschland

INDIVIDUELLE LÖFFEL
Gebdi Löffelmaterial lichthärtend, Gebdi Dental, Engen, Deutschland
LC-Tray, Roos Dental, Mönchengladbach, Deutschland
Gematray-LC, Gema Dental, Breisach, Deutschland

ZAHNFLEISCHEPITHESEN
Gi Mask, Coltene, Konstanz, Deutschland
Gingitech, Williams, Italien
Vestogum, Espe, Seefeld, Deutschland

KUNSTSTOFFE
Forma Tray, Kerr, Karlsruhe, Niemcy
Metal Primer II (bonding), GC, Girrbach, Pforzheim, Niemcy
Palapress farblos, Kulzer, Wehrheim, Deutschland
RoPak UV-P, Bredent, Senden, Deutschland
Selecta Plus, DeTrey, Dreieich, Deutschland

KERAMIKEN
Duceram Plus, Degussa, Hanau, Deutschland

ABDRUCKPFOSTEN
Nobel Biocare, Göteborg, Schweden

MODELLIMPLANTATE
Nobel Biocare, Göteborg, Schweden

MINISCHRAUBEN
Pontilock, ZL, Breckerfeld, Deutschland

WASSERGEKÜLTE TURBINE
Shape-Air, Nobel Biocare, Göteborg, Schweden

WACHSE
Fräs- und Modelierwachs, Gebdi Dental, Engen, Deutschland
Modellierwachs, Gebdi Dental, Engen, Deutschland

GESCHIEBEN
Degusafe, Degussa, Hanau, Deutschland
MK 1, MK Sanden, Deutschland

PROTHESENZÄHNE
Vitapan Zähne, Vita, Bad Söckingen, Deutschland

GOLDLEGIERUNGEN
Gnathos Plus, Metalor, Stuttgart, Deutschland
Gnathos Supra, Metalor, Stuttgart, Deutschland
Pontor MPF, Metalor, Stuttgart, Deutschland